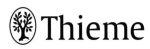

Alterstraumatologie

praxisnah – kompakt – interdisziplinär

Herausgegeben von
Wolfgang Böcker, Christian Kammerlander,
Markus Gosch, Ulla C. Stumpf

Mit Beiträgen von
Wolfgang Böcker
Ralf Cramer-Ebner
Michael Drey
Thomas Friess
Markus Gosch
Florian Haasters
Christian Kammerlander
Oliver Kögler
Andreas A. Kurth
Wolfgang Linhart
Cornelia J. Löffel

Markus F. Luger
Thomas J. Luger
Georg Marckmann
Carl Neuerburg
Ben Ockert
Hans Polzer
Bianka Rubenbauer
Ralf Schmidmaier
Katrin Singler
Martina Stichlberger
Ulla C. Stumpf

201 Abbildungen

Georg Thieme Verlag
Stuttgart · New York

Impressum

Bibliografische Information der Deutschen Nationalbibliothek
Die Deutsche Nationalbibliothek verzeichnet diese Publikation in der Deutschen Nationalbibliografie; detaillierte bibliografische Daten sind im Internet über http://dnb.d-nb.de abrufbar.

Ihre Meinung ist uns wichtig! Bitte schreiben Sie uns unter:
www.thieme.de/service/feedback.html

Wichtiger Hinweis: Wie jede Wissenschaft ist die Medizin ständigen Entwicklungen unterworfen. Forschung und klinische Erfahrung erweitern unsere Erkenntnisse, insbesondere was Behandlung und medikamentöse Therapie anbelangt. Soweit in diesem Werk eine Dosierung oder eine Applikation erwähnt wird, darf der Leser zwar darauf vertrauen, dass Autoren, Herausgeber und Verlag große Sorgfalt darauf verwandt haben, dass diese Angabe **dem Wissensstand bei Fertigstellung des Werkes** entspricht.
Für Angaben über Dosierungsanweisungen und Applikationsformen kann vom Verlag jedoch keine Gewähr übernommen werden. **Jeder Benutzer ist angehalten**, durch sorgfältige Prüfung der Beipackzettel der verwendeten Präparate und gegebenenfalls nach Konsultation eines Spezialisten festzustellen, ob die dort gegebene Empfehlung für Dosierungen oder die Beachtung von Kontraindikationen gegenüber der Angabe in diesem Buch abweicht. Eine solche Prüfung ist besonders wichtig bei selten verwendeten Präparaten oder solchen, die neu auf den Markt gebracht worden sind. **Jede Dosierung oder Applikation erfolgt auf eigene Gefahr des Benutzers.** Autoren und Verlag appellieren an jeden Benutzer, ihm etwa auffallende Ungenauigkeiten dem Verlag mitzuteilen.

© 2019 Georg Thieme Verlag KG
Rüdigerstr. 14
70469 Stuttgart
Deutschland

Zeichnungen: Andrea Schnitzler, Innsbruck
Umschlaggestaltung: Thieme Gruppe
Umschlagfoto: Anke Thomass/Adobe Stock
Satz: L42 AG, Berlin
Druck: Westermann Druck, Zwickau
Redaktion: Lars Wilker, Wittmoldt
Gabriele Gaßmann, Stuttgart

DOI 10.1055/b-006-149531

ISBN 978-3-13-242211-7   1 2 3 4 5 6

Auch erhältlich als E-Book:
eISBN (PDF) 978-3-13-242212-4
eISBN (epub) 978-3-13-242213-1

Geschützte Warennamen (Warenzeichen ®) werden nicht immer besonders kenntlich gemacht. Aus dem Fehlen eines solchen Hinweises kann also nicht geschlossen werden, dass es sich um einen freien Warennamen handelt.
Das Werk, einschließlich aller seiner Teile, ist urheberrechtlich geschützt. Jede Verwendung außerhalb der engen Grenzen des Urheberrechtsgesetzes ist ohne Zustimmung des Verlages unzulässig und strafbar. Das gilt insbesondere für Vervielfältigungen, Übersetzungen, Mikroverfilmungen oder die Einspeicherung und Verarbeitung in elektronischen Systemen.

Vorwort

Die Alterstraumatologie ist ein wesentlicher Bestandteil der heutigen Unfallchirurgie. Die demografischen Veränderungen in den nächsten Jahren und Jahrzehnten lassen eine deutliche Zunahme von komplexen, geriatrischen Patienten erwarten. Um hier eine optimale, patientenorientierte Versorgung zu gewährleisten, gilt es, nicht nur die Frakturversorgung, sondern auch die speziellen Bedürfnisse und Komorbiditäten dieser Patienten zu adressieren. Dies funktioniert nur mit einem interdisziplinären und interprofessionellen Ansatz auf Augenhöhe unter Einbeziehung von Geriatern, Anästhesisten und weiteren Fachdisziplinen und Berufsgruppen.

In mehreren Studien konnte gezeigt werden, dass Patienten, die auf einer alterstraumatologischen Station mit einem ortho-geriatrischen Ko-Management behandelt werden, ein besseres Outcome haben. Ein besonderer Aspekt liegt in der Osteologie. Bereits heute weisen mehr als 50% der Patienten, die in Deutschland aufgrund von Frakturen stationär behandelt werden müssen, eine Osteoporose-assoziierte Fraktur auf.

Das vorliegende Buch richtet sich nicht nur an den interessierten Chirurgen – ganz im Gegenteil soll das gesamte therapeutische Team angesprochen werden. Dies spiegelt sich vor allem auch durch die interdisziplinären Fallbeispiele im Buch wieder.

Neben unserer eigenen langjährigen Expertise konnten wir weitere nationale und internationale Experten gewinnen, uns zu unterstützen. Wir sind überzeugt, dass wir Ihnen mit unserem Buch eine wertvolle Hilfestellung bei den vielseitigen Herausforderungen der Alterstraumatologie bieten können. Idee und Anliegen dieses Buches ist es, Ihnen die zentralen Themen aus der Alterstraumatologie für den täglichen Gebrauch praxisnah und gleichzeitig fachlich fundiert aufzubereiten.

Wir bedanken uns bei allen, die uns auf diesem Weg bei der Erstellung und Fertigstellung dieses Buches begleitet und unterstützt haben, und wünschen Ihnen viel Erfolg und Freude in der Betreuung Ihrer Patienten.

Die Herausgeber, Herbst 2018

Inhaltsverzeichnis

Grundlagen

1 Prinzipien der geriatischen Frakturbehandlung ... 16
C. Kammerlander

- 1.1 Orthogeriatrisches Komanagement ... 16
- 1.2 Unfallchirurgische Behandlungsprinzipien ... 17
- 1.3 Postoperative Phase ... 17
- 1.4 Sekundärprophylaxe ... 17

2 Besonderheiten des alten Menschen ... 18

- 2.1 Multimorbidität ... 18
  M. Gosch
  - 2.1.1 Komplexität ... 18
  - 2.1.2 Therapieziel ... 19
  - 2.1.3 Priorisierung ... 20
  - 2.1.4 Polypharmazie ... 20
  - 2.1.5 Erfassung der Komorbiditäten durch Scores ... 20
  - 2.1.6 Krankenhausmortalität ... 21
  - 2.1.7 Häufige Erkrankungen ... 21
- 2.2 Knochen- und Muskelschwund ... 27
  M. Drey, R. Schmidmaier
  - 2.2.1 Osteoporose ... 27
  - 2.2.2 Sarkopenie ... 28
  - 2.2.3 Osteosarkopenie ... 30
- 2.3 Demenz ... 33
  C. J. Löffel
  - 2.3.1 Definition und Diagnostik ... 33
  - 2.3.2 Einteilung der Demenz ... 34
  - 2.3.3 Umgang mit Demenzkranken im klinischen Alltag ... 35

3 Ernährung in der Alterstraumatologie ... 38
K. Singler

- 3.1 Prävalenz der Mangelernährung und klinische Konsequenzen ... 38
- 3.2 Erfassung des Ernährungszustandes ... 38
- 3.3 Erfassung der verzehrten Ess- und Trinkmenge ... 39
  - 3.3.1 Bewertung der Tellerprotokolle ... 39
  - 3.3.2 Maßnahmen bei geringer Nahrungszufuhr oder Mangelernährung ... 41

Therapeutisches Management in der Alterstraumatologie

4 Präoperative Phase ... 44

- 4.1 Präoperative Optimierung ... 44
  M. Gosch
  - 4.1.1 Anamnese ... 44
  - 4.1.2 Körperliche Untersuchungen ... 44
  - 4.1.3 Apparative Untersuchungen ... 45
  - 4.1.4 Laboruntersuchungen ... 45
  - 4.1.5 Grundlagen der präoperativen Optimierung ... 45
- 4.2 Beurteilung der Operabilität beim geriatrischen Frakturpatienten ... 46
  T. J. Luger, M. Stichlberger, M. F. Luger
  - 4.2.1 Voraussetzungen für die Beurteilung der Operabilität ... 46
  - 4.2.2 Einschätzung des anästhesiologischen Risikos ... 46
  - 4.2.3 Nüchternheit und Medikamentenpausen ... 47

4.3	**Antikoagulanzientherapie beim geriatrischen Traumapatienten** *M. Stichlberger, M. F. Luger, T. J. Luger*	48
4.3.1	Einleitung	48
4.3.2	Präoperative Therapiepausen bei Antikoagulanzientherapie	49
4.3.3	Präoperative laborchemische Untersuchungen und Point-of-care-Analyse	50
4.3.4	Präoperative Beachtung der Operationsindikation	50
4.3.5	Bridging-Therapie – eine kritische Abwägung	51
4.3.6	(Intraoperative) Blutung unter Antikoagulanzientherapie	51
4.3.7	Abschlussbemerkungen	52
4.4	**Einwilligungsfähigkeit und rechtliche Grundlagen** *M. Gosch*	53
4.5	**Anästhesieformen beim geriatrischen Frakturpatienten** *M. F. Luger, M. Stichlberger, T. J. Luger*	55
4.5.1	Voraussetzungen für die Wahl der Anästhesieform	55
4.5.2	Wahl des Anästhesieverfahrens	56

5 Postoperative Phase 58

5.1	**Schmerztherapie und medikamentöse Wechselwirkungen** *M. Gosch*	58
5.1.1	Schmerzerfassung	58
5.1.2	Pharmakologische Therapie	58
5.2	**Delir** *C. J. Löffel*	62
5.2.1	Definition des Delirs	62
5.2.2	Delirprophylaxe	62
5.2.3	Diagnostik des Delirs	63
5.2.4	Therapie des Delirs	66
5.3	**Kathetermanagement und Harninkontinenz** *M. Gosch*	68
5.4	**Dekubitus** *M. Gosch*	69
5.5	**Osteoporose** *U. C. Stumpf, C. Neuerburg*	70
5.5.1	Epidemiologie und Bedeutung in der Unfallchirurgie	70
5.5.2	Diagnostikalgorithmus	70
5.5.3	Therapiealgorithmus	73
5.5.4	Ausblick und Fracture Liaison Service	77

6 Verletzungen der Wirbelsäule 79
C. Kammerlander

6.1	**Epidemiologie**	79
6.2	**Anatomie und Pathologie**	79
6.2.1	Komorbiditäten	79
6.2.2	Aktivitätseinschränkung und Behinderung	79
6.2.3	Verletzungen der Halswirbelsäule	80
6.2.4	Verletzungen der Brust- und Lendenwirbelsäule	80
6.3	**Diagnostik und Klassifikation**	80
6.3.1	Verletzungen der Halswirbelsäule	80
6.3.2	Verletzungen der Brust- und Lendenwirbelsäule	80
6.4	**Therapie**	81
6.4.1	Verletzungen der Halswirbelsäule	81
6.4.2	Verletzungen der Brust- und Lendenwirbelsäule	83
6.5	**Grenzen und Implantatversagen anhand eines klinischen Fallbeispiels**	86

7 Verletzungen von Oberarm und Ellenbogen 88
F. Haasters

7.1	**Proximale Oberarmverletzungen**	88
7.1.1	Epidemiologie	88
7.1.2	Anatomie und Pathologie	88
7.1.3	Diagnostik und Klassifikation	89
7.1.4	Therapie	90

7.2	Oberarmschaftverletzungen	96
7.2.1	Epidemiologie	96
7.2.2	Anatomie und Pathologie	96
7.2.3	Diagnostik und Klassifikation	96
7.2.4	Therapie	96
7.2.5	Verletzungen des N. radialis	101

7.3	Verletzungen des Ellenbogengelenks	101
7.3.1	Distale Humerusfrakturen	101
7.3.2	Luxationsfrakturen	106
7.3.3	Olekranonfrakturen	106

8 Verletzungen von Unterarm und Handgelenk ... 110
U. C. Stumpf, W. Linhart

8.1	Unterarmfrakturen	110
8.2	Distale Radiusfrakturen	110
8.2.1	Epidemiologie	110
8.2.2	Anatomie und Pathologie	110
8.2.3	Diagnostik und Klassifikation	110
8.2.4	Therapie	112
8.2.5	Grenzen und Implantatversagen anhand klinischer Fallbeispiele	118

9 Verletzungen des Beckens ... 126
B. Rubenbauer, C. Kammerlander

9.1	Epidemiologie	126
9.2	Anatomie und Pathologie	126
9.3	Diagnostik und Klassifikation	126
9.4	Therapie	128
9.4.1	Konservative Therapie	128
9.4.2	Chirurgische Therapie	129
9.5	Grenzen und Implantatversagen anhand klinischer Fallbeispiele	136
9.5.1	Fallbeispiel 1: Schraubendislokation bei ausgeprägter Osteoporose	136
9.5.2	Fallbeispiel 2: Diskolation bei Plattenosteosynthese	137

10 Verletzungen des proximalen Oberschenkels ... 139
C. Neuerburg, W. Böcker

10.1	Epidemiologie	139
10.2	Anatomie und Pathologie	139
10.3	Diagnostik und Klassifikation	141
10.4	Therapie	142
10.4.1	Chirurgische Therapie	142
10.4.2	Konservative Therapie	150
10.5	Grenzen und Implantatversagen anhand klinischer Fallbeispiele	151

11 Verletzungen des Sprunggelenks ... 154
H. Polzer

11.1	Epidemiologie	154
11.2	Anatomie und Pathologie	154
11.3	Diagnostik und Klassifikation	155
11.4	Therapie	155
11.4.1	Chirurgische Therapie	156
11.4.2	Konservative Therapie	163

12 Periprothetische Frakturen ... 164
A. A. Kurth, W. Böcker, B. Ockert, C. Kammerlander

12.1 Periprothetische Frakturen der Schulter ... 164
B. Ockert, C. Kammerlander

12.1.1 Epidemiologie ... 164
12.1.2 Anatomie und Pathologie ... 164
12.1.3 Diagnostik und Klassifikation ... 164
12.1.4 Therapie ... 165

12.2 Periprothetische Frakturen des Ellenbogens ... 167
B. Ockert, C. Kammerlander

12.3 Periprothetische Frakturen des proximalen Femurs ... 168
A. A. Kurth, W. Böcker

12.3.1 Epidemiologie ... 168
12.3.2 Anatomie und Pathologie ... 168
12.3.3 Diagnostik und Klassifikation ... 169
12.3.4 Therapie ... 169

12.4 Periprothetische Frakturen des Azetabulums ... 171
A. A. Kurth, W. Böcker

12.4.1 Epidemiologie ... 171
12.4.2 Anatomie und Pathologie ... 171
12.4.3 Diagnostik und Klassifikation ... 171
12.4.4 Therapie ... 172

12.5 Periprothetische Frakturen des Kniegelenks ... 172
A. A. Kurth, W. Böcker

12.5.1 Epidemiologie ... 172
12.5.2 Anatomie und Pathologie ... 173
12.5.3 Diagnostik und Klassifikation ... 173
12.5.4 Therapie ... 173

Rehabilitation und Sekundärprävention

13 Geriatrische Nachbetreuung ... 178
R. Cramer-Ebner, O. Kögler

13.1 Gesetzliche Regelungen ... 178
13.2 Formen und Inhalte der geriatrischen Rehabilitation ... 179
13.3 Geriatrische Frühkomplexbehandlung (OPS 8–550) ... 180
13.4 Stationäre geriatrische Rehabilitation ... 181
13.5 Situation in Österreich und der Schweiz ... 182

14 Nachbetreuung: Vermeidung von Folgefrakturen ... 183
W. Böcker, C. Kammerlander

14.1 Osteoporose – eine schwere Erkrankung des betagten Menschen ... 183
14.2 Osteoporoseprävention nach erlittener Fraktur ... 183
14.3 Fracture Liaison Service: neue Modelle der Frakturprävention ... 184
14.4 Praktische Überlegungen zur Etablierung eines Fracture Liaison Service ... 184

15 Geriatrisches Assessment ... 185
C. J. Löffel

15.1 Geriatrisches Screening ... 185
15.2 Kognition ... 185
15.3 Emotionales Assessment: Depression ... 186
15.4 Alltagsaktivitäten ... 186
15.5 Mobilität ... 186
15.6 Sturzrisiko ... 187
15.7 Ernährung ... 188
15.8 Soziales Assessment ... 188

16 Zertifizierung von Alterstraumatologiezentren ... 190
T. Friess

16.1	Hintergrund ...	190	16.4	Notwendigkeit eines Alterstraumaregisters ...	193
16.2	Projekt AltersTraumaZentrum ...	191	16.5	Zertifizierung und „Networking" ...	193
16.3	Auditierung von Kooperationsmodellen und interdisziplinären Standards ...	192			

17 Ethische Fragen in der Alterstraumatologie ... 196
G. Marckmann

17.1	Ethische Grundlagen der Entscheidungsfindung ...	196
17.1.1	Prinzipienorientierte Medizinethik ...	196
17.1.2	Strukturiertes Vorgehen im Einzelfall ...	197
17.2	Nutzen-Risiko-Abwägungen ...	198
17.3	Entscheidungen bei Patienten mit eingeschränkter oder fehlender Einwilligungsfähigkeit ...	198
17.3.1	Ethische und rechtliche Orientierungspunkte ...	198
17.3.2	Vorausplanung von Behandlungsentscheidungen ...	199
17.4	Ethische Fragen der Ressourcenallokation ...	200
17.5	Zusammenfassung ...	201

18 Interdisziplinäre Fallbeispiele ... 203
U. C. Stumpf, W. Böcker, C. Kammerlander, M. Gosch

18.1	Fallbeispiel 1: Proximale Humerusfraktur und Delir ...	203
18.1.1	Fragen und Antworten zum Fall ...	204
18.2	Fallbeispiel 2: Beckenfraktur und Fracture Liaison Service ...	204
18.2.1	Fragen und Antworten zum Fall ...	206
18.3	Fallbeispiel 3: Beckenverletzung und Osteoporose ...	206
18.3.1	Fragen und Antworten zum Fall ...	207
18.4	Fallbeispiel 4: Proximale Femurfraktur und Demenz ...	207
18.4.1	Fragen und Antworten zum Fall ...	208
18.5	Fallbeispiel 5: Pertrochantäre Femurfraktur und Dreifachantikoagulation und Stent-Implantation bei Vorhofflimmern ...	208
18.5.1	Fragen und Antworten zum Fall ...	209
18.6	Fallbeispiel 6: Pertrochantäre Femurfraktur und Harnwegsinfekt ...	209
18.6.1	Fragen und Antworten zum Fall ...	211
18.7	Fallbeispiel 7: Beckenverletzung und Niereninsuffizienz ...	211
18.7.1	Fragen und Antworten zum Fall ...	212
18.8	Fallbeispiel 8: Palliative Therapie ...	212
18.8.1	Fragen und Antworten zum Fall ...	212

Sachverzeichnis ... 214

Anschriften

Herausgeber

Prof. Dr. med. Wolfgang **Böcker**
Klinikum der LMU München
Klinik für Allgemeine, Unfall- und
Wiederherstellungschirurgie
Marchioninistr. 15
81377 München

Univ.-Prof. Dr. med. univ. Markus **Gosch**
Klinikum Nürnberg Nord
Klinik für Innere Medizin/Geriatrie
Prof.-Ernst-Nathan-Str. 1
90419 Nürnberg

PD Dr. med. Christian **Kammerlander**
Klinikum der LMU München
Klinik für Allgemeine, Unfall- und
Wiederherstellungschirurgie
Marchioninistr. 15
81377 München

Dr. med. Ulla C. **Stumpf**
Klinikum der LMU München
Klinik für Allgemeine, Unfall- und
Wiederherstellungschirurgie
Marchioninistr. 15
81377 München

Mitarbeiter

Dr. med. Ralf **Cramer-Ebner**
Klinikum Nürnberg Nord
Klinik für Innere Medizin/Geriatrie
Prof.-Ernst-Nathan-Str. 1
90419 Nürnberg

PD Dr. med. Michael **Drey**
Klinikum der LMU München
Medizinische Klinik IV, Akutgeriatrie
Ziemssenstr. 1
80336 München

Dr. med. Thomas **Friess**
St. Clemens Hospital
Unfall- u. Handchirurgie
Wilhelmstr. 34
46145 Oberhausen

PD Dr. med. Florian **Haasters**
Schön Klinik München Harlaching
Zentrum für Knie-, Hüft- und Schulterchirurgie
Harlachinger Str. 51
81547 München

Dr. med. Oliver **Kögler**
Klinikum Nürnberg Nord
Klinik für Innere Medizin/Geriatrie
Prof.-Ernst-Nathan-Str. 1
90419 Nürnberg

Prof. Dr. med. Andreas A. **Kurth**
Asklepios Klinik Birkenwerder
Orthopädie, Unfallchirurgie, Sportmedizin
Hubertusstr. 12–22
16547 Birkenwerder

Prof. Dr. med. Wolfgang **Linhart**
SLK-Kliniken Heilbronn GmbH
Unfallchirurgie, Orthopädie, Handchirurgie
Am Gesundbrunnen 20
74078 Heilbronn

Dr. med. Cornelia Jacqueline **Löffel**
Klinikum der LMU München
Klinik für Allgemeine, Unfall- und
Wiederherstellungschirurgie
Marchioninistr. 15
81377 München

Dr. med. Markus F. **Luger**
Medizinische Universität Innsbruck
Anästhesiologie u. Allgemeine Intensivmedizin
Anichstraße 35
6020 Innsbruck
Österreich

Prof. Dr. med. Thomas J. **Luger**
Medizinische Universität Innsbruck
Anästhesiologie u. Allgemeine Intensivmedizin
Anichstraße 35
6020 Innsbruck
Österreich

Prof. Dr. med. Georg **Marckmann**
Ludwig-Maximilians-Universität München
Institut für Ethik, Geschichte u. Theorie der Medizin
Lessingstr. 2
80336 München

Anschriften

PD Dr. med. Carl **Neuerburg**
Klinikum der LMU München
Klinik für Allgemeine, Unfall- und
Wiederherstellungschirurgie
Marchioninistr. 15
81377 München

PD Dr. med. Ben **Ockert**
Klinikum der LMU München
Klinik für Allgemeine, Unfall- und
Wiederherstellungschirurgie
Marchioninistr. 15
81377 München

PD Dr. med. Hans **Polzer**
Klinikum der LMU München
Klinik für Allgemeine, Unfall- und
Wiederherstellungschirurgie
Marchioninistr. 15
81377 München

Dr. med. Bianka **Rubenbauer**
Klinikum der LMU München
Klinik für Allgemeine, Unfall- und
Wiederherstellungschirurgie
Marchioninistr. 15
81377 München

Prof. Dr. med. Ralf **Schmidmaier**
Klinikum der LMU München
Medizinische Klinik IV, Akutgeriatrie
Ziemssenstr. 1
80336 München

PD Dr. med. Katrin **Singler**
Klinikum Nürnberg Nord
Klinik für Innere Medizin/Geriatrie
Prof.-Ernst-Nathan-Str. 1
90419 Nürnberg

Dr. med. Martina **Stichlberger**
Medizinische Universität Innsbruck
Anästhesiologie und Allgemeine Intensivmedizin
Anichstraße 35
6020 Innsbruck
Österreich

Abkürzungsverzeichnis

ACE	Angiotensin konvertierendes Enzym		ICU	Intensiv Care Unit
ACT	activated clotting time		IGF	Insulin-like Growth Factor
ADL	activities of daily living		IL	Interleukin
AFF	atypische Femurfraktur		IMC	Intermediate Care Unit
AHB	Anschlussheilbehandlung		INR	international normalized ratio
AKE	Arbeitsgemeinschaft für klinische Ernährung		iPTH	intaktes Parathormon
AN	Allgemeinanästhesie		ISAR	Identification of Seniors at Risk
AO	Arbeitsgemeinschaft Osteosynthese		ISG	Iliosakralgelenk
AOFAS	American Orthopaedic Foot and Ankle Society		LCP	Locking Compression Plate
aPTT	aktivierte partielle Thromboplastinzeit		LMWH	niedermolekulares Heparin
ASA	American Society of Anesthesiologists		LWS	Lendenwirbelsäule
ASS	Acetylsalicylsäure		MAO	Monoaminooxidase
AVN	avaskuläre Nekrose		MCI	mild cognitive impairment
BIA	bioelektrische Impedanzanalyse		MDK	Medizinischer Dienst der Krankenkassen
BMI	Body-Mass-Index		MDRD	Modification of Diet in Renal Disease
BWS	Brustwirbelsäule		MET	metabolisches Äquivalent
CAM	Confusion Assessment Method		MGF	Mechano-Growth Factor
CAM-ICU	Confusion Assessment Method for the Intensiv Care Unit		MIPO	minimalinvasive Plattenosteosynthese
CI	Konfidenzintervall		MMP	Matrix-Metalloproteinase
CIRS	Modified Cumulative Illness Rating Scale		MMST	Mini-Mental-Status-Test
COPD	chronisch-obstruktive Erkrankung der Lunge		MNA-SF	Kurzform des Mini Nutritional Assessments
CRP	C-reaktives Protein		MoCA	Montreal-Cognitive-Assessment-Test
CRPS	Complex Regional Pain Syndrome		MRT	Magnetresonanztomografie
CT	Computertomografie		Myf	myogener Faktor
CYP	Cytochrom P450		NSAR	nicht steroidale Antirheumatika
DDAVP	Desmopressin		NT-proBNP	N-terminales pro brain natriuretic peptide
DEMMI	De Morton Mobility Index		NYHA	New York Heart Association
DGAI	Deutsche Gesellschaft für Anästhesiologie und Intensivmedizin		ÖGARI	Österreichische Gesellschaft für Anästhesiologie und Intensivmedizin
DGEM	Deutsche Gesellschaft für Ernährungsmedizin		OMS	Olerud and Molander Score
DGG	Deutsche Gesellschaft für Geriatrie		OP	Operationssaal
DGU	Deutsche Gesellschaft für Unfallchirurgie		OPS	Operationen- und Prozedurenschlüssel
DHS	dynamische Hüftschraube		OR	Odds Ratio
DOAK	direkte orale Antikoagulanzien		OSG	oberes Sprunggelenk
DVO	Dachverband Osteologie		P1NP	Prokollagen-Typ-1-aminoterminales Peptid
DXA	Dual-Röntgen-Absorptiometrie		PCC	Prothrombinkomplexkonzentrat
ECT	Ecarin clotting time		PEEK	Polyetheretherketon
EKG	Elektrokardiogramm		PEG	perkutane endoskopische Gastrostomie
EOQ	European Organization for Quality		PFNA	proximaler Femurnagel Antirotation
ESPEN	European Society for Parenteral and Enteral Nutrition		PiCCO	Pulse Contour Cardiac Output
FCR	M. flexor carpi radialis		PIM	potentially inappropriate medication
FFP	fresh frozen plasma		PMMA	Polymethylmethacrylat
FGF	Fibroblast Growth Factor		POC	point of care
FLS	Fracture Liaison Service		PPI	Protonenpumpeninhibitor
GESKES	Gesellschaft für klinische Ernährung der Schweiz		pQCT	periphere quantitative Computertomografie
GFR	glomeruläre Filtrationsrate		PT	Prothrombinzeit
HE	Hämatoxylin-Eosin		RA	Regionalanästhesie
HGF	Hepatocyte Growth Factor		RASS	Richmond Agitation-Sedation Scale
IADL	instrumented activities of daily living		RR	relatives Risiko
ICF	Internationale Klassifikation der Funktionsfähigkeit, Behinderung und Gesundheit		RSA	inverse Frakturprothese
			SERM	selektive Östrogenrezeptormodulatoren
			SGB	Sozialgesetzbuch
			SL	skapholunär
			SOP	Standard Operating Procedure

SSRI	selektive Serotonin-Wiederaufnahmehemmer	**TNF**	Tumornekrosefaktor
TEP	Totalendoprothese	**TSH**	Thyreoidea-stimulierendes Hormon
TFCC	triangulärer fibrokartilaginärer Komplex	**TUG**	Timed-Up-and-Go
TFDD	Test zur Früherkennung von Demenzen mit Depressionsabgrenzung	**UAW**	unerwünschte Arzneimittelwirkungen
		VAC	vacuum assisted closure
		VEGF	Vascular Endothelial Growth Factor

Teil I
Grundlagen

1. Prinzipien der geriatischen Frakturbehandlung — 16
2. Besonderheiten des alten Menschen — 18
3. Ernährung in der Alterstraumatologie — 38

1 Prinzipien der geriatischen Frakturbehandlung

C. Kammerlander

Die Behandlung älterer Patienten mit Frakturen nimmt in der Unfallchirurgie einen hohen Stellenwert ein und gewinnt zunehmend an Bedeutung. Das erhöhte Sturzrisiko und die herabgesetzte Widerstandsfähigkeit des älteren, osteoporotischen Knochens führen dabei am häufigsten zu Frakturen der Hüfte, des proximalen Oberarms, der distalen Speiche oder der Wirbelsäule. In Deutschland zählt die Hüftfraktur mit über 140 000 Fällen pro Jahr bei den über 65-Jährigen zu den häufigsten Primärdiagnosen überhaupt. Das Durchschnittsalter dieser Patienten liegt bei 75,9 Jahren und nimmt zu – ebenso wie auch die absolute Anzahl der Frakturen zunimmt.

Allerdings unterscheiden sich unsere älteren Patienten durch die typischen Komorbiditäten und weiteren altersbedingten Einschränkungen ganz wesentlich von den jüngeren. Diese Veränderungen und Begleiterkrankungen im Alter sind es auch, welche im Behandlungsverlauf der Regelversorgung oft zu Komplikationen und somit zu schlechten funktionellen Ergebnissen und dem Verlust der Selbstständigkeit führen. Die sehr hohen 1-Jahres-Mortalitätsraten von über 20 % sind durchaus mit den entsprechenden Raten bei Malignomerkrankungen vergleichbar. Außerdem haben diese Patienten das höchste Risiko für eine weitere osteoporotische Fraktur im Verlauf. Leider kommt es bei über 90 % der betroffenen Patienten nach wie vor zu keiner entsprechenden Abklärung und einer damit verbundenen Therapie der zugrunde liegenden Osteoporose.

> **Merke**
>
> Aus rein unfallchirurgischer Sicht liegen die speziellen Herausforderungen beim älteren Patienten darin, trotz der oftmals sehr schlechten Knochenqualität eine sofortige vollbelastende Mobilisation zu ermöglichen.

Um allerdings das übergeordnete Ziel – die Rückführung des Patienten in den Status quo ante – zu erreichen, bedarf es eines speziellen interdisziplinären und interprofessionellen Settings. Dazu müssen Unfallchirurgen, Anästhesisten, Geriater, Gesundheits- und Krankenpfleger, Physiotherapeuten, Ergotherapeuten, Sozialarbeiter und Osteologen in enger Abstimmung zusammenarbeiten. Die damit einhergehenden Verbesserungen im Outcome der Patienten wie auch die Wirtschaftlichkeit und Kosteneffizienz sind hinlänglich bewiesen.

1.1 Orthogeriatrisches Komanagement

In der Unfallchirurgie ist es seit jeher üblich, besondere Patienten standardisiert interdisziplinär zu versorgen. Ein gutes Beispiel dafür sind unsere schwerstverletzten Patienten. Aber auch ältere Patienten mit einer Fragilitätsfraktur weisen häufig multiple weitere Erkrankungen auf und müssen daher ebenfalls standardisiert und interdisziplinär behandelt werden. Ein in mehrfacher Hinsicht guter Weg hierfür ist die Etablierung eines sog. orthogeriatrischen Komanagementmodells. Dabei arbeiten primär Unfallchirurgen, Geriater und Anästhesisten im Team am selben Patienten, und zwar vom Zeitpunkt der Primärabklärung in der Notaufnahme bis hin zur Entlassung und den Folgekontrollen. Das ärztliche Team wird dabei interprofessionell durch speziell geschultes Pflegepersonal, Physiotherapeuten und den Sozialdienst komplettiert.

Kernelemente des Komanagementmodells sind:
- Zusammenarbeit auf Augenhöhe: Die vertrauensvolle Zusammenarbeit auf Augenhöhe zwischen Unfallchirurg, Geriater und Anästhesist ist ein wesentliches Grundelement dieses Modells. Dies kann idealerweise auf einer gemeinsam geführten Station stattfinden.
- Teambildung: Die Integration von idealerweise speziell geschultem Pflegepersonal wie auch Physio- und Ergotherapeuten lässt sich am besten auf einer eigenen Station realisieren. In die wöchentlichen gemeinsamen Patientenbesprechungen müssen auch Sozialarbeiter eingebunden werden. Dieses Team sichert die rasche Mobilisation, die Prävention von Komplikationen, wie z. B. ein Delirium, und auch die zügige Weiterverlegung der Patienten an die richtige Stelle.
- Standard Operating Procedures (SOP): Für alle wesentlichen Aspekte der Behandlung dieser Patienten muss eine SOP entwickelt und gemeinsam abgestimmt werden. Dabei müssen vor allem folgende Bereiche abgedeckt werden:
  - Ein- und Ausschlusskriterien (Patientenidentifikation)
  - organisatorischer Ablauf, Organigramme, Zusammenarbeit auf der Station (Zuständigkeiten)
  - präoperative Abklärung
  - Operations-Timing
  - Antibiose
  - Thromboembolieprophylaxe
  - Prozedere bei laufender Antikoagulationstherapie
  - Schmerztherapie
  - unfallchirurgische postoperative Nachbehandlung
  - Harnkathetermanagement

- Delirium – Prävention und Management
- Ernährung – Management der Malnutrition
- Sekundärprophylaxe – Osteoporoseabklärung und -therapie, Fracture Liaison Service (FLS)

1.2 Unfallchirurgische Behandlungsprinzipien

Wie auch bei jüngeren Patienten steht uns eine Reihe von konservativen und operativen Möglichkeiten in der Frakturbehandlung zu Verfügung. Letztlich muss das oberste Ziel sein, dem Patienten eine rasche Vollbelastung des betroffenen Körperteils zu ermöglichen, um eine adäquate Mobilisation zu gewährleisten. Eine Immobilisation ist in jedem Fall zu vermeiden, da diese unweigerlich mit erhöhten Raten an internistischen Folgekomplikationen vergesellschaftet ist. Natürlich ist eine rasche Mobilisation nicht in jedem Fall zu erreichen und es gibt Fälle, in denen ein größerer Eingriff mit einem sehr hohen perioperativen Mortalitätsrisiko einhergeht. Daher sollte auch hinsichtlich der geplanten operativen Versorgung eine klare Absprache mit Geriater und Anästhesist erfolgen.

Je nach Frakturtyp erfolgt die Versorgung entweder durch eine adäquate Stabilisierung im Rahmen einer Osteosynthese oder durch die Implantation einer Endoprothese. Neue Implantatdesigns und die zusätzliche Verwendung von Knochenzement führen zu einer besseren Primärstabilität. In speziellen Fällen können auch geänderte Therapiekonzepte zur Anwendung kommen: so z. B. bei der Azetabulumfraktur geriatrischer Patienten. Ziel muss es auch hier sein, eine Situation zu schaffen, die eine sofortige vollbelastende Mobilisation des betroffenen Körperteils ermöglicht. Dies gelingt in solchen Fällen oft nur durch Implantation einer speziellen Revisionsprothese.

1.3 Postoperative Phase

In der postoperativen Phase (Kap. 5) sollte die Verwendung von äußeren Schienen nach Möglichkeit vermieden werden. Diese fördern das Auftreten eines Deliriums und erhöhen auch die Sturzneigung. Nach Entlassung aus dem Akutkrankenhaus profitieren die meisten geriatrischen Patienten von einer akutgeriatrischen Behandlung und Rehabilitation. Hier ist es zweckmäßig, fixe Kooperationen mit entsprechenden Einrichtungen einzugehen und bestimmte Kontingente zu vereinbaren.

1.4 Sekundärprophylaxe

Um weitere Frakturen zu vermeiden, sollte auf jeden Fall ein System zur standardisierten Abklärung einer Osteoporose und entsprechenden Therapieeinleitung aufgebaut werden. Mithilfe eines sog. Fracture Liaison Service lässt sich effizient gewährleisten, dass betroffene Patienten in der Klinik identifiziert werden und eine entsprechende Abklärung sowie Einleitung einer Therapie erfolgen. Kernelement des FLS ist die Sektor übergreifende Koordination von Osteoporoseabklärung, Einleitung und Sicherstellung der entsprechenden Therapie durch einen speziell geschulten Fallmanager (Case-Manger, FLS-Koordinator; Kap. 14).

2 Besonderheiten des alten Menschen

2.1 Multimorbidität

M. Gosch

Die Multimorbidität ist ein wesentliches Charakteristikum des älteren Patienten. Dies spiegelt sich in der Definition des geriatrischen Patienten wider. Der geriatrische Patient ist definiert durch sein höheres Lebensalter (überwiegend 70 Jahre und älter) und seine geriatrietypische Multimorbidität, wobei der Aspekt der Multimorbidität vorrangig zu sehen ist oder allein durch ein Alter über 80 Jahre aufgrund der alterstypisch erhöhten Vulnerabilität, z. B. wegen des Auftretens von Komplikationen und Folgeerkrankungen, der Gefahr der Chronifizierung oder des erhöhten Risikos eines Verlustes der Autonomie mit Verschlechterung des Selbsthilfestatus.

> **Merke**
>
> Unter Multimorbidität versteht man das zeitgleiche Vorhandensein verschiedener Erkrankungen in einem Individuum. Demgegenüber beschreibt der Begriff Komorbidität das Vorhandensein zumindest einer zusätzlichen Erkrankung bei einem Patienten, welche im direkten Zusammenhang steht mit der Indexerkrankung.

Weitere wichtige Begriffe sind Krankheitslast und Komplexität. Unter Krankheitslast versteht man die Auswirkungen aller Erkrankungen auf den Gesundheitszustand eines Individuums, unter Berücksichtigung des jeweiligen Schweregrades sowie bestehender funktioneller Beeinträchtigungen. Die Komplexität erfasst zusätzlich noch alle sozialen Umstände eines Patienten. Gerade die Betreuung geriatrischer Patienten erfordert die Erfassung und Implementierung der Komplexität in den Behandlungsplan.

2.1.1 Komplexität

Die Komplexität eines geriatrischen Patienten lässt sich am besten anhand eines Beispiels und mithilfe des Comorbidity Construct darstellen [45] (▶ Abb. 2.1). Die Indexerkrankung ist dabei die Erkrankung, welche unmittelbar zur Aufnahme des Patienten führt. In der Alterstraumatologie ist das in den meisten Fällen die Fragilitätsfraktur. Die Komorbiditäten stehen in einem direkten Zusammenhang zur Indexerkrankung, für Fragilitätsfrakturen ist das z. B. die Osteoporose. Die Multimorbidität umfasst alle weiteren vorhandenen Erkrankungen, welche in keinem direkten Zusammenhang zur Indexerkrankung stehen. In unserem Beispiel sind dies die Herzinsuffizienz, die Hypertonie und die Depression. Welche dieser Erkrankungen in das Behandlungskonzept eingebunden werden muss, ist individuell zu entscheiden. Für die Beurteilung der Krankheitslast sind das Geschlecht, das Alter sowie die erwartete Lebenserwartung und gesundheitsbezogene Eigenschaften des Patienten zu berücksichtigen. Dies sind z. B. Faktoren, wie Mangelernährung, Harninkontinenz, Sarkopenie und Polypharmazie. Fließen dann noch die sozialen Faktoren ein, zeigt sich die Komplexität dieser Patienten.

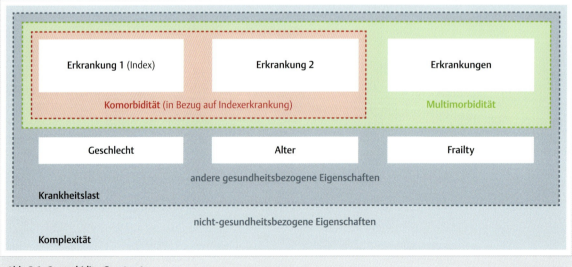

Abb. 2.1 Comorbidity Construct.

Fallbeispiel

Ein 88-jähriger Patient wird mit einer pertrochantären Fraktur eingeliefert. Er hatte sich die Fraktur bei einem Sturz auf dem Weg zur Toilette in seiner Wohnung zugezogen. Als weitere Erkrankungen finden sich beim Patienten eine Osteoporose, eine Herzinsuffizienz, eine Hypertonie sowie ein Diabetes. Laut dem mitgebrachten Medikationsplan nimmt er täglich 9 verschiedene Substanzen ein. Er gibt auch an, dass er mit dem Schlucken der Medikamente Probleme hat. Bereits in der Notaufnahme fällt auf, dass er zeitlich nicht orientiert ist und seine Angaben zum Sturz und zu seiner Lebenssituation widersprüchlich sind. Soweit zu erheben war, lebte er bisher alleine und war weitgehend unabhängig. Allerdings erhielt er Unterstützung von seinen Nachbarn und seinem Sohn. Um in seine Wohnung im ersten Stock zu gelangen, muss er eine Treppe bewältigen, was ihm in den letzten Wochen zunehmend schwerer fiel. Er hätte auch Gewicht verloren. Er bezieht Mindestrente und hat keine Pflegestufe.

Wie das Beispiel zeigt, ist es bei der Fülle der Informationen über einen einzigen Patienten schwer, den Überblick zu bewahren. Eine strukturierte Vorgehensweise erleichtert daher den weiteren Prozess und die Therapieplanung (▶ Abb. 2.2). Die Fraktur ist die Indexerkrankung und die Osteoporose die Komorbidität. Da ein unmittelbarer Zusammenhang besteht zwischen der Fraktur und der Osteoporose, bedeutet dies für die klinische Arbeit, dass neben der operativen Frakturbehandlung die Therapie der Osteoporose im Fokus der therapeutischen Überlegungen stehen muss. Die weiteren Erkrankungen (Herzinsuffizienz, Hypertonie, Diabetes) können für den Verlauf eine Rolle spielen, müssen aber nicht zwingend in den Therapieplan mit eingebunden werden, da ihnen keine unmittelbare Relevanz zugesprochen wird.

Die angeführten Parameter (männlich, hochbetagt, Lebenserwartung) haben einen wesentlichen Einfluss auf die Prognose und damit auf das Behandlungsziel. Die gesundheitsbezogenen Eigenschaften, wie Immobilität, Malnutrition und kognitive Beeinträchtigung, ergänzen das Bild des Patienten im Sinne des ganzheitlichen Ansatzes in der geriatrischen Medizin. Die genannten Symptome und Syndrome müssen in die Therapieplanung und die diagnostischen Prozesse mit einbezogen werden. Die nicht gesundheitsbezogenen (sozialen) Eigenschaften haben ebenfalls einen entscheidenden Einfluss auf die Therapiezielfindung. Das geriatrische Assessment kann hier Hilfestellung geben, die Krankheitslast und die Komplexität fass- und messbar zu machen. Das geriatrische Assessment ist definiert als multidimensionaler und interdisziplinärer Prozess zur systematischen Erfassung der medizinischen, funktionellen und psychosozialen Probleme und Ressourcen bei hochbetagten Patienten, um damit einen umfassenden Plan für die weitere Behandlung und Betreuung zu erstellen.

2.1.2 Therapieziel

Aufgrund der Komplexität der Patienten hat es sich in der Praxis gezeigt, dass eine frühzeitige Festlegung des Therapiezieles die Planung des weiteren Behandlungsprozesses erheblich erleichtert.

In unserem Fall wäre das Ziel, dass unser Patient wieder in seine häusliche Umgebung zurückkehren kann, eventuell mit Unterstützung einer professionellen häuslichen Krankenpflege. Um dieses Ziel zu erreichen, muss die angesprochene Komplexität frühzeitig erfasst und in die Planung mit einbezogen werden. Aus dem Modell he-

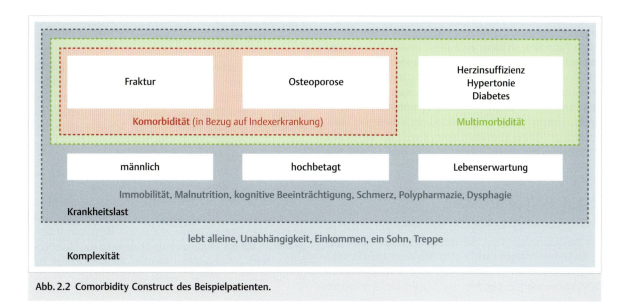

Abb. 2.2 Comorbidity Construct des Beispielpatienten.

raus lassen sich relevante Probleme – aber auch Ressourcen – erkennen, welche das Erreichen des Behandlungsziels entscheidend beeinflussen können. Im Rahmen des Behandlungsprozesses müssen weitere Ziele, sog. Teilziele, benannt werden. Für unseren Fall lassen sich je nach Behandlungsphase verschiedene Teilziele benennen, z. B.:
- operative belastungsstabile Versorgung innerhalb von 24–48 Stunden
- Mobilisierung mit einem Rollator innerhalb der ersten Woche
- Einleitung einer spezifischen Therapie der Osteoporose
- Abklärung der Dysphagie
- Reduktion von sturzfördernden Medikamenten und Optimierung der medikamentösen Therapie der Herzinsuffizienz

Das beschriebene systematische Vorgehen hat sich im Rahmen des orthogeriatrischen Komanagements bewährt und es hat einen wesentlichen Einfluss auf das Outcome der Patienten, aber auch auf die interdisziplinäre Zusammenarbeit innerhalb eines orthogeriatrischen Teams.

2.1.3 Priorisierung

Die hohe Prävalenz von Erkrankungen und funktionellen Einschränkungen stellt in der Betreuung geriatrischer Patienten eine besondere Herausforderung dar. Eine gleichrangige Behandlung aller Erkrankungen, Syndrome und Symptome führt rasch zu einer „Übertherapie" mit überwiegend negativen Effekten für den Patienten. Entscheidend ist daher die Frage, was ist relevant, um das gesetzte Ziel der Behandlung zu erreichen und was ist weitgehend irrelevant. Auf Basis dieser Überlegungen, am Besten im Rahmen von Teambesprechungen, lässt sich eine Priorisierung vornehmen.

Diese Priorisierung kann sich auch auf die Indexerkrankung, d. h. die Fraktur oder die Frakturversorgung beziehen. Hat die Frakturversorgung keinen oder nur einen geringen Einfluss auf die weitere Lebensqualität des betroffenen Patienten, so kann auch diese in den Hintergrund treten (z. B. bimalleoläre Fraktur bei bestehender Immobilität oder proximale Oberarmfraktur bei sehr hohem Operationsrisiko). Gerade bei den als „frail" einzustufenden Patienten muss der Grundsatz „primum non nocere" (erstens nicht schaden) gelten. Klinisch bedeutet dies, dass ein gewähltes Verfahren einen klaren Vorteil für den Patienten haben muss, ansonsten läuft man Gefahr, von diesem Grundsatz abzukommen.

2.1.4 Polypharmazie

Eine unmittelbare Konsequenz der Multimorbidität ist die Polypharmazie. Eine allgemeingültige Definition gibt es nicht, in der Regel spricht man von einer bestehenden Polypharmazie bei Einnahme von über 5 verschiedenen Medikamenten pro Tag. Mit der Anzahl der Substanzen steigt auch das Risiko für unerwünschte Arzneimittelwirkungen (UAW) an. Neben klassischen UAW, wie z. B. einer Hypotonie unter antihypertensiver Medikation, sind vor allem Drug-Drug- und Drug-Disease-Interaktionen von Bedeutung. Bis zu 30 % aller Krankenhauseinweisungen von geriatrischen Patienten sind auf UAW zurückzuführen [29]. Selbst bei unfallchirurgischen Patienten sind es bis zu 12 % [5]. Neben der Problematik der Polypharmazie tritt das Problem der medikamentösen Unterversorgung häufig in den Hintergrund. Gerade die Osteoporose oder die orale Antikoagulation bei Vorhofflimmern stellen hier gute Beispiele dar. Die Medikation hat auch einen Einfluss auf die Langzeitmortalität dieser Patienten [16].

Für die klinische Praxis gibt es verschiedene Listen, sog. PIM(potentially inappropriate medication)-Listen, welche für geriatrische Patienten ungeeignete Medikamente anführen [11]. Allerdings bedarf auch die Anwendung dieser Listen – insbesondere die Auswahl von Alternativsubstanzen – eines entsprechenden fachlichen Wissens und Erfahrung. Gerade der Bereich der Medikation zeigt, von welch großer Bedeutung das interdisziplinäre Management dieser Patienten ist.

2.1.5 Erfassung der Komorbiditäten durch Scores

Das Vorhandensein von 3 oder mehr weiteren Erkrankungen stellt den wichtigsten präoperativen Risikofaktor im Hinblick auf Krankenhausmortalität und Komplikationen dar [36]. In der Untersuchung von Roche hatten 35 % der Patienten zumindest eine weitere, 17 % 2 und 7 % 3 oder mehr Erkrankungen. Die häufigsten Erkrankungen sind:
- kardiovaskuläre Erkrankungen (24 %)
- pulmonale Erkrankungen (14 %)
- Schlaganfall (13 %)
- Diabetes (9 %)
- Malignome (8 %)
- chronische Niereninsuffizienz (3 %)

Für den praktischen Einsatz bieten sich 2 Scores an. Der Charlson Comorbidity Score ist ein einfach anzuwendendes Verfahren zur Erfassung der Komorbiditäten. Insgesamt werden 17 Erkrankungen in die Beurteilung mit einbezogen [6]. Eine Bewertung der Schwere der einzelnen Erkrankungen erfolgt nicht. Der Summenscore korreliert gut mit der Mortalität von Patienten mit Fragilitätsfrakturen [25]. Vorteile sind die einfache Anwendung und die Möglichkeit der retrospektiven Erfassung.

Komplexer und nur prospektiv erfassbar ist die Modified Cumulative Illness Rating Scale (CIRS) [37]. Dabei werden alle Organsysteme mit einem Wert von 0 bis 4 bewertet. Mit der modifizierten Skala kann die Multimorbidität sehr gut abgebildet werden, für die richtige Anwendung steht auch ein Manual zur Verfügung.

2.1.6 Krankenhausmortalität

Die Datenlage zur Krankenhausmortalität beschränkt sich primär auf Studien zu proximalen Femurfrakturen. Die Angaben zur Mortalität schwanken stark nach Region und nach dem jeweiligen Gesundheitssystem, und letztendlich an der durchschnittlichen stationären Aufenthaltsdauer. In der Regel sollte sich die Krankenhausmortalität auf einen Zeitraum von 30 Tagen beziehen. In einer großen Metaanalyse mit über 65 000 Patienten lag die 30-Tage-Mortalität in China bei 13,3 % [22], in Großbritannien hingegen nur bei 6,5 % [7]. Hu et al. [22] konnten in ihrer Untersuchung 12 Prädiktoren für eine erhöhte Mortalität beschreiben:
- fortgeschrittenes Alter
- männliches Geschlecht
- betreut in einem Pflegeheim
- eingeschränkte Mobilität
- verminderte Alltagsaktivitäten
- höherer ASA(American Society of Anesthesiologists)-Grad
- verminderte Kognition
- Multimorbidität
- Demenz
- Diabetes
- Krebserkrankung
- kardiale Erkrankungen

Besonderer Bedeutung kommt dem Geschlecht zu, so liegt die Mortalität bei einem weiblichen Patienten (Alter über 80 Jahre) und einer weiteren Erkrankung bei 8,4 %, bei einem männlichen Patienten gleichen Alters hingegen bei 18,2 % [13]. In die Analyse waren hier eingeschlossen: Herzinsuffizienz, zerebrovaskuläre Erkrankungen, Erkrankungen der Leber und der Nieren sowie maligne Erkrankungen.

Merke

Insgesamt bleiben 4 relevante Faktoren, welche die Krankenhausmortalität signifikant beeinflussen: das Alter, das männliche Geschlecht, die Multimorbidität und der funktionelle Status [7]; [34]. Die häufigste Todesursache ist die Pneumonie, gefolgt von der koronaren Herzkrankheit und der Herzinsuffizienz [7]; [26].

2.1.7 Häufige Erkrankungen

Herzinsuffizienz

Die Herzinsuffizienz zeigt die höchste Inzidenz im höheren Alter und wird daher auch zu den geriatrischen Syndromen gezählt. Hinsichtlich der Prognose ist die Herzinsuffizienz mit einer malignen Grunderkrankung, wie z. B. dem Kolonkarzinom, zu vergleichen. Ein Zusammenhang zwischen Herzinsuffizienz und proximalen Femurfrakturen ist in der Literatur beschrieben. In der Cardiovascular Health Study haben sowohl Männer als auch Frauen mit Herzinsuffizienz ein signifikant erhöhtes Risiko, eine proximale Femurfraktur zu erleiden [3]. Nicht nur proximale Femurfrakturen treten gehäuft auf, offensichtlich besteht auch ein unmittelbarer Zusammenhang mit osteoporotischen Frakturen [14]. Der Zusammenhang ist multifaktoriell. Neben der Korrelation von kardiovaskulären Erkrankungen mit der Knochenmineraldichte besteht auch ein erhöhtes Risiko für Stürze [14]. Als Ursache für das erhöhte Sturzrisiko kann man eine bestehende Sarkopenie annehmen, welche wiederum eine unmittelbare Folge der peripheren Myopathie bei einer Herzinsuffizienz sein dürfte. Die Mortalität der Herzinsuffizienz erhöht sich durch das Auftreten einer proximalen Femurfraktur auf das Doppelte [3].

Eine bestehende Herzinsuffizienz erhöht das perioperative Risiko im Hinblick auf die Mortalität und die stationäre Wiederaufnahme um 63 % [17]. Etwa jeder 8. Todesfall nach proximaler Femurfraktur ist auf eine bestehende Herzinsuffizienz zurückzuführen [7]. Um das Risiko besser einschätzen zu können, steht mit dem NT-proBNP (N-terminales pro brain natriuretic peptide) ein laborchemischer Parameter zur Verfügung: Erhöhte NT-proBNP-Werte weisen auf eine bestehende Herzinsuffizienz hin, und die Höhe korreliert mit dem Auftreten von kardiovaskulären Komplikationen in der postoperativen Phase [33].

Merke

Neben dem Labor hat sich im klinischen Alltag eine gute Anamnese und damit eine Stadieneinteilung nach der NYHA (New York Heart Association)-Klassifikation bewährt (NYHA I: keine Atemnot, NYHA II: Atemnot bei starker körperlicher Anstrengung, NYHA III: Atemnot bei geringer körperlicher Anstrengung, NYHA IV: Atemnot in Ruhe).

Außer auf die unmittelbare perioperative Phase hat die Herzinsuffizienz zusätzlich einen negativen Effekt auf die Länge des stationären Aufenthaltes, das funktionelle Outcome und die Langzeitmortalität [8]. In dieser Untersuchung betrug die 1-Jahres-Mortalitätsrate bei Patienten mit Herzinsuffizienz und proximaler Femurfraktur 37,2 %.

Für die unmittelbare Situation ist es wichtig, die kompensierte von der dekompensierten Herzinsuffizienz abzugrenzen. Klinische Hinweise für eine Dekompensation können sein:
- Distanzrasseln
- Dyspnoe
- periphere Ödeme

Bei einer neu aufgetretenen Herzinsuffizienz oder einer akuten Dekompensation sollte unmittelbar ein Geriater hinzugezogen werden, im Rahmen der weiteren Abklärung kann es auch erforderlich sein, einen Kardiologen mit einzubinden. Die kompensierte Herzinsuffizienz erfordert keine unmittelbaren Maßnahmen. Vermieden werden sollen eine übermäßige Flüssigkeitszufuhr sowie die Gabe von nicht steroidalen Antirheumatika. Die vorbestehende Medikation sollte fortgeführt werden.

Arteriosklerose (Myokardinfarkt und Schlaganfall)

Patienten mit einer proximalen Femurfraktur haben ein um etwa 70 % erhöhtes Risiko einen Herzinfarkt zu erleiden [43]. Der akute Myokardinfarkt im Rahmen eines Traumas ist eine zwar seltene, aber gefürchtete Komplikation. Der Myokardinfarkt ist in bei etwa jedem fünften perioperativem Tod nach einer proximalen Femurfraktur ursächlich und stellt damit nach der Pneumonie die zweithäufigste Todesursache dar [7]. Die Inzidenz für einen Myokardinfarkt nach proximaler Femurfraktur liegt bei 1 %, die Krankenhausmortalität erhöht sich damit um den Faktor 3. Auch die 1-Jahres-Mortalitätsrate steigt auf mehr als das Doppelte an [36]. Die Prävalenz der koronaren Herzkrankheit ist im Alter sehr hoch, häufig trifft man auf Patienten mit einem Z. n. Myokardinfarkt, aortokoronarer Bypassoperation oder Stentimplantation. Standarduntersuchungen zur Diagnose von Myokardischämien sind das Elektrokardiogramm sowie die Bestimmung von Troponin T. Pathologische Veränderungen im Kardiogramm im Sinne von Myokardischämien finden sich bei etwa 50 % der Patienten mit proximaler Femurfraktur, wobei nur ST-Hebungen einen Einfluss auf das Outcome hatten. Troponin-T-Erhöhungen fanden sich etwa bei jedem dritten Patienten, davon bei jedem zweiten bereits präoperativ. Troponin T zeigte sich als unabhängiger Risikofaktor für die Krankenhausmortalität, wobei der prädiktive Wert von der absoluten Höhe des gemessenen Wertes abhängig sein dürfte [21]. Von klinischer Bedeutung ist ebenfalls der Umstand, dass es sich bei jedem zweiten Patienten um eine Erstmanifestation einer klinisch relevanten koronaren Herzkrankheit handelt [20]. Entscheidend für das weitere Vorgehen ist auch hier die Anamnese. Belastungsabhängige pektanginöse Beschwerden erfordern eine weitere Abklärung und den Ausschluss eines akuten Koronarsyndroms.

Insgesamt lässt sich das unmittelbare kardiale Risiko bei geriatrischen Patienten mit proximaler Femurfraktur schwer einschätzen. Das mögliche Risiko eines Myokardinfarktes und einer zeitlichen Verzögerung durch eine weiterführende Diagnostik muss dem Risiko einer verzögerten Operation gegenübergestellt werden. EKG-Veränderung mit ST-Hebungen und eine deutliche Troponin-T-Erhöhung (auf das 5- bis 10-fache der Norm) sollten hingegen eine weiterführende kardiologische Abklärung zur Folge haben. Eine laufende medikamentöse Therapie mit Acetylsalicylsäure (ASS) soll fortgeführt werden. Bei Vorliegen einer dualen plättchenhemmenden Therapie mit ASS und Clopidogrel sollte präoperativ ein Kardiologe hinzugezogen werden.

Interventionsstudien, welche einen Vorteil für das Überleben der Patienten durch ein präoperatives EKG sowie die Bestimmung von Troponin T zeigen, gibt es aktuell nicht.

Merke

Bei eindeutigen und dringenden Operationsindikationen, wie einer proximalen Femurfraktur, kann bei einer negativen Anamnese und fehlenden ST-Hebungen im EKG auf eine Bestimmung von Troponin T sowie auf eine weiterführende kardiale Diagnostik verzichtet werden.

Bei elektiven Eingriffen, wie bei proximalen Humerusfrakturen, kann eine Bestimmung von Troponin T durchaus sinnvoll sein, um das individuelle Operationsrisiko besser einschätzen zu können. Das Gleiche gilt für die Echokardiografie. Ein immer wieder diskutierter präoperativer Einsatz von β-Blockern wird sehr kontrovers diskutiert, aufgrund der aktuellen Datenlage sollte davon Abstand genommen werden.

Zerebrovaskuläre Erkrankungen sind im Alter häufig und finden sich bei etwa jedem zehnten Patienten mit proximaler Femurfraktur [36]. Proximale Femurfrakturen sind generell mit einem erhöhten Schlaganfallrisiko – sowohl ischämisch als auch hämorrhagisch – assoziiert [44]. Postoperativ tritt der akute Schlaganfall mit einer Inzidenz von 1 % auf [36]. Neu aufgetretene neurologische Defizite erfordern eine umgehende neurologische Abklärung und die Durchführung einer zerebralen Bildgebung zum Ausschluss einer intrazerebralen Blutung.

Eine vorbestehende thrombozytenaggregationshemmende Therapie sollte fortgeführt werden. Die Konsequenzen für das orthogeriatrische Management ergeben sich vor allem aus den funktionellen Einschränkungen des Patienten und damit der Zielsetzung. Neurologische Defizite nach einem Schlaganfall sind negative Prädiktoren im Hinblick auf eine erfolgreiche Rehabilitation [31].

Arterielle Hypertonie

Die arterielle Hypertonie ist sicherlich eine der häufigsten Erkrankungen im Alter. Nahezu jeder zweite Patient mit einer Hüftfraktur ist davon betroffen [18]. Ein unmittelbarer Zusammenhang mit einer erhöhten Mortalität konnte nicht gezeigt werden, allerdings besteht ein erhöhtes Risiko für eine Wiederaufnahme ins Krankenhaus [18]. Generell dürfte die Einnahme antihypertensiver Medikamente mit einem höheren Risiko für Stürze und damit verbundenen Verletzungen einhergehen, insbesondere zu Beginn der Behandlung [40]; [42]. Das akute Trauma kann in mehrfacher Hinsicht Einfluss auf den Blutdruck nehmen: Der Volumenmangel führt zwangsläufig zur Hypotonie und Stressoren, wie Notarzteinsatz, Krankenhausaufnahme, Harnverhalt oder Schmerzen, führen zu einem Blutdruckanstieg. Auch wenn die Hypertonie bzw. deren medikamentöse Therapie ursächlich für den Sturz sein kann, sind der Abklärung und Therapie im Rahmen des stationären Aufenthaltes Grenzen gesetzt.

> **Merke**
>
> Im Vordergrund steht die Aufrechterhaltung einer suffizienten Kreislaufsituation durch Vermeidung extensiver Blutdruckschwankungen, sowohl Richtung Hypertonie als auch Hypotonie.

In den überwiegenden Fällen kann die vorbestehende antihypertensive Medikation fortgeführt werden. Insbesondere präoperativ sollte von einer unkontrollierten und häufig auch nicht indizierten Blutdrucksenkung Abstand genommen werden. Die Abklärung und medikamentöse Einstellung der arteriellen Hypertonie kann nach Abklingen der Akutphase und frühestens im Rahmen der geriatrischen Rehabilitation erfolgen.

Vorhofflimmern

Vorhofflimmern kann auf zweierlei Weise von Bedeutung sein: Zum einen aufgrund von bradykarden und zum anderen aufgrund von tachykarden Frequenzen, welche eine Kreislaufinstabilität zur Folge haben können. Gerade bradykarde Rhythmusstörungen, oft bedingt durch bradykardisierende Substanzen wie Digitalis oder β-Blocker, können kausal für das Sturzgeschehen sein. Die Abklärung und Behandlung erfordern einen erfahrenen Behandler. Normofrequentes Vorhofflimmern zum anderen erfordert unmittelbar keine spezifischen Maßnahmen, außer es handelt sich um eine Erstmanifestation. Zu beachten ist, dass ein EKG immer nur eine Momentaufnahme zeigt und relevante Herzfrequenzschwankungen allein damit nicht ausgeschlossen werden können. Neben der chronotropen Medikation erhält die überwiegende Mehrzahl dieser Patienten eine orale Antikoagulation zur Schlaganfallprophylaxe. Generell sollte unter einer oralen Antikoagulation bei einer dringenden Operationsindikation (z. B. proximale Femurfraktur) eine operative Versorgung innerhalb von 24–48 Stunden möglich sein [46]. Zu beachten ist allerdings der Umstand, dass dieses Kollektiv eine doppelt so hohe perioperative Mortalitätsrate aufweist [23]. Postoperativ bzw. nach Abklingen des unmittelbaren Blutungsrisikos sollte die orale Antikoagulation unmittelbar wieder aufgenommen werden. Im Rahmen des orthogeriatrischen Komanagements sollte diese Entscheidung nach Berücksichtigung individueller Faktoren interdisziplinär getroffen werden.

Chronisch obstruktive Erkrankungen der Lunge und Pneumonie

Die Prävalenz chronisch obstruktiver Erkrankungen der Lunge (COPD) nimmt deutlich zu, auch in der Mortalitätsstatistik. Etwa jeder 8. Patient mit einer proximalen Femurfraktur ist betroffen [36]. Osteoporose (teils sekundär) ist die häufigste und relevanteste Komorbidität der COPD [24]. Als mögliche Ursachen für das erhöhte Frakturrisiko bei Patienten mit COPD werden das höhere Alter, Nicotinabusus, die Verwendung von systemischen (> 7,5 mg Prednisolon täglich über mehr als 3 Monate) und inhalativen Glukokortikoiden sowie die eingeschränkte Mobilität angesehen [30]. Eine bestehende COPD hat auch einen signifikanten Einfluss auf das peri- und postoperative Outcome. Patienten mit COPD weisen eine signifikant höhere stationäre Wiederaufnahmerate, eine höhere Rate an Pneumonien, häufiger ein respiratorisches Versagen, eine höhere 1-Jahres-Mortalität sowie einen längeren stationären Krankenaufenthalt auf [30].

> **Merke**
>
> Eine bestehende COPD sollte auch das unmittelbare orthogeriatrische Management beeinflussen. Von anästhesiologischer Seite sind aufgrund geringerer pulmonaler Komplikationen Verfahren der Regionalanästhesie gegenüber der Allgemeinnarkose zu bevorzugen [19].

Die Pneumonie ist die häufigste und schwerste postoperative Komplikation bei geriatrischen Patienten. Etwa jeder 10. Patient erleidet eine Pneumonie. Die 30-Tage-Mortalität erreicht in dieser Gruppe 42 %, die 1-Jahres-Mortalität 71 % [36]. Der Fokus sollte hier auf präventiven Maßnahmen liegen. Bekannte Risikofaktoren, insbesondere für das Auftreten von Aspirationspneumonien, wie z. B. Sedierung, falsche Lagerung, fehlende Awareness für Schluckstörungen, Medikamente wie Protonenpumpenblocker oder schlechter Zahnstatus, sollten minimiert oder bei der Planung der Behandlungsprozesse berücksichtigt werden. Die antibiotische Therapie sollte entsprechend den allgemeinen Leitlinien für nosokomiale Pneumonien erfolgen [9].

Thromboembolische Ereignisse

Thromboembolien zählen zu den häufigsten und gefürchtetsten Komplikationen nach operativen Eingriffen, insbesondere wenn diese eine Immobilisierung bedingen. Abhängig von der gewählten Untersuchungsmethode liegt die Rate für postoperative Phlebothrombosen zwischen 19 und 91 % und für Lungenembolien zwischen 10 und 14 %. Klinisch wird die Inzidenz für Phlebothrombosen mit 3 % und für Lungenembolien mit 1 % angegeben.

> **Merke**
>
> Eine Thromboseprophylaxe mit niedermolekularen Heparinen sowie eine frühe Mobilisierung sind die Eckpfeiler der Thromboembolieprophylaxe.

Diabetes mellitus

Diabetes mellitus ist mit einer Prävalenz von über 10 % eine der häufigsten Komorbiditäten bei Patienten mit proximaler Femurfraktur [36]. Bei geriatrischen Patienten handelt es sich in der Regel um Typ-2-Diabetes. Die Bedeutung des Diabetes für das Outcome wird in der Literatur kontrovers beurteilt. Eine aktuelle Analyse mit knapp 10 000 Patienten zeigte nur einen geringen negativen Einfluss auf das Outcome von geriatrischen Patienten mit proximaler Femurfraktur, lediglich der Myokardinfarkt trat bei Patienten mit Diabetes mellitus signifikant häufiger auf [15]. Ungeachtet dessen stellt das Management des Diabetes mellitus eine Herausforderung für das gesamte orthogeriatrische Team dar. Unmittelbar gilt es, Hypo- und Hyperglykämien, Flüssigkeits- sowie Elektrolytentgleisungen und eine Ketoazidose bzw. ein hyperosmolares Koma zu vermeiden. Der Blutglukosespiegel sollte zwischen 140 und 200 mg/dl gehalten werden, wobei der optimale Zielwert weiterhin unklar ist.

> **Merke**
>
> Eine zu „scharfe" Blutglukoseeinstellung sollte vermieden werden, da diese keine positiven Effekte auf das Outcome hat, allerdings das Risiko für relevante Hypoglykämien erhöht [1]. Blutglukosespiegel über 200 mg/dl scheinen hingegen das Risiko für postoperative Infektionen zu erhöhen [28].

Typ-2-Diabetiker, welche nur diätetisch eingestellt sind, unterliegen – mit Ausnahme von regelmäßigen Blutglukosekontrollen – keinem spezifischen Prozedere. Typ-2-Diabetiker mit oraler antidiabetischer Medikation sollten diese am Operationstag pausieren. Die Korrektur erhöhter Blutglukosespiegel sollte mit kurzwirksamen Insulinen erfolgen. Bei Patienten unter laufender Insulintherapie hängt das weitere Prozedere und Management vom Eingriff und der vorbestehenden Therapie ab. In der Praxis hat sich gezeigt, dass es zielführend ist, hauseigene Richtlinien in Absprache mit den Anästhesisten zu treffen.

Chronische Niereninsuffizienz

Im Rahmen der renalen Osteopathie besteht ein direkter Zusammenhang zwischen der chronischen Niereninsuffizienz und dem Knochenstoffwechsel. Dies erklärt auch das signifikant erhöhte Risiko für proximale Femurfrakturen, sowohl bei dialysepflichtigen Patienten als auch bei jenen mit eingeschränkter Kreatinin-Clearance gegenüber nierengesunden Patienten [27]. Eine bestehende Niereninsuffizienz ist auch ein Prädiktor für eine erhöhte Krankenhausmortalität, erhöhte Komplikationsraten, einen längeren Krankenhausaufenthalt sowie für höhere Kosten [27]; [2]. Für das perioperative Management ist von entscheidender Bedeutung, eine bestehende Niereninsuffizienz frühzeitig zu erkennen [32]. Angaben zur Prävalenz der chronischen Niereninsuffizienz zeigen große Schwankungen. Eine Kreatinin-Clearance < 35 ml/h findet sich bei etwa 3 % der Patienten mit proximaler Femurfraktur [47]; [36]. Im klinischen Alltag wird die Kreatinin-Clearance anhand des Serumkreatinins errechnet. Allerdings bestehen erhebliche Einschränkungen im Hinblick auf die verwendeten Formeln. Die Cockcroft-Gault-Formel ist ab einer Kreatinin-Clearance < 60 ml/min nicht mehr aussagekräftig und auch für über 80-Jährige besteht keine Evidenz [41]. Auch die MDRD-Formel (Modification of Diet in Renal Disease, Näherungsformel zur Bestimmung der glomerulären Filtrationsrate) ist in ihrer Aussagekraft bei einer Kreatinin-Clearance < 30 ml/min sowie in der Altersgruppe der über 80-Jährigen nicht mehr zuverlässig [41].

> **Merke**
>
> Das Serumkreatinin ist direkt abhängig von der Muskelmasse. In der Regel führt dies im Alter damit zu einer Überschätzung der Nierenfunktion und damit in vielen Fällen zu einer vermeintlich normalen Nierenfunktion.

Alternativ kann eine Bestimmung des Cystatin C erfolgen. Dieses ist unabhängig vom Serumkreatininspiegel und damit eine Alternative, allerdings kann man die Frage, ob Cystatin C tatsächlich einen Vorteil hat, noch nicht endgültig beantworten [41].

Tumorerkrankungen

Auch die meisten Tumorerkrankungen haben im Alter die höchsten Inzidenzen. Etwa jeder 10. Patient mit einer proximalen Femurfraktur leidet an einer malignen Erkrankung [36]. Viele Therapien von malignen Erkrankungen führen zu einer verminderten Knochenmineraldichte und damit zu einem erhöhten Frakturrisiko. Für das unmittelbare Management sind letztendlich nur 2 Faktoren entscheidend. Zum einen sollte eine pathologische Fraktur im Sinne einer ossären Metastasierung ausgeschlossen werden.

> **Merke**
>
> Besteht der Verdacht auf einen Primärtumor oder eine ossäre Metastase als Ursache der Fraktur, sollte das weitere Prozedere unbedingt in Absprache mit einem Tumorboard erfolgen.

Zum anderen ist eine maligne Grunderkrankung bei einer gewöhnlichen Fragilitätsfraktur in den Therapieplan mit Hinblick auf die Lebenserwartung aufzunehmen. Dies trifft nicht so sehr auf eine proximale Femurfraktur zu, hier sollte auch im Rahmen einer palliativen Situation eine operative Stabilisierung mit dem Ziel der Schmerzlinderung und Pflegestabilität angestrebt werden. Lediglich im Rahmen eines unmittelbar eingetretenen Sterbeprozesses sollte auf ein operatives Vorgehen verzichtet werden. Anders sieht die Situation bei elektiv zu versorgenden Frakturen aus. Hier stehen die individuellen Bedürfnisse und Wünsche der Patienten im Vordergrund.

Anämie

Bis zu 17% der älteren Bevölkerung leiden an einer Anämie [10]. Eine Anämie mit einem Hämoglobinwert < 8 g/dl ist mit einer erhöhten postoperativen Mortalität bei proximalen Femurfrakturen assoziiert, insbesondere bei kardialen Vorerkrankungen [4]. Die Bedeutung von Hämoglobinwerten zwischen 8 und 10 g/dl wird kontrovers diskutiert. Eine Anämie bei Krankenhausaufnahme ist mit einer signifikant erhöhten Krankenhausmortalität assoziiert (RR 1,64), allerdings dürfte die Anämie per se kein unabhängiger Risikofaktor sein. Berücksichtigt man die Komorbiditäten, geht die Signifikanz verloren [35]. Allerdings zeigt sich bei einem Hämoglobinwert zwischen 8 und 10 g/dl ein knapp, aber doch signifikant erhöhtes Risiko für Myokardinfarkte [35]. Weder die Gabe von Erythrozytenkonzentraten oder Eisen noch Erythropoetin hatten einen signifikanten Einfluss auf die Mortalität [35]. Ein Hämoglobinwert < 10 g/dl dürfte allerdings einen negativen Effekt auf die unmittelbare postoperative Mobilität haben [12].

Demenz

Zur Demenz siehe auch Kap. 2.3.

Die Prävalenz der Demenz steigt mit dem Alter linear an. Aufgrund der demografischen Veränderungen wird sich die Zahl der älteren Menschen mit Demenz bis zum Jahr 2050 verdreifachen. Im orthogeriatrischen Management stellt diese Patientengruppe eine besondere Herausforderung für das gesamte Team dar. Wie kaum eine andere Erkrankung erfasst die Demenz nahezu alle Behandlungsschritte (z.B. Anamnese, Einwilligungsfähigkeit, Krankengymnastik, Schmerzerfassung, Delir). Die überwiegende Anzahl der Krankenhausabteilungen ist noch nicht vorbereitet auf die Betreuung von Patienten mit Demenz, „demenzfreundliche" Krankenhäuser sind erst im Projektstadium. Das Problem wird noch immer nicht in dem Ausmaß erkannt, welches notwendig ist. Jeder vierte Patient mit einer proximalen Femurfraktur leidet an einer Demenz und aus dem Langzeitpflegebereich sind es bis zu 80% der Patienten [38]. Patienten mit Demenz haben ein erhöhtes Mortalitätsrisiko und selbstständig lebende Patienten habe ein erhöhtes Risiko, institutionalisiert zu werden [38]. Nach wie vor wird vielen Patienten mit einer Demenz fälschlicherweise eine Rehabilitation vorenthalten. Eine aktuelle Studie konnte zeigen, dass insbesondere die stationäre Rehabilitation mit einer verringerten Mortalität und Institutionalisierung einhergeht [39].

> **Merke**
>
> Eine vorbestehende demenzielle Erkrankung ist der bedeutendste Risikofaktor für das Auftreten eines Delirs. Kognitive Beeinträchtigungen müssen daher bei der Aufnahme so früh wie möglich erfasst werden und es sind entsprechende prophylaktische Maßnahmen zur Prävention des Delirs einzuleiten.

Literatur

[1] Buchleitner AM, Martinez-Alonso M, Hernandez M et al. Perioperative glycaemic control for diabetic patients undergoing surgery. Cochrane Database Syst Rev 2012; 9: CD007315
[2] Bohlouli B, Tonelli M, Jackson T et al. Risk of hospital-acquired complications in patients with chronic kidney disease. Clin J Am Soc Nephrol 2016; 11: 956–963
[3] Carbone L, Buzkova P, Fink HA et al. Hip fractures and heart failure: findings from the Cardiovascular Health Study. Eur Heart J 2010; 31: 77–84
[4] Carson JL, Duff A, Poses RM et al. Effect of anaemia and cardiovascular disease on surgical mortality and morbidity. Lancet 1996; 348: 1055–1060
[5] Carter MW, Gupta S. Characteristics and outcomes of injury-related ED visits among older adults. Am J Emerg Med 2008; 26: 296–303
[6] Charlson ME, Pompei P, Ales KL, MacKenzie CR. A new method of classifying prognostic comorbidity in longitudinal studies: Development and valisation. J Chronic Dis 1987; 40: 373–383
[7] Chatterton BD, Moores TS, Ahmad S et al. Cause of death and factors associated with early in-hospital mortality after hip fracture. Bone Joint J 2015; 97-B: 246–251
[8] Cullen MW, Gullerud RE, Larson DR et al. Impact of heart failure on hip fracture outcomes: a population-based study. J Hosp Med 2011; 6: 507–512
[9] Dalhoff K, Ewig S, Abele-Horn M et al. Adult patients with nosocomial pneumonia: epidemiology, diagnosis, and treatment. Dtsch Arzteb Int 2013; 110: 634–640
[10] Dong X, Mendes de Leon C, Artz A et al. A population-based study of hemoglobin, race, and mortality in elderly persons. J Gerontol A Biol Sci Med Sci 2008; 63: 873–878
[11] Dovjak P. Tools in polypharmacy. Current evidence from observational and controlle studies. Z Gerontol Geriatr 2012 45: 468–472
[12] Foss NB, Kristensen MT, Kehlet H. Anaemia impedes functional mobility after hip fracture surgery. Age Ageing 2008; 37: 173–178

[13] Frost SA, Nguyen ND, Black DA et al. Risk factors for in-hospital post-hip fracture mortality. Bone 2011; 49: 553–558

[14] Gerber Y, Melton L, Weston SA, Roger VL. Osteoporotic fractures and heart failure in the community. Am J Med 2011; 124: 418–425

[15] Golinvaux NS, Bohl DD, Basques BA et al. Diabetes confers little to no increased risk of postoperative complications after hip fracture surgery in geriatric patients. Clin Orthop Relat Res 2015; 473: 1043–1051

[16] Gosch M, Wortz M, Nicholas JA et al. Inappropriate prescribing as a predictor for long-term mortality after hip fracture. Gerontology 2014; 60: 114–122

[17] Hammill BG, Curtis LH, Bennett-Guerrero E et al. Impact of heart failure on patients undergoing major noncardiac surgery. Anesthesiology 2008; 108: 559–567

[18] Harstedt M, Rogmark C, Sutton R et al. Impact of comorbidity on 6-month hospital readmission and mortality after hip fracture surgery. Injury 2015; 46: 713–718

[19] Hausman MS, Jewell ES, Engoren M. Regional versus general anesthesia in surgical patients with chronic obstructive pulmonary disease: does avoiding general anesthesia reduce the risk of postoperative complications? Anesth Analg 2015; 120: 1405–1412

[20] Hietala P, Strandberg M, Kiviniemi T et al. Usefulness of troponin T to predict short-term and long-term mortality in patients after hip fracture. American J Cardio 2014; 114: 193–197

[21] Hietala P, Strandberg M, Strandberg N et al. Perioperative myocardial infarctions are common and often unrecognized in patients undergoing hip fracture surgery. J Trauma Acute Care Surg 2013; 74: 1087–1091

[22] Hu F, Jiang C, Shen J et al. Preoperative predictors for mortality following hip fracture surgery: a systematic review and meta-analysis. Injury 2012; 43: 676–685

[23] Inui TS, Parina R, Chang DC, Coimbra R. Mortality after ground-level fall in the elderly patient taking oral anticoagulation for atrial fibrillation/flutter: a long-term analysis of risk versus benefit. J Trauma Acute Care Surg 2014; 76: 642–650

[24] Ionescu AA, Schoon E. Osteoporosis in chronic obstructive pulmonary disease. Eur Respir J Suppl 2003; 46: 64–75

[25] Kammerlander C, Gosch M, Kammerlander-Knauer U et al. Long-term functional outcome in geriatric hip fracture patients. Arch Orthop Trauma Surg 2011; 131: 1435–1444

[26] Khan MA, Hossain FS, Ahmed I et al. Predictors of early mortality after hip fracture surgery. International orthopaedics 2013; 37: 2119–2124

[27] Kim SM, Long J, Montez-Rath M et al. Hip fracture in patients with non-dialysis-requiring chronic kidney disease. J Bone Mine Res 2016; 31: 1803–1809

[28] King JT, Goulet JL, Perkal MF, Rosenthal RA. Glycemic control and infections in patients with diabetes undergoing noncardiac surgery. Annal Surg 2011; 253: 158–165

[29] Leendertse AJ, Egberts AC, Stoker LJ, van den Bemt PM. Frequency of and risk factors for preventable medication-related hospital admissions in the Netherlands. Arch Intern Med 2008; 168: 1890–1896

[30] Liao KM, Lu HY. A national analysis of complications following total hip replacement in patients with chronic obstructive pulmonary disease. Medicine 2016; 95: e3 182

[31] Mathew RO, Hsu WH, Young Y. Effect of comorbidity on functional recovery after hip fracture in the elderly. Am J Phys Med Rehabil 2013; 92: 686–696

[32] Meersch M, Schmidt C, Zarbock A. Patient with chronic renal failure undergoing surgery. Current Op Anaesthesiol 2016; 29: 413–420

[33] Oscarsson A, Fredrikson M, Sorliden M et al. N-terminal fragment of pro-B-type natriuretic peptide is a predictor of cardiac events in high-risk patients undergoing acute hip fracture surgery. Br J Anaesth 2009; 103: 206–212

[34] Parker MJ, Palmer CR. A new mobility score for predicting mortality after hip fracture. J Bone Joint Surg Br 1993; 75: 797–798.

[35] Potter LJ, Doleman B, Moppett IK. A systematic review of pre-operative anaemia and blood transfusion in patients with fractured hips. Anaesthesia 2015; 70: 483–500

[36] Roche JJ, Wenn RT, Sahota O, Moran CG. Effect of comorbidities and postoperative complications on mortality after hip fracture in elderly people: prospective observational cohort study. BMJ 2005; 331: 1374

[37] Salvi F, Miller MD, Grilli A et al. A manual of guidelines to score the modified cumulative illness rating scale and its validation in acute hospitalized elderly patients. J Am Geriatr Soc 2008; 56: 1926–1931

[38] Seitz DP, Gill SS, Austin PC et al. Rehabilitation of older adults with dementia after hip fracture. J Am Geriatr Soc 2016; 64: 47–54

[39] Seitz DP, Gill SS, Gruneir A et al. Effects of dementia on postoperative outcomes of older adults with hip fractures: a population-based study. J Am Med Dir Assoc 2014; 15: 334–341

[40] Shimbo D, Barrett BC, Levitan EB et al. Short-term risk of serious fall injuries in older adults initiating and intensifying treatment with antihypertensive medication. Circ Cardiovasc Qual Outcomes 2016; 9: 222–229

[41] Swedish Council on Health Technology. Methods to estimate and measure renal function (glomerular filtration rate): A systematic review. SBU Yellow Report 2011; 214. www.ncbi.nlm.nih.gov/books/NBK28 5322/ (Zugriffsdatum: 24.08.2017)

[42] Tinetti ME, Han L, Lee DS et al. Antihypertensive medications and serious fall injuries in a nationally representative sample of older adults. JAMA Intern Med 2014; 174: 588–595

[43] Tsai CH, Lin CL, Hsu HC, Chung WS. Increased risk of coronary heart disease in patients with hip fracture: a nationwide cohort study. Osteoporos Int 2015a; 26: 1849–1855

[44] Tsai CH, Lin CL, Hsu HC, Chung WS. Increased risk of stroke among hip fracture patients: a nationwide cohort study. Osteoporos Int 2015b; 26: 645–652

[45] Valderas JM, Starfield B, Sibbald B et al. Defining comorbidity: implications for understanding health and health services. Ann Fam Med 2009; 7: 357–363

[46] Wendl-Soeldner MA, Moll CW, Kammerlander C et al. Algorithm for anticoagulation management in geriatric hip fracture patients–Surgeons save Blood. Z Gerontol Geriatr 2014; 47: 95–104

[47] Yu J, Goldshtein I, Shalev V et al. Renal impairment among postmenopausal women with osteoporosis from a large health plan in Israel. Arch Osteoporos 2015; 10: 210

2.2 Knochen- und Muskelschwund

M. Drey, R. Schmidmaier

2.2.1 Osteoporose

Gemäß der Definition des Dachverbandes Osteologie (DVO) bezeichnet man als Osteoporose „eine systemische Skeletterkrankung, die durch eine niedrige Knochenmasse und eine mikroarchitektonische Verschlechterung des Knochengewebes charakterisiert ist, mit einem konsekutiven Anstieg der Knochenfragilität und der Neigung zu Frakturen" (http://www.dv-osteologie.de). Die Osteoporose ist also zunächst ein Frakturrisiko. Durch das Eintreten der Fraktur wird sie klinisch manifest. Die Abnahme der Knochendichte nach dem 30. Lebensjahr (peak bone mass) ist ein physiologischer Prozess des Alterns, wobei durch den Östrogenverlust in der Menopause der Abfall der Knochendichte bei Frauen jenseits des 50. Lebensjahres deutlich ausgeprägter ist als bei Männern. Etwa jede dritte Frau erleidet in ihrem Leben eine osteoporosebedingte Fraktur.

> **Merke**
>
> Nicht jede Fraktur ist osteoporosebedingt, jedoch muss bei jeder Fraktur bei Patienten jenseits des 50. Lebensjahres an eine Manifestation einer Osteoporose gedacht werden. Daher kommt der Alterstraumatologie eine Schlüsselrolle in der Diagnostik und Therapie der Osteoporose zu.

Eine Analyse aus dem Jahre 2008 an 328 unfallchirurgischen Kliniken in Deutschland zeigte, dass nur in 115 Kliniken ein Versorgungsstandard definiert war und dass in diesen 115 Kliniken nur in 12 % eine leitliniengerechte Diagnostik und Therapie durchgeführt wurde [68]. In Deutschland erhalten nur ca. 20 % der behandlungsbedürftigen Patienten eine spezifische Therapie [60].

Da die Abnahme der Knochendichte und damit die Zunahme der Knochenfragilität ein physiologischer Alterungsprozess ist, ist eine Graduierung der Schwere notwendig, die es erlaubt, zwischen „normal" und „krank" zu unterscheiden. Dies gilt insbesondere im Hinblick auf die Frage, wer mit spezifischen Medikamenten behandelt werden sollte und wer nicht. Die Unterscheidung zwischen „manifest" und „nicht manifest" ist hier wenig zielführend, weil man bei Patienten mit hohem Frakturrisiko nicht den Eintritt der Fraktur abwarten möchte. Die Einteilung der Weltgesundheitsorganisation (WHO) in „Osteopenie" und „Osteoporose" anhand der Abweichung der Knochendichte in der DXA-Messung vom Normwert junger Erwachsener (T-Score) ist ebenfalls wenig hilfreich: Die gemessene Flächendichte ist von vielen methodischen Variablen abhängig (z. B. Größe der Wirbelkörper, korrekte Lagerung, Hypersklerosierung bei degenerativen Veränderungen, Überlagerung durch verkalkte Aorta) und die verminderte Knochendichte ist nur ein Risikofaktor unter vielen (z. B. Alter, Geschlecht, Sturzgefahr, stattgehabte niedrigtraumatische Fraktur). Bei typischen Fragilitätsfrakturen hat nur etwa die Hälfte der Patienten messtechnisch eine „Osteoporose" nach WHO-Definition (T-Score < −2,5), obwohl alle ein hohes Risiko für eine erneute Fraktur haben [52]. Ebenfalls hat natürlich ein 90-jähriger Patient, der wegen eines Prostatakarzinoms mit Antiandrogenen und Glukokortikoiden behandelt wird, und rezidivierend stürzt, selbst ohne stattgehabte Fraktur auch bei einem „osteopenen" Messwert ein hohes Risiko für eine Schenkelhalsfraktur. Die Stratifizierung der Schwere der Osteoporose und damit die Entscheidung zur Behandlungsbedürftigkeit müssen sich also am individuellen Frakturrisiko des einzelnen Patienten orientieren. Die Schwelle, ab der von einem behandlungsbedürftigen Krankheitswert gesprochen werden kann, liegt gemäß DVO-Leitlinie bei einem 10-Jahres-Frakturrisiko von 30 %.

Zur Abschätzung des individuellen Risikos in der Alterstraumatologie wurden entsprechende Algorithmen und Fragebögen entwickelt, die im Kap. 5.5 in praxisrelevanter Form vorgestellt werden. Für den alterstraumatologischen Alltag kann man sich ein 3-stufiges Vorgehen merken:

- Stufe 1: Bei jeder niedrigtraumatischen Wirbelkörperfraktur (2. oder 3. Grades nach Genant) sowie jeder niedrigtraumatischen proximalen Femurfraktur in der Postmenopause bzw. beim über 60-jährigen Mann ist eine spezifische Osteoporosetherapie indiziert. Grundsätzlich wird jede Fraktur bei Sturz aus dem Stand oder Sturz aus dem Bett als niedrigtraumatisch gewertet. Da viele Wirbelkörperfrakturen klinisch asymptomatisch oder oligosymptomatisch sind, ist die Prävalenz deutlich höher als die klinische Inzidenz, sodass zur Abschätzung des individuellen Frakturrisikos in der Regel eine Röntgenaufnahme von LWS und BWS durchgeführt werden sollte.
- Stufe 2: Wenn keine proximale Femurfraktur und keine mindestens zweitgradige Wirbelkörperfraktur vorliegen, dann wird das 10-Jahres-Frakturrisiko zunächst anhand von Alter, Geschlecht und minimalem T-Score (von Femurhals, Gesamtfemur und LWS) abgeschätzt. In der DVO-Leitlinie steht hierzu eine entsprechende Tabelle zur Verfügung. Wird die Therapieschwelle unterschritten, wird eine spezifische Therapie indiziert – wird sie nicht unterschritten, folgt Stufe 3.
- Stufe 3: Es werden weitere Risikofaktoren berücksichtigt, wie z. B. nicht vertebrale Frakturen, Immobilität, positive Familienanamnese (Schenkelhalsfraktur eines Elternteils), Medikamente (z. B. Protonenpumpeninhibitoren, Aromataseinhibitoren, Glukokortikoide, Antiepileptika, Antidepressiva) und Begleiterkrankungen

(z. B. Typ-1-Diabetes, rheumatoide Arthritis, Spondylitis ankylosans, COPD), die dazu führen können, dass die Therapieschwelle nochmals um 0,5–1,0 verschoben wird.

Zur spezifischen Osteoporosetherapie stehen Antiresorptiva (Bisphosphonate, Denosumab), Osteoanabolika (Teriparatid) und selektive Östrogenrezeptormodulatoren (SERM) zur Verfügung. Nicht vergessen werden sollte immer – auch wenn eine spezifische Therapie indiziert wird – eine konsequente Basistherapie: Neben Medikamentenrevision, Nikotinkarenz und Ausgleich eines ggf. vorhandenen Untergewichts geht es hier vor allem um Ernährung und Bewegung.

Die Ernährung umfasst neben der Sicherstellung einer ausreichenden Energiezufuhr vor allem die ausreichende Zufuhr von Vitamin D. Die tägliche Zufuhr liegt in Deutschland bei etwa 100 IE pro Tag, wobei bei älteren Menschen eine tägliche Zufuhr von mindestens 800 IE empfohlen wird.

> **Merke**
>
> Praktisch alle alterstraumatologischen Patienten haben einen Vitamin-D-Mangel, der nicht durch Nahrung und/oder Sonnenexposition ausgeglichen werden kann, sodass bei allen Patienten eine Supplementierung indiziert ist.

Kalzium kann nur mit ausreichend Vitamin D aus dem Darm resorbiert werden. Eine Supplementierung sollte nur erfolgen, wenn die geforderte Menge von 1 000 mg Kalzium pro Tag nicht über die Nahrung zugeführt werden kann. Kalziumreich sind vor allem Hartkäse, Joghurt und Kuhmilch, daneben Gemüse wie Lauch, Brokkoli, Weißkohl oder Fenchel. Wichtig zu wissen ist, dass Laktose beim Abtrennen der Molke entfernt wird, also Joghurt, Hart- und Halbhartkäse keine Laktose mehr enthalten und auch bei Laktoseintoleranz verzehrt werden können. Die dritte sehr wichtige Komponente in der Ernährung ist die ausreichende Zufuhr von Protein (1,0–1,2 g/kg KG täglich über 3 Zeitpunkte verteilt). Nur so ist eine Aufrechterhaltung oder sogar ein Aufbau von Muskelmasse möglich. Der Kalorienbedarf im Alter sinkt, aber nicht der Proteinbedarf.

Bewegung ist wichtig für viele Organfunktionen und Stoffwechselprozesse beim Menschen, auch und insbesondere im Alter. Für die Knochengesundheit steht nicht Ausdauer im Vordergrund, sondern der Aufbau/Erhalt von Muskelmasse, sodass hier explizit Kraftsport empfohlen ist. Eine ausreichend trainierte Rückenmuskulatur ist zudem schmerzlindernd. Zu wenig Muskelmasse erhöht dagegen die Sturzgefahr. Die meisten Frakturen bei Osteoporose sind sturzbedingt. Neben dem Aufbau/Erhalt der Muskelmasse ist die Muskelfunktion und -koordination wichtig, um Stürze zu vermeiden.

2.2.2 Sarkopenie

Der Begriff Sarkopenie ist eine Wortbildung aus dem Griechischen – sarx steht für „Fleisch" und penia für „Mangel". Den Begriff Sarkopenie hat Rosenberg [67] erstmals eingeführt. Im Bereich der Geriatrie wird darunter ein übermäßiger altersassoziierter Muskelschwund verstanden. Die Abbildung zeigt 2 pQCT-Schnittbilder (pQCT = periphere quantitative Computertomografie) durch den Unterarm eines sarkopenen bzw. nicht sarkopenen älteren Patienten (▶ Abb. 2.3). Dabei fallen die für die Sarkopenie typische Reduktion des Muskelquerschnitts und damit die reduzierte Muskelmasse bei Sarkopenie auf.

Darüber hinaus zeigt sich in der Abbildung eine Vermehrung des subkutanen Fettgewebes bzw. eine Einlagerung von Fettgewebe in die Muskulatur. Bei übermäßiger

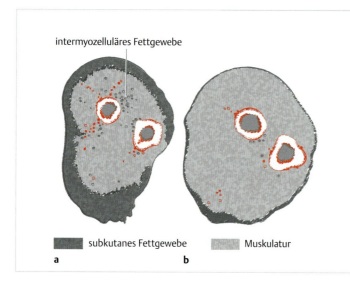

Abb. 2.3 Periphere quantitative Computertomografie am Unterarm eines sarkopenen (links) und nicht sarkopenen (rechts) Patienten.

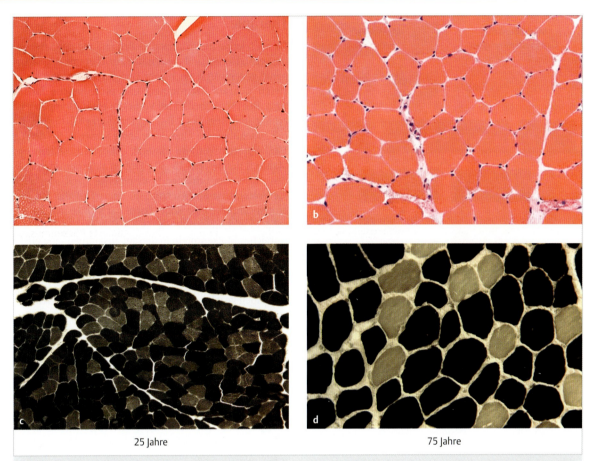

Abb. 2.4 Muskelhistologie eines 25- bzw. 75-Jährigen. Die Bilder (a) und (b) zeigen den Querschnittsverlust der alternden Muskulatur (HE-Färbung). Die beiden Bilder (c) und (d) zeigen den Verlust von Typ-II-Fasern (hellbraune Fasern). (Zur Verfügung gestellt durch Prof. B. Schoser, Friedrich Baur Institut, München.)

Fettleibigkeit und gleichzeitigem Vorliegen von Sarkopenie spricht man von einer „sarcopenic obesity". Häufig geht die Sarkopenie auch mit einer Osteopenie oder Osteoporose einher. Die Koinzidenz dieser beiden Erkrankungen wird als Osteosarkopenie bezeichnet. Grundsätzlich ist die Sarkopenie abzugrenzen von der Kachexie, unter der ein krankheitsassoziierter Verlust von Körpergewicht durch eine gleichzeitige Reduktion von Muskel- und Fettmasse zu verstehen ist.

Typisch für den alternden Muskel ist die Abnahme des Faserquerschnittes der einzelnen Muskelfasern (▶ Abb. 2.4), was sich dann letztlich makroskopisch in der Querschnittsabnahme in der z. B. pQCT-Untersuchung widerspiegelt. Ein weiteres histologisches Charakteristikum der alternden Muskulatur ist der vorwiegende Verlust sich schnell kontrahierender Muskelfasern (Typ II).

Definition und Relevanz

Bei der Definitionsfindung der Sarkopenie hat man sich zunächst nur auf die reduzierte Muskelmasse konzentriert. Zur Bestimmung der Muskelmasse finden gegenwärtig vor allem die Doppelröntgen-Absorptiometrie (Dual-Röntgen-Absorptiometrie, dual energy X-ray absorptiometry, DXA) und die bioelektrische Impedanzanalyse (BIA) Anwendung. Die so bestimmte Muskelmasse wird auf die quadrierte Körpergröße bezogen. Bei Messung der Muskelmasse mittels der DXA wird nur die Muskelmasse in den Armen und Beinen berücksichtigt. Die Diagnose der Sarkopenie stützte sich anfangs ausschließlich auf eine reduzierte Muskelmasse und wurde beim Unterschreiten eines bestimmten Grenzwertes gestellt. Im Verlauf haben Untersuchungen jedoch gezeigt, dass die Muskelmasse alleine den Kraftverlust und vor allem den Verlust von muskulärer Funktionalität nicht erklärt [59]. Die muskuläre Funktionalität ist jedoch eine für den älteren, betroffenen Menschen hochrelevante Größe in Bezug auf Mobilität, Selbstständigkeit und Lebensqualität. Die Folge sind Beeinträchtigungen vielfältiger Alltagsfunktionen (activities of daily living [ADL], instrumented ADL [IADL]) mit Einschränkungen von Bewegung, Ausdauer, Belastbarkeit, körperlicher Aktivität und Mobilität mit konsekutiver Gefahr von Stürzen und Frakturen. Damit gehen auch Einschränkungen der Lebensqualität und

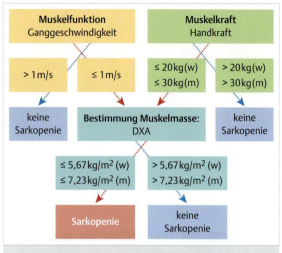

Abb. 2.5 Algorithmus zur Diagnostik der Sarkopenie. DXA = Dual-Röntgen-Absorptiometrie.

eine erhöhte Mortalität einher [49]. Deshalb wird in der heutigen Definition der Sarkopenie gemäß der europäischen Konsensusdefinition neben der Muskelmasse zusätzlich ein Maß für die Muskelkraft (Handkraft) und für die Muskelfunktion (Ganggeschwindigkeit) berücksichtigt [54]. Bei Unterschreitung der Grenzwerte für die Muskelmasse und der Ganggeschwindigkeit oder der Handkraft liegt die Diagnose der Sarkopenie vor (▶ Abb. 2.5).

Untersuchungen bezüglich der Häufigkeit der Sarkopenie mittels der vorgenannten Konsensusdefinition zeigen, dass 32 % der Männer und 17 % der Frauen über 65 Jahre von einer Sarkopenie betroffen sind [69]. Nach Schätzungen sind heute weltweit mehr als 50 Mio. Menschen davon betroffen, in 40 Jahren werden es mehr als 200 Mio. sein. In den USA betragen die gesundheitlichen Gesamtausgaben für Sarkopenie 1,5 % der direkten Gesundheitsausgaben [63].

Ursachen

Als Ursache des zunehmenden Muskelabbaus werden unterschiedliche Faktoren diskutiert. Insgesamt kommt es zu einem Missverhältnis anaboler Stimuli zugunsten kataboler Einflüsse. Dabei spielen hormonelle Veränderungen (Testosteron, Wachstumshormon, IGF-1), proinflammatorische Zytokine (IL-6, TNF-alpha), mitochondriale Dysfunktion und mikrovaskuläre Veränderungen ebenso eine Rolle wie genetische Faktoren (Vitamin-D-Rezeptor, Myf-5, Myogenin), körperliche Inaktivität, Komorbiditäten und Mangel an vitamin- und proteinreicher Kost [54]. Neurodegenerative Aspekte in der Genese der Sarkopenie geraten in jüngster Zeit immer mehr in den Fokus [58]. Dabei ist v. a. der Verlust des 2. Motoneurons [56] bzw. die Degeneration der neuromuskulären Endplatte von besonderer Bedeutung.

Therapie

Da noch keine medikamentöse Behandlung der Sarkopenie verfügbar ist, sind die Ansätze zur Therapie der Sarkopenie gegenwärtig noch sehr undifferenziert und reduzieren sich auf Krafttraining und proteinreiche Ernährung. Der Proteinbedarf bei Vorliegen einer Sarkopenie ist erhöht und liegt bei 1,0–1,2 g Protein/kg KG täglich. Da mit zunehmendem Alter die anabole Schwelle, bei der die Muskelproteinsynthese einsetzt, erhöht ist, sollten pro Mahlzeit mindestens 25–30 g Protein aufgenommen werden. Neben der erhöhten Proteinmenge spielt aber auch die Proteinzusammensetzung in Bezug auf die Muskelproteinsynthese eine Rolle. Dabei hat sich Leucin als besonders wirksam erwiesen. Es hat sich gezeigt, dass leucinreiches Molkeprotein in diesem Zusammenhang effektiv auf den Muskelaufbau im Alter wirkt [48].

Des Weiteren spielt in der Therapie der Sarkopenie auch die Vitamin-D-Versorgung eine Rolle. Untersuchungen haben gezeigt, dass die Funktionalität der Muskulatur mit dem Spiegel an 25(OH)D3 im Serum abnimmt [51]. Das ist auf Vitamin-D-Rezeptoren an der Muskulatur, die sich sowohl an der Zelloberfläche als auch im Zellkern befinden, zurückzuführen [66]. Deshalb ist es auch für die Muskulatur wichtig, den Vitamin-D-Spiegel über 30 ng/ml zu halten, was in der Regel beim geriatrischen Patienten nur über eine Substitution möglich ist.

Neben der Ernährungsintervention muss der sarkopene Muskel idealerweise mittels einer Kombination aus Kraft- und Gleichgewichtstraining beübt werden.

Das Ziel der Intervention mit Ernährung und körperlichem Training bei Sarkopenie liegt in der Verbesserung der Funktionalität (ADL), der Verhinderung von Stürzen und Immobilität und der Verbesserung der Lebensqualität. Dieses unspezifische therapeutische Konzept muss in den kommenden Jahren in Bezug auf das gezielte Eingreifen in die o. g. zugrunde liegenden molekularen Steuerungsmechanismen weiterentwickelt werden. Basierend auf diesen Mechanismen befinden sich aktuell viele Substanzen zur Behandlung der Sarkopenie in der klinischen Prüfung [53]. Besonders die Myostatinantagonisten scheinen eine vielversprechende Behandlungsmöglichkeit der Zukunft zu werden [50].

2.2.3 Osteosarkopenie

Wie bereits beschrieben, stellt die Osteoporose an sich ein erhöhtes Risiko für Frakturen dar (Kap. 2.2.1). Um Frakturen zu vermeiden, müssen Stürze verhindert werden. Die Sarkopenie ist jedoch mit einer um den Faktor 3,2 erhöhten Sturzwahrscheinlichkeit beim alten Menschen assoziiert [65]. Darüber hinaus haben Untersuchungen gezeigt, dass über 50 % der Patientinnen mit Hüftfrakturen eine Sarkopenie aufwiesen [55]. Deshalb ist eine gemeinsame Betrachtung der Sarkopenie und Osteoporose in der Alterstraumatologie im Sinne einer Osteosarkopenie unerlässlich.

> **Merke**
>
> Das gemeinsame Auftreten von Sarkopenie und Osteoporose scheint einen superadditiven Effekt auf das Frakturrisiko zu haben.

In diesem Zusammenhang konnte gezeigt werden, dass das zusätzliche Auftreten von Sarkopenie bei osteoporotischen Männern das Risiko für Frakturen um das 3,5-fache erhöht [70]. Eine große australische Querschnittstudie hat nicht demente, noch mobile geriatrische Patienten mit positiver Sturzanamnese untersucht [61]. Der größte Anteil an untersuchten Probanden (37 %) hatte eine Osteosarkopenie, 13 % hatten eine reine Sarkopenie, 27 % eine reine Osteopenie/Osteoporose. Untersuchungen an gebrechlichen, älteren (65–94 Jahre), selbstversorgenden Menschen zeigte, dass die Kombination aus Muskel- und Knochenschwund (Osteosarkopenie) signifikant mit verminderter Funktionalität (Handkraft, chair rise time, sit-to-stand Power) und biochemisch auffälligem Knochenstoffwechsel (Osteocalcin, Crosslaps, Prokollagen Typ 1 aminoterminales Peptid [P1NP]) korreliert [56].

Wie in den beiden vorangegangenen Abschnitten beschrieben, sind Überscheidungen sowohl in der Diagnostik als auch in der Therapie der beiden Erkrankungen bereits erkennbar. Bei beiden Erkrankungen wird zur Diagnostik die DXA benötigt. Ebenso wird für beide Erkrankungen in der Therapie eine ausreichende Versorgung mit Vitamin D und proteinreicher Kost sowie vordringlich ein Krafttraining empfohlen. Wie aus ▶ Abb. 2.3 ersichtlich, suggeriert der gleichzeitige Verlust von Muskel- und Knochenmasse eine gemeinsame Pathogenese. Die Interaktion zwischen Knochen und Muskulatur basiert sowohl auf mechanischen Kräften als auch auf einer biochemischen Wechselwirkung. Von Julius Wolff wurde erstmalig 1892 beschrieben, dass der Knochen sich den mechanischen Erfordernissen anpasst. Die höchsten Kräfte, die auf das Skelettsystem wirken, entstehen durch die aktive Nutzung der Muskulatur. In den 1960er-Jahren beschrieb Harald Frost die Mechanostathypothese. Der Mechanostat, wahrscheinlich das Netzwerk der Osteozyten, misst die Kräfte, die auf den Knochen einwirken, und regelt die Anpassung des Skelettsystems [62].

Darüber hinaus lösen diese Kräfte eine Differenzierung von mesenchymalen Stammzellen in Osteoblasten und Myotuben aus. Krafttraining bewirkt die Sekretion verschiedener Faktoren (Fibroblast Growth Factor [FGF2], Irisin, Osteoglycin, Osteonectin, Insulin like Growth Factor [IGF-1], Interleukin 6 [IL6], Interleukin 15 [IL15], Sclerostin, Mechano-Growth Factor [MGF], Hepatocyte Growth Factor [HGF], Vascular Endothelial Growth Factor [VEGF]). Über diesen mechanischen Effekt hinaus bestehen weitere sowohl parakrine Wechselwirkungen zwischen den Geweben als auch übergeordnete endokrine Wirkungen und Einflüsse durch die Ernährung auf den Knochen und die Muskulatur (▶ Abb. 2.6). In Zukunft ist also zu erwarten, dass gezielte molekulare Therapiestrategien sowohl bzgl. der Sarkopenie als auch bzgl. der Osteoporose entwickelt werden und dass sich auch hier die Wirkungen stark überschneiden und eventuell bzgl. der Funktionalität synergistisch beeinflusst werden.

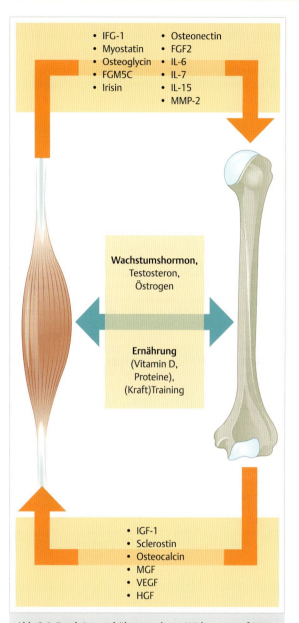

Abb. 2.6 Parakrine und übergeordnete Wirkungen auf Muskel und Knochen. FAM5C = Family with Sequence Similarity 5, Member C, FGF2 = Fibroblast Growth Factor 2, HGF = Hepatocyte Growth Factor, IGF-1 = Insulin-like Growth Factor 1, IL = Interleukin, MGF = Mechano-Growth Factor, MMP-2 = Matrix Metalloproteinase-2, VEGF = Vascular Endothelial Growth Factor.

> **Merke**
>
> Angesichts der hohen Prävalenz der Sarkopenie in der Alterstraumatologie und dem damit verbundenen hohen Sturz- und Frakturrisiko muss neben der Osteoporosebehandlung auch die Behandlung der Sarkopenie in den Fokus genommen werden.

Literatur

[48] Bauer JM, Verlaan S, Bautmans I et al. Effects of a vitamin D and leucine-enriched whey protein nutritional supplement on measures of sarcopenia in older adults, the PROVIDE Study: A randomized, double-blind, placebo-controlled trial. J Am Med Dir Assoc 2015; 16: 740–747

[49] Beaudart C, Zaaria M, Reginster J. Health outcomes of sarcopenia: a systematic review and meta analysis. PLoS One 2017; 12: 1–16

[50] Becker C, Lord SR, Studenski SA et al. Myostatin antibody (LY2495655) in older weak fallers: A proof-of-concept, randomised, phase 2 trial. Lancet Diabetes Endocrinol 2015; 3: 948–957

[51] Bischoff-Ferrari HA, Dietrich T, Orav EJ et al. Higher 25-hydroxyvitamin D concentrations are associated with better lower-extremity function in both active and inactive persons aged > or = 60 y. Am J Clin Nutr 2004; 80: 752–758

[52] Bliuc D, Alarkawi D, Nguyen TV et al. Risk of subsequent fractures and mortality in elderly women and men with fragility fractures with and without osteoporotic bone density: the Dubbo Osteoporosis Epidemiology Study. J Bone Miner Res 2015; 30: 637–646

[53] Cohen S, Nathan JA, Goldberg AL. Muscle wasting in disease: molecular mechanisms and promising therapies. Nat Rev Drug Discov 2015; 14: 58–74

[54] Cruz-Jentoft AJ, Baeyens JP, Bauer JM et al. Sarcopenia: European consensus on definition and diagnosis: Report of the European Working Group on Sarcopenia in Older People. Age Ageing 2010; 39: 412–423

[55] Di Monaco M, Castiglioni C, De Toma E et al. Presarcopenia and sarcopenia in hip-fracture women: prevalence and association with ability to function in activities of daily living. Aging Clin Exp Res 2015; 27: 465–472

[56] Drey M, Krieger B, Sieber CC et al. Motoneuron loss is associated with sarcopenia. J Am Med Dir Assoc 2014; 15: 435–439

[57] Drey M, Sieber CC, Bertsch T et al. Osteosarcopenia is more than sarcopenia and osteopenia alone. Aging Clin Exp Res 2016; 28: 895–899

[58] Gonzalez-Freire M, de Cabo R, Studenski SA, Ferrucci L. The neuromuscular junction: Aging at the crossroad between nerves and muscle. Front Aging Neurosci 2014; 6: 208

[59] Goodpaster BH, Park SW, Harris TB et al. The loss of skeletal muscle strength, mass, and quality in older adults: The Health, Aging and Body Composition Study. J Gerontol A Biol Sci Med Sci 2006; 61: 1059–1064

[60] Hernlund E, Svedbom A, Ivergård M et al. Osteoporosis in the European Union: medical management, epidemiology and economic burden. A report prepared in collaboration with the International Osteoporosis Foundation (IOF) and the European Federation of Pharmaceutical Industry Associations (EFPIA). Arch Osteoporos 2013; 8: 136

[61] Huo YR, Suriyaarachchi P, Gomez F et al. Phenotype of osteosarcopenia in older individuals with a history of falling. J Am Med Dir Assoc 2015; 16: 290–295

[62] Isaacson J, Brotto M. Physiology of mechanotransduction: How do muscle and bone 'talk' to one another? Clin Rev Bone Miner Metab 2014; 12: 77–85

[63] Janssen I, Shepard DS, Katzmarzyk PT, Roubenoff R. The healthcare costs of sarcopenia in the United States. J Am Geriatr Soc 2004; 52: 80–5

[64] Kawao N, Kaji H. Interactions Between Muscle Tissues and Bone Metabolism. J Cell Biochem 2015; 116: 687–695

[65] Landi F, Liperoti R, Russo A et al. Sarcopenia as a risk factor for falls in elderly individuals: results from the ilSIRENTE study. Clin Nutr 2012; 31: 652–658

[66] Montero-Odasso M, Duque G. Vitamin D in the aging musculoskeletal system: an authentic strength preserving hormone. Mol Aspects Med 2005; 26: 203–219

[67] Rosenberg ICH. Summary Comment. Am J Clin Nutr 1989; 50: 1231–1233

[68] Vogel T, Kampmann P, Bürklein D et al. Reality of treatment of osteoporotic fractures in German trauma departments. A contribution for outcome research. Unfallchirurg 2008; 111: 869–877

[69] Volpato S, Bianchi L, Cherubini A et al. Prevalence and clinical correlates of sarcopenia in community-dwelling older people: application of the EWGSOP definition and diagnostic algorithm. J Gerontol A Biol Sci Med Sci 2014; 69: 438–446

[70] Yu R, Leung J, Woo J. Incremental predictive value of sarcopenia for incident fracture in an elderly Chinese cohort: results from the Osteoporotic Fractures in Men (MrOs) Study. J Am Med Dir Assoc 2014; 15: 551–558

2.3 Demenz

C. J. Löffel

Die Demenz ist eine Erkrankung, mit der man sich im klinischen Alltag bei der Behandlung des älteren Menschen häufig konfrontiert sieht. Man beobachtet hier häufig Verwirrung und Unverständnis bei den betreuenden Berufsgruppen, die nicht näher mit dieser Erkrankung vertraut sind. Zudem bestehen oft Unschärfen beim Begriff der Demenz. Zum einen werden gerne Delir und Demenz als Synonyme gebraucht oder andere Ursachen für eine Gedächtnisstörung (z. B. medikamentöse Ursachen, Depression) gar nicht in Erwägung gezogen. Zum anderen ist nicht jede Gedächtnisschwäche – besonders bei älteren Patienten, die gerade ein Trauma durchgemacht haben – eine demenzielle Erkrankung. Im Praxisalltag wird leider zu oft jeder betagte Patient, der einem „komisch" vorkommt, mit der Diagnose Demenz abgestempelt.

> **Merke**
>
> An dieser Stelle sei dringend davor gewarnt, die Diagnose Demenz allzu leichtfertig zu stellen, denn diese Diagnose wird ein Patient kaum wieder los und das hat für ihn und sein Umfeld schwerwiegende Konsequenzen.

Ein Fall aus der eigenen Praxis soll das verdeutlichen: Ein Patient unserer alterstraumatologischen Abteilung war mit der Diagnose „Demenz" vorstellig. Es war nicht herauszufinden, woher die Diagnose stammte. Weder der Hausarzt noch die Angehörigen wussten etwas davon und beteuerten immer wieder, dass der Patient nie auffällig war. Trotzdem war es eine Herausforderung für die Geriaterin, die Anästhesisten und Chirurgen von der Geschäftsfähigkeit des Patienten zu überzeugen.

Im Folgenden sollen nur die Grundrisse der Demenz dargestellt werden. Die Diagnostik einer Demenz gehört aber unbedingt in die Hände des erfahrenen Arztes aus den zuständigen Fachbereichen (z. B. Geriatrie, Psychiatrie, Neurologie).

2.3.1 Definition und Diagnostik

Wichtig ist, dass der Begriff Demenz ein Syndrom beschreibt, d. h. es gibt verschiedene Ursachen und Erkrankungen, die einer Demenz zugrunde liegen können.
Nach ICD-10 ist die Demenz wie folgt definiert:

„Demenz (ICD-10-Code: F00-F03) ist ein Syndrom als Folge einer meist chronischen oder fortschreitenden Krankheit des Gehirns mit Störung vieler höherer kortikaler Funktionen, einschließlich Gedächtnis, Denken, Orientierung, Auffassung, Rechnen, Lernfähigkeit, Sprache, Sprechen und Urteilsvermögen im Sinne der Fähigkeit zur Entscheidung. Das Bewusstsein ist nicht getrübt. Für die Diagnose einer Demenz müssen die Symptome nach ICD über mindestens 6 Monate bestanden haben. Die Sinne (Sinnesorgane, Wahrnehmung) funktionieren im für die Person üblichen Rahmen. Gewöhnlich begleiten Veränderungen der emotionalen Kontrolle, des Sozialverhaltens oder der Motivation die kognitiven Beeinträchtigungen; gelegentlich treten diese Syndrome auch eher auf. Sie kommen bei Alzheimer-Krankheit, Gefäßerkrankungen des Gehirns und anderen Zustandsbildern vor, die primär oder sekundär das Gehirn und die Neuronen betreffen."

Aus dieser Definition ergibt sich insbesondere, dass die Demenz nicht beim erstmaligen Patientenkontakt diagnostiziert werden kann. Die Symptome müssen mindestens über 6 Monate bestehen, das heißt eine Demenz kann immer nur im Verlauf gesichert werden. Des Weiteren handelt es sich um eine fortschreitende und irreversible Krankheit, die sie z. B. von einem Delir unterscheidet.

Primär sind gewöhnlich die höheren zerebralen Funktionen wie Gedächtnis, sprachliche Fertigkeiten, Fähigkeiten der Problemlösung und räumliches Denken betroffen. Die Persönlichkeitsveränderungen und Störungen der Motorik entwickeln sich meist erst im weiteren Fortschreiten der Erkrankung.

Die Leitlinie der DGPPN und DGN, die einer Definition von McKhann et al. [75] folgt, gibt folgende Kriterien zur Diagnose eines demenziellen Syndroms vor:

- kognitive oder verhaltensbezogene Symptome liegen vor, die
    - das Funktionieren bei Alltagsaktivitäten beeinträchtigen
    - eine Verschlechterung im Vergleich zu einem vorherigen Zustand darstellen
    - nicht durch ein Delir oder eine psychische Erkrankung erklärbar sind
- Die kognitive Störung wird diagnostiziert durch die Kombination aus Eigen- und Fremdanamnese und objektiver Bewertung der kognitiven Leistung durch eine kognitive Testung oder eine klinisch-kognitive Untersuchung. Eine neuropsychologische Testung sollte dann durchgeführt werden, wenn die Anamnese und die kognitive, orientierende klinische Untersuchung nicht ausreichen, um die Diagnose sicherzustellen.
- Es müssen mindestens 2 der folgenden Bereiche beeinträchtigt sein:
    - Gedächtnisfunktionen
    - Verstehen und Durchführung komplexer Aufgaben, Urteilsfähigkeit
    - räumlich-visuelle Funktionen
    - Sprachfunktionen
    - Verhalten („Persönlichkeitsveränderungen")

Die Abgrenzung der Demenz zur leichten kognitiven Störung (mild cognitive impairment [MCI]) ist durch die Beeinträchtigung der Alltagsfunktionen durch die kognitive oder Verhaltensstörung definiert. Die Bewertung der Alltagsbeeinträchtigungen ist eine klinische Bewertung, die sich an der individuellen Patientenkonstellation ausrichtet und auf den Angaben des Patienten und eines Informanten fußt.

Die Kriterien zu Demenzdiagnostik geben vor, dass sich eine demenzielle Entwicklung zu allererst aus dem Gespräch ergibt, in dem man sich einen ersten Eindruck von der kognitiven Situation macht. Den vorbestehenden Verlauf, die Dauer und die Auffälligkeiten im häuslichen Alltag ergeben eine Fremdanamnese mit Angehörigen oder dem Hausarzt. Im weiteren Verlauf der Diagnostik stehen dann kognitive Tests an, die den klinischen Eindruck ergänzen und diesen objektivieren sollen. Einfache kognitive Tests sind der Mini-Mental-Status-Test (MMST), der DemTect oder der Test zur Früherkennung von Demenzen mit Depressionsabgrenzung (TFDD) und der Montreal-Cognitive-Assessment-Test (MoCA). Beim Verdacht auf eine demenzielle Entwicklung sollte unbedingt einer dieser Tests durchgeführt werden, um den Verlauf zu objektivieren, indem man einen Ausgangswert ermittelt, und um eine Einteilung in einen Schweregrad zu ermöglichen.

Die Sensitivität ist besonders bei leichtgradigen demenziellen Syndromen und Verdachtsdiagnosen eingeschränkt. Laut Leitlinie der DGPPN und DGN wird die Durchführung von kognitiven Tests ohne klinischen Verdacht nicht zum Screening empfohlen:

„Die Anwendung kognitiver Tests, auch kognitiver Kurztests, oder apparativer diagnostischer Verfahren bei Personen ohne Beschwerden und Symptome einzig mit dem Ziel des Screenings für das Vorliegen einer Demenz oder einer Erkrankung, die einer Demenz zugrunde liegen kann, wird nicht empfohlen."

(Deuschl et al. 2016, S. 38).

In der Alterstraumatologie besteht zudem die Schwierigkeit, dass es sich in der Regel um akut traumatisierte Patienten handelt, die meist schon im vorklinischen Bereich starke Schmerzmittel bekommen oder ein Delir entwickelt haben. Auch postoperativ bestehen dieselben Schwierigkeiten. Deshalb ist eine kognitive Testung in der Alterstraumatologie kaum möglich. Trotzdem ist es wichtig, präoperativ zu wissen, ob eine demenzielle Erkrankung vorliegt. Denn die Demenz ist ein sehr bedeutender Risikofaktor für die Entwicklung eines Delirs. Daher sollte vor einer Operation möglichst ein Geriater hinzugezogen werden, insbesondere wenn der klinische Verdacht auf eine demenzielle Vorerkrankung besteht. Hier hilft oft auch eine Befragung der Angehörigen weiter.

Das weitere Vorgehen besteht in einer internistischen und neurologischen Diagnostik zum Ausschluss oder Nachweis von Erkrankungen, die ein demenzielles Syndrom hervorrufen können (Endokrinopathien, metabolische Erkrankungen, kardiovaskuläre Erkrankungen, neurologische Erkrankungen, z. B. M. Parkinson oder M. Huntington). Dazu gehören eine Labor- und eine apparative Diagnostik. Auf Details der weiterführenden Demenzdiagnostik soll in diesem Zusammenhang verzichtet werden, weil sich dieses Kapitel vor allem mit der Bedeutung der Demenz in der Alterstraumatologie beschäftigt.

Die epidemiologische Bedeutung der Demenz ist hoch. Schätzungen zufolge gibt es 1,2 Mio. Demenzkranke in Deutschland. Die Prävalenz nimmt mit zunehmendem Alter zu. Frauen sind häufiger betroffen als Männer [71].

Die wichtigsten Erkrankungen, die einem demenziellen Syndrom zugrunde liegen, sind folgende:
- Alzheimer-Demenz
- vaskuläre Demenz
- gemischte Demenz
- frontotemporale Demenz (M. Pick)
- Demenz bei M. Parkinson
- Lewy-Körperchen-Demenz

Dabei ist die Demenz vom Alzheimer-Typ mit ca. 70 % führend vor der vaskulären Demenz mit 15–25 % [77].

Risikofaktoren für die Entwicklung einer Demenz sind folgende [71]; [79]:
- weibliches Geschlecht
- Demenz bei Verwandten ersten Grades
- Schädel-Hirn-Trauma
- leichte kognitive Störung (MCI)
- Vorliegen bestimmter neurologischer Erkrankungen (z. B. M. Parkinson, Down-Syndrom, Chorea Huntington)
- Schlaganfall (auch weiter zurückliegend), vor allem wenn weitere kardiovaskuläre Risikofaktoren bestehen
- geringe psychosoziale Betätigung und geringe geistige Aktivität
- riskanter Alkoholkonsum und Alkoholabhängigkeit
- vaskuläres Risikoprofil (z. B. Bluthochdruck, Diabetes mellitus, Adipositas oder Rauchen)

2.3.2 Einteilung der Demenz

Es hat sich als praktisch erwiesen, die Demenz in 3 Schweregrade einzuteilen (▶ Tab. 2.1). Dabei sind die Übergänge fließend.

Auf die medikamentöse Therapie soll in diesem Kapitel nicht näher eingegangen werden. Sie gehört in die Hände der auf diese Erkrankung spezialisierten Fachärztinnen und Fachärzte.

Tab. 2.1 Demenzeinteilung (nach [79]).

Schweregrad	Kognition/Tätigkeit	Lebensführung	Störung von Antrieb bzw. Affekt und herausforderndes Verhalten
leicht (MMST: 20–26 Punkte)	komplizierte tägliche Aufgaben oder Freizeitbeschäftigungen können nicht (mehr) ausgeführt werden	selbstständige Lebensführung ist zwar eingeschränkt, ein unabhängiges Leben ist aber noch möglich	• fehlende Spontaneität • Depression • Antriebsmangel • Reizbarkeit • Stimmungslabilität
mittel (MMST: 10–19 Punkte)	nur einfache Tätigkeiten werden beibehalten; andere werden nicht mehr vollständig oder unangemessen ausgeführt	ein unabhängiges Leben ist nicht mehr möglich. Erkrankte sind auf fremde Hilfe angewiesen, eine selbstständige Lebensführung ist aber noch teilweise möglich	• Unruhe • Wutausbrüche • aggressive Verhaltensweisen
schwer (MMST: 0–9 Punkte)	es können keine Gedankenvorgänge mehr nachvollziehbar kommuniziert werden	selbstständige Lebensführung ist gänzlich aufgehoben	• Unruhe • Nesteln • Schreien • Störung des Tag-Nacht-Rhythmus

MMST = Mini-Mental-Status-Test.

2.3.3 Umgang mit Demenzkranken im klinischen Alltag

Bei Demenzerkrankten können neben Unruhe, Erregung und gestörtem Tag-Nacht-Rhythmus – was meistens eine große Herausforderung an die beteiligten Berufsgruppen darstellt – im klinischen Alltag auch andere Probleme für die behandelnden Ärzte und Pflegekräfte relevant werden, wie z. B. die fehlende Einsicht und das fehlende Verständnis der klinischen Situation, Gewichtsverlust und Appetitlosigkeit.

Wie bereits erwähnt, ist es wichtig, sich schon bei der Aufnahme einen Eindruck von der mentalen Situation des Patienten zu machen. Dies ist in einer akuten posttraumatischen Situation sicher schwierig. Dazu kommt eventuell, dass ein Delir oder eine präklinische Medikation (z. B. durch Notarzt oder Hausarzt) die Einschätzung erheblich erschweren können. Wenn möglich, hilft die Befragung von Angehörigen zu Vorerkrankungen, zur geistigen Situation (zunehmende Gedächtnis- und/oder Orientierungsstörungen, Verhaltensauffälligkeiten, Persönlichkeitsveränderungen) weiter. Auch die Frage nach einer rechtlichen Betreuung oder Generalvollmacht ist gerade im Hinblick auf eine geplante Operation unabdingbar. Manchmal kann auch der Blick in die Medikationsliste Hinweise darauf geben, ob vorher Auffälligkeiten bestanden, wenn darin z. B. Antidementiva enthalten sind.

Vorsicht

Ein Patient ist noch nicht deswegen geschäfts- oder einwilligungsunfähig, weil ein demenzielles Syndrom bekannt ist oder er Antidementiva einnimmt. Die Geschäfts- und Einwilligungsfähigkeit richtet sich danach, ob der Patient in der Lage ist, seine Situation zu verstehen, Vor- und Nachteile (z. B. Risiken eines Eingriffs) gegeneinander abzuwägen und eine Entscheidung zu finden.

Die Frage nach der vorbestehenden Demenz spielt aber nicht nur wegen der Einwilligungsfähigkeit eine Rolle, sondern auch, weil demente Patienten ein deutlich erhöhtes Risiko für die Entwicklung eines Delirs haben. Deshalb sollten auch dringend die Maßnahmen zur Delirprophylaxe beachtet werden (Kap. 5.2).

Zudem ist es ratsam, bei Patienten, die sich fremdanamnestisch und auch während des stationären Aufenthalts als nicht mehr geschäfts- und entscheidungsfähig erweisen, aber weder einen rechtlichen Betreuer noch eine generalbevollmächtigte Person haben, frühzeitig ein Betreuungsverfahren einzuleiten. Bei der Durchsicht bestehender Betreuungen und Vollmachten empfiehlt es sich, diese genau anzuschauen, für welche Bereiche sie gelten.

Im weiteren stationären Aufenthalt ist sehr darauf zu achten, dass der demente Patient möglichst immer von denselben Personen betreut wird und Stressfaktoren vermieden werden. Bei Gesprächen sollte darauf aufgepasst werden, dass man nicht zu schnell und kompliziert spricht, da nachlassende sprachliche Fähigkeiten die Konversation erschweren. Umso wichtiger wird die nonverbale Sprache. Der Sprecher sollte ruhig und zuversichtlich mit dem Patienten reden. Es sollte unbedingt darauf geachtet werden, dass der Patient eventuell vorhandene Seh- und Hörhilfen trägt. Es ist wichtig abzuwarten, bis der Patient selbst auf den Sprecher aufmerksam reagiert. Einfache Nachfragen zeigen den Erfolg der Informationsvermittlung. Im Gespräch sollten empathisch Zuversicht und Vertrauen vermittelt werden.

Eine häufige und angemessene Kommunikation mit dem Demenzerkrankten ist sehr wichtig, ebenso die Anregung und ggf. Anleitung zu Alltagsaktivitäten, ohne ihn dabei zu überfordern. Idealerweise wird die Ergotherapie bzw. Physiotherapie mit eingebunden, die die ADL-Fähigkeiten testen und im Weiteren auch mit dem Patienten üben. Aber auch das Pflegepersonal spielt dabei eine extrem wichtige Rolle.

Praxis

Auf unserer alterstraumatologischen Station haben wir z. B. einen Aufenthaltsraum eingerichtet, der z. B. mit nostalgischen Gegenständen, Spielen, Bildern von bekannten Schauspielern aus der Vergangenheit, bebilderte Prospekte ausgestattet ist. Hier versuchen wir auch, die betagten Patienten zu Gesprächsrunden zusammenzuführen, wobei die Einrichtung das Gesprächsthema anregen und eine vertraute Umgebung schaffen soll. Bei dementen Patienten ist das Gedächtnis für frühere Ereignisse noch vorhanden und sie fühlen sich in einer nostalgischen Umgebung vertraut. Dabei können auch Seelsorger oder Besuchsdienste Hilfen bei der Gesprächsmoderation bieten. Auch das Singen bekannter Lieder hilft, eine vertraute Umgebung zu schaffen. Hinweise auf lebensgeschichtliche Ereignisse, Bilder aus früheren Jahren oder von Angehörigen sind für den Demenzerkrankten ein gutes Gesprächsthema und haben meist einen beruhigenden Effekt. Auch Körperkontakt (z. B. eine Hand umfassen) hilft meistens, eine Vertrauensbasis zum dementen Patienten aufzubauen, und wirkt ebenfalls beruhigend.

Orientierungshilfen sind für den dementen Patienten sehr wichtig. Dieser hat oft das Problem, in sein Zimmer zurückzufinden. Bilder oder Symbole an Türen helfen ihm dabei. Auch starke Kontraste helfen bei der Orientierung (z. B. verschiedenfarbige Schranktüren, grelle Toilettenaufsätze). Helles Licht und gut ausgeleuchtete Zimmer sowie gut lesbare Kalender und Uhren erleichtern ebenso die Orientierung. Es sollte ein strukturierter Tagesablauf erfolgen. Außerdem sollte man versuchen, den Tag-Nacht-Rhythmus zu fördern, da dieser häufig bei Dementen gestört ist.

Diese Maßnahmen dienen zum einen als Prophylaxe vor deliranten Zuständen aber auch, um z. B. Aggressivität, Angst, Unruhe, Erregungszuständen vorzubeugen. Sollte es dann doch zu einem herausfordernden Verhalten kommen, besteht die primäre Behandlung darin, beruhigend auf den Patienten einzuwirken. Es sollte ein ruhiger Gesprächston gewählt und Körperkontakt hergestellt werden. Auch ein kleiner Spaziergang auf der Station kann zur Beruhigung beitragen. Auch ruhige Musik, die der Patient gerne hört, kann die Agitation zum Abklingen bringen Es hilft auch, auf Auslöser für herausforderndes Verhalten zu achten und diese zu dokumentieren, um sie in Zukunft zu vermeiden.

Eine medikamentöse oder gar bewegungslimitierende Intervention ist nach Möglichkeit zu vermeiden und sollte erst angewandt werden, wenn alle anderen Maßnahmen nicht greifen und der Patient eigen- oder fremdgefährdend ist. Nach Leitlinie sind bei Aggressionen und Agitationen folgende Medikamente geeignet:
- Risperidon
- Aripiprazol (off-label use)
- Haloperidol
- Carbamazepin (off-label use)
- Citalopram (off-label use)

Vorsicht

Bei der Lewy-Körperchen-Demenz oder Demenz bei Morbus Parkinson sind diese Medikamente kontraindiziert. Hier werden Rivastigmin (off-label use), Clozapin (off-label use) und Quetiapin (off-label use) empfohlen.

Die medikamentöse oder bewegungslimitierende Intervention sollte so kurz wie möglich durchgeführt werden.

Ein weiteres Problem können Essstörungen mit konsekutivem Gewichtsverlust darstellen. Hier empfiehlt es sich, gewohnte Essensverhältnisse (z. B. Essen an einem Tisch, Essen in Gesellschaft) herzustellen. Verbale Hilfe und positive Verstärkung fördert das Essverhalten. Auch stark gewürzte und farblich kontrastreiche Speisen können die Nahrungsaufnahme verbessern, ebenso wie Lieblingsspeisen des Patienten. Appetitanregende Maßnahmen können das Essverhalten ebenso verbessern.

Laut Studienlage [78]; [73] kann die Anlage einer PEG (perkutane endoskopische Gastrostomie) weder die Überlebenszeit noch klinische Komplikationen vermeiden. Sollte eine PEG zur Diskussion stehen, müssen Patientenverfügungen berücksichtigt werden und/oder auch intensive Gespräche mit den Angehörigen oder dem Betreuer gesucht werden. Auch Schluckstörungen, die bei Demenzerkrankten häufig auftreten, sollten primär abgeklärt und behandelt werden, bevor eine Sondenernährung durchgeführt wird.

Am Ende der Akutbehandlung steht immer auch die Frage nach dem Sinn einer Rehabilitationsbehandlung. Laut aktueller Leitlinie führen rehabilitative Maßnahmen und Übungsprogramme bei Patienten mit leicht- bis mittelgradiger Demenz zu ähnlichen oder nur wenig reduzierten Therapieerfolgen hinsichtlich Mobilität und Selbstversorgungsfähigkeit wie bei kognitiv Gesunden. Aus diesem Grund sollten sie ihnen nicht vorenthalten werden [71].

Literatur

[71] Deuschl G, Maier W et al. S3-Leitlinie Demenzen, In: Deutsche Gesellschaft für Neurologie (Hrsg). Leitlinien für Diagnostik und Therapie in der Neurologie. Langversion. 2016. https://www.dgn.org/images/red_leitlinien/LL_2016/PDFs_Download/038013_LL_Demenzen_2016.pdf (Zugriffsdatum: 06.09.2017)

[72] Dunne TE, Neargarder SA, Cipolloni PB et al. Visual contrast enhances food and liquid intake in advanced Alzheimer's disease. Clin Nutr 2004; 23: 533–538

[73] Garrow D, Pride P, Moran W et al. Feeding alternatives in patients with dementia: examining the evidence. Clin Gastroenterol Hepatol 2007; 5: 1372–1378

[74] Huusko TM, Karppi P, Avikainen V et al. Randomised, clinically controlled trial of intensive geriatric rehabilitation in patients with hip fracture: subgroup analysis of patients with dementia. BMJ 2000; 321: 1107–1111

[75] McKhann G, Drachman D, Folstein M et al. Clinical diagnosis of Alzheimer's disease: report of the NINCDS-ADRDA Work Group under the auspices of Department of Health and Human Services Task Force on Alzheimer's Disease. Neurology 1984; 34: 939–944

[76] Nijs KA, de Graaf C, Kok FJ et al. Effect of family style mealtimes on quality of life, physical performance, and body weight of nursing home residents: cluster randomised controlled trial. BMJ 2006; 332: 1180–1184

[77] Qiu C, De Ronchi D, Fratiglioni L. The epidemiology of the dementias: an update. Curr Opin Psychiatry 2007; 20: 380–385

[78] Sampson EL, Candy B, Jones L. Enteral tube feeding for older people with advanced dementia. Cochrane Database Syst Rev 2009; 2: CD007209

[79] Vollmar HC, Mand P, Butzlaff M. DEGAM Leitlinie Demenz. Kurzversion 2008. http://www.demenz-chemnitz.de/downloads/degamleitlinienr.12demenz.pdf (Zugriffsdatum: 04.12.2017)

3 Ernährung in der Alterstraumatologie

K. Singler

3.1 Prävalenz der Mangelernährung und klinische Konsequenzen

Mangelernährung ist eine häufige Komorbidität bei alterstraumatologischen Patienten. Die Prävalenz wird – je nach Studienkollektiv und eingesetztem Screening-/Assessment-Instrument – mit 9–37 % angegeben [91]; [84]; [83]; [87].

Die klinischen Konsequenzen einer Mangelernährung sind weitreichend. Neben einem erhöhten Frakturrisiko ist eine vorbestehende manifeste Mangelernährung mit verschiedenen peri- und postoperativen Komplikationen und einem verschlechterten rehabilitativen Verlauf assoziiert. Neben einem geschwächten Immunsystem und daraus resultierendem erhöhtem Infektionsrisiko, erschwerter Wundheilung [81], der vermehrten Entstehung von Dekubitalulzera [92] und einer erhöhten Delirrate [89] treten gehäuft postoperativ Gangstörungen [85]; [91] und funktionelle Einschränkungen auf, welche für die betroffenen Personen oftmals mit einer verminderten Selbsthilfefähigkeit einhergehen [88]. Eine Malnutrition bei alterstraumatologischen Patienten ist zudem mit einer verminderten Lebensqualität und einer erhöhten postoperativen Mortalität [85]; [91] vergesellschaftet. Doch nicht nur eine bestehende Malnutrition wirkt sich negativ auf den postoperativen Verlauf aus, auch Patienten mit Hüftfrakturen, bei denen präoperativ ein Risiko für Malnutrition bestand, haben eine schlechtere Prognose hinsichtlich der Mobilität und dem Erhalt der Selbstständigkeit [91]. Die Prävalenz für eine Mangelernährung bzw. dem Risiko einer Mangelernährung bei hospitalisierten Patienten mit Hüftfraktur liegt bei bis zu 63 % [84]. Die Ursachen sind bei älteren Patienten meist multifaktoriell und umfassen physiologische Veränderungen, soziale, psychologische und medizinische Faktoren [96].

> **Merke**
>
> Trotz des hohen Prozentsatzes betroffener Personen und der weitreichenden Konsequenzen ist die Aufmerksamkeit hinsichtlich einer Mangelernährung bzw. dem Risiko einer Mangelernährung im klinischen Alltag gering und die Einleitung präventiver oder therapeutischer Maßnahmen selten.

3.2 Erfassung des Ernährungszustandes

Eine Erhebung des Ernährungszustandes sollte bei alterstraumatologischen Patienten fester Bestandteil des geriatrischen Assessments sein. Ein Screening hinsichtlich des Ernährungszustandes sollte bereits bei Aufnahme oder zum frühestmöglichen Zeitpunkt erfolgen [93]. Das Risiko einer Mangelernährung stellt nicht nur einen modifizierbaren Faktor dar, eine Statuserhebung ist auch wichtig, um eine Verschlechterung des Ernährungszustands zu vermeiden und um den Erfolg eingeleiteter Maßnahmen beurteilen zu können.

Zur Erfassung des Risikos einer Mangelernährung im Alter werden folgende Parameter herangezogen [95]:
- Ein vorangegangener unbeabsichtigter Gewichtsverlust von > 5 % innerhalb von 3 Monaten oder > 10 % innerhalb von 6 Monaten [94]. Dieser sollte aktiv bei Aufnahme erfragt werden.
- Der Body-Mass-Index (BMI) < 20 kg/m² als Hinweis auf eine reduzierte Fett- und Muskelmasse. Der BMI wird wie folgt berechnet: BMI = Körpergewicht (kg)/(Körpergröße [m])².
- Ein Ergebnis in der Kurzform des Mini Nutritional Assessments (MNA-SF) < 8 Punkte.

Hierbei sollte auf klinische Auffälligkeiten, z. B. Ödembildung, Zeichen der Dehydratation, Gipsverbände, geachtet und diese bei der Interpretation des Körpergewichts berücksichtigt werden. Es wird empfohlen, das Körpergewicht zum frühestmöglichen Zeitpunkt nach Aufnahme und im Verlauf einmal wöchentlich – oder bei klinischen Auffälligkeiten in entsprechend kürzeren Zeitabständen – zu bestimmen. Die Körpergröße sollte, wenn möglich, im Stehen mithilfe eines Stadiometers bestimmt werden. Alternativ kann unter Anwendung spezieller Formeln die Körpergröße durch Messung der Kniehöhe mittels einer Schieblehre im Sitzen oder Liegen bestimmt werden.

Ist die Bestimmung von Körpergröße und/oder Körpergewicht nicht möglich, kann alternativ eine Bestimmung des Wadenumfangs erfolgen und zur Bestimmung des MNA-SF verwendet werden. Der Wadenumfang wird hierzu mit einem flexiblen Maßband an der Stelle des größten Umfangs der Wade senkrecht zur Längsachse des Unterschenkels gemessen. Ein Wadenumfang < 31 cm (Mittelwert aus 2 hintereinander durchgeführten Messungen) ist als auffällig zu werten.

Von der European Society for Parenteral and Enteral Nutrition (ESPEN) wird zum Screening geriatrischer Patienten im Krankenhaus das Mini Nutritional Assessment (MNA) empfohlen. Dieses liegt in einer Lang- (MNA-LF) und einer Kurzform (MNA-SF) vor [86] (https://www.mna-elderly.com/forms/mini/mna_mini_german.pdf).

Die Kurzform besteht aus 6 Fragen und ist daher für den klinischen Alltag gut praktikabel, es werden folgende Parameter abgefragt:
- reduzierte Essmenge in den vergangenen 3 Monaten
- Gewichtsverlust in den vergangenen 3 Monaten
- Mobilität in den vergangenen 3 Monaten
- akute Erkrankung oder psychischer Stress in den vergangenen 3 Monaten
- neuropsychologische Probleme (Demenz, Depression) in den vergangenen 3 Monaten
- aktueller BMI oder Wadenumfang

Maximal ergeben sich 14 Punkte, wobei eine Punktzahl < 8 auf eine Mangelernährung hinweist und 8–11 Punkte ein Risiko für eine Mangelernährung anzeigen [86]. Bei einem auffälligen Befund ist immer ein ausführliches Assessment anzuschließen.

Laborchemische Parameter, wie Serumalbumin, Lymphozytenzahl, Harnstoff- oder Transferrinkonzentration im Blutserum sind wegen ihrer Anfälligkeit gegenüber akuten Einflüssen zur Bestimmung des Ernährungszustands alterstraumatologischer Patienten nicht zu empfehlen.

3.3 Erfassung der verzehrten Ess- und Trinkmenge

Zusätzlich zum Screening auf Mangelernährung bzw. Risiko für Mangelernährung sollte wegen der Gefahr einer unzureichenden Nahrungs- und Flüssigkeitsaufnahme während des stationären Aufenthalts bei allen Patienten während der ersten 5 Tage des stationären Aufenthaltes, davon mindestens 3 Tage postoperativ, eine Erfassung der tatsächlich verzehrten Ess- und Trinkmenge erfolgen. Hierzu eignen sich sog. Tellerprotokolle, welche auch die zugeführte Trinkmenge enthalten. Die Dokumentation sollte durch geschultes Personal erfolgen und regelmäßig durch das ärztliche Personal evaluiert werden, um den Behandlungsplan anzupassen und ggf. entsprechende Interventionen zu verordnen.

3.3.1 Bewertung der Tellerprotokolle

Bei verordneter Vollkost oder leichter Vollkost ist ab einer Essmenge von insgesamt weniger als durchschnittlich einem „¾-Teller" (< 75 % des Angebots) über eine Dauer von mehr als 3 Tagen die Nahrungszufuhr als wahrscheinlich unzureichend einzustufen. Bei energie- und proteinreichen Kostformen ist dies bei ≤ 50 % des Angebots („½-Teller"). Die Abbildung zeigt ein korrekt ausgefülltes Tellerprotokoll bei Vollkost (▶ Abb. 3.1).

Bei Feststellung einer verminderten Ess- und/oder Trinkmenge ist ein umfassendes Assessment anzuschließen. Die Protokolle sollten mindestens so lange fortgeführt werden, bis an mindestens 3 Tagen eine ausreichende Nahrungs- und/oder Flüssigkeitsaufnahme besteht. Die Dokumentation sollte nach jeder Änderung des Essverhaltens erneut begonnen werden.

Bei ausschließlich oraler Flüssigkeitszufuhr ist unter Berücksichtigung ärztlich verordneter Restriktionen eine Trinkmenge von weniger als 1–1,5 l am Tag (in Abhängigkeit von der Flüssigkeitsausscheidung) als unzureichend einzuschätzen.

Ein Risiko für Mangelernährung besteht auch, wenn die Nahrungsmenge anhaltend deutlich reduziert ist oder mehrere Risikofaktoren vorhanden sind, die zu einer reduzierten Nahrungszufuhr oder einem erhöhten Energie- und Nährstoffbedarf führen. Beispiele hierfür sind:
- Schluckstörungen
- Immobilität
- Infektionen

Bei Anzeichen einer Mangelernährung (bzw. eines Risikos) oder einer verminderten Ess-/Trinkmenge wird zur genaueren Abklärung ein Assessment durchgeführt, aus dessen Ergebnis sich die weiterführenden Maßnahmen ableiten. Das Assessment beinhaltet zusätzlich eine auf mögliche Ursachen fokussierte körperliche Untersuchung, inklusive Zahnstatus, sowie eine Erfassung von Präferenzen und Gewohnheiten des Patienten.

Mögliche Ursachen sollten systematisch abgeklärt werden (adaptiert nach [95]; [93] und es sollten – wenn möglich – geeignete Maßnahmen zur Behandlung eingeleitet werden (▶ Tab. 3.1).

Tab. 3.1 Mögliche Ursachen einer verminderten Nahrungsaufnahme und Möglichkeiten zur Intervention.

Ursache	Intervention
Kau- und Schluckprobleme	• Mundpflege • Zahnbehandlung • Modifikation der Nahrungskonsistenz • logopädische Maßnahmen
funktionelle Einschränkungen, eingeschränkte Mobilität	• Hilfestellung beim Essen • Einsatz von Hilfsmitteln • Ergotherapie, Physiotherapie • Einleitung sozialer Hilfestellungen für die poststationäre Behandlung
kognitive und psychische Beeinträchtigungen, Einsamkeit	• Unterstützung bei den Mahlzeiten • Essen in Gesellschaft • ruhige, entspannte Umgebung während der Mahlzeiten • Gruppenaktivitäten • Einleitung sozialer Hilfestellungen für die poststationäre Behandlung
akute oder chronische physische Beeinträchtigungen oder sonstige Erkrankungen (z. B. Schmerzen)	• adäquate medizinische Behandlung
unerwünschte Arzneimittelwirkungen (z. B. Xerostomie, Apathie)	• Reevaluation der verordneten Medikation und Anpassung

Ernährung

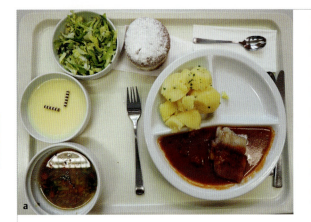 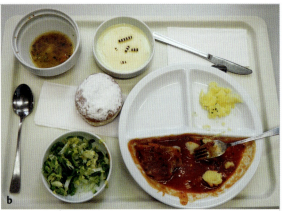

Ernährungsnachweis
nach Erhebung des Ernährungszustandes

Essgewohnheiten (Vorlieben/Abneigungen): _keine_

Trinkmengenverordnung: _____ ml   ☒ kein andicken   ☐ andicken mit _____ Teelöffel pro Tasse

	Datum: 01.02.18	Datum: 02.02.18	Datum: 03.02.18	Datum: 04.02.18	Datum:	Datum:	Datum:
	Trinkmenge (ml)	Trinkmenge (ml)	Trinkmenge (ml)	Trinkmenge (ml)	Trinkmenge (ml)	Trinkmenge (ml)	Trinkmenge (ml)
(1) Frühstück	250	250	250	250			
(2) Zwischenmahlzeit		250					
(3) Zwischenmahlzeit	300		200	300			
(4) Mittagessen	200	300	350	350			
(5) Zwischenmahlzeit							
(6) Zwischenmahlzeit	300	300	250	250			
(7) Abendessen	250	250	250	250			
(8) Zwischenmahlzeit	200	200	200	200			
(9) Zwischenmahlzeit							
Trinkmenge gesamt	1500 ml	1550 ml	1500 ml	1600 ml			

Tasse: 250 ml   Glas: 200 ml   Trinkbecher: 200 ml   Glaskanne: 500 ml

c

Abb. 3.1 Tellerprotokoll bei Vollkost.
a Mittagessen vor Verzehr.
b Mittagessen nach Verzehr.
c Korrekt ausgefülltes Tellerprotokoll.

3.3.2 Maßnahmen bei geringer Nahrungszufuhr oder Mangelernährung

Prinzipiell sollte eine Vollkost oder leichte Vollkost unter Berücksichtigung der Patientenpräferenzen angeboten werden. Änderungen aufgrund von Komorbiditäten oder Allergien sind zu berücksichtigen. Generell wird gesunden Älteren eine Proteinzufuhr von 1,0–1,2 g Protein/kg KG, bei Patienten mit Risiko für Mangelernährung 1,2–1,5 g Protein/kg KG empfohlen (bei schweren Krankheitsverläufen auch höher) [82]. Die Gesamtenergiemenge berechnet sich aus dem aktuellen Energiebedarf. Hier gilt die Faustregel ca. 100 KJ (25 kcal)/kg KG täglich.

> **Merke**
>
> Wurde bei einem Patienten eine Mangelernährung festgestellt oder eine unzureichende Nahrungsaufnahme dokumentiert, sollte der Patient und/oder die betreuende(n) Person(en) über den Zustand informiert, über mögliche Maßnahmen beraten und – wenn möglich – in solche aktiv einbezogen werden.

Die Durchführung der Maßnahmen soll im geriatrischen Team abgestimmt, geplant und dokumentiert und regelmäßig interprofessionell und interdisziplinär reevaluiert werden [96].

Die Leitlinie für klinische Ernährung in der Geriatrie der Deutschen Gesellschaft für Ernährungsmedizin (DGEM), in Zusammenarbeit mit der GESKES, der AKE und der DGG, geht mit ihren Empfehlungen speziell auf alterstraumatologische Patienten ein.

Da eine spontane Nahrungsaufnahme oftmals nicht ausreicht, um den durch die Verletzung und Operation erhöhten Protein-, Energie- und Mikronährstoffbedarf zu decken, wird eine Kombination aus perioperativer Gabe einer periphervenösen parenteralen Ernährung und postoperativer Trinknahrung empfohlen. Diese ist als Teil eines auf den einzelnen Patienten angepassten, multidimensionalen und multidisziplinären Teamkonzepts zu sehen. Ziel ist es, durch eine angemessene Nahrungsaufnahme Komplikationen zu vermeiden, die Lebensqualität zu verbessern und die Mortalität günstig zu beeinflussen [95]; [80].

Der Einfluss der Trinknahrung auf Funktionalität, postoperative Komplikationen und Mortalität bei alterstraumatologischen Patienten wird allerdings kontrovers diskutiert [80]; [90]. Standardtrinknahrung enthält alle essenziellen Nährstoffe in einem ausgewogenen Verhältnis. Die verfügbaren Produkte unterscheiden sich im Energiegehalt (4,2–10 KJ [1–2,4 kcal]/ml) und Proteingehalt (10–20 %). Die Wahl des Produkts richtet sich nach dem Nährstoffdefizit des Patienten und der Akzeptanz und sollte regelmäßig an seine Essmenge angepasst werden [95]. Trinknahrung sollte immer zwischen den Mahlzeiten angeboten werden und ist in der protokollierten Nahrungszufuhr zu erfassen.

Literatur

[80] Avenell A, Smith TO, Curtain JP et al. Nutritional supplementation for hip fracture aftercare in older people. Cochrane Database Syst Rev 2016; 11: CD001880

[81] Carpintero P, Caeiro JR, Carpintero R et al. Complications of hip fractures: A review. World J Orthop 2014; 5: 402–11

[82] Deutz NEP, Bauer JM, Barazzoni R et al. Protein intake and exercise for optimal muscle function with aging: Recommendations from the ESPEN Expert Group. Clinical Nutrition 2014; 33: 929–936

[83] Drevet S, Bioteau C, Mazière S et al. Prevalence of protein-energy malnutrition in hospital patients over 75 years of age admitted for hip fracture. Orthop Traumatol Surg Res 2014; 100: 669–674

[84] Goisser S, Schrader E, Singler K et al. Malnutrition according to Mini Nutritional Assessment (MNA) is associated with severe functional impairment in geriatric patients before and up to 6 months after hip fracture. J Am Med Dir Assoc 2015; 16: 661–667

[85] Gumieiro DN, Rafacho BP, Goncalves AF et al. Mini Nutritional Assessment predicts gait status and mortality 6 months after hip fracture. Br J Nutr 2013; 109: 1657–1661

[86] Kaiser MJ, Bauer JM, Ramsch C et al. MNA-International Group. Validation of the Mini Nutritional Assessment short-form (MNA-SF): a practical tool for identification of nutritional status. J Nutr Health Aging 2009; 13: 782–788

[87] Koren-Hakim T, Weiss A, Hershkovitz A et al. The relationship between nutritional status of hip fracture operated elderly patients and their functioning, comorbidity and outcome. Clin Nutr 2012; 31: 917–921

[88] Li HJ, Cheng HS, Liang J et al. Functional recovery of older people with hip fracture: Does malnutrition make a difference? J Adv Nurs 2013; 69: 1691–1703

[89] Mazzola P, Ward L, Zazzetta S et al. Association between preoperative malnutrition and postoperative delirium after hip fracture surgery in older adults. J Am Geriatr Soc 2017; 65: 1222–1228

[90] Milne AC, Potter J, Avenell A et al. Protein and energy supplementation in elderly people at risk from malnutrition. Cochrane Database Syst Rev 2005; 2: CD003 288

[91] Nuotio M, Tuominen P, Luukkaala T. Association of nutritional status as measured by the Mini-Nutritional Assessment Short Form with changes in mobility, institutionalization and death after hip fracture. Eur J Clin Nutr 2016; 70: 393–398

[92] Olofsson B, Stenvall M, Lundstrom M et al. Malnutrition in hip fracture patients: An intervention study. J Clin Nurs 2007; 16: 2027–2038

[93] Singler K, Goisser S, Volkert D. Nutritional management in geriatric traumatology. Z Gerontol Geriatr 2016; 49: 535–546

[94] Volkert D, Bauer JM, Frühwald T et al. Leitlinie der Deutschen Gesellschaft für Ernährungsmedizin (DGEM) in Zusammenarbeit mit der GESKES, der AKE und der DGG: Klinische Ernährung in der Geriatrie. Aktuel Ernährungsmed 2013; 38: e1-e48

[95] Volkert D, Cederholm T, Coti-Bertrand P et al. ESPEN Guidelines on enteral nutrition: Geriatrics. Clin Nutr 2006; 24: 330–360

[96] Volkert D, Sieber CC. Mangelernährung in der Geriatrie. Aktuel Ernaehr Med 2011; 36: 175–190

Teil II

Therapeutisches Management in der Alterstraumatologie

4	Präoperative Phase	*44*
5	Postoperative Phase	*58*
6	Verletzungen der Wirbelsäule	*79*
7	Verletzungen von Oberarm und Ellenbogen	*88*
8	Verletzungen von Unterarm und Handgelenk	*110*
9	Verletzungen des Beckens	*126*
10	Verletzungen des proximalen Oberschenkels	*139*
11	Verletzungen des Sprunggelenks	*154*
12	Periprothetische Frakturen	*164*

4 Präoperative Phase

4.1 Präoperative Optimierung

M. Gosch

Das Ziel jeder präoperativen Maßnahme ist es, die Mortalität zu senken und postoperative Komplikationen zu vermeiden. Jeder operative Eingriff birgt ein Risiko. Bei elektiven, aber auch bei notfallmäßigen Operationen gilt es daher, das peri-, intra- und postoperative Risiko so gering als möglich zu halten. Gerade beim geriatrischen Patienten mit seinen Begleiterkrankungen sollten Risiken und Nutzen sorgfältig abgewogen werden. Bei elektiven Eingriffen geht es primär um die Frage der Vereinbarkeit der Indikation zur Operation und der Operabilität des Patienten. Wurde die Indikation für einen Notfalleingriff gestellt, spielt der Zeitfaktor eine entscheidende Rolle. Es geht hier um den optimalen Zeitpunkt des Eingriffs und um die Frage, welchen Vorteil eine Optimierung mit der daraus resultierenden Verzögerung der Operation gegenüber einer sofortigen Operation bringt. Viele Risikofaktoren aufseiten der Patienten sind chronisch und lassen sich meist in kurzer Zeit nicht oder nur bedingt optimieren. Die Indikation für eine präoperative Optimierung bei Notfalleingriffen muss daher wohl überlegt sein und auf der Basis einer präoperativen Abklärung gestellt werden.

> **Merke**
>
> Für den Prozess der präoperativen Optimierung ist ein klar definiertes Ziel zu benennen. Neben dem medizinischen Problem (z. B. dekompensierte Herzinsuffizienz) muss dieses auch einen zeitlichen Rahmen (Reevaluierung in 24 Stunden) umfassen.

4.1.1 Anamnese

Jede Abklärung bei einem geriatrischen Frakturpatienten beginnt mit einer Anamnese zum Trauma selbst und zur Vorgeschichte des Patienten. Bei eingeschränkter Anamnesefähigkeit des verunfallten Patienten sind frühstmöglich Angehörige, das Pflegeheim oder vorbehandelnde Ärzte zu kontaktieren. Sowohl auf Basis des Unfallgeschehens als auch aufgrund der anamnestischen Daten lassen sich Risikopatienten frühzeitig erkennen. So weisen Pflegeheimpatienten ein erhöhtes Mortalitäts- und Komplikationsrisiko auf [105]; [101]. Komorbiditäten sowie eine bestehende Polypharmazie sind ebenfalls leicht zu detektierende Risikofaktoren: So stellen eine bestehende Demenz oder auch ein bereits aufgetretenes Delir starke Prädiktoren für ein neuerliches Delir dar [109]. Auch bereits vorbestehende funktionelle Defizite haben einen negativen Einfluss auf das Outcome [105]; [102].

Bezüglich der Anamnese des Unfallgeschehens sind vor allem 2 Aspekte von Bedeutung. Zum einen die unmittelbare Ursache des Sturzes, insbesondere im Hinblick auf ursächliche internistische oder neurologische Erkrankungen, wie eine hämodynamisch relevante Aortenstenose, Herzrhythmusstörungen oder ein Schlaganfall bzw. intrazerebrale Blutungen. Hieraus könnten sich bereits Indikationen für eine Optimierung ergeben. Ein akuter Schlaganfall oder eine intrazerebrale Blutungen wären klare Kontraindikation hinsichtlich eines operativen Eingriffs. Hingegen stellt eine hämodynamisch relevante Aortenstenose keine Indikation für eine Optimierung dar, da diese in der Regel präoperativ nicht behoben werden kann. Allerdings spielt die Aortenstenose eine Rolle für die Wahl der Narkoseform und das intraoperativ erforderliche Monitoring.

Zum anderen sollte der Ort des Unfalls in die Beurteilung des Risikos mit einfließen [111]. Etwa 90 % der Stürze im Alter finden in der eigenen Wohnung oder in Institutionen statt. Das zeigt auch, dass gerade geriatrische Patienten mit bereits bestehenden funktionellen Einschränkungen betroffen sind, welche ihren Alltag überwiegend oder gänzlich innerhalb ihres Hauses oder ihrer Wohnung verbringen. Demgegenüber steht der geringe Anteil der außerhalb der häuslichen Umgebung auftretenden Stürze. Hiervon betroffen sind überwiegend fittere ältere Patienten mit Osteoporose, welche dann auch ein geringeres perioperatives Risiko aufweisen.

Daraus ableitende Maßnahmen für eine präoperative Optimierung ergeben sich, wie dargestellt, aus der Anamnese sowie der Erfassung bereits bestehender medizinischer Informationen, insbesondere auch der vorbestehenden Medikamente.

> **Merke**
>
> Bei allen geriatrischen Patienten sollten Maßnahmen zur nicht pharmakologischen Delirprävention durchgeführt werden sowie eine adäquate Analgesie und Hydrierung.

Ringer-Lösungen scheinen metabolisch vorteilhaft gegenüber der sog. physiologischen Kochsalzlösung zu sein [98].

4.1.2 Körperliche Untersuchungen

Die Basis jeder Beurteilung bilden die Vitalparameter (Blutdruck, Puls, Sauerstoffsättigung) sowie die globale klinische Einschätzung des Patienten. Für die Geriatrie von besonderer Bedeutung sind spezifische Syndrome wie Frailty und Sarkopenie. Gerade beim Notfallpatienten ist eine klare Diagnostik beider Syndrome anhand der in der Literatur beschriebenen Parameter nicht möglich, sodass es in der Regel bei der klinischen Einschätzung des Arztes bleiben wird [107]. Auch der Ernährungszustand des Patienten sollte bei der Aufnahme dokumentiert werden.

Die körperliche Untersuchung sollte sich nicht nur auf die unmittelbar mit dem Trauma in Zusammenhang stehenden Verletzungen beziehen, sondern auch folgende Maßnahmen umfassen:
- eine kardiopulmonale Beurteilung
- eine Einschätzung des Flüssigkeitshaushalts (z. B. Ödeme, stehende Hautfalten als Zeichen der Dehydratation)
- eine Beurteilung des Hautzustandes (Vulnerabilität z. B. bei Kortisontherapie, Hämatome)
- die Feststellung des kognitiven Status

Mithilfe der Auskultation lassen sich Herzgeräusche oder auch Rasselgeräusche über der Lunge detektieren. Insbesondere im Hinblick auf eine mögliche Aortenstenose kommt dieser einfachen Untersuchungstechnik große Bedeutung zu. Liegt keine kardiale Dekompensation in Form von ausgeprägten Ödemen und Atemnot vor, sollten alle Patienten hydriert werden. Für die kognitive Beurteilung eignet sich der Mini-Cog [97]. Er kann schnell durchgeführt werden und liefert erste Hinweise auf eine bestehende kognitive Dysfunktion. Auch der CAM-Score kann hier wertvolle Dienste zur frühzeitigen Erkennung eines Delirs liefern [103].

4.1.3 Apparative Untersuchungen

Ein Elektrokardiogramm (EKG) wird nicht mehr als routinemäßige präoperative Screeninguntersuchung empfohlen, insbesondere bei einem niedrigen operativen Risiko [100]. Empfohlen wird ein EKG allerdings bei Operationen mit einem mittleren Risiko sowie bei gefäßchirurgischen Eingriffen und für alle Patienten mit kardiovaskulären Vorerkrankungen, Diabetes, chronischen Nierenerkrankungen und pulmonalen Erkrankungen [100].

> **Merke**
>
> Da insbesondere die letztgenannten Punkte auf nahezu alle geriatrischen Patienten zutreffen, sollte ein EKG routinemäßig durchgeführt werden.

Eine Röntgenaufnahme des Thorax a.-p. wird ebenfalls nicht mehr als routinemäßige präoperative Screeninguntersuchung empfohlen, allerdings gilt auch hier Ähnliches wie für das EKG. Betrachtet man die individuellen Empfehlungen für einzelne Patientengruppen (V. a. eine akute pulmonale Erkrankung auf Basis der klinischen Untersuchung bzw. einer Vorgeschichte mit Nikotinabusus, Asthma oder COPD; Alter > 70 Jahre und eine chronische stabile kardiopulmonale Erkrankung; bei großen operativen Eingriffen; Risiko für einen postoperativen Intensivstationaufenthalt), so ergibt sich in vielen Fällen die Indikation für eine Röntgenaufnahme des Thorax a.-p. [100].

Häufiger Diskussionspunkt im klinischen Alltag ist der Stellenwert der präoperativen Echokardiografie. In vielen Abteilungen führt die Forderung nach einer transthorakalen Echokardiografie zu einer signifikanten Verzögerung der Operation [108]; [110]. Zusätzlich dürfte der Effekt einer Echokardiografie auf das Outcome der Patienten sehr gering sein und sowohl das orthopädische als auch das medizinische Management kaum beeinflussen. Dies dürfte auch für Patienten mit einem Herzgeräusch gelten [110]; [104]. Es hat sich gezeigt, dass Patienten mit proximaler Femurfraktur mit einer hochgradigen Aortenstenose kein signifikant erhöhtes Morbiditäts- und Mortalitätsrisiko im Rahmen der Operation aufweisen [106]. Eine retrospektive Untersuchung aus Australien lieferte dazu widersprüchliche Ergebnisse. Hier konnte die Durchführung einer Echokardiografie das Outcome der Patienten positiv beeinflussen, auch kam es zu keiner Verzögerung des Beginns der Operation [99].

> **Merke**
>
> Zusammenfassend kann man feststellen, dass die Durchführung einer Echokardiografie bei Patienten mit kardialen Vorerkrankungen nicht zu fordern ist, insbesondere dann, wenn es dadurch zu einer Verzögerung der Operation kommt.

4.1.4 Laboruntersuchungen

Aufgrund der typischen Charakteristika geriatrischer Patienten sollte bei allen eine Laboruntersuchung durchgeführt werden. Für den Notfall sind Blutbild, Nierenfunktionsparameter, Elektrolyte und ein Gerinnungsstatus ausreichend [100]. Weitere Parameter sollten sich aus der Anamnese und den Vorerkrankungen ergeben. Eine Harnuntersuchung sollte nur bei Hinweisen auf einen Harnwegsinfekt durchgeführt werden.

4.1.5 Grundlagen der präoperativen Optimierung

Anhand des bisher Beschriebenen lassen sich einige grundlegende Maßnahmen zusammenfassen.

Basismaßnahmen im Rahmen der präoperativen Optimierung:
- Analgesie
- Hydrierung
- Stabilisierung der Vitalparameter
- nicht pharmakologische Maßnahmen der Delirprävention

Präoperatives Assessment:
- Beurteilen der Kognition und der Einwilligungsfähigkeit
- Identifikation von Risikofaktoren für ein postoperatives Delir

- körperliche Untersuchung
- kardiologische Evaluierung mittels Anamnese und EKG
- pulmonale Evaluierung
- Erheben des präoperativen funktionellen Status
- Identifikation geriatrischer Syndrome wie Frailty, Sarkopenie, Malnutrition
- Erfassen der Medikation
- Festlegen des Behandlungsziels

Optimierung:
- Ziel einer notwendigen Optimierung festlegen
- Festlegen weiterer notwendiger Untersuchungen
- Zeitschiene fixieren
- Reevaluierung festlegen

Literatur

[97] Borson S, Scanlan J, Brush M et al. The mini-cog: a cognitive 'vital signs' measure for dementia screening in multi-lingual elderly. Int J Geriat Psychiat 2000; 15: 1021–1027
[98] Burdett E, Dushianthan A, Bennett-Guerrero E et al. (2012): Perioperative buffered versus non-buffered fluid administration for surgery in adults. Cochrane Database Syst Rev 2012; 12: CD004089
[99] Canty DJ, Royse CF, Kilpatrick D et al. The impact on cardiac diagnosis and mortality of focused transthoracic echocardiography in hip fracture surgery patients with increased risk of cardiac disease: a retrospective cohort study. Anaesthesia 2012; 67: 1202–1209
[100] Chow WB, Ko CY, Rosenthal RA, Esnaola NF. ACS NSQIP/AGS Guidelines: Optimal Preoperative Assessment of the Geriatric Surgical Patients. https://www.johnahartford.org/images/uploads/main/images/wp-content/uploads/2012/10/ACS-NSQIP-AGS-Geriatric-2012-Guidelines6.pdf (Zugriffsdatum: 12.09.2017)
[101] Fleischman R, Adams AL, Hedges JR et al. The optimum follow-up period for assessing mortality outcomes in injured older adults. J Am Geriat Soc 2010; 58: 1843–1849
[102] Gosch M, Druml T, Nicholas JA et al. Fragility non-hip fracture patients are at risk. Arch Orthop Trauma Surg 2015; 135: 69–77
[103] Inouye SK, Kosar CM, Tommet D et al. The CAM-S: development and validation of a new scoring system for delirium severity in 2 cohorts. Ann Intern Med 2014; 160: 526–533
[104] Jettoo P, Kakwani R, Junejo S et al. Pre-operative echocardiogram in hip fracture patients with cardiac murmur–an audit. J Orthop Surg Res 2011; 6: 49
[105] Kammerlander C, Gosch M, Kammerlander-Knauer U et al. Long-term functional outcome in geriatric hip fracture patients. Arch Orthop Trauma Surg 2011; 131: 1435–1444
[106] Leibowitz D, Rivkin G, Schiffman J et al. Effect of severe aortic stenosis on the outcome in elderly patients undergoing repair of hip fracture. Gerontology 2009; 55: 303–306
[107] Liem IS, Kammerlander C, Suhm N et al. Identifying a standard set of outcome parameters for the evaluation of orthogeriatric co-management for hip fractures. Injury 2013; 44: 1403–1412
[108] O'hEireamhoin S, Beyer T, Ahmed M, Mulhall Kevin J. The role of preoperative cardiac investigation in emergency hip surgery. J Trauma 2011; 71: 1345–1347
[109] Raats JW, van Eijsden WA, Crolla RMPH et al. Risk factors and outcomes for postoperative delirium after major surgery in elderly patients. PloS one 2015; 10: e0136071.
[110] Ricci WM, Della Rocca GJ, Combs C, Borrelli J. The medical and economic impact of preoperative cardiac testing in elderly patients with hip fractures. Injury 2007; 38 Suppl 3: 49–52
[111] Sampalis JS, Nathanson R, Vaillancourt J et al. Assessment of mortality in older trauma patients sustaining injuries from falls or motor vehicle collisions treated in regional level I trauma centers. Ann Surg 2009; 249: 488–495

4.2 Beurteilung der Operabilität beim geriatrischen Frakturpatienten

T. J. Luger, M. Stichlberger, M. F. Luger

4.2.1 Voraussetzungen für die Beurteilung der Operabilität

Nach einem Trauma müssen sich zunehmend auch ältere Patienten einer Anästhesie unterziehen. Um den Zustand vor dem Trauma wiederherzustellen und die Selbstständigkeit im täglichen Leben zu erhalten, ist ein patientenadaptiertes Vorgehen notwendig. Chirurgen, Geriater und Anästhesisten sind dabei gleichermaßen gefordert und sollten optimalerweise im ortho-geriatrischen Komanagement organisiert sein [120]. Da nicht das Alter per se, sondern das biologische Alter ausschlaggebend ist [120], kann eine frühzeitige präoperative Risikoeinschätzung von Bedeutung sein [117]; [118].

4.2.2 Einschätzung des anästhesiologischen Risikos

> **Merke**
>
> Gerade bei geriatrischen Frakturpatienten ist nach chirurgischer Indikationsstellung eine frühzeitige Einbindung der Anästhesie anzustreben.

Eine rechtzeitige präoperative anästhesiologische Diagnostik inklusive Risikoeinschätzung, Aufklärung und schriftlicher Einwilligung zur Anästhesie ermöglichen eine rasche zeitliche Planung der bestmöglichsten Narkoseführung und des Operationsablaufs. Beispielhaft sei hier die operative Versorgung von hüftgelenksnahen Frakturen innerhalb von 24 Stunden [117]; [118]; [120]; [121] oder von 48 Stunden [126] erwähnt.

Zur Beurteilung der Operabilität ist ein stufenweises Vorgehen mit anästhesiologischer Beurteilung des aktuellen Gesundheits- und Krankheitszustands sowie des Verletzungsmusters mit Aktenstudium (Krankengeschichte), Anamneseerhebung, körperlicher Untersuchung und Belastbarkeitsprüfung durchzuführen [129]; [114]. Dies kann durch eine erweiterte Diagnostik mit z. B. EKG, Laborparametern, Ultraschall und Spirometrie ergänzt werden. Hierbei sind kardiale, pulmonale, renale, zerebrovaskuläre und mentale Komorbiditäten zu evaluieren [127]. Die Empfehlungen in den Leitlinien der verschiedenen Fachgesellschaften (z. B. European Society of Anesthesiology – ESA [114], Deutsche Gesellschaft für Anästhesiologie und Intensivmedizin (DGAI) [115] sind hierbei zwingend zu beachten. Nur bei sorgfältiger und gewissenhafter Durchführung der präoperativen Befundung und klinischer Untersuchung kann unter Umständen auf kostenintensive und zeitaufwendige Zusatzuntersuchungen, z. B. präoperative Echokardiografie, verzichtet werden [122]; [114]. Bei neu aufgetretener Dyspnoe unklarer Genese, Verschlechterung einer bekannten Herzinsuffizienz und nicht abgeklärtem Herzgeräusch ist jedoch eine Echokardiografie indiziert [113]; [116]. Die Problematik einer zeitlichen Verzögerung einer notwendigen Operation versus Durchführung einer Echokardiografie ist jedoch kritisch abzuwägen [124].

Die Beurteilung des individuellen anästhesiologischen Risikos beinhaltet unter Miteinbeziehung möglicher Probleme im perioperativen Verlauf die Beachtung der einzelnen Risikoarten, wie z. B. kardiopulmonales Risiko und schwieriger Atemweg [114]. Herzinsuffizienz, Myokardinfarkt, Schlaganfall, Pneumonie und Pulmonalembolie sind die häufigsten Ursachen eines fatalen Ausgangs [117]; [128]. Eine lange Operationsdauer, Blutverlust, hämodynamische Instabilität und intravasale Flüssigkeitsumverteilung sind ebenfalls Marker für ein erhöhtes Risiko [124]. Als praktikable und einfache Methode zur Risikoeinschätzung dienen z. B. der Revised Cardiac Risk Index oder das metabolische Äquivalent [123]. Die Mallampati-Klassifizierung kann zur Abschätzung des Schwierigkeitsgrades einer endotrachealen Intubation herangezogen werden [125].

4.2.3 Nüchternheit und Medikamentenpausen

Das präoperative DGAI-Nüchternheitsgebot gibt folgende Zeiten als Verzehrgrenzen an [130]:
- feste Nahrung und nicht klare Flüssigkeiten bis 6 Stunden vor Narkoseeinleitung
- fettreiche Nahrung bis 8 Stunden vor Narkoseeinleitung
- klare Flüssigkeit bis 2 Stunden vor Narkoseeinleitung

Oral applizierbare Medikamente und/oder Prämedikationspharmaka können am Operationstag mit einem Schluck Wasser bis kurz vor dem Eingriff eingenommen werden. Eine präoperative Alkoholpause ist unabdingbar. Die Alkoholkonzentration im Blut soll nicht mehr nachweisbar sein, jedoch sind mindestens 6 Stunden angezeigt und diese Patienten sind als nicht nüchtern zu betrachten (Deutsche Gesellschaft für Anästhesiologie und Intensivmedizin (DGAI) u. Bund der deutschen Anästhesisten [115]).

Nicht nur bei einer Antikoagulanzientherapie (Kap. 4.3), sondern auch bei diversen anderen Medikamenten ist das Zeitintervall vom Absetzen der Medikamente bis zur Operation – gerade bei elektiven Eingriffen – unbedingt zu beachten. Es ist zu erwähnen, dass einige Medikamentengruppen/Medikamente vor der Operation nicht abgesetzt werden müssen (z. B. β-Rezeptoren-Blocker, Kalziumkanalblocker, Antiarrhythmika, Antihypertensiva, Antikonvulsiva), bei einigen eine Weiterführung der Dauertherapie empfohlen wird (z. B. Digitalispräparate, Theophylline) oder eine Anpassung bzw. Pause notwendig ist (z. B. Sulfonylharnstoffe, Insulin, Kortikosteroide) [119]; [112]. Biguanide, z. B. Metformin, darf wegen der schweren Nebenwirkung einer Laktazidose 48 Stunden vor und 48 Stunden nach der Allgemeinanästhesie oder einer rückenmarknahen Regionalanästhesie nicht verabreicht werden [124]; [119]. Die postoperative Gabe von Biguaniden ist bei Gefahr einer Laktatvermehrung, z. B. bei Nierenfunktionsstörungen, kontraindiziert [119].

Merke

Zusammenfassend kann gesagt werden, dass die Operabilität geriatrischer Patienten stets eine individuelle Entscheidung darstellt und auf einer gründlichen präoperativen Evaluation, der Beachtung von Komorbiditäten, einer Festlegung des anästhesiologischen Risikoprofils, dem Verletzungsmuster, der durchzuführenden Operation, der Wahl der Anästhesieform und dem perioperativen Management basiert.

Von Bedeutung ist dabei auch die Erhebung des funktionalen Zustandes des geriatrischen Patienten vor dem Trauma. Eine Verbesserung des perioperativen Ablaufs und der postoperativen Lebensqualität eines geriatrischen Frakturpatienten kann optimal mit einem orthogeriatrischen Komanagement erreicht werden.

Literatur

[112] Buhre K, de Rossi L, Buhre W. Präoperative Dauertherapie. Anästhesist 2005; 54: 902–913

[113] Committee on Standards and Practice Parameters, Apfelbaum JL, Connis RT et al. Practice advisory for preanesthesia evaluation: an updated report by the American Society of Anesthesiologists Task Force on Preanesthesia Evaluation. Anesthesiol 2012; 116: 522–538

[114] De Hert S, Imberger G, Carlisle J et al. Preoperative evaluation of the adult patient undergoing non-cardiac surgery: guidelines from the European Society of Anaesthesiology. Eur J Anaesth 2011; 28: 684–722

[115] Deutsche Gesellschaft für Anästhesiologie und Intensivmedizin, Deutsche Gesellschaft für Chirurgie, Berufsverband der deutschen Anästhesisten, Berufsverband der Deutschen Chirurgen (gemeinsame Stellungnahme). Perioperative Antibiotikaprophylaxe, präoperatives Nüchternheitsgebot, präoperative Nikotinkarenz. Anästh Intensivmed 2016; 57: 231–233

[116] Deutsche Gesellschaft für Anästhesiologie und Intensivmedizin, Deutsche Gesellschaft für Innere Medizin, Deutsche Gesellschaft für Chirurgie. Präoperative Evaluation erwachsener Patienten vor elektiven, nichtkardiochirurgischen Eingriffen – Gemeinsame Empfehlung der Deutschen Gesellschaft für Anästhesiologie und Intensivmedizin, der Deutschen Gesellschaft für Chirurgie und der Deutschen Gesellschaft für Innere Medizin. Anaesthesist 2010; 59: 1041–1050

[117] Gosch M, Kammerlander C, Roth T et al. Alterstraumatologie – aktuelle Aspekte der interdisziplinären Betreuung von Patienten mit Fragilitätsfrakturen. Dtsch Med Wochenschr 2014; 139: 1207–1210

[118] Herminghaus A, Löser S, Wilhelm W. Anästhesie bei geriatrischen Patienten, Teil 1: Alter, Organfunktion und typische Erkrankungen. Anaesthesist 2012; 61: 163–176
[119] Kahmann IV. Absetzen der Medikation vor einer geplanten Operation? Pharma Journal 2008; 3: 5–10
[120] Kammerlander C, Gosch M, Blauth M et al. An orthogeriatric co-management model. Z Gerontol Geriat 2011; 44: 363–367
[121] Kates SL, Mendelson DA, Friedman SM. Co-managed care for fragility hip fractures (Rochester model). Osteoporos Int 2010; 21: S 621–625
[122] Kristensen SD, Knuuti J, Saraste A et al. 2014 ESC/ESA Guidelines on non-cardiac surgery: cardiovascular assessment and management. The Joint Task Force on non-cardiac surgery: cardiovascular assessment and management of the European Society of Cardiology (ESC) and the European Society of Anaesthesiology (ESA). Europ Heart J 2014; 35: 2383–2431
[123] Lee TH, Marcantonio ER, Mangione CM et al. Derivation and prospective validation of a simple index for prediction of cardiac risk of major noncardiac surgery. Circulation 1999; 100: 1043–1049
[124] Luger TJ, Luger MF. Anästhesiologische Betreuung im orthogeriatrischen Co-Management – Perioperative Versorgung des geriatrischen Traumapatienten. Z Gerontol Geriat 2016; 49: 237–255
[125] Mallampati SR, Gatt SP, Gugino LD et al. A clinical sign to predict difficult tracheal intubation: a prospective study. Can Anaesth Soc J 1985; 32: 429–434
[126] Marsland D, Colvin PL, Mears SC, Kates SL. How to optimize patients for geriatric fracture surgery. Osteoporos Int 2010; 21: S 535–46
[127] Mears SC, Kates SL. A guide to improving the care of patients with fragility fractures, Edition 2. Geriatr Orthop Surg Rehabil 2015; 6: 58–120
[128] Parker MJ, Handoll HHG, Griffiths R. Anaesthesia for hip fracture surgery in adults. Cochrane Database Syst Rev 2004; 4: CD000521
[129] Quanes JPP, Tomas VG, Sieber F. Special anesthetic consideration for the fragility fracture patient. Clin Geriatr Med 2014; 30: 243–259
[130] Weiß G, Jacob M. Präoperative Nüchternheit 2008. Ärztliches Handeln zwischen Empirie und Wissenschaft. Anaesthesist 57: 857–872

4.3 Antikoagulanzientherapie beim geriatrischen Traumapatienten

M. Stichlberger, M. F. Luger, T. J. Luger

4.3.1 Einleitung

Viele geriatrische Patienten haben mehrere Komorbiditäten und sind präoperativ unter langandauernder Antikoagulanzientherapie. Bei elektiven Operationen besteht meist genügend Zeit, um für die durchzuführende Operation das Management einer Antikoagulanzientherapie zu planen. Demgegenüber ist bei vital bedrohlichen Erkrankungen oder Verletzungen, die einer sofortigen Operation bedürfen, der Anästhesist in Bezug auf das perioperative Management gefordert. Bei sog. semielektiven oder semiakuten Operationen bedarf es allerdings gemeinsamer Anstrengungen, um ein für den Patienten adäquates Management zu realisieren. Hierbei ist ein multidisziplinäres Vorgehen, bei dem im Vorfeld entsprechende Standards festgelegt werden und wie es in multidisziplinären Frakturzentren realisiert ist, vorteilhaft.

Typische Erkrankungen mit Antikoagulanzientherapie im Alter

Patienten mit einer Vielzahl an z. T. alterstypischen Komorbiditäten haben auch solche Erkrankungen, die mit einer Antikoagulanzientherapie einhergehen können, wie z. B. [139]:
- nicht valvuläres Vorhofflimmern
- Zustand nach Myokardinfarkt
- Zustand nach ischämischem Schlaganfall
- Mitralklappenvitium
- mechanischer Klappenersatz
- Zustand nach einer tiefen Beinvenenthrombose, Thromboembolie und wiederholten thrombembolischen Ereignissen

Dementsprechend ist bei diesen Krankheitsbildern wegen der Embolie- und Thrombosegefahr eine differenzierte perioperative Vorgehensweise angezeigt, die in Empfehlungen diverser Fachgesellschaften wie z. B. der Österreichischen Gesellschaft für Anästhesiologie und Intensivmedizin (ÖGARI) festgelegt sind [151]; [143].

Besonderheiten der Antikoagulanzientherapie im perioperativen Setting

Eine genaue präoperative Evaluation mit sorgfältiger Anamnese, Statuserhebung mit Risikoevaluation sowie Aufklärung und Einverständniserklärung ist unabdingbare Voraussetzung für die weitere Planung. Die Planung beinhaltet die Festlegung der Operabilität, des Operationsrisikos, des Operationszeitpunktes und die Wahl der notwendigen Anästhesieform [144]. In einigen Fällen (z. B. Triple-Therapie nach Koronarstent und Vorhofflimmern) kann auch eine präoperative kardiologische Rücksprache hilfreich sein [144]. Vor jeder Indikationsstellung zur Anästhesie muss auf jeden Fall eine Blutungsanamnese erhoben und eine Gerinnungsdiagnostik durchgeführt werden [144]. In der perioperativen Planung ist nicht nur auf das intraoperative Blutungsrisiko zu achten, sondern dem Risiko auch die Gefahr einer Thrombose oder Embolie gegenüberzustellen [151]; [149].

4.3.2 Präoperative Therapiepausen bei Antikoagulanzientherapie

Die Zeitintervalle vom Absetzen der Präparate bis zur Operation sind bei elektiven Eingriffen zu beachten. Die Empfehlungen der jeweiligen Fachgesellschaften in Bezug auf Therapiepausen und notwendige zusätzliche laborchemische Untersuchungen für einen geriatrischen Patienten mit Antikoagulanzientherapie in der perioperativen Phase sind in der ▶ Tab. 4.1 dargestellt.

> **Vorsicht**
>
> Es ist besonders auf Interaktionen zwischen Medikamenten zu achten.

Vermeintlich „unscheinbare" Präparate, wie z.B. Ginkgo oder Ginseng, aber auch Knoblauch, müssen wegen der aggregationshemmenden Wirkung – besonders in Kombination mit Acetylsalicylsäure – mindestens 10 Tage pausiert werden [144]; [151]; [143].

Die Frage einer Bridging-Therapie, die Vorgehensweise bei Notfällen und die Verwendung von Antidota bei z.B. neuen direkten oralen Antikoagulanzien (DOAK) oder Heparinen ist abzuklären [144]; [147]. In der Tabelle sind die bis dato vorhandenen Antidota gelistet, die nach klinischer Indikation Anwendung finden können (▶ Tab. 4.2). Bei einer akuten Blutung wird neben einem Transfusions- auch ein angepasstes Gerinnungsmanagement empfohlen, wobei die Anwendung von Antidota unter gewissen Umständen diskutiert wird [147]; [136], wie weiter unten erläutert. Auf jeden Fall ist eine enge Zusammenarbeit von Chirurgen mit Anästhesisten und Geriatern anzustreben, um eine gemeinsame Vorgehensweise abzusprechen; dies kann am besten im Rahmen eines multidisziplinären Frakturzentrums geschehen [144].

Tab. 4.1 Auswahl wichtiger Gerinnungshemmer: präoperative Therapiepausen und sensitive Laborwerte vor der (Regional-)Anästhesie (nach [144]; [151]; [143]).

Medikament	Dosis i.v./s.c.	Therapiepause	Labor	Anmerkungen
Vitamin-K-Antagonisten	-	ca. 2 Tage	INR	INR < 1,4
Desirudin	-	4,5 (8–10) h	aPTT, ACT	-
Lepirudin	-	4,5 h	aPTT, ACT	-
Argatroban	-	2 (4) h	aPTT, ACT	-
Bivalirudin	-	1 (4) h	aPTT, ACT	-
Dabigatran	1 × 150 mg/d	24–96 h (28–34 h)	aPTT, TT, ECT	Nutzen-Risiko-Abwägung, Nierenparameter
	2 × 150 mg/d	24 -> 96 h (56–85 h)		
Fondaparinux	1 × 2,5 mg/d	36 (–42) h	Anti-Xa	-
Rivaroxaban	1 × 10 mg/d	24 (22–26) h	PT, Anti-Xa, Rivaroxaban-Spiegel	Kreatinin-Clearance, Nutzen-Risiko-Abwägung
	1 × 20 mg/d	≥ 24 (44–65) h		
	2 × 15 mg/d			
Apixaban	2 × 2,5 mg/d	24 (26–30) h	PT, Anti-Xa	Kreatinin-Clearance
	2 × 5 mg/d	≥ 24 (40–75) h		
Clopidogrel	-	7 (7–10) Tage	-	-
Ticlopidin	-	10 (7–10) Tage	-	-
Prasugrel	-	7–10 Tage	-	-
Ticagrelor	-	5 Tage	-	-
Abciximab	-	48 h	Thrombo	KI für Katheteranlage
Tirofiban	-	8 (8–10) h	Thrombo	KI für Katheteranlage
Eptifibatid	-	4 (8–10) h	Thrombo	KI für Katheteranlage
Prostacyclin (Epoprostenol)	-	10 min	Thrombo	-
Prostaglandin E1 (Alprostadil)	-	10 min	-	-

ACT = activated clotting time, Anti-Xa = Anti-Faktor-Xa-Aktivität, aPTT = aktivierte partielle Thromboplastinzeit, ECT = Ecarin clotting time, INR = international normalized ratio, KI = Kontraindikation, PT = Prothrombinzeit, Thrombo = Thrombozyten.

Tab. 4.2 Auswahl der wichtigsten Antikoagulanzien und deren Antidota (modifiziert nach [144]; [147]; [136]).

Gerinnungshemmer	Antidot	Dosis	Anmerkungen
Heparine, niedermolekulare Heparine	Protaminsulfat	25–30 mg	sofort
	Protaminsulfat (teilweise)	25–30 mg	sofort
Fondaparinux	rFVIIa	90 µg/kg	keine Erfahrungen bei blutenden Patienten
Idraparinux	rFVIIa	90 µg/kg	keine Erfahrungen bei blutenden Patienten
Vitamin-K-Antagonisten	Vitamin K	oral	12–16 h, abhängig von INR und Dosis
	Vitamin K	i. v.	24 h, abhängig von INR und Dosis
	PCC	i. v.	sofort, abhängig von INR und Dosis
DOAK	PCC, FEIBA, rFVIIa		keine Erfahrungen bei blutenden Patienten
Dabigatran	Idarucizumab	2 × 2,5 g (in 2 aufeinanderfolgenden Infusionen)	Pharmainformation beachten

DOAK = neue direkte orale Antikoagulanzien, FEIBA = aktiviertes Prothrombinkomplexkonzentrat, INR = international normalized ratio, PCC = Prothrombinkomplexkonzentrate, rFVIIa = rekombinanter Faktor VIIa.

4.3.3 Präoperative laborchemische Untersuchungen und Point-of-care-Analyse

Zusätzlich zu einer genauen klinischen Untersuchung und Evaluation mit Erstellung des Risikoprofils sind bei geriatrischen Patienten gewisse laborchemische Untersuchungen und eine Rotationsthrombelastometrie gemäß den Empfehlungen ÖGARI essenziell [137]; [145]. Routinemäßig erhobene laborchemische Befunde, die für eine Beurteilung der Antikoagulanzientherapie notwendig sind, sind:
- Thrombozytenzahl
- Quick-Test (Prothrombinzeit [PT])
- international normalized ratio (INR)
- aktivierte partielle Thromboplastinzeit (aPTT)
- Fibrinogenkonzentration und Antithrombin III
- die Beurteilung der Nierenfunktion (z. B. Kreatinin-Clearance)
- die Beurteilung der Leberfunktion (z. B. Bilirubin)

Ergänzend sind – je nach antithrombotischer Medikation – Faktor Xa, Thrombotest, Ecarin clotting time und activated clotting time (ACT) zielführend, die in den ▶ Tab. 4.1 und ▶ Tab. 4.2 entsprechend zugeordnet gelistet sind.

Da mitunter die Aussagen dieser Standardgerinnungstest allfällige Effekte von Anämie und Hypothermie nicht berücksichtigen, liefert eine Rotationsthrombelastometrie wichtige zusätzliche Informationen in Bezug auf die Blutungs- und Thromboemboliegefährdung und beurteilt die Gerinnungsaktivierung, Thrombinbildung, Thrombozytenaktivierung, Fibrin-Thrombozyten-Interaktion und die mechanische Festigkeit der Fibrinpolymerisation [137].

Eine präoperative Point-of-care(POC)-Analyse ist besonders bei Operationen mit höherem Blutungsrisiko anzustreben [137]. Jedoch muss festgehalten werden, dass Thrombozytenfunktionsstörungen sowie die Wirkung von Thrombozytenhemmern und oralen Antikoagulanzien nicht erkannt werden können [137]. Eine Restwirkung von Thrombozytenaggregationshemmern, vor allem bei Patienten unter dualer Plättchentherapie, kann mittels Thrombozytenfunktionstests wie dem Mulitplate-Test erfasst werden, dieser wird jedoch routinemäßig bei nicht kardiologischen Eingriffen nicht empfohlen [135].

4.3.4 Präoperative Beachtung der Operationsindikation

Handelt es sich um eine akute, meist lebensbedrohliche Operationsindikation, ist die Gabe von Vitamin K, Frischplasma und/oder Gerinnungsfaktoren sowie die Bereitstellung und ggf. Gabe von Erythrozyten- und Thrombozytenkonzentraten in Erwägung zu ziehen [141]. Bei den DOAK gibt es nur für Dabigatran mit Idarucizumab ein Antidot [150]; [147], bei allen anderen ist die Gabe von Prothrombinkomplexkonzentraten (PCC), aktivierten Prothrombinkomplexkonzentraten und rekombinantem Faktor VIIa (rF-VIIa) empfehlenswert ▶ Tab. 4.2 [137].

Bei elektiven oder semielektiven Eingriffen ist die Vorgehensweise so zu wählen, dass sie sich am jeweils neuesten Wissensstand orientiert, wie er in den Richtlinien der Fachgesellschaften aufgelistet ist. Vor der Operation eines Patienten unter Monotherapie mit Acetylsalicylsäure (100 mg), selektiven Cyclooxygenase-II-Hemmern oder nicht steroidalen Antirheumatika sowie unauffälliger Blutungsanamnese ist eine Pause nicht erforderlich [145]; [143]. Unter 100 mg/d Acetylsalicylsäure und einem zusätzlich verabreichten Antikoagulans, z. B. einem niedermolekularen Heparin (LMWH), ist die Therapiepause des zweiten Medikaments vor der Regionalanästhesie einzuhalten, ohne dabei Acetylsalicylsäure abzusetzen [151].

> **Merke**
>
> Eine absolute Kontraindikation zur Regionalanästhesie besteht für Dipyridamol [151] und bei elektiven Eingriffen wegen des Blutungsrisikos auch für eine Triple-Therapie mit Acetylsalicylsäure, Clopidogrel und Vitamin-K-Antagonisten, manchmal auch ergänzt mit DOAK [148].

4.3.5 Bridging-Therapie – eine kritische Abwägung

Zur Senkung des thrombembolischen Komplikationsrisikos soll in Abhängigkeit vom Blutungs- und Thromboserisiko bei einer Operation/Anästhesie die Indikation zum Bridging interdisziplinär diskutiert werden [151]; [152]; [141]. Dabei wird beim Absetzen einer Phenprocoumon- oder Acenocoumarol-Therapie bei einem Bridging über die perioperative Phase ein gut steuerbares kurzwirksames Antikoagulans verwendet, wie z. B. LMWH oder unfraktionierte Heparine [141]. Zur Operation muss das LMWH allerdings dosisabhängig 12–24 Stunden vor der Operation abgesetzt werden, um einen INR-Wert von < 1,4 zu erreichen (▶ Tab. 4.1) [151]; [141]. Bei einem geringen Blutungs- und Embolierisiko ist dies nicht sinnvoll [149]. Bei Operationen mit hohem Blutungsrisiko und/oder bei Patienten mit mäßigem bis hohem Embolierisiko, z. B. valvulärem Vorhofflimmern, stenosierendem Mitralklappenvitium, mechanischem Klappenersatz und Zustand nach einer Beinvenenthrombose/Thromboembolie wird ein Bridging als wichtig erachtet [149].

Prinzipiell wird die Anwendung einer Bridging-Therapie derzeit diskutiert, da eine Publikation gezeigt hat, dass ein Verzicht auf die Bridging-Therapie bei Patienten mit Vorhofflimmern bei nicht kardialen Operationen vorteilhaft sein kann [132]. Ein weiterer Diskussionspunkt zeigt sich bei der Anwendung von DAOK. Einerseits wird für Dabigatran und Rivaroxaban ein Bridging mit LMWH in Abhängigkeit von der Kreatinin-Clearance nur dann empfohlen, wenn die präoperative Pause > 1 Tage ist [131]; [152]; [140], andererseits wird erwähnt, dass ein Bridging bei DOAK generell nicht notwendig ist [131]; [149]. Gleichermaßen besteht bei Clopidogrel Einigkeit bei der Einhaltung eines Zeitintervalls zwischen Absetzen und Operation von ≥ 7 Tagen (▶ Tab. 4.1) [151]. Es gibt auch Hinweise, dass die Sinnhaftigkeit eines Bridgings bisher nicht bewiesen ist [140]. Im Rahmen dieser Diskussion erhebt sich dabei immer wieder die Frage nach einem Nutzen-Risiko-Profil einer Bridging-Therapie in Bezug auf das perioperative Blutungsrisiko versus des Risikos einer Thromboembolie.

> **Merke**
>
> Aus diesen Überlegungen heraus ist es angezeigt, die Bridging-Therapie kritisch zu sehen und die Indikation überlegt und restriktiv durchzuführen.

Nach einer Operation soll eine antithrombotische Therapie so schnell als möglich wieder beginnen – sofern keine Revisionsoperation angedacht wird. Gerade bei Vitamin-K-Antagonisten soll wieder ein INR-Wert im therapeutischen Bereich angestrebt werden. Ein Periduralkatheter muss vor Beginn der Wiederherstellung der Antikoagulation entfernt werden. Hinsichtlich eines erneuten Therapiebeginns und der Katheterentfernung bei Regionalanästhesie soll auf die diesbezüglichen Richtlinien verwiesen werden [151]; [143].

4.3.6 (Intraoperative) Blutung unter Antikoagulanzientherapie

Im Falle einer Antikoagulanzientherapie bei (geriatrischen) Patienten kann bei elektiven Eingriffen das Blutungsrisiko durch Einhaltung der entsprechenden Therapiepausen (▶ Tab. 4.1) minimiert werden. Um die gerinnungshemmende Wirkung von Antikoagulanzien, wie z. B. DOAK, zu reduzieren, ist ein Aufschieben der Operation – sofern keine vitale Indikation besteht – sinnvoll. Dies kann bei elektiven Operationen problemlos erfolgen, wird jedoch bei akuten oder semielektiven Eingriffen schwierig sein. Dann müssen andere Vorgehensweisen erwogen werden. So kann einerseits die Resorption vermindert werden, z. B. durch die Gabe von Aktivkohle bei DOAK-Einnahme vor weniger als 2 Stunden, oder die Elimination gesteigert werden, z. B. durch eine Hämodialyse bei Dabigatran [152]. Auch die Gabe von Antidota, wie in ▶ Tab. 4.2 gelistet, ist in Erwägung zu ziehen [150]. Die Gabe des Antidots Idarucizumab hat sicherlich seinen Stellenwert bei schweren intraoperativen Blutungen, bei elektiven Operationen sollte möglichst das Zeitintervall der Medikamentenpause abgewartet werden [147]; [152].

> **Merke**
>
> Generell sollten die Trigger für eine Blutung (Acidose, Hypothermie und Hypokalzämie) vermieden werden.

Wenn eine Blutung nicht durch mechanische Kompression oder chirurgische Maßnahmen unter Kontrolle gebracht werden kann, sollten – neben der Kreislaufstabilisierung – zunächst Fibrinogen, Gerinnungsfaktoren, Thrombozytenkonzentrate, FFP und Erythrozytenkonzentrate verabreicht werden [146]; [137]. Ferner hat sich gezeigt, dass sowohl die lokale als auch die systemische

Gabe von Tranexamsäure den intraoperativen Blutverlust minimiert [146].

Bei akuten oder dringlichen Eingriffen unter Antikoagulanzientherapie empfiehlt sich neben der obligaten Blutgasanalyse die Beurteilung der Gerinnung durch eine POC-Analyse, um eine gezielte Gabe von Fibrinogenkonzentraten und anderen Faktoren vorzunehmen. Letztendlich soll eine Verminderung des Transfusionsbedarfs für Erythrozytenkonzentrate, FFP und Thrombozytenkonzentrate erreicht werden [136]; [138]; [137].

Bei schweren intraoperativen Blutungen unter Antikoagulanzientherapie kann grundsätzlich die Gabe eines Antidots erwogen werden (▶ Tab. 4.2). Für Plättchenaggregationshemmer wie Acetylsalicylsäure (ASS), Clopidogrel oder Prasugrel existieren bisher keine spezifischen Antagonisten. Hier können Thrombozytenkonzentrate unabhängig von der aktuellen Plättchenzahl verabreicht werden. Allerdings sollte die Gabe der Konzentrate in ausreichendem Abstand zur letzten Einnahme des Thrombozytenaggregationshemmers liegen (ASS mind. 1–2 Stunden, Clopidogrel mind. 7–8 Stunden), um eine Inaktivierung durch Restwirkung der Substanzen zu verhindern [133]. Auch an die Gabe von Desmopressin (DDAVP) mit und ohne Tranexamsäure kann gedacht werden [136]. Allgemein sind bei lebensbedrohlichen Blutungen neben der lokalen Blutstillung folgende Maßnahmen indiziert [136]:

- Gabe von Erythrozyten- und Thrombozytenkonzentraten sowie Frischplasmen
- Gabe von Gerinnungsfaktoren, wie z. B. Fibrinogenkonzentraten, Prothrombinkomplexkonzentraten und aktivierten Prothrombinkomplexkonzentraten
- als Ultima Ratio die Gabe von rekombinantem Faktor VIIa. Allerdings ist beim rekombinanten Faktor VIIa wegen des hohen Risikos der Thrombogenität und der damit einhergehenden Gefahr von thrombembolischen Komplikationen eine Nutzen-Risiko-Abwägung angezeigt [142]

Die Therapie einer akuten Blutung erfolgt unter Anwendung einer POC-Analyse und Beachtung von Parametern der Laboranalytik, wie z. B. Blutbild und Nierenfunktion (GFR, Kreatinin-Clearance) [136]. Nach Blutungsstopp ist die Thromboseprophylaxe und die Weiterverordnung der Antikoagulanzien, wie z. B. DOAK, zeitnah indiziert [136]. Es gibt zu diesem Thema internationale Empfehlungen einzelner Fachgesellschaften, wie z. B. der ÖGARI, die zu beachten sind.

4.3.7 Abschlussbemerkungen

Gerade bei den Themen rund um Gerinnung, Blutung, Antikoagulanzientherapie, Thrombose und Embolie gibt es international anerkannte Richtlinien und Empfehlungen, wie z. B. der
- European Society of Anaesthesiology (ESA)
- Deutschen Gesellschaft für Anästhesiologie und Intensivmedizin
- ÖGARI

Diese beinhalten Dauermedikationspausen, wie z. B. Richtlinien zum präoperativen Absetzen von Clopidogrel oder Rivaroxaban, Angaben zum Erstellen von Zusatzbefunden trotz Zeitverzögerung oder Richtlinien bei (intraoperativen) Blutungen unter Antikoagulanzientherapie.

Merke

Aus diesen Überlegungen heraus ist es dringend angezeigt, die Vorgehensweise bei antikoagulierten Patienten und deren Operationen kritisch zu beleuchten und nach einer Nutzen-Risiko-Abwägung die Indikation überlegt zu stellen. Auf jeden Fall ist eine enge Zusammenarbeit von Anästhesisten, Geriatern und Chirurgen anzustreben, um eine gemeinsame Vorgehensweise abzusprechen. Dies kann am Besten im Rahmen eines multidisziplinären Frakturzentrums geschehen.

Literatur

[131] Daniels PR. Peri-procedural management of patients taking oral anticoagulants. BMJ 2015; 351: h2391
[132] Douketis JD, Spyropoulos AC, Kaatz S et al. Perioperative bridging anticoagulation in patients with atrial fibrillation. N Engl J Med 2015; 373: 823–833
[133] Douketis JD, Spyropoulos AC, Spencer FA et al. Perioperative management of antithrombotic therapy and prevention of thrombosis, 9th ed: American College of Chest Physicians Evidence-Based Clinical Practice Guidelines. Chest 2012; 141: e326S-e350S
[134] Drakos A, Raoulis V, Karatzios K et al. Efficacy of local administration of tranexamic acid for blood salvage in patients undergoing intertrochanteric fracture surgery. J Orthop Trauma 2016; 30: 409–414
[135] Farzi SI, Toller W, Raggam RB, Mahla E. Präoperative Thrombozytenfunktionsdiagnostik. Wiener klinisches Magazin 2013; 16: 22–27
[136] Fries D, Streif W. Gerinnungsmanagement in der Intensivmedizin. Berlin, Heidelberg: Springer 2014
[137] Fries D. Gerinnungsoptimierung mit Rotem – Pro. Anästhesiol Intensivmed Notfallmed Schmerzther 2011; 46: 312–316
[138] Görlinger K, Fries D, Dirkmann D et al. Reduction of fresh frozen plasma requirements by perioperative point-of-care coagulation management with early calculated goal-directed therapy. Transfus Med Hemother 2012; 39: 104–113
[139] Herminghaus A, Löser S, Wilhelm W. Anästhesie bei geriatrischen Patienten, Teil 2: Anästhetika, Patientenalter und Anästhesieführung. Anaesthesist 2012; 61: 363–374
[140] Hoffmeister HM, Bode C, Darius H et al. Unterbrechung antithrombotischer Behandlung (Bridging) bei kardialen Erkrankungen – Positionspapier. Kardiologe 2010; 4: 365–374

[141] Horlocker TT, Wedel DJ, Rowlingson JC et al. Regional anesthesia in the patient receiving antithrombotic or thrombolytic therapy: American Society of Regional Anesthesia and Pain Medicine evidence-based guidelines. Reg Anesth Pain Med 2010; 35: 64–101

[142] Koscielny J, Beyer-Westendorf J, von Heymann C et al. Blutungsrisiko und Blutungsnotfälle unter Rivaroxaban. Periinterventionelles Hämostasemanagement. Hämostaseologie 2012; 32: 287–293

[143] Kozek-Langenecker SA, Fries D, Gütl M et al. Lokoregionalanästhesien unter gerinnungshemmender Medikation. Empfehlungen der Arbeitsgruppe Perioperative Gerinnung (AGPG) der Österreichischen Gesellschaft für Anästhesiologie und Intensivmedizin (ÖGARI). Anaesthesist 2005; 54: 476–484

[144] Luger TJ, Luger MF. Anästhesiologische Betreuung im orthogeriatrischen Co-Management. Perioperative Versorgung des geriatrischen Traumapatienten. Z Gerontol Geriatr 2016; 49: 237–255

[145] Pfanner G, Koscielny J, Pernerstorfer T et al. Präoperative Blutungsanamnese. Empfehlungen der Arbeitsgruppe Perioperative Gerinnung (AGPG) der Österreichischen Gesellschaft für Anästhesiologie und Intensivmedizin (ÖGARI). Anaesthesist 2007; 56: 604–611

[146] Poeran J, Rasul R, Suzuki S et al. Tranexamic acid use and postoperative outcomes in patients undergoing total hip or knee arthroplasty in the United States: retrospective analysis of effectiveness and safety. BMJ 2014; 349: g4829

[147] Pollack CV, Reilly AA, Eikelboom J et al. Idarucizumab for Dabigatran Reversal. N Engl J Med 2015; 373: 511–520

[148] Schinzel H, Johanning K, Koscielny J et al. Periinterventionelles Gerinnungsmanagement. Viszeralmedizin 2013; 29: 321–328

[149] Schlitt A, Jámbor C, Spannagl M et al. The perioperative management of treatment with anticoagulants and platelet aggregation inhibitors. Dtsch Arztebl Int 2013; 110: 525–532

[150] Thibault N, Morrill AM, Willett KC. Idarucizumab for reversing Dabigatran-induced anticoagulation: A systematic review. Am J Ther 2016; [Epub ahead of print]

[151] Waurick K, Riess H, Van Aken H et al. S 1-Leitlinie, Rückenmarksnahe Regionalanästhesien und Thromboembolieprophylaxe/antithrombotische Medikation, 3. überarbeitete Empfehlung der Deutschen Gesellschaft für Anästhesiologie und Intensivmedizin. Anästh Intensivmed 2014; 55: 464–492

[152] Weltermann A, Brodmann M, Domanovits H et al. Dabigatran in patients with atrial fibrillation: perioperative and periinterventional management. Wien Klin Wochenschr 2012; 124: 340–347

4.4 Einwilligungsfähigkeit und rechtliche Grundlagen

M. Gosch

> **Merke**
>
> Prinzipiell benötigt man für alle medizinischen Maßnahmen die Einwilligung des Patienten.

Der Patient als medizinischer Laie kann die Einwilligung immer nur nach einer ihm entsprechenden und für ihn verständlichen Aufklärung erteilen. Die Aufklärungspflicht ist eine Hauptpflicht des Arztes aus dem Behandlungsvertrag. Die Pflicht zur ordnungsgemäßen Aufklärung resultiert aus dem elementaren Selbstbestimmungsrecht, der Autonomie und der Entscheidungsfreiheit des Patienten. Diese Grundrechte des Patienten haben einen eindeutigen Vorrang vor der medizinischen Auffassung des behandelnden Arztes.

Der Patient muss rechtzeitig wissen, aus welchen Gründen welche medizinischen Maßnahmen mit ihm, mit welchen Mitteln und mit welchen Risiken und Folgen durchgeführt werden sollen. Je schwerwiegender die Maßnahme und das damit verbundene Risiko sind, desto umfangreicher müssen die Aufklärung und deren Dokumentation sein. Rechtlich schützt den Arzt erst die Einwilligung des Patienten vor einer strafbaren Handlung (entsprechend der aktuellen Rechtsprechung im deutschsprachigen Raum stellt jeder ärztliche Heileingriff tatbestandlich eine Körperverletzung dar). Die Aufklärung kann nur von einem Arzt vorgenommen werden (kein Delegieren an nicht ärztliches medizinisches Personal), der über die entsprechende Ausbildung und das Wissen über den geplanten operativen Eingriff verfügt (Sach- und Fachkenntnis). Theoretisch kann die Aufklärung auch mündlich erfolgen, sie muss aber dann umso ausführlicher dokumentiert werden. Verpflichtend sind dem Patienten Abschriften aller Unterlagen auszuhändigen, die er im Zusammenhang mit der Aufklärung und der Einwilligung unterschrieben hat. Der Patient ist über Alternativen der vorgeschlagenen Behandlung ausführlich zu informieren (Vor- und Nachteile, Risiken, zu erwartende Ergebnisse).

> **Merke**
>
> Es ist ausdrücklich geregelt, dass auch Einwilligungsunfähige nach Maßgabe ihrer Verständnismöglichkeiten über einen geplanten operativen Eingriff aufzuklären sind (§ 630a Abs. 5 BGB).

Unter Einwilligungsfähigkeit im medizinrechtlichen Sinne versteht man die Fähigkeit des Patienten, seine Einwilligung in eine ärztliche Heilbehandlung erteilen zu können. Die Einwilligungsfähigkeit liegt vor, wenn der Patient in der Lage ist, die Bedeutung und Tragweite seiner Entscheidung zu erkennen, angemessen zu beurteilen und danach zu handeln. Bei einer geistig gesunden Person über 18 Jahre ist dies der Fall. Davon zu unterscheiden ist die Geschäftsfähigkeit. Geschäftsfähigkeit bedeutet, dass man rechtlich wirksam Geschäfte abschließen kann.

Um wirksam zu sein, muss die Einwilligung des Patienten darüber hinaus selbstverständlich frei von jeglichen Willensmängeln sein. Der Patient darf sie also weder aufgrund einer Dramatisierung, Drohung noch einer Täuschung (z. B. Vorenthalten von Informationen bezüglich Risiken, konservativen Behandlungsoptionen, Erweiterung der operativen Maßnahmen und des zu erwartenden Ergebnisses) abgegeben haben.

Bei geriatrischen Patienten mit kognitiven Störungen kann es durchaus schwierig sein, die Einwilligungs- und Geschäftsfähigkeit zu beurteilen. Da die Aufklärung stets demjenigen zuteilwerden muss, der wirksam in eine Behandlung einzuwilligen hat, muss sich der Arzt bei jedem Patienten kritisch fragen, ob dieser die Einsichtsfähigkeit in die jeweilige Maßnahme besitzt. Bestehen Zweifel oder liegt diese nicht vor (etwa bei bewusstlosen, nicht ansprechbaren, psychisch kranken, deliranten oder dementen Patienten), ist besondere Sorgfalt geboten.

Bei bewusstlosen Patienten sind jene Maßnahmen durchzuführen, die das Leben erhalten und schwerwiegende Gefahren abwenden. Im Einzelfall kann die Aufklärungspflicht gemildert sein oder gänzlich entfallen, wenn die Maßnahme keinen Aufschub duldet und andernfalls erhebliche Gefahren für die Gesundheit des Patienten drohen. Man kann hier von einer mutmaßlichen Einwilligung ausgehen. Dies bedeutet, dass weder eine ausdrückliche noch eine konkludente Einwilligung abgegeben wurde. Vielmehr wird angenommen, dass die Behandlung dem mutmaßlichen Willen des Patienten entspricht. In diesem Fall ist der Patient nachträglich aufzuklären. Weniger dringliche Eingriffe hingegen sind so lange zurückzustellen, bis der Patient aufgeklärt werden kann und seine Einwilligung erteilen (oder versagen) kann.

Hält der Arzt einen ansprechbaren Patienten für einwilligungsunfähig, muss die Einwilligung durch einen Betreuer erteilt werden, der vom Betreuungsgericht zu bestellen ist. Ist ein betreuter Patient in Bezug auf die konkret geplante ärztliche Maßnahme einwilligungsfähig, hat der Arzt den Patienten aufzuklären. Trifft beides nicht zu – der Patient ist nicht einwilligungsfähig und es wurde auch kein Betreuer bestellt –, so ist bei gefährlichen Untersuchungen, riskanten Behandlungen oder Eingriffen die Genehmigung des zuständigen Betreuungsgerichtes einzuholen.

> **Merke**
>
> Eine Betreuungs- oder Patientenverfügung kommt nur dann zum Tragen, wenn der Patient nicht mehr einwilligungsfähig ist.

Für den klinischen Alltag ergeben sich viele Fragen, die rechtlich allgemein nicht oder nur schwer zu klären sind. Die Beurteilung der Einwilligungsfähigkeit ist eine ärztliche Entscheidung und setzt entsprechende Erfahrung voraus. Aus rechtlicher Sicht macht es sicherlich Sinn, die ärztliche Beurteilung der Einwilligungsfähigkeit und auch das Ergebnis einer interdisziplinären Besprechung der individuellen Einwilligungsfähigkeit mit z. B. einem Psychiater oder Geriater, zu dokumentieren. Aufgrund des hohen Risikos eines postoperativen Delirs sollte eine primäre Beurteilung der Kognition und damit der Einwilligungsfähigkeit bei allen geriatrischen Patienten erfolgen. Besonders schwierig ist die Situation bei dementen Patienten. Kognitive Screeninginstrumente, wie der Mini-Cog oder der Uhrentest, können dem wenig erfahrenen Arzt eine wichtige Hilfe sein. In schwierigen Fällen sollte jedoch ein Facharzt für Psychiatrie hinzugezogen werden. Damit eine Einwilligung rechtswirksam ist, muss der Patient zumindest die grundlegenden Konsequenzen seiner Entscheidung abwägen können. So können auch Patienten mit Demenz noch einwilligungsfähig sein, sofern sie die oben erwähnten Bedingungen erfüllen.

Noch komplexer wird die rechtliche Lage, wenn man davon ausgeht, dass es sich in der Alterstraumatologie vielfach nicht primär um Notfalloperationen handelt, sondern um dringliche (Zeitfenster 24 Stunden), wie bei proximalen Femurfrakturen, und um elektive Operationen, wie proximale Humerusfrakturen und atraumatische osteoporotische Wirbelkörperfrakturen (ohne neurologische Beeinträchtigung). Demgegenüber steht der Qualitätsanspruch gerade z. B. hüftgelenknahe Frakturen innerhalb von 24 bis spätestens 48 Stunden zu operieren. Zudem sollte bei größeren Eingriffen ein Zeitraum von 24 Stunden zwischen Aufklärung und Durchführung der Operation gewahrt bleiben. Eine Aufklärung am Vorabend wird nach der aktuellen Rechtsprechung als zu kurz bewertet. Eine eindeutige rechtliche Klärung ist aktuell nicht möglich und es wird sie auch in Zukunft mit großer Wahrscheinlichkeit nicht geben. Manche rechtliche Rahmenbedingungen sind unscharf formuliert, sie lassen allerdings den behandelnden Ärzten einen Spielraum für individuelle Entscheidungen. Gerade in diesem Bereich kommt einer ausführlichen und schlüssigen Dokumentation entscheidende Bedeutung zu. Entscheidungen müssen retrospektiv nachvollziehbar, schlüssig und im Sinne einer optimalen Behandlung (lege artis) des Patienten sein. Auch in diesem Bereich ist eine enge Zusammenarbeit der Fachdisziplinen Unfallchirurgie, Geriatrie, Anästhesie und eventuell Psychiatrie vorteilhaft.

4.5 Anästhesieformen beim geriatrischen Frakturpatienten

M. F. Luger, M. Stichlberger, T. J. Luger

4.5.1 Voraussetzungen für die Wahl der Anästhesieform

Nach Diagnosestellung und Indikation zur Operation erfolgt auch beim geriatrischen Patienten die präoperative Untersuchung mit anästhesiologischer Risikoeinschätzung. Dabei muss, außer auf den aktuellen funktionellen Gesundheitszustand des Patienten, ein Augenmerk auf die Komorbiditäten gelegt werden [164]; [159]; [162]:

- kardiale Komorbiditäten, z. B.
  - koronare Herzkrankheit
  - Herzinsuffizienz
  - Rhythmusstörungen
- pulmonale Komorbiditäten, z. B.
  - COPD
  - Asthma
- renale Komorbiditäten, z. B.: Nierenersatztherapie
- zerebrovaskuläre und mentale Komorbiditäten, z. B.:
  - Schlaganfall
  - Demenz
  - Delir

Die Einschätzung des peri- und postoperativen anästhesiologischen Risikos setzt sich aus einer ausführlichen Anamnese (unter Einbeziehung der Komorbiditäten) wie auch einer eingehenden klinischen Untersuchung zusammen. Bei leichten Eingriffen und unauffälliger Anamnese, sowie altersgemäßer Leistungsfähigkeit (metabolisches Äquivalent [MET] ≥ 4) wird weder ein Basis- noch ein erweitertes Organfunktionsscreening als notwendig erachtet. Hingegen muss bei schweren Eingriffen und/oder auffälliger Anamnese je nach altersbedingter Leistungsfähigkeit (MET ≥ 4) zum Zwecke der Risikoquantifizierung eine erweiterte Diagnostik erfolgen. Dies kann unter anderem ein EKG, eine Spirometrie, eine Echokardiografie bei auffälligen Herzgeräuschen sowie eine Thorax-Röntgenaufnahme umfassen. Bei verminderter Leistungsfähigkeit (MET < 4) sind in Abhängigkeit vom Lee-Index die oben genannten Untersuchungen ebenso notwendig. Dieses strukturierte Vorgehen ermöglicht schlussendlich eine Klassifizierung (z. B. ASA Score) und weiterführend eine interdisziplinäre Optimierung des Patienten (▶ Tab. 4.3). Details sind in den jeweiligen Empfehlungen der verschiedenen Fachgesellschaften festgelegt [153]; [154]; [158].

Tab. 4.3 Auswahl einiger wichtiger Klassifizierungen der körperlichen Belastung und Leistungsfähigkeit des Patienten, um das perioperative kardiovaskuläre Risiko abschätzen zu können [153]; [154]; [158].

Klassifizierungen der Leistungsfähigkeit des Patienten		
MET[1]	Belastbarkeit	Mögliche Leistung/Aktivität
1–2	unzureichend, schlecht	leichte Hausarbeit, Alltagsereignisse (Essen, Trinken, Toilette) bewältigen
3		um das Haus oder in den Garten gehen, langsames Gehen in der Ebene
4		Treppensteigen (1 Stockwerk) oder auf Hügel gehen, leichte Hausarbeit
5–6		Gehen mit normaler Geschwindigkeit, kurze Laufstrecke, 2 Stockwerke
6–9		zügiges Gehen, > 2 Stockwerke, Kegeln, Golfen, Wandern
ASA-Klassifikation[2]	**Definition**	
I	gesunder Patient	
II	Erkrankung ohne Leistungseinschränkung	
III	Erkrankung mit Leistungseinschränkung	
IV	schwere Erkrankung: mit/ohne Operation ist das Leben des Patienten bedroht	
V	moribund, mit/ohne Operation Tod innerhalb von 24 h möglich	
Revised Cardiac Risk Index (Lee-Index)[3]	**Relatives Risiko (95 % Confidence Intervall)**	
Hochrisikooperation	2,6 (1,3; 5,3)	
ischämische Herzerkrankung, KHK, Zustand nach Herzinfarkt	3,8 (1,7; 8,2)	
Herzinsuffizienz (+/- Anamnese)	4,3 (2,1; 8,8)	
zerebrovaskuläre Erkrankung (transitorische ischämische Attacke, Apoplex; +/- Anamnese)	3,0 (1,3; 6,8)	
insulinpflichtiger Diabetes mellitus	1,0 (0,3; 3,8)	
Serum-Kreatinin > 2,0 mg/dl	0,9 (0,2; 3,3)	

[1]MET = metabolisches Äquivalent (O_2-Verbrauch beim gesunden Erwachsenen in Ruhe) – Mann: 1 MET = 3,5 ml/kg/min, Frau: 1 MET = 3,15 ml/kg/min; [2]ASA-Klassifikation, Klassifikation des patientenbezogenen Risikos der American Society of Anesthesiologists; [3]Lee-Index, Revised Cardiac Risk Index: Addition der unter Lee-Index genannten Variablen; je höher die Zahl, desto höher das perioperative Risiko; bei mehr als 3 Punkten ist das Risiko > 11 %.

Dies alles muss in die Wahl der Anästhesieform einfließen. Ein Abgleich mit dem operativen Risiko, wie z. B. Größe des Eingriffs, möglicher Blutverlust, ist zu beachten.

Bereits in der präoperativen Phase sind der postoperative Betreuungsort (Intensivstation oder Aufwachstation) und ein postoperatives Behandlungskonzept (z. B. Überwachung der Vitalfunktionen, Schmerztherapie, Gerinnungsmanagement, Infektionsprophylaxe) festzulegen. Bei all diesen Fragen können viele geriatrische Patienten von einem ortho-geriatrischen Komanagement profitieren, da die Behandlungsabläufe optimiert und dadurch das Zeitmanagement günstig beeinflusst werden [156]. Medikolegale Fragestellungen (z. B. gesetzliche Betreuung, Demenz) sind zu berücksichtigen [163].

4.5.2 Wahl des Anästhesieverfahrens

Prinzipiell sind Allgemeinanästhesie (AN), Regionalanästhesie (RA) und eine Lokalanästhesie mit Anästhesieüberwachung (LA mit Stand-by) bei geriatrischen Patienten je nach präoperativer Beurteilung und operativem Eingriff bzw. Verletzungsmuster unter Beachtung spezifischer Kontraindikationen anwendbar [163]; [161], [162]. Auch an ein erweitertes Anästhesiemanagement (z. B. Pulmonaliskatheter, PiCCO, Vigileo, kontinuierliche arterielle Druckmessung) ist zu denken, um eine optimale ärztliche Versorgung des Patienten sicherzustellen [163]; [161], [162]. Grundsätzlich gilt je nach Verletzungsmuster abzuwägen, welche Anästhesie mit welchem Monitoring für welchen geriatrischen Patienten am geeignetsten ist. Beispielsweise ist bei Patienten mit hüftgelenksnahen Frakturen und einer kardialen Anamnese (z. B. höhergradiges Klappenvitium) eine Spinalanästhesie oder, sofern diese nicht indiziert oder gewünscht ist, eine Allgemeinanästhesie unter kontinuierlicher arterieller Druckmessung und gegebenenfalls zentralen Gefäßzugängen angezeigt. Ein weiteres Beispiel wäre die Bevorzugung eines axillären Plexus bei Handverletzungen bei geriatrischen Patienten mit einer COPD.

Vor- und Nachteile der verschiedenen Verfahren

Allgemeinanästhesie: Die AN weist eine geringere Inzidenz von Hypotonien auf [161]; [165]; [166], jedoch sind als AN-typische Komplikationen (Inzidenz: 0,16 %), z. B. Aspirationspneumonie, Intubationsprobleme, Zahnschäden und Nebenwirkungen von Medikamenten, zu erwähnen [161]. Bronchopneumonien und das Delir oder die postoperative Konfusion treten häufiger als bei der RA auf [165]; [166].

Regionalanästhesie: Bei der RA liegen die Vorteile im besseren postoperativen Outcome, der geringeren Komplikationsrate (Delirium, fatale Pulmonalembolie, tiefe Beinvenenthrombose), weniger Hypoxien und geringeren Kosten [161]; [165]; [166]. Beispielsweise ist bei hüftgelenksnahen Operationen und großen nicht kardialen Operationen die Krankenhausmortalität (< 1 %) und die 1-Monats-Mortalität (< 8 %) bei einer RA geringer als bei der AN [165]; [166]. Die Vorteile der Regionalanästhesie gegenüber der Allgemeinanästhesie sind speziell bei geriatrischen Patienten mit hüftgelenksnahen Operationen zu erkennen. Ein weiterer Vorteil ist in der postoperativen Schmerztherapie mit einem RA-Verfahren zu sehen, z. B. interskalenäre Blocks, N.-femoralis-Blockade, rückenmarknahe Verfahren (Spinalanästhesie, Periduralanästhesie), wobei vor allem systemische Schmerzmittel, z. B. Opioide, eingespart werden können [155]; [160].

Als Nachteil einer RA sind Nervenschäden und eine erhöhte Gefahr einer systemischen Intoxikation anzumerken. Bei rückenmarknahen Verfahren sind der postpunktionelle Kopfschmerz und die sympathikolysebedingte Hypotonie zu erwähnen [161]; [165]; [166], wobei Letztere durch rechtzeitige Volumengabe und medikamentöse Therapie mit z. B. Norepinephrin oder Adrenalin gut therapierbar ist [163]; [158].

Lokalanästhesie mit Anästhesieüberwachung: Die LA mit Stand-by und ggf. adaptierter Analgosedierung ist bei kleineren traumatologischen Operationen der Extremitäten mit dem „Wide Awake Approach" zu erwägen [157].

> **Merke**
>
> Zusammenfassend kann gesagt werden, dass alle zur Verfügung stehenden Anästhesieformen beim geriatrischen Frakturpatienten anwendbar sind. Die Wahl der Anästhesie (AN vs. RA) erfolgt durch den Anästhesisten unter Beachtung der Präferenz des Patienten, wobei die präklinische Untersuchung, Komorbiditäten, die Risikoeinschätzung, mögliche perioperative Komplikationen sowie Vor- und Nachteile der gewählten Narkose mit einfließen müssen [161].

Literatur

[153] De Hert S, Imberger G, Carlisle J et al. Preoperative evaluation of the adult patient undergoing non-cardiac surgery: guidelines from the European Society of Anaesthesiology. Eur J Anaesth 2011; 28: 684–722

[154] Deutsche Gesellschaft für Anästhesiologie und Intensivmedizin, Deutsche Gesellschaft für Innere Medizin, Deutsche Gesellschaft für Chirurgie. Präoperative Evaluation erwachsener Patienten vor elektiven, nichtkardiochirurgischen Eingriffen – Gemeinsame Empfehlung der Deutschen Gesellschaft für Anästhesiologie und Intensivmedizin, der Deutschen Gesellschaft für Chirurgie und der Deutschen Gesellschaft für Innere Medizin. Anaesthesist 2010; 59: 1041–1050

[155] Herminghaus A, Löser S, Wilhelm W. Anästhesie bei geriatrischen Patienten, Teil 2: Anästhetika, Patientenalter und Anästhesieführung. Anaesthesist 2012; 61: 363–374

[156] Kammerlander C, Gosch M, Blauth M et al. The Tyrolean Geriatric Fracture Center, An orthogeriatric co-management model. Z Gerontol Geriat 2011; 44: 363–367

[157] Koegst WHH, Wölfle O, Thoele K, Sauerbier M. The „Wide Awake Approach" in Hand Surgery – A Comfortable Anaesthesia Method without a Tourniquet. Handchir Mikrochir Plast Chir 2011; 43: 175–180

[158] Lee Th, Marcantonio ER, Mangione CM et al. Derivation and prospective validation of a simple index for prediction of cardiac risk of major noncardiac surgery. Circulation 1999; 100: 1043–1049

[159] Luger MF, Müller S, Kammerlander C et al. Predictors of postoperative delirium in very old hip fracture patients – a retrospective analysis. Geriatr Orthop Surg Rehabil 2014a; 5: 165–172

[160] Luger TJ, Kammerlander C, Benz M et al. Peridural anesthesia or ultrasound-guided continuous 3-in-1 block: which is indicated for analgesia in very elderly hip fracture patients in the emergency department? Geriatr Orthop Surg Rehabil 2012; 3: 121–128

[161] Luger TJ, Kammerlander C, Gosch M et al. Neuroaxial versus general anaesthesia in geriatric patients for hip fracture surgery: Does it matter? Osteoporosis Int 2010; 21: S 555–572

[162] Luger TJ, Kammerlander C, Luger MF et al. Mode of anaesthesia, morbidity and outcome in geriatric patients. Z Gerontol Geriatr 2014b; 47: 110–124

[163] Luger TJ, Luger MF. Anästhesiologische Betreuung von Traumapatienten im orthogeriatrischen Co-Management. Anaesthesist 2017; 66: 375–392

[164] Mears SC, Kates SL. A guide to improving the care of patients with fragility fractures, Edition 2. Geriatr Orthop Surg Rehabil 2015; 6: 58–120

[165] Parker MJ, Handoll HHG, Griffiths R. Anaesthesia for hip fracture surgery in adults. Cochrane Database Syst Rev 2004; 4: CD000521

[166] Urwin SC, Parker MJ, Griffiths R. General versus regional anaesthesia for hip fracture surgery: a meta-analysis of randomized trials. Br J Anaesth 2000; 84: 450–455

5 Postoperative Phase

5.1 Schmerztherapie und medikamentöse Wechselwirkungen

M. Gosch

Schmerzen stellen ein häufiges Symptom in der Alterstraumatologie dar.

> **Merke**
>
> Eine suffiziente Schmerztherapie auf der Grundlage des WHO-Stufenschemas ist entscheidend für das Outcome der Patienten, wobei die Besonderheiten des geriatrischen Patienten berücksichtigt werden müssen.

Bei multimorbiden, geriatrischen Patienten stellt die pharmakologische Schmerztherapie häufig eine Erweiterung einer bereits bestehenden Medikation dar. Neben der Wirksamkeit der analgetischen Therapie gilt es hier besonders auf unerwünschte Arzneimittelwirkungen (UAW) und Interaktionen zu achten. Neben der Zahl der Medikamente sind es die mit dem Alterungsprozess einhergehenden pharmakodynamischen und -kinetischen Veränderungen, welche das Risiko einer UAW beim geriatrischen Patienten signifikant erhöhen.

5.1.1 Schmerzerfassung

Unbehandelter Schmerz ist ein Prädiktor für ein negatives Outcome. Die Schmerzerfassung ist bei jüngeren Patienten bereits schwierig, in der Alterstraumatologie stellt sie eine große Herausforderung dar. Es geht hier vor allem um eine adäquate Therapie, sowohl die ungenügende Therapie als auch der überschießende Einsatz von Analgetika haben negative Auswirkungen für den Patienten. Schmerz sollte neben Puls, Blutdruck, Temperatur und Bewusstsein als fünftes Vitalzeichen gewertet werden. Der unerkannte Schmerz ist der wichtigste Grund für eine insuffiziente analgetische Therapie. Dies trifft insbesondere auf Patienten mit einer kognitiven Beeinträchtigung zu. Diese Gruppe von Patienten bedarf daher eigener spezifischer Messverfahren.

Für Patienten ohne oder mit nur geringer kognitiver Beeinträchtigung eignen sich vor allem die Verbal Rating Scale, die Numeric Rating Scale sowie Visual Analog Scale [176]. Die Wahrnehmung von Schmerz und dessen Verarbeitung ist sehr subjektiv. In der klinischen Praxis hat es sich bewährt, Patienten konkret nach einem Mehrbedarf an Analgetika zu fragen. Die alleinige Messung des Schmerzes scheint hier zu kurz zu greifen.

Für Patienten mit kognitiven Beeinträchtigungen stehen eigene Messverfahren zur Verfügung. PAINAD und Dolo-plus sind Verfahren, welche primär auf einer Beobachtung des Patienten basieren [195]; [168]. Beide Verfahren eignen sich auch für Patienten mit einer fortgeschrittenen Demenz.

5.1.2 Pharmakologische Therapie

Nicht steroidale Antirheumatika

Nicht steroidale Antirheumatika (NSAR) stellen eine der Substanzgruppen mit einem besonders hohen Risiko für schwerwiegende UAW dar und sind daher beim geriatrischen Patienten als sehr problematisch, ja sogar als kontraindiziert anzusehen.

Das hohe gastrointestinale Blutungsrisiko unter NSAR ist bekannt. Obere gastrointestinale Blutungen können durch die begleitende Therapie mit Protonenpumpenblockern (PPI) reduziert werden. Das relative Risiko (RR) für eine gastrointestinale Blutung unter NSAR ohne Kombination mit einem PPI liegt bei 1,63 (95% CI 1,44–1,85), mit einer begleitenden PPI-Therapie lag das RR bei 1,07 (95% CI 0,82–1,39) und war nicht signifikant erhöht [186]. Neben dem Risiko für Blutungen aus dem oberen Gastrointestinaltrakt erhöhen NSAR auch das Blutungsrisiko im unteren Gastrointestinaltrakt. Etwa jede fünfte Blutung unter NSAR entsteht im unteren Gastrointestinaltrakt, das RR liegt bei 1,36 (95% CI 0,99–1,85) [186]. PPI haben keinen protektiven Effekt auf Blutungen aus dem unteren Gastrointestinaltrakt [183].

In Kombination mit weiteren gerinnungshemmenden Substanzen erhöht sich das Blutungsrisiko deutlich. Das höchste Blutungsrisiko wies die Kombination von Warfarin und Acetylsalicylsäure (ASS) auf (OR 6,48), gefolgt von anderen NSAR und Warfarin [171]. Eine aktuelle Studie zeigte bei über 60000 Patienten nach einem Myokardinfarkt sowohl eine signifikante Zunahme der Blutungen (RR 2,02, 95% CI 1,81–2,26) als auch der kardiovaskulären Ereignisse (RR 1,40, 95% CI 1,30–1,49) [190]. Ein ähnliches Ergebnis erbrachte eine Untersuchung bei Patienten mit Vorhofflimmern.

> **Vorsicht**
>
> Die Einnahme von NSAR führt bei geriatrischen Patienten zu einer signifikanten Zunahme sowohl von Blutungen als auch von Schlaganfällen [179].

Ebenfalls ein erhöhtes Blutungsrisiko weist die Kombination von NSAR und Antidepressiva aus der Gruppe der selektiven Serotonin-Wiederaufnahmehemmer (SSRI) auf. Als möglicher Wirkmechanismus für das erhöhte Blutungsrisiko unter SSRI wird eine Serotonindepletion in den Thrombozyten diskutiert. SSRI allein erhöhen das Blutungsrisiko auf das 2,4-Fache, in Kombination mit NSAR steigt das Risiko auf das über 6-Fache [181].

Neben der Blutungsgefahr sollte besonders der Effekt der NSAR auf die Nierenfunktion beachtet werden. Eine besonders problematische Kombination stellt die gemeinsame Verordnung von NSAR und ACE-Hemmern bzw. Sartanen dar. Beide Substanzgruppen beeinträchtigen die Autoregulation der Nieren und können ein Nierenversagen induzieren. Gerade ältere Patienten reagieren sehr sensibel auf nephrotoxische Effekte, ganz besonders bei einer häufig gleichzeitig bestehenden renalen Minderperfusion und Volumendepletion. In einer belgischen Untersuchung erhielten etwa 20% der Patienten über 80 Jahre diese problematische Kombination [192]. Es ist daher wenig überraschend, dass die Kombination aus NSAR und ACE-Hemmern bzw. Sartanen die häufigste Ursache für ein medikamenteninduziertes Nierenversagen bei älteren Patienten darstellt [167].

Das Risiko einer kardialen Dekompensation nach Gabe von NSAR steigt bei Patienten mit einer kardialen Vorerkrankung auf das 26-fache [185]. Nicht steroidale Antirheumatika führen zu einer Blutdrucksteigerung und so zu einer verminderten Wirkung antihypertensiver Substanzen, z. B. β-Blockern oder Diuretika [177].

Merke

Der Einsatz von NSAR in der Alterstraumatologie ist als außerordentlich problematisch anzusehen. In vielen Zentren wird auf den Einsatz komplett verzichtet. Der gelegentlich angeführte Vorteil der antiphlogistischen Wirkung kann – falls erwünscht – durch eine begleitende niedrig dosierte Glukokortikoidtherapie erreicht werden.

Paracetamol/Acetaminophen

Ausgehend vom angloamerikanischen Raum fand Paracetamol in den letzten Jahren eine große Verbreitung. Neben der oralen und rektalen Applikation steht die parenterale Anwendung als Kurzinfusion zur Verfügung. Die Wirksamkeit und Effektivität der parenteralen Gabe konnte für die postoperative Analgesie nachgewiesen werden [191]. Trotz der allgemeinen guten Verträglichkeit kommt es auch bei der Anwendung von Paracetamol zu UAW. Unter mehr als 2 g Paracetamol täglich kommt es zu einem erhöhten gastrointestinalen Blutungsrisiko um den Faktor 3,6 [174]. Paracetamol erhöht dosisabhängig das relative Mortalitätsrisiko auf 1,63 (95% CI 1,58–1,68), das RR für kardiovaskuläre Ereignisse auf 1,68 (95% CI 1,10–2,57) und das gastrointestinale Blutungsrisiko auf bis zu 1,49 (95% CI 1,34–1,66) [189]. Paracetamol führt ebenso wie NSAR zu einer Blutdrucksteigerung [173].

Ebenfalls zu beachten ist die Interaktion mit Cumarinen. So führt die gleichzeitige Einnahme nach 3–4 Tagen zu einem signifikanten Anstieg der INR mit einem daraus resultierenden erhöhten Blutungsrisiko [182].

Praxis

Für Paracetamol liegt die Tageshöchstdosis bei 4 g, ab 7 g droht ein Leberversagen. Aufgrund der vielen erhältlichen Kombinationspräparate mit Paracetamol sollten oral nur 2 g täglich verordnet werden.

Metamizol/Novaminsulfon

Metamizol ist der wichtigste Vertreter der Pyrazolone. Metamizol hat eine ausgeprägte analgetische, eine gute antipyretische, aber keine antiphlogistische Wirkung. Trotz der allgemein guten Verträglichkeit und der weiten Verbreitung wird im Zusammenhang mit Metamizol immer wieder von schwerwiegenden Nebenwirkungen berichtet. Zu nennen ist hier der allergische Schock oder Widerstandsverlustschock. Bei zu hoher Injektionsgeschwindigkeit kann es in seltenen Fällen (0,1–1%) durch die hohe Osmolarität der 50%igen Injektionslösung und die gleichzeitig muskulotrope-spasmolytische Wirkung an der glatten Muskulatur zur Ausbildung eines Schocks mit einem Mortalitätsrisiko von 25% kommen [180]. Es wird daher empfohlen, nicht mehr als 0,5 g Wirkstoff pro Minute am liegenden Patienten zu injizieren.

Des Weiteren besteht die Gefahr der Agranulozytose. Man unterscheidet 2 Formen [175]:
- Die Typ-1-Reaktion ist dosisunabhängig, allergisch bedingt und geht mit einer selektiven Schädigung der Granulozyten einher.
- Die Typ-2-Reaktion ist toxisch bedingt sowie zeit- und dosisabhängig.

Die Häufigkeit des Auftretens der Agranulozytose schwankt zwischen 0,56 pro 1 Mio. Einwohner (Spanien), 1,1 pro 1 Mio. exponierter Personen pro Behandlungswoche (Spanien, Bulgarien, Schweden, Israel, Ungarn, Deutschland, Italien) und 1:1439 nach längerer Einnahme (13 Tage, Schweden). Im Hinblick auf die regional unterschiedlichen Inzidenzzahlen der Agranulozytose durch Metamizol dürften neben verschiedenen Dosierungen genetische Faktoren eine Rolle spielen. Die Mortalität der durch Metamizol induzierten Agranulozytose ist relativ gering (9%). Die induzierte Leukopenie ist nach Absetzen meist reversibel [194].

Schwach wirksame Opioide

▶ **Tramadol.** Tramadol ist ein mittelstark wirksames Opioid, welches zur Therapie mittelstarker Schmerzen empfohlen wird. Die analgetische Potenz beträgt 1 Zehntel bis 1 Sechstel der Potenz des Morphins. Einige sehr häufige UAW sind Übelkeit und Erbrechen. In Kombination mit Benzodiazepinen kann es zu einer additiven ZNS-Dämpfung und Atempression kommen. Aufgrund der zentralen Wirkung weist Tramadol Interaktionen mit zahlreichen weiteren ZNS-wirksamen Substanzen auf. Tramadol besitzt eine serotonerge Wirkung. Die Kombination mit SSRI kann daher ein Serotoninsyndrom auslösen, insbesondere in hohen Dosen [178]. Die Kombinationen mit trizyklischen Antidepressiva sowie mit Risperidon führen zu einem erhöhten Krampfanfallsrisiko [169]. Die Auslösung eines Anfalls während der Behandlung mit psychotropen Wirkstoffen wird in hohem Maße durch die individuell ererbte Krampfschwelle eines jeden Patienten bestimmt. Diese Kombinationen sollten mit Vorsicht gegeben und bei Epileptikern oder Patienten mit einem Anfallspotenzial generell vermieden werden.

Ondansetron hat die Fähigkeit, spinale 5-HT 3-Rezeptoren zu blockieren und damit die analgetische Potenz von Tramadol zu mindern. Im Gegenzug führte eine Steigerung der Tramadol-Dosis in dieser Kombination zu verstärktem Erbrechen. Vermutlich handelt es sich um einen Gruppeneffekt der 5-HT 3-Rezeptoren.

Tramadol führt in Kombination mit Vitamin-K-Antagonisten, wie Warfarin, Acenocoumarol und Phenprocoumon, zu einer Erhöhung der INR/Prothrombinzeit. Sowohl zu Beginn als auch am Ende einer Tramadol-Verordnung sollte daher die INR bei antikoagulierten Patienten engmaschiger kontrolliert werden.

▶ **Tilidin.** In Deutschland steht mit Tilidin ein weiterer Vertreter der mittelstarken Opioide zur Verfügung. In Österreich ist Tilidin nicht zugelassen. Tilidin ist ein synthetisches Opioid mit einer vergleichbaren Indikation wie Tramadol, also für mittelstarke und starke Schmerzen. Tilidin hat ein erhebliches Suchtpotenzial und wird daher nur in Kombination mit Naloxon angeboten. Naloxon verhindert aufgrund des fehlenden First-Pass-Effekts eine Wirkung von Tilidin bei nicht oraler Anwendung. Auch Tilidin ist ein Prodrug und wird erst in der Leber über das CYP3A4 und CYP2C19 zu den wirksamen Metaboliten Nortilidin und Bisnotilidin verstoffwechselt. Entsprechend führen vor allem Inhibitoren des CYP3A4 (z. B. Clarithromycin, Verapamil) und des CYP2C19 (z. B. Pantoprazol, Omeprazol, Fluoxetin) zu einer Verminderung der analgetischen Wirkung. Durch die Kombination mit Naloxon sind die gastrointestinalen Nebenwirkungen im Vergleich zum Tramadol geringer ausgeprägt.

Stark wirksame Opioide

Die gleichzeitige Einnahme von anderen zentral dämpfenden Substanzen, wie Benzodiazepinen, Antidepressiva, Phenothiazinen, Hypnotika sowie auch Antihistaminika (mit sedativer Nebenwirkung), kann die sedierende Wirkung verstärken. Zu Therapiebeginn sollten Opioide mit einem Antiemetikum (Metoclopramid) und für die Dauer der Therapie mit einem Laxans kombiniert werden.

> **Merke**
>
> Grundsätzlich ist das Interaktionspotenzial der Opioide bei richtiger Anwendung als gering einzuschätzen.

Insbesondere gilt dies für Morphin und Hydromorphon sowie auch Tapentadol, wobei für letztere Substanz serotonerge Eigenschaften beschrieben werden. Bei einer eingeschränkten Nierenfunktion sollte primär Hydromorphon eingesetzt werden. Fentanyl und Hydromorphon stellen auch bei einer fortgeschrittenen Leberinsuffizienz (Bilirubin > 3 mg/dl oder Quick < 40 %) eine sichere Option dar (http://www.awmf.org)

Auch einzelne Antibiotika sind bei der analgetischen Therapie zu berücksichtigen. Linezolid hemmt neben der bakteriellen Proteinbiosynthese auch die Monoaminooxidase (MAO-Hemmung). Dies führt zu einer Erhöhung des zentralnervösen Serotoninspiegels. In Kombination mit Opioiden oder auch SSRI kann es über eine Potenzierung der opioiden und serotonergen Effekte zu lebensbedrohlichen Interaktionen kommen. Eine Kombination ist daher kontraindiziert. Nach Absetzen von Linezolid sollte ein Intervall von 2 Wochen vor Beginn einer Therapie mit Opioiden eingehalten werden.

Ähnlich wie bei Tramadol besteht in der Kombination von SSRI und Fentanyl die Gefahr des Auftretens eines Serotoninsyndroms [187]. Aufgrund ihres Metabolismus sollten Fentanyl und Buprenorphin nicht gleichzeitig mit CYP3A4-Inhibitoren verabreicht werden, dies sind z. B. Ritonavir, Itraconazol, Clarithromycin, Nelfinavir, Nefazodon, Verapamil, Diltiazem, Amiodaron, Erythromycin oder Cimetidin.

Trotz des eher geringen Interaktionspotenzials der Opioide bestehen sowohl bei Ärzten als auch bei Patienten Vorbehalte gegenüber einer Schmerztherapie mit Opioiden. Bei geriatrischen Patienten wird ein erhöhtes Risiko für Stürze, Infekte und das Delir diskutiert. Opioide finden sich auf der sog. FRID-(fall risk increasing drugs-) Liste. Allerdings sind die Daten nicht eindeutig. Das Sturzrisiko ist insbesondere in den ersten 4 Wochen nach Therapiebeginn erhöht – in der ersten Woche sogar um den Faktor 5 –, wobei der Effekt mit der Zeit abnimmt [193]. In der Langzeittherapie konnten auch gegenteilige Effekte beschrieben werden. Im Rahmen einer Studie an Pflegeheimbewohnern konnte gezeigt werden, dass eine

Opioidlangzeitherapie die Kognition, die Alltagsfunktionen, die psychische Verfassung sowie soziale Faktoren positiv beeinflussen konnte [196], bzgl. des Frakturrisikos ist die Datenlage widersprüchlich [184].

> **Merke**
>
> Im Hinblick auf Risiken wie Stürze, Obstipation, Pneumonien, gastrointestinale Blutungen, Nierenversagen, Delirium oder Depressionen kam es bei der Langzeittherapie unter Opioiden zu keinen signifikanten Änderungen. Prinzipien der Therapie, wie „start low, go slow", Gabe von Laxanzien sowie eine engmaschige Therapieobservanz sind allerdings erforderlich.

Allerdings erhöhen Opioide das Risiko, ein Delir zu entwickeln, um das Doppelte (RR 2,5, 95 % CI 1,2–5,2) [170]. Der immunsuppressive Effekt von Opioiden lässt sich zwar in vitro und tierexperimentell nachweisen, die Evidenz für klinisch relevante Effekte fehlt jedoch [188].

Literatur

[167] Baraldi A, Ballestri M, Rapana R et al. Acute renal failure of medical type in an elderly population. Nephrol Dial Transplant 1998; 13 Suppl 7: 25–29

[168] Basler HD, Huger D, Kunz R et al. Assessment of pain in advanced dementia. Construct validity of the German PAINAD. Schmerz 2006; 20: 519–526

[169] Boyd IW. Tramadol and seizures. Med J Austral 2005; 182: 595–596

[170] Clegg A, Young JB. Which medications to avoid in people at risk of delirium: a systematic review. Age Ageing 2011; 40: 23–29

[171] Delaney JA, Opatrny L, Brophy JM, Suissa S. Drug drug interactions between antithrombotic medications and the risk of gastrointestinal bleeding. CMAJ 2077; 177: 347–351

[172] Deutsche Schmerzgesellschaft et al. Empfehlungen der S 3-Leitlinie Langzeitanwendung von Opioiden bei nicht tumorbedingten Schmerzen – LONTS. 2015. AWMF-Register-Nr. 145/003. www.awmf.org/leitlinien/detail/II/145-003.html (Zugriffsdatum: 05.12.2017)

[173] Forman JP, Stampfer MJ, Curhan GC. Non-narcotic analgesic dose and risk of incident hypertension in US women. Hypertension 2005; 46: 500–507

[174] Gonzalez-Perez A, Rodriguez LA. Upper gastrointestinal complications among users of paracetamol. Basic Clin Pharmacol Toxicol 2006; 98: 297–303

[175] Gosch M, Bohmdorfer B, Benvenuti-Falger U et al. Polypharmacy and pain treatment. Wien Med Wochenschr 2010; 160: 286–292

[176] Hjermstad MJ, Fayers PM, Haugen DF et al. Studies comparing Numerical Rating Scales, Verbal Rating Scales, and Visual Analogue Scales for assessment of pain intensity in adults: a systematic literature review. J Pain Sympt Manag 2011; 41: 1073–1093

[177] Johnson AG. NSAIDs and increased blood pressure. What is the clinical significance? Drug Safety 1997; 17: 277–289

[178] Kesavan S, Sobala GM. Serotonin syndrome with fluoxetine plus tramadol. J Royal Soc Med 1999; 92: 474–475

[179] Lamberts M, Lip GYH, Hansen ML et al. Relation of nonsteroidal anti-inflammatory drugs to serious bleeding and thromboembolism risk in patients with atrial fibrillation receiving antithrombotic therapy: a nationwide cohort study. Ann Intern Med 2014; 161: 690–698

[180] Lampl C, Likar R. Metamizole (dipyrone): mode of action, drug-drug interactions, and risk of agranulocytosis. Schmerz 2014; 28: 584–590

[181] Loke YK, Trivedi AN, Singh S. Meta-analysis: gastrointestinal bleeding due to interaction between selective serotonin uptake inhibitors and non-steroidal anti-inflammatory drugs. Aliment Pharmacol Ther 2008; 27: 31–40

[182] Mahe I, Bertrand N, Drouet L et al. Interaction between paracetamol and warfarin in patients: a double-blind, placebo-controlled, randomized study. Haematologica 2006; 91: 1621–1627

[183] Nagata N, Niikura R, Aoki T et al. Effect of proton-pump inhibitors on the risk of lower gastrointestinal bleeding associated with NSAIDs, aspirin, clopidogrel, and warfarin. J Gastroenterol 2015; 50: 1079–1086

[184] O'Neil CK, Hanlon JT, Marcum ZA. Adverse effects of analgesics commonly used by older adults with osteoarthritis: focus on non-opioid and opioid analgesics. Am J Geriatr Pharmacother 2012; 10: 331–342

[185] Page J, Henry D. Consumption of NSAIDs and the development of congestive heart failure in elderly patients: an underrecognized public health problem. Arch intern Med 2000; 160: 777–784

[186] Rahme E, Barkun A, Nedjar H et al. Hospitalizations for upper and lower GI events associated with traditional NSAIDs and acetaminophen among the elderly in Quebec, Canada. Am J Gastroenterol 2008; 103: 872–882

[187] Rang ST, Field J, Irving C. Serotonin toxicity caused by an interaction between fentanyl and paroxetine. Canad J Anaesthes 2008; 55: 521–525

[188] Rittner HL, Roewer N, Brack A. The clinical (ir)relevance of opioid-induced immune suppression. Curr Opin Anaesthesiol 2010; 23: 588–592

[189] Roberts E, Delgado Nunes V, Buckner S et al. Paracetamol: not as safe as we thought? A systematic literature review of observational studies. Annal Rheum Disea 2016; 75: 552–559

[190] Schjerning Olsen AM, Gislason GH, McGettigan P et al. Association of NSAID use with risk of bleeding and cardiovascular events in patients receiving antithrombotic therapy after myocardial infarction. JAMA 2015; 313: 805–814

[191] Sinatra RS, Jahr JS, Reynolds L et al. Intravenous acetaminophen for pain after major orthopedic surgery: an expanded analysis. Pain Pract 2012; 12: 357–365

[192] Smets HLE, De Haes JFF, Swaef A et al. Exposure of the elderly to potential nephrotoxic drug combinations in Belgium. Pharmacoepidemiol Drug Safety 2008; 17: 1014–1019

[193] Soderberg KC, Laflamme L, Moller J. Newly initiated opioid treatment and the risk of fall-related injuries. A nationwide, register-based, case-crossover study in Sweden. CNS Drugs 2013; 27: 155–161

[194] The International Agranulocytosis and Aplastic Anemia Study. Risks of agranulocytosis and aplastic anemia. A first report of their relation to drug use with special reference to analgesics. JAMA 1986; 256: 1749–1757

[195] Warden V, Hurley AC, Volicer L. Development and psychometric evaluation of the Pain Assessment in Advanced Dementia (PAINAD) scale. J Am Med Direct Assoc 2003; 4: 9–15

[196] Won A, Lapane KL, Vallow S et al. Long-term effects of analgesics in a population of elderly nursing home residents with persistent nonmalignant pain. J Gerontol A Biol Sci Med Sci 2006; 61: 165–169

5.2 Delir

C. J. Löffel

Ein Delir ist eine häufige Komplikation des geriatrischen Patienten im Klinikalltag, egal in welchem medizinischen Fachbereich. Die Chirurgie im Allgemeinen und die Unfallchirurgie im Speziellen sind insofern besonders davon betroffen, weil Traumata, Schmerzen und Operationen sowie damit zusammenhängende pflegerische und medikamentöse Maßnahmen ein Delir auslösen können.

5.2.1 Definition des Delirs

Das Delir entsteht aus einer akuten, häufig fluktuierenden Funktionsstörung des Gehirns. Es gehört zu den organisch begründbaren psychischen Erkrankungen. Das Delir ist gekennzeichnet durch kognitive Störungen, Beeinträchtigungen der Vigilanz sowie produktive psychische Symptome, wie Halluzinationen und Wahnvorstellungen. Außerdem kommt es auch zu psychomotorischen Auffälligkeiten, wie erheblicher Unruhe aber auch zu reduzierter Motorik. Diese Symptomatik ist prinzipiell reversibel [197].

Dementsprechend unterscheidet man anhand der Symptomatik 3 Formen:
- das hyperaktive Delir mit erheblicher Unruhe und Aktivität des Patienten
- das hypoaktive Delir mit reduzierter Motorik bzw. reduzierter Vigilanz
- das fluktuierende Delir mit abwechselnder Unruhe und Inaktivität

Nach einer Untersuchung sind Delirien bei geriatrischen Patienten zu 55 % vom fluktuierenden Typ, 43,5 % vom hypoaktiven und nur 1,5 % vom hyperaktiven Typ [202]. Einer Studie von Young und Inouye [203] zufolge werden mehr als 50 % der Delirien nicht erkannt. Dabei ist am häufigsten die hypoaktive Form betroffen.

Wichtig ist, dass man ein Entzugsdelir bei Alkohol- oder Drogenabhängigen streng vom Delir beim älteren Menschen unterscheidet, wobei man immer bedenken sollte, dass auch beim geriatrischen Patienten eine Entzugssymptomatik dem Delir zugrunde liegen kann. Im Folgenden soll jedoch speziell auf das „Altersdelir" im eigentlichen Sinne eingegangen werden.

Das „Altersdelir" hat eine Häufigkeit von 14–56 % bei der stationären Behandlung. Dabei liegt aufgrund der vielen nicht erkannten Fälle eine hohe Dunkelziffer vor. Dass es sich beim Delir um eine schwerwiegende Erkrankung handelt, zeigt eine Mortalitätsrate von 25–33 % [197]. Damit zeigt das Delir in etwa die Mortalität wie ein Myokardinfarkt.

In der Regel liegt die Dauer eines Delirs zwischen Stunden bis hin zu 14 Tagen. In einigen Fällen kann es auch mehrere Monate anhalten.

5.2.2 Delirprophylaxe

Aufgrund der Häufigkeit und der Mortalitätsrate ist es sehr wichtig, Risikopatienten frühzeitig zu erkennen und durch eine intensive perioperative Betreuung ein Delir möglichst zu vermeiden. Es gibt folgende Risikofaktoren für ein Delir:
- hohes Alter (und sehr niedriges)
- Demenz und vorbestehende kognitive Einschränkungen
- vorbestehende Hirnschädigung
- Multimorbidität und Multimedikation
- Sehbehinderung
- Schwerhörigkeit
- Dehydratation und Elektrolytstörungen
- Infektionen
- Stoffwechselentgleisungen
- Morbus Parkinson oder Multisystematrophie
- Therapie mit Anticholinergika
- Fixierung
- Schlafmangel
- zentral wirksame Schmerzmedikation

Wie bereits angesprochen, ist die primäre Zielsetzung, ein Delir zu vermeiden. Eine der wichtigsten Maßnahmen ist die frühzeitige Einbindung eines Geriaters in die Behandlung eines Risikopatienten, idealerweise schon präoperativ. Dieser achtet dabei auf vorbestehende kognitive Defizite (soweit in der Akutsituation möglich) und auf wichtige Vorerkrankungen. Die Medikation muss auf Interaktionen und adäquate Dosierung überprüft und ggf. angepasst werden. Auffälligkeiten in den Laborwerten, insbesondere Elektrolytstörungen oder Hinweise auf Infektionen, müssen erkannt und möglichst präoperativ behandelt werden – soweit dies möglich ist. Anticholinerge Medikamente sind zu vermeiden.

Idealerweise haben Risikopatienten eine feste Bezugsperson (One-Face-Strategie), d. h. sie sollten nach Möglichkeit von denselben Pflegekräften und demselben Arzt betreut werden. In einigen Krankenhäusern begleitet ein und dieselbe Pflegeperson den delirgefährdeten Patienten von der Aufnahme bis zum Operationstisch und ist auch beim Aufwachen aus der Narkose bei ihm. Dies stellt den Idealfall einer One-Face-Strategie dar, ist aber leider in vielen Krankenhäusern so nicht umsetzbar. Vertraute Angehörige sollten dazu motiviert werden, den Patienten so oft wie nur möglich zu besuchen, ggf. auch im Patientenzimmer zu übernachten.

Des Weiteren sind häufige Zimmer- oder Stationswechsel zu vermeiden. Auch dies ist oft nicht möglich, weil gerade die delirgefährdeten Patienten häufig auch internistische Risiken aufweisen und oftmals postoperativ intensivmedizinisch betreut werden müssen. Der Aufenthalt auf der Intensivstation sollte jedoch so kurz wie irgendwie vertretbar gehalten werden, weil gerade eine Intensivstation für den Delirrisikopatienten einen besonderen Stressfaktor bedeutet. Ebenso sind akustische und visuelle Störquellen, z. B. piepsende Geräte oder Blinklichter, zu vermeiden. Bettgitter und vor allem die Fixierung sollten – soweit irgendwie möglich – vermieden werden. Alternativ kann der Patient zu Beispiel mit Sensormatten überwacht werden oder in Niederflorbetten schlafen. Selbst eine Matratze am Boden ist besser als jede Fixierung.

Alle Arten von Zugängen (Urindauerkatheter, intravenöse und zentralvenöse Katheter, Monitoringkabel) sollten bei jeder Visite kritisch hinterfragt und so bald wie möglich wieder entfernt werden. Auch die möglichst frühe Mobilisation unter Vollbelastung hilft, ein Delir zu verhindern. Wenn von chirurgischer Seite keine Einwände bestehen, findet diese idealerweise am ersten postoperativen Tag statt.

Eine wichtige Grundregel ist es, beim delirgefährdeten Patienten die Wahrnehmung und die Orientierung zu fördern. Dazu gehört eine verständliche und möglichst einfache Kommunikation mit dem Patienten, die durch die behandelnden Ärzte, das Pflegepersonal, Angehörige, Seelsorger oder Besuchsdienste erfolgen kann. Große Uhren und Kalender im Blickfeld des Patienten sind wichtig zur zeitlichen Orientierung. Ebenso ist dringend darauf zu achten, dass Patienten mit Hör- oder Sehhilfen diese auch zur Verfügung haben und auch benützen.

Fallbeispiel

Eine 86-jährige Frau mit milden kognitiven Defiziten hatte sich nach Absprache mit ihrem Sohn entschieden, in ein Pflegeheim in seiner Nähe umzuziehen. Kurz nach dem Umzug entwickelte sie Halluzinationen, einen gestörten Tag-Nacht-Rhythmus, war desorientiert und zeigte eine fluktuierende Symptomatik. Dieser delirante Zustand wurde nicht erkannt und die Patientin sprang, wohl im Rahmen einer Wahrnehmungsstörung, vom Balkon und zog sich multiple Frakturen zu. Auch präoperativ wurde das Delir nicht diagnostiziert. Erst postoperativ wurde wegen hyperaktiver Phasen und Orientierungsstörungen schließlich die Geriaterin zurate gezogen. Nach Optimierung der Medikation, Ausgleich der Elektrolyte und Behandlung eines Harnwegsinfekts besserte sich der Zustand der Patientin. Nachdem die Brille der Patientin in ihrer Wohnung geblieben war, die nach dem Unfall von der Polizei versiegelt wurde, waren intensive Gespräche mit Polizei und Angehörigen nötig, damit die Patientin ihre Sehhilfe erhalten konnte. Die dadurch wiederhergestellte Orientierung leitete eine rasche und beeindruckende Besserung des Delirs ein.

Merke

Die Delirprophylaxe ist bei Risikopatienten ein wichtiges Maßnahmenpaket, um ein Delir perioperativ zu vermeiden. Dazu gehören neben der frühzeitigen geriatrischen Expertise auch das Vermeiden von häufigen Orts- und Personenwechseln, die Optimierung der Medikation und die Vermeidung aller Stressfaktoren. Die häufige und verständliche Kommunikation mit dem Patienten als auch die Förderung von Wahrnehmung und Orientierung sind essenzielle Maßnahmen zur Vermeidung eines Delirs. Bewegungsbeschränkende Maßnahmen (Bettgitter, Fixierung) sollten um jeden Preis vermieden werden.

5.2.3 Diagnostik des Delirs

Wenn man das Delir nicht vermeiden konnte, wie erkennt man es dann, wenn es aufgetreten ist? Die Hälfte der deliranten Zustände wird – wie bereits beschrieben – nicht erkannt [197].

Gemäß der Leitlinie bestehen folgende Diagnosekriterien:
- veränderte Bewusstseinslage
- Unaufmerksamkeit
- Desorientierung
- Halluzination, Wahnvorstellung oder Psychose
- psychomotorische Erregung oder Retardierung
- unangemessene Sprechweise/Sprache oder Gemütszustand
- Störung des Schlaf-Wach-Rhythmus
- wechselnde Symptomatik

Die Diagnose ist gestellt, wenn mindestens 4 dieser Kriterien erfüllt sind.

Ein Problem bei diesen Kriterien liegt darin, dass man den Patienten kennen sollte, um zu wissen, wie er sich vor der Einlieferung bzw. dem traumatischen Ereignis verhalten hat. Hier können jedoch in der Regel die Angehörigen weiterhelfen. Das zweite Problem liegt beim hypoaktiven Patienten, weil man hier meistens keine oder nur wenige Antworten erhält.

Es gibt für das Delir ein Assessment, das gerade dem unerfahrenen Arzt helfen kann, zur richtigen Diagnose zu gelangen. Das derzeit beste Tool ist die CAM-ICU (Confusion Assessment Method for the Intensiv Care Unit) in Verbindung mit der Richmond Agitation-Sedation Scale (RASS) (▶ Abb. 5.1; ▶ Tab. 5.1).

Dabei ist die CAM-ICU ein einfaches und bewährtes Instrument, ein Delir festzustellen. Nach einer Studie von Köcher (2012) liegt die Sensitivität bei 90 % und die Spezifität bei 100 %, d. h. auch hier gibt es eine Dunkelziffer von nicht entdeckten Delirien, diese beträgt aber „nur" ca. 10 %. Die Richmond Agitation-Sedation Scale ist eine Skala für den Grad des Bewusstseins und berücksichtigt damit auch die Unterscheidung zwischen hypoaktivem

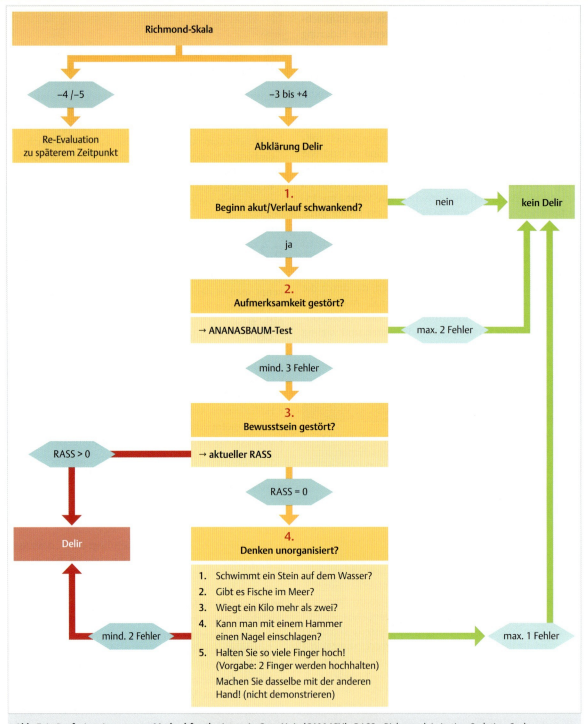

Abb. 5.1 Confusion Assessment Method for the Intensiv Care Unit (CAM-ICU). RASS = Richmond Agitation-Sedation Scale.

und hyperaktivem Delir. Im Prinzip helfen diese Instrumente, die o. g. Diagnosekriterien abzufragen.

Aber auch hier stellt sich das grundlegende Problem, dass der behandelnde Arzt an ein Delir denken muss. Darum ist es überlegenswert, ob man die CAM-ICU nicht als routinemäßige Screeningmethode auf einer alterstraumatologischen Station postoperativ einsetzt, um die Anzahl der unentdeckten Delirfälle zu senken und eine schnelle und adäquate Behandlung zu ermöglichen.

Die wichtigsten Differenzialdiagnosen zum Delir sind ein demenzielles Syndrom und – insbesondere bei der hypoaktiven Form – eine Depression. Im Stationsalltag

Tab. 5.1 Richmond Agitation-Sedation Scale (RASS).

Score	Bezeichnung	Beschreibung
+4	streitlustig	offenkundig aggressives und gewalttätiges Verhalten, unmittelbare Gefahr für das Personal
+3	sehr agitiert	zieht oder entfernt Schläuche oder Katheter, aggressiv
+2	agitiert	häufige ungezielte Bewegung, atmet gegen das Beatmungsgerät
+1	unruhig	ängstlich, aber Bewegungen nicht aggressiv oder lebhaft
0	aufmerksam und ruhig	–
–1	schläfrig	nicht ganz aufmerksam, aber erwacht (Augen öffnen/Blickkontakt) anhaltend bei Ansprache (> 10 s)
–2	leichte Sedierung	erwacht kurz mit Blickkontakt bei Ansprache (< 10 s)
–3	mäßige Sedierung	Bewegung oder Augenöffnung bei Ansprache (aber ohne Blickkontakt)
–4	tiefe Sedierung	keine Reaktion auf Ansprache, aber Bewegung oder Augenöffnung durch körperlichen Reiz
–5	nicht erweckbar	keine Reaktion auf Ansprache oder körperlichen Reiz

erlebt man immer wieder, dass die Diagnosen Demenz und Delir oft vertauscht oder ein Delir unreflektiert als Demenz an die Angehörigen weitergegeben wird. Es sollte dringend darauf geachtet werden, solche übereilten Mitteilungen zu vermeiden, weil für die Angehörigen eine Demenzdiagnose eine emotionale Herausforderung darstellt, die für alle Beteiligten massive Konsequenzen nach sich zieht. Dagegen wird die Diagnose Delir wegen der zeitlichen Limitierung von Angehörigen gut aufgenommen – wenn man sie adäquat erläutert.

> **Vorsicht**
>
> Nicht wenige delirante Patienten werden wegen eines als Demenz fehldiagnostizierten Delirs in ein Pflegeheim überführt.

Weitere Differenzialdiagnosen sind ZNS-Infektionen oder -Blutungen, metabolische Entgleisungen (z. B. Hyper-/Hypoglykämie), Hypoxie, Hypovolämie, Harnverhalt, Entzugsdelir (Alkohol, Drogen) oder eine medikamentös induzierte Psychose.

Wenn der behandelnde Arzt die Verdachtsdiagnose eines Delirs stellt, sollte möglichst frühzeitig ein Geriater hinzugezogen werden. Dabei geht es neben der Bestätigung der Diagnose auch um die Suche nach behandelbaren Ursachen:

- Flüssigkeitshaushalt: Es muss immer ein akuter Harnverhalt ggf. sonografisch ausgeschlossen werden. Wenn sich klinisch eine Exsikkose zeigt, muss Flüssigkeit substituiert werden. Auf eine ausreichende orale Flüssigkeitszufuhr sollte schon im Rahmen der Delirprophylaxe geachtet werden, im akuten Zustand ist eine parenterale Zufuhr unumgänglich. Cave: Viele geriatrische Patienten haben eine bekannte oder unbekannte Herzinsuffizienz. Deshalb sollte immer vorsichtig substituiert und auf Zeichen einer kardialen Dekompensation geachtet werden.
- Schmerzen: Es sollte evaluiert werden, ob der Patient nicht unzureichend behandelte Schmerzen hat, die den deliranten Zustand auslösen. Ggf. ist die Schmerztherapie zu optimieren.
- Hypoxie: Zum Ausschluss einer bestehenden Hypoxie ist die Bestimmung der Sauerstoffsättigung notwendig. Ggf. ist eine arterielle Blutgasanalyse zur Ergänzung angezeigt. Bei einer Hypoxie ist nach der Ursache zu forschen.
- Myokardinfarkt: Ein Ruhe-EKG gibt Hinweise auf einen Myokardinfarkt, der beim betagten Menschen ein Delir auslösen kann. Ggf. sollten auch die Laborparameter für eine Myokardläsion bestimmt werden.
- Diabetes: Eine diabetische Entgleisung kann durch Messung des Blutzuckers ausgeschlossen werden.
- Elektrolyte: Elektrolytstörungen (Hyponatriämie, Hypokaliämie, Hyperkalzämie) werden laborchemisch nachgewiesen und die Elektrolyte müssen ggf. vorsichtig substituiert werden.
- Schilddrüse: Durch Bestimmung des TSH (Thyreoidea stimulierendes Hormon) kann eine hyper- oder hypothyreote Stoffwechsellage ausgeschlossen werden.
- Infektionen: Der Patient ist klinisch zu untersuchen, ob sich Hinweise auf Infektionen (z. B. Wundinfektionen, Pneumonie, Meningoenzephalitis, Harnwegsinfekt) zeigen. Die Körpertemperatur sollte gemessen werden und laborchemisch sind die Entzündungsparameter sowie das Blutbild zu bestimmen. Ein Urinstatus sollte bestimmt werden, um einen Harnwegsinfekt auszuschließen. Bei Verdacht auf eine Infektion schließen sich ggf. weitere Untersuchungen an (Röntgenbild der Lunge, Sonografie des Abdomens, Liquorpunktion).
- Sucht: Soweit nicht schon im Rahmen der Delirprophylaxe erfolgt, ist eine Suchterkrankung (z. B. durch Befragung der Angehörigen oder des Hausarztes) auszuschließen, da es sich beim Delir dann um eine Entzugssymptomatik handeln könnte. Dabei ist an eine Alkoholabhängigkeit, aber vor allem auch an eine Abhängigkeit von Tranquilizern und Hypnotika (z. B. Benzodiazepine, Zolpidem, Zopiclon) zu denken.

- **Medikamente:** Die Medikation ist unbedingt auf delirogene Substanzen zu überprüfen, insbesondere Medikamente, die erst vor Kurzem angesetzt wurden. Auch Arzneimittelinteraktionen können ein Delir verursachen. Des Weiteren sind Intoxikationen (z. B. Digitalispräparate, Lithium) auszuschließen. Wichtige delirogene Medikamente:
  - bestimmte Antibiotika (z. B. Gyrasehemmer, Gentamycin, Isoniazid)
  - Beruhigungsmittel (Benzodiazepine: paradoxe Reaktion!)
  - Parkinson-Medikamente (Dopaminagonisten)
  - Kortikosteroide
  - Antiepileptika
  - H2-Blocker
  - Urologika, Inkontinenzmedikamente
  - Digitalis, Diuretika, Catecholamine
  - Antihistaminika
  - Antihypertensiva (Clonidin, Hydralazin, Propranolol, Reserpin)
  - Opiate
  - Lithium
  - NSAR
- **Blutungen:** Mit einer Computertomografie oder einer Magnetresonanztomografie ist eine intrazerebrale Blutung oder auch ein ischämisches Geschehen auszuschließen, wenn klinisch der Verdacht besteht oder alle anderen Ursachen bisher ohne wegweisendes Ergebnis blieben. Gerade beim Alterstraumapatienten muss immer auch an die Möglichkeit eines Schädel-Hirn-Traumas gedacht werden.

> **Fallbeispiel**
>
> Eine Unfallchirurgin bat den Geriater bei einer 76-jährigen Patientin mit einer proximalen Humerusfraktur um Unterstützung, weil diese desorientiert, „komisch" und kaum zu mobilisieren sei. Nach gemeinsamer Durchsicht der Befunde und Medikamente fiel eine Medikation mit Lithium wegen einer Depression auf. Der Lithium-Spiegel wurde bestimmt und zeigte eine Intoxikation mit Lithium. Das Medikament wurde pausiert und die Patientin war bald darauf wieder voll orientiert und aktiv. Sie konnte mit einem ambulanten Pflegedienst wieder zurück in ihr häusliches Umfeld entlassen werden. Es wurde im Entlassbrief empfohlen, dass eine Umstellung der Lithium-Medikation vom behandelnden Psychiater dringend überlegt werden sollte.

> **Merke**
>
> Mit der Diagnose eines Delirs beginnt erst die Suche nach der Ursache im diagnostischen Ausschlussverfahren. Dieses muss in der Alterstraumatologie im Teamwork von Unfallchirurg und Geriater erfolgen. Das Delir gehört zu den organisch begründeten psychischen Erkrankungen und stellt damit nur das Leitsymptom für eine andere Ursache dar.

5.2.4 Therapie des Delirs

Allgemeine Therapie

Die Grundlagen der Therapie bilden allgemeine, nicht medikamentöse Maßnahmen und die Behandlung der Ursache. Allerdings sieht die Praxis meist anders aus: Der zuständige Arzt wird vom Pflegepersonal verständigt, weil ein Patient schreit und unruhig ist. Reflexartig wird dann eine medikamentöse Sedierung durchgeführt, möglicherweise noch dazu mit einem ungeeigneten Medikament, das dann das Delir verlängert.

Diesen Reflex gilt es im Interesse des Patienten zu durchbrechen. Wer einmal mit einem Patienten gesprochen hat, der ein Delir durchgemacht hat, versteht, dass dieses Ereignis einen enormen Albtraum für ihn darstellt und emotional von großer Angst geprägt ist.

Deshalb gilt der Grundsatz: Wenn wir ein Delir nicht vermeiden können, sollten wir es so bald wie möglich beenden. Eine medikamentöse Therapie beendet es nicht, es macht das Delir nur für die Umgebung erträglicher. Das ist vergleichbar mit einem fieberhaften Infekt. Wenn man das Fieber senkt, behandelt man ein Symptom, aber heilt damit nicht den Infekt.

Die richtige Behandlungsstrategie soll im Folgenden dargestellt werden:
- Die wichtigste Maßnahme ist die Suche nach der Ursache und die Behandlung derselben, wie dies ausführlich in Kap. 5.2.3 dargestellt wurde.
- Der Patient muss eng betreut und überwacht werden. Dabei ist wichtig, dass dies möglichst von denselben Ärzten und Pflegepersonen durchgeführt wird. Auch enge und vertraute Angehörige sollten in die Betreuung mit einbezogen werden. Ein Stationswechsel sollte nach Möglichkeit vermieden werden.
- Eine ausreichende Sauerstoffsättigung muss gewährleistet werden.
- Der Patient ist vor Reizüberflutung zu schützen, d. h. zum Beispiel keine Blinklichter oder piepsenden Geräte. Auch unruhige Zimmergenossen können einen Stressfaktor darstellen.
- Es sollte versucht werden, den Tag-Nacht-Rhythmus wiederherzustellen. Die meisten deliranten Patienten sind nachts aktiv und untertags schläfrig oder hypoaktiv. Dies kann z. B. durch helle Beleuchtung untertags und komplette Abdunklung und möglichst wenig Stö-

rung nachts erfolgen. Auch einfache Beschäftigungen (z. B. durch das Pflegepersonal, Physio- und Ergotherapie) kann helfen, den Patienten untertags wach zu halten, damit er nachts schläft.
- Selbst- und Fremdgefährdung sollten ausgeschlossen werden. Sollte ein Patient beginnen, sich wichtige Orthesen oder Katheter zu entfernen, sollte primär überlegt werden, ob man nicht auch darauf verzichten kann. Sollten sie unverzichtbar sein und der Patient sich durch sein Handeln schwerwiegend gefährden, sind medikamentöse und/oder bewegungseinschränkende Maßnahmen indiziert, wenn der Patient nicht anderweitig zu beruhigen ist. Dasselbe gilt auch, wenn der Patient fremdaggressive Tendenzen (z. B. gegen das Pflegepersonal oder andere Patienten) zeigt. Die Indikation zu diesen Maßnahmen ist jedoch streng zu stellen, denn jede erzwungene Bewegungseinschränkung unterhält das Delir. Wenn ein Patient z. B. friedlich auf der Station herumwandelt, sollte man dem nachgeben und sein Handeln lediglich beobachten, soweit dies von chirurgischer Seite keine Gefährdung für den Heilungsprozess darstellt.
- Wenn alle diese Maßnahmen nicht zu einer Besserung führen oder eine Selbst- bzw. Fremdgefährdung besteht, kann eine medikamentöse Therapie durchgeführt werden.

Medikamentöse Therapie des Delirs

Laut Leitlinie ist das Mittel der Wahl Haloperidol. Die Initialdosis beträgt 1 mg oral bei älteren Patienten und die Einnahme kann alle 8 h erfolgen. Die tägliche Gesamtdosis sollte so gering wie möglich gehalten werden, indem man es z. B. nur mit 0,5 mg bei der Wiederholung versucht. Sollte eine orale Gabe nicht möglich sein, kann man alternativ auch 1 mg Haloperidol intramuskulär applizieren. Wichtig bei der Behandlung mit Haloperidol ist die tägliche EKG-Kontrolle mit Bestimmung der QT-Zeit.

Vorsicht

Eine intravenöse Gabe von Haloperidol ist in Deutschland nicht zugelassen.

Alternativen zum Haloperidol sind Risperidon 0,5 mg 1-mal täglich und Quetiapin 12,5–50 mg bis zu 3-mal täglich.

Bei Patienten mit einem Parkinson-Syndrom oder eine Lewy-Körperchen-Demenz sind die meisten Neuroleptika (u. a. Haloperidol und Risperidon) kontraindiziert. Alternativen sind Quetiapin (12,5–50 mg) und Clozapin (6,25–25 mg).

Sollte nur die nächtliche Unruhe im Vordergrund stehen, ist die Gabe von Melperon oder Pipamperon die bessere Wahl, weil diese Wirkstoffe keine anticholinerge Wirkung besitzen.

Praxis

In unserer Alterstraumatologie haben wir im klinischen Alltag sehr gute Erfahrungen mit niedrig dosiertem Quetiapin oder Melperon zur Nacht gemacht, womit der Großteil der Delirpatienten, bei denen eine medikamentöse Therapie notwendig wird, ausreichend behandelt ist.

In der Praxis erlebt man häufig, dass die Neuroleptikatherapie während des weiteren Aufenthalts nicht mehr hinterfragt wird, wenn sie wirksam ist, und dann unbegrenzt fortgeführt wird. Manchmal wird sie sogar noch im Entlassbrief unreflektiert weiterempfohlen. Die Dauer der medikamentösen Therapie sollte eine Woche nicht überschreiten. Es sei an dieser Stelle noch einmal daran erinnert, dass die Behandlung der Ursachen des Delirs und die Allgemeinmaßnahmen Vorrang vor einer medikamentösen Therapie haben.

Merke

Bei der medikamentösen Behandlung gilt der Grundsatz: So kurz und so niedrig dosiert wie möglich. Es ist bei der Visite täglich kritisch zu überdenken, ob man die Medikation mit Neuroleptika nicht beenden oder zumindest die Dosierung verringern kann.

Literatur

[197] Bickel H, Gradinger R, Kochs E, Förstl H. High risk of cognitive and functional decline after postoperative delirium: a three year prospective study. Dement Geriatr Cogn Disord 2008; 26: 26–31
[198] Deutsche Gesellschaft für Anästhesiologie und Intensivmedizin, Deutsche Interdisziplinäre Vereinigung für Intensiv- und Notfallmedizin. S 3-Leitlinie Analgesie, Sedierung und Delirmanagement in der Intensivmedizin. AWMF-Register Nr. 001/012. 2015. www.awmf.org/uploads/tx_szleitlinien/001-012l_S3_Analgesie_Sedierung_Delirmanagement_Intensivmedizin_2015-08_01.pdf (Zugriffsdatum: 02.10.2017)
[199] Fong TG, Tulebaev SR, Inouye SK. Delirium in elderly adults: diagnosis, prevention and treatment. Nat Rev Neurol 2009; 5: 210–20
[200] Köcher L. Validität und Reliabilität der deutschen Übersetzung der Confusion Assessment Method for Intensive Care Units (CAM-ICU) zur Erkennung eines Delirs auf Intensivstationen. Bonn: Dissertation der Medizinischen Fakultät der Rheinischen Friedrich-Wilhelms-Universität, 2012
[201] Lorenzl S, Füssgen I, Noachtar S. Verwirrtheitszustände im Alter – Diagnostik und Therapie. Dtsch Arztebl Int 2012; 109: 391–400
[202] Peterson JF, Pun BT, Dittus RS et al. Delirium and its motoric subtypes: a study of 614 critically ill patients. J Am Geriatr Soc 2006; 54: 479–484
[203] Young J, Inouye SK. Delirium in older people. BMJ 2007; 334: 842–846

5.3 Kathetermanagement und Harninkontinenz

M. Gosch

Der Harnwegsinfekt zählt zu den häufigsten postoperativen Komplikationen [206], weitere relevante Komplikationen vonseiten des Urogenitaltraktes stellen der Harnverhalt und die Harninkontinenz dar. Der Harnwegsinfekt zählt auch zu den häufigsten nosokomialen Infektionen. Die Inzidenz bei Patienten mit Hüftfrakturen wird mit 12–61 % angegeben [211]. Zwischen der Verwendung eines Harndauerkatheters und dem Auftreten von Harnwegsinfekten besteht eine direkte Korrelation. So steigt das Risiko für einen Harnwegsinfekt bereits nach 2 Tagen (nach Katheteranlage) signifikant an und resultiert unter anderem auch in einer erhöhten Rate von Delirien, in einer erhöhten 30-Tage-Mortalitätsrate und einer Verlängerung der stationären Aufenthaltsdauer [212]; [207].

Neben dem Harnwegsinfekt muss im Rahmen des orthogeriatrischen Komanagements auch die Harninkontinenz beachtet werden. Die Prävalenz der Harninkontinenz bei orthogeriatrischen Patienten beträgt bis zu 60 % bei weiblichen und bis zu 50 % bei männlichen Patienten [208]. Etwa jeder dritte Patient hat die Inkontinenz erst im Krankenhaus entwickelt [210]. Gerade im Rahmen einer eingeschränkten Mobilität, wie nach einer Hüftfraktur, kann sich eine bisher kompensierte Dranginkontinenz als nicht beherrschbar manifestieren. Die Inkontinenz stellt auch einen relevanten Risikofaktor für Stürze dar [205] und ist ein unabhängiger Risikofaktor für die Entwicklung weiterer funktioneller Defizite [204].

> **Merke**
>
> Die Harninkontinenz stellt keine Indikation für eine Versorgung mit einem Harnkatheter dar.

Im klinischen Alltag auf einer alterstraumatologischen Station ist daher eine frühzeitige Entfernung des Dauerkatheters zu fordern. Der Dauerkatheter sollte bereits nach 24 Stunden entfernt werden [209]. Nach Entfernung des Dauerkatheters sind Restharnmessungen zwingend erforderlich, um eine Harnretention ausschließen zu können. Restharnmengen von mehr als 150–200 ml sind als pathologisch anzusehen und bedürfen weiterer Maßnahmen. Sollten medizinische Gründe vorliegen, welche gegen eine Entfernung des Katheters sprechen, wie z. B. kardiale Dekompensation und ein akutes Nierenversagen, so ist die Indikation täglich neu zu reevaluieren.

Besteht bei Patienten eine Harninkontinenz oder eine neu aufgetretene Blasenentleerungsstörung, sollte eine urologische Abklärung eingeleitet werden.

Negative Effekte von Harnkathetern:
- höhere Inzidenz von Harnwegsinfekten
- höhere Krankenhausmortalität
- höhere Delirrate
- längerer Krankenhausaufenthalt

Literatur

[204] Bootsma AMJ, Buurman BM, Geerlings SE, de Rooij SE. Urinary incontinence and indwelling urinary catheters in acutely admitted elderly patients: relationship with mortality, institutionalization, and functional decline. J Am Med Dir Assoc 2013; 14: 147.e7–12

[205] Chiarelli PE, Mackenzie LA, Osmotherly PG. Urinary incontinence is associated with an increase in falls: a systematic review. Aust J Physiother 2009; 55 (2), 89–95

[206] Chong CPW, Savige JA, Lim WK. Medical problems in hip fracture patients. Arch Orthop Trauma Surg 2010; 130: 1355–61.

[207] Dovjak P, Iglseder B, Mikosch P et al. Treatment and prevention of postoperative complications in hip fracture patients: infections and delirium. Wien Med Wochenschr 2013; 163: 448–454

[208] Gosch M, Talasz H, Nicholas JA et al. Urinary incontinence and poor functional status in fragility fracture patients: an underrecognized and underappreciated association. Arch Orthop Trauma Surg 2015; 135: 59–67

[209] Gould CV, Umscheid CA, Agarwal RK et al. Guideline for prevention of catheter-associated urinary tract infections 2009. Infect Control Hosp Epidemiol 2010; 31: 319–326

[210] Palmer MH, Baumgarten M, Langenberg P, Carson JL. Risk factors for hospital-acquired incontinence in elderly female hip fracture patients. J Gerontol A Biol Sci Med Sci 2002; 57: M672–677

[211] Schneider MA. Prevention of catheter-associated urinary tract infections in patients with hip fractures through education of nurses to specific catheter protocols. Orthop Nurs 2012; 31: 12–18

[212] Wald HL, Ma A, Bratzler DW, Kramer AM. Indwelling urinary catheter use in the postoperative period: analysis of the national surgical infection prevention project data. Arch Surg 2008; 143: 551–557

5.4 Dekubitus

M. Gosch

Präventive Maßnahmen zur Vermeidung von Dekubitalgeschwüren sollten so früh wie möglich ergriffen werden. Bereits 30 min Liegen auf einer harten Unterlage können ausreichen, damit sich bei einem geriatrischen Patienten ein Dekubitus entwickelt. Im weiteren Verlauf kann ein Dekubitus eine gravierendere Auswirkung auf den Krankheitsverlauf haben als die zugrunde liegende Fraktur. Die Inzidenz für Dekubitalgeschwüre bei Hüftfrakturpatienten liegt, je nach Literatur, zwischen 3,8 und 55% [215]; [214].

> **Merke**
>
> Die meisten Dekubitalgeschwüre könnten bei entsprechenden prophylaktischen Maßnahmen verhindert werden. Dies ist insbesondere von rechtlicher Bedeutung, da das Entstehen eines Dekubitus als Pflegefehler angesehen werden kann.

Entscheidend für die Entstehung eines Dekubitus ist das Resultat aus Druck und Zeit auf eine bestimmte Stelle. Beim geriatrischen Patienten gibt es 4 primäre Lokalisationen:
- über dem Steißbein
- an der Ferse
- über dem Trochanter major
- im Bereich des Malleolus lateralis

Ursächlich für die Entstehung ist eine durch den Druck bedingte Ischämie des Gewebes. In der Folge kommt es zu einer unterschiedlich starken Schädigung des Gewebes.

Stadieneinteilung des Dekubitus:
- Grad 1: Hautrötung, scharf begrenzt, durch Fingerdruck nicht wegdrückbar
- Grad 2: Hautläsion ist vorhanden, oberflächlich, kann aber auch bis an die basalen Hautschichten reichen und eine Blasenbildung induzieren
- Grad 3: alle Hautschichten sind betroffen, Nekrosen
- Grad 4: Knochenbeteiligung mit Infektion (Osteomyelitis)

Gerade beim geriatrischen Patienten tragen mehrere Faktoren zum Entstehen eines Dekubitus bei. Bereits im Rahmen des Unfalls kann es zu einem Liegetrauma kommen, mit konsekutiver Ausbildung von Dekubiti. Wie bereits erwähnt, genügt auch hier schon eine relativ kurze Zeitspanne. Das Risiko bleibt insbesondere am Beginn der Versorgungskette hoch. Ein fehlerhafter oder sehr langer Transport und ungeeignete Patientenliegen in der Notaufnahme oder in der Radiologie, verbunden mit langen Untersuchungszeiten, sind wichtige Faktoren, welche sich durch entsprechende Maßnahmen zur Verbesserung der Prozesse reduzieren lassen. Im Gegensatz dazu lassen sich die individuellen Risikofaktoren der Patienten nicht oder nur bedingt beeinflussen. Zu nennen sind hier:
- die Bewusstseinslage
- der Ernährungsstatus
- der primäre Hautzustand
- die Kontinenz
- der Krankheitsschweregrad allgemein

Eine strukturierte Erfassung des Risikos für einen Dekubitus bei Aufnahme sollte unbedingt durchgeführt werden. Bekannte und akzeptierte Skalen sind die Norton- oder Braden-Skala[216]; [213].

In der Therapie sollten primär die allgemeinen Regeln der Wundbehandlung Anwendung finden. Am wichtigsten ist die Druckentlastung. Nekrosen sollten abgetragen werden, dies kann je nach Wunde operativ oder auch enzymatisch erfolgen. Die Wundkonditionierung impliziert die Behandlung einer begleitenden Wundinfektion. Parallel sollten die bestehenden Risikofaktoren (Ernährung, Immobilität, Hautzustand) konsequent vermindert werden. Im weiteren Verlauf kann dann – falls notwendig – eine plastische Deckung erfolgen.

Für die unmittelbare lokale Versorgung der Wunde stehen verschiedene Wundauflagen zur Verfügung. Auch hier gilt es, die Grundsätze der modernen Wundbehandlung zu berücksichtigen. So sollte das Wundmilieu immer idealfeucht gehalten werden und ein Gasaustausch mit der Umgebung gewährleistet sein. Überschüssiges Wundexsudat muss abtransportiert werden, dies kann durch geeignete, d. h. absorbierende Wundauflagen oder durch eine VAC(vacuum assisted closure)-Therapie gewährleistet werden. Die Wunde sollte auch thermisch isoliert sein. Beim Verbandswechsel darf es zu keiner Zerstörung neu gebildeter Wundoberflächen kommen. Zuletzt muss der Verband die Wunde vor einer neuerlichen Sekundärinfektion schützen. Bei Patienten mit einem stark erhöhten Infektionsrisiko sollten Antiseptika zur Verhinderung von Wundinfekten oder Rezidiven zum Einsatz kommen. Darunter fallen sakrale Wunden bei Patienten mit Stuhlinkontinenz oder Durchfall, immunsupprimierte Patienten und schlecht heilende Wunden bei Patienten mit nicht beeinflussbaren Risikofaktoren. Eine systemische antibiotische Therapie ist nur bei lokalen und/oder systemischen Infektzeichen indiziert. Chronische Wunden gehen mit einem erheblichen Proteinverlust einher. Neben der lokalen Therapie muss daher begleitend eine Ernährungstherapie mit einem entsprechend hohen Proteingehalt (1,5 g/kg KG) erfolgen.

Übersicht über die gängigen Wundauflagen[217]:
- Alginate kommen als Wundkompressen oder Wundtamponaden zur Anwendung. Sie bilden durch die Absorption des Sekrets ein formstabiles Gel, welches wiederum das feuchte Wundmilieu aufrechterhält. Beim Verbandswechsel wird der Wundgrund geschont. Indikation sind vor allem stark nässende Wunden mit einer starken Exsudatbildung.
- Hydrokolloide sind ein quellfähiges Material, welches ebenfalls mit dem Wundexsudat ein Gel bildet und damit ein feuchtes Wundmilieu schafft. Die Wundauflage bindet Keime und nimmt abgelöste Wundpartikel auf. Hydrokolloide unterstützen die natürliche Wundreinigung, die Epithelialisierung und fördern die Granulation. Das Gel wird mit Ringer- oder NaCl-Lösung ausgespült (kein Leitungswasser, fehlende Sterilität). Hydrokolloidverbände können in allen Phasen der Wundheilung eingesetzt werden.
- Polyurethane (PU-Schaum) besitzen ein hohes Absorptionsvermögen. Sie kommen vor allem bei schlecht heilenden Wunden mit Exsudat und nekrotischem Gewebe zum Einsatz.
- Hydropolymerverbände kommen bei gering sezernierenden Wunden (epithelialisierende und granulierende) zur Anwendung. Sie absorbieren das Wundsekret in ein Schwammgerüst, welches aufquillt. Beim Verbandswechsel kann es ohne Rückstände entfernt werden.
- Hydrofaserverbände haben ein hohes Absorptionsvermögen und kommen bei stark sezernierenden Wunden zum Einsatz. Sie bilden auch ein formstabiles Gel, welches die Wunde feucht hält und ohne Rückstände entfernt werden kann.

Literatur

[213] Bergquist S, Frantz R. Braden scale: validity in community-based older adults receiving home health care. Appl Nurs Res 2001; 14: 36–43

[214] Haleem S, Heinert G, Parker MJ. Pressure sores and hip fractures. Injury 2008; 39: 219–223

[215] Lindholm C, Sterner E, Romanelli M et al. Hip fracture and pressure ulcers – the Pan-European Pressure Ulcer Study – intrinsic and extrinsic risk factors. Int Wound J 2008; 5: 315–328

[216] Norton D. Calculating the risk: reflections on the Norton Scale. Decubitus 1989; 2: 24–31

[217] Pantel J, Schröder J, Bollheimer C et al. Praxishandbuch Altersmedizin: Geriatrie – Gerontopsychiatrie – Gerontologie. Stuttgart: Kohlhammer 2014

5.5 Osteoporose

U. C. Stumpf, C. Neuerburg

5.5.1 Epidemiologie und Bedeutung in der Unfallchirurgie

Osteoporotische Frakturen sind in der unfallchirurgischen Realität von zunehmender Bedeutung und gehen mit einer erheblichen Erhöhung der Morbidität und Mortalität für die betroffenen Patienten einher. Die manifeste Osteoporose führt nicht selten zur Reduktion von Lebenserwartung, Lebensqualität und zum Verlust der Selbstständigkeit. Bei weiblichen Patienten über 75 Jahre wird die Prävalenz der Osteoporose auf 59,2% geschätzt [234]. Die Anzahl der Patienten mit Osteoporose in der Bundesrepublik Deutschland liegt bei 6,3–7,8 Mio. [232]; [234]. Nahezu 27% dieser Patienten haben bereits eine Fraktur erlitten. Patienten mit mehreren Frakturen in der Anamnese sowie ohne eine spezifische medikamentöse Osteoporosetherapie haben ein Risiko von bis zu 85%, innerhalb eines weiteren Jahres eine Fraktur zu erleiden [233].

In Deutschland erhalten nur 21% der Patienten mit Osteoporose eine der aktuellen DVO-Leitlinie (Dachverband Osteologie e.V.) entsprechende Therapie [233]. Ziel der DVO-Leitlinie ist es, wissenschaftliche Evidenz in die alltägliche Behandlung der Osteoporose zu bringen. Das Behandlungsdefizit bei der Osteoporose soll mit einem eigens für unfallchirurgische Stationen und Alterstraumatologiezentren entwickelten Algorithmus, basierend auf der DVO-Leitlinie, verbessert werden.

5.5.2 Diagnostikalgorithmus

Gemäß dem Algorithmus zur Diagnostik (▶ Abb. 5.2) unterscheiden wir zunächst zwischen Patienten mit und ohne osteoporotische Indikatorfraktur (Brust- und Lendenwirbelkörperfrakturen, proximale Femurfraktur, proximale Humerus- und distale Radiusfraktur) [226]. Bei weiblichen Patienten, die älter als 50 Jahre, und männlichen, die älter als 60 Jahre sind, und vorhandener Indikatorfraktur, ist eine Abklärung hinsichtlich einer zugrunde liegenden Osteoporose anzustreben.

Bei Frauen, die älter als 70 Jahre, und Männern, die älter als 80 Jahre sind, sollte auch ohne Fraktur immer eine mögliche Osteoporose abgeklärt werden. Bei jüngeren Patienten ohne Fraktur ist die Indikation für eine solche Diagnostik nur im Falle spezifischer Risikofaktoren notwendig [228]. Zur Erhebung des evidenzbasierten, individuellen Frakturrisikos kann ein speziell entwickelter Risikofragebogen verwendet werden [240]. In der Anwendung des Algorithmus für die Entscheidung hinsichtlich einer spezifischen Therapie wird das Risikoprofil dann wieder bewertet und fließt hier mit ein (DXA-ermittelte, T-Wert basierte Therapieentscheidung: ggf. Anhebung

5.5 Osteoporose

	Diagnostik und Therapie der Osteoporose bei stationären Patienten
Schritt 1:	**Anamnese** Verdacht auf Osteoporose bei: • Frauen > 50/Männer > 60 + Indikatorfraktur • Frauen > 50/Männer > 60 + positivem Fragebogen • Frauen > 70/Männer > 80
Schritt 2:	**Labordiagnostik** • Basislabor pathologisch → primär Abklärung anderer Erkrankungen • Basislabor unauffällig → weiter mit Schritt 3
Schritt 3:	**Körperliche Untersuchung** • Hinweis auf Wirbelkörperfraktur → Röntgen, ggf. MRT → niedrigtraumatische Wirbelkörperfraktur (Grad II, III) oder multiple Wirbelkörperfrakturen (Grad I): **Therapie nach Befund + medikamentöse Osteoporose-Therapie + weiter mit Schritt 6** • Hinweis auf proximale Oberschenkelfraktur → Röntgen, ggf. MRT → niedrigtraumatische Schenkelhals- oder pertrochantäre Femurfraktur: **Therapie nach Befund + medikamentöse Osteoporose-Therapie + weiter mit Schritt 6** • kein Hinweis auf Wirbelkörper- oder proximale Oberschenkelfraktur → weiter mit Schritt 4
Schritt 4:	**Knochendichtemessung (DXA) + Evaluation auf bestehende Glukokortikoid-Therapie** • niedrigster T-Wert mind. −2,0 + T-Score mind. −1,5 + Prednisolon max. 7,5 mg/d: **Screening in 2 Jahren wiederholen + ggf. Osteoporose-Basistherapie** • niedrigster T-Wert mind. −2,0 + T-Score max. −1,5 + Prednisolon mind. 7,5 mg/d: **Glukokortikoid-induzierte Osteoporose liegt vor → medikamentöse Therapie** • niedrigster T-Wert max. −2,0 + Prednisolon mind. 7,5 mg/d: **Glukokortikoid-induzierte Osteoporose liegt vor → medikamentöse Therapie** • niedrigster T-Wert max. −2,0 + Prednisolon max. 7,5 mg/d: **Therapie nach T-Wert, Anhebung der Therapiegrenze um +1** • niedrigster T-Wert max. −2,0 + keine Prednisolon-Therapie → weiter mit Schritt 5
Schritt 5:	**Evaluation der Fraktur-Historie + Osteoporose-Screening** • mind. 3 Frakturen in den letzten 10 Jahren: **Therapie nach T-Wert, Anhebung der Therapiegrenze um +1 + weiter mit Schritt 6** • max. 2 Frakturen in den letzten 10 Jahren + Fragebogen positiv: **Therapie nach T-Wert, Anhebung der Therapiegrenze um +0,5 + weiter mit Schritt 6** • max. 2 Frakturen in den letzten 10 Jahren + Fragebogen negativ: **Therapie nach T-Wert + weiter mit Schritt 6**
Schritt 6:	**FLS-Anbindung + Weiterbehandlung** • Anbindung an den „Fracture Liaison Service" (FLS) der Klinik und langfristige Weiterbehandlung in einem Netzwerk mit niedergelassenen Kolleginnen und Kollegen

Abb. 5.2 Algorithmus zur Diagnostik der Osteoporose bei stationären Patienten in der Unfallchirurgie BWS = Brustwirbelsäule, DXA = Dual-Röntgen-Absorptiometrie, LWS = Lendenwirbelsäule, SHF = Schenkelhalsfraktur, WK = Wirbelkörper.

Tab. 5.2 Lebensalter und T-Score.

Lebensalter (Jahre)		T-Score[1]				
Frau	Mann	-2,0 bis -2,5	-2,5 bis -3,0	-3,0 bis -3,5	-3,5 bis -4,0	<-4,0
50–60	60–70	nein	nein	nein	nein	ja
60–65	70–75	nein	nein	nein	ja	ja
65–70	75–80	nein	nein	ja	ja	ja
70–75	80–85	nein	ja	ja	ja	ja
>75	>85	ja	ja	ja	ja	ja

[1] Nur anwendbar auf DXA-Werte. Die Wirksamkeit einer medikamentösen Therapie ist für periphere Frakturen bei einem T-Score > -2,0 nicht belegt.

Tab. 5.3 Die wichtigsten Ursachen für Laborwertveränderungen [228].

Laborparameter	Damit verbundene Differenzialdiagnosen und Hinweise
Serum-Kalzium	↑ primärer Hyperparathyreoidismus oder andere Ursachen einer Hyperkalzämie
	↓ z. B. sekundärer Hyperparathyreoidismus, Malabsorption, Hypokalzämie als Kontraindikation für mehrere Osteoporosemedikamente
Serum-Phosphat	↑ Niereninsuffizienz Stadium IV
	↑ sekundärer renaler Hyperparathyreoidismus
	↓ Malabsorption
Serum-Natrium (optional)	↓ erhöhtes Risiko für vertebrale und nicht vertebrale Frakturen
alkalische Phosphatase (AP) (Serum)	↑ z. B. Osteomalazie
Gamma-GT	zur Differenzialdiagnose einer hepatisch bedingten AP-Erhöhung, Hinweis auf Zöliakie oder Alkoholabusus (Sturzrisiko)
Kreatinin-Clearance	↓ renale Osteopathie
	höhergradige Niereninsuffizienz als Kontraindikation für verschiedene Medikamente
Blutsenkungsgeschwindigkeit/C-reaktives Protein	↑ Differenzialdiagnose entzündlicher Ursachen von Wirbelkörperdeformitäten, entzündlich-rheumatische Erkrankungen
Blutbild	Hinweise auf entzündliche und maligne Erkrankungen oder Zöliakie
Serumproteinelektrophorese	Hinweise auf eine monoklonale Gammopathie oder Hypogammaglobulinämie als Hinweis auf monoklonale Gammopathie unklarer Signifikanz oder Multiples Myelom bzw. auf eine systemisch-inflammatorische Erkrankung
TSH	<0,3 mU/l endogen oder durch L-Thyroxin-Medikation bedingt als Risikofaktor für Frakturen
ggf. Testosteron bei Männern	Testosteronmangel
ggf. 25-OH-Vitamin D 3 in Einzelfällen	Vitamin-D-Mangel
ggf. Knochenresorptionsparameter in Einzelfällen (inkonsistente Daten beim Mann)	hoher Knochenumbau als Frakturrisiko

↑ bei Anstieg, ↓ bei Abfall.
TSH = Thyreoidea stimulierendes Hormon.

der Therapiegrenze um 0,5–1,0; ▶ Tab. 5.2). Des Weiteren fließen die individuelle körperliche Aktivität, das Sturzrisiko, die Ernährungsgewohnheiten und die aktuelle Medikation in die Beurteilung mit ein.

Labordiagnostik: Basislabor

Zur Abklärung einer Osteoporose sollte zunächst eine Labordiagnostik durchgeführt werden, um eine sekundäre Osteoporose auszuschließen [236]. Das Basislabor ist darüber hinaus hilfreich zur Überprüfung wichtiger Kontraindikationen für eine spezifische medikamentöse Therapie (▶ Tab. 5.3).

Klinisch-radiologische Diagnostik

Mit der klinischen Untersuchung können wichtige Parameter wie eine Körpergrößenminderung > 5 cm, eine deutlich ausgeprägte Brustkyphose („Witwenbuckel") und das Tannenbaumphänomen (dorsale Hautfalten aufgrund der verkürzten Wirbelsäule) als wichtige klinische Hinweise auf prävalente Wirbelkörperfrakturen erfasst werden. Wirbelkörperfrakturen treten durchaus klinisch asymptomatisch (und ohne erinnerliches Trauma) auf und machen 11–15 % der osteoporotischen Frakturen aus [235]. Das Risiko für weitere Wirbelkörperfrakturen ist deutlich erhöht [237].

Wird in der klinischen Untersuchung der Verdacht auf prävalente Wirbelkörperfrakturen gestellt, ist eine Röntgenaufnahme der Brust- und Lendenwirbelsäule im Stehen indiziert. Ist es zu multiplen Wirbelkörperfrakturen I° (nach Genant) oder singulären Wirbelkörperfrakturen II–III° (nach Genant) bei Patientinnen über 50 Jahre oder Patienten über 60 Jahre gekommen, besteht unabhängig von der mittels DXA gemessenen Knochenmineraldichte nach der DVO-Leitlinie 2014 die Indikation für eine spezifische medikamentöse Therapie.

> **Merke**
>
> Die klinische und radiologische Untersuchung der Wirbelsäule ist wesentlich für die Diagnostik und Therapieentscheidung bei einer Osteoporose.

Dual-Röntgen-Absorptiometrie: Knochenmineraldichtemessung

Die Knochenmineraldichtemessung mittels Dual-Röntgen-Absorptiometrie (DXA; engl: dual x-ray absorptiometry) ist der Goldstandard zur Analyse der Knochendichte [231]. Gründe hierfür sind die solide Datenlage, niedrige Kosten und eine geringe Strahlenbelastung. Eine Abnahme der Knochenmineraldichte ist mit einem erhöhten Risiko für osteoporotische Frakturen vergesellschaftet [219]. Die Messungen erfolgen im Bereich der LWS (Lendenwirbelkörper 1–4) sowie des innenrotierten proximalen Femurs (Schenkelhals). Die Ergebnisse werden in Relation zu den Werten eines Referenzkollektivs gesetzt (sog. T-Wert, t-score). Der T-Wert bildet in der Zusammenschau mit dem Patientenalter und den individuellen, evidenzbasierten Risikofaktoren die Basis zur Therapieentscheidung hinsichtlich der Einleitung einer spezifischen Osteoporosetherapie.

Proximale Oberschenkelverletzungen: pertrochantäre und Schenkelhalsfrakturen

Gemäß der DVO-Leitlinie besteht eine generelle Therapieindikation zur spezifischen medikamentösen Therapie bei typischen radiologischen und/oder klinischen Aspekten einer proximalen Femurfraktur (auch ohne eine Knochenmineraldichtemessung) [245]. Proximale Femurfrakturen haben aufgrund des mit ihnen assoziierten hohen Mortalitätsrisikos, des erhöhten Risikos für Folgefrakturen und des potenziell negativen Einflusses auf die Lebensqualität eine wesentliche Bedeutung für die Einleitung einer Osteoporosetherapie. In der unfallchirurgischen Praxis konnte damit eine entscheidende Vereinfachung zur Einleitung einer Osteoporosetherapie geschaffen werden, die Vorgabe findet sich deshalb so auch im Algorithmus wieder (▶ Abb. 5.2). Die nach einer proximalen Femurfraktur eingeleitete spezifische medikamentöse Osteoporosetherapie geht mit einer signifikanten Reduktion der Frakturrate und Mortalität einher [242].

Therapierelevante Risikofaktoren

Bei der Therapieentscheidung für eine spezifische Osteoporosetherapie sollte der Risikofaktor einer medikamentösen Therapie mit Glukokortikoiden berücksichtigt werden, da das Risiko, unter dieser Therapie eine osteoporotische Wirbelkörperfraktur zu erleiden, signifikant erhöht ist [238]. Eine spezifische medikamentöse Therapie ist bei einem T-Wert ≤ −1,5 und einer täglichen Prednisolon-Therapie mit 7,5 mg indiziert.

Bei positiver individueller Frakturanamnese ist das Risiko, eine weitere Fraktur zu erleiden, erhöht. Als Beispiel: Gemäß DVO-Risikobewertung führt dieser Risikofaktor zur Anhebung der Therapiegrenze mittels T-Wert um +1,0. Andere Risikofaktoren können zur Anhebung der Therapiegrenze um +0,5 führen und sollten daher konsequent mittels Risikofragebogen ▶ Abb. 5.3) abgefragt werden, um eine individuelle Risikobewertung und Therapieentscheidung mittels T-Wert-Tabelle (▶ Tab. 5.2) zu ermöglichen [228].

5.5.3 Therapiealgorithmus

Nach der Diagnose einer Osteoporose mithilfe des Diagnostikalgorithmus ergibt sich als die Konsequenz die Einleitung einer spezifischen medikamentösen Osteoporosetherapie in Kombination mit einer Basistherapie (▶ Abb. 5.3).

Basistherapie

Die Basistherapie besteht gemäß den Leitlinien [228] aus der Aufnahme von nicht mehr als 1000 mg Kalzium pro Tag über die Nahrung und der Supplementierung von 800–1000 IE Vitamin D pro Tag als Erhaltungsdosis.

Vitamin-D-Mangel

Bei älteren Männern und bei postmenopausalen Frauen ist eine 25-OH-Vitamin-D-Konzentration im Serum < 50 nmol/l oder < 20 ng/ml mit einem mäßig erhöhten Risiko für proximale Femurfrakturen und nicht vertebrale Frakturen assoziiert [225]. Der empfohlene Bereich für eine adäquate Versorgung älterer Menschen liegt bei einem Serumspiegel von 30–40 ng/ml [223], [224]. Aufgrund der Tatsache, dass es sich bei geriatrischen Frakturpatienten per definitionem um eine manifeste Osteoporose handelt, empfehlen wir bei diesen Patienten im Sinne der DVO-Einzelfallentscheidung eine Kontrolle des 25-OH-Vitamin-D-Spiegels. Bei Patienten mit proximaler Femurfraktur liegt nur in 7 % der Fälle der 25-OH-Vitamin-D-Spiegel im angestrebten Bereich. Die

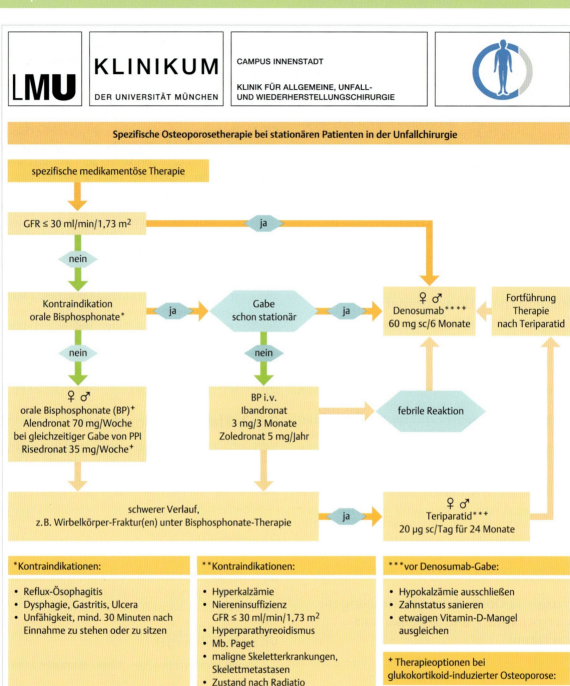

Abb. 5.3 Algorithmus zur Therapie der Osteoporose bei stationären Patienten in der Unfallchirurgie. BP = Bisphosphonate, GFR = glomeruläre Filtrationsrate, PPI = Protonenpumpenhemmer. (Quelle: Klinik für Allgemeine, Unfall- und Wiederherstellungschirurgie, LMU – Klinikum der Universität München)

Bestimmung hat dann eine weiter reichende Konsequenz, wenn während des stationären Aufenthalts mit einer spezifischen Therapie der Osteoporose begonnen werden soll; hierfür sollte der Zielbereich von 30–40 ng/ml erreicht sein.

Bei Hypovitaminose D mit sekundärem Hyperparathyreoidismus empfehlen wir einen Ausgleich mit 20 000 IE (z. B. Dekristol) pro Woche unter Kontrolle des Kalziumserumspiegels bis der 25-OH-Vitamin-D-Spiegel im o. g. Zielbereich liegt (bei normalisiertem intaktem Parathormon [iPTH]). Als Maximaldosis ist eine Gabe von 20 000 IE täglich über maximal 10 Tage möglich; wir empfehlen aber, Rücksprache mit den Geriatern zu halten (Cave: Nieren- und Herzinsuffizienz, reaktive Hyperkalzämien). Hochdosistherapien mit Einmalgaben von 500 000 IE Vitamin D sind mit dem Risiko einer reaktiven Hyperkalzämie und einem erhöhten Sturz- und Frakturrisiko vergesellschaftet [247]; [222]. Bei schwerer Niereninsuffizienz sollte anstelle von Vitamin D besser Calcitriol, die biologisch aktive Form des Vitamin D 3, verordnet werden. Die Startdosis beträgt 0,25 µg täglich und kann, je nach Laborbefunden, alle 2–4 Wochen um 0,25 µg gesteigert werden.

> **Praxis**
>
> Vitamin D ist ein fettlösliches Vitamin. Zur ausreichenden Resorption wird Nahrungsfett benötigt.

Kalziumsupplementierung

Kalziumquellen sind nicht nur Milch und Milchprodukte. Eine Möglichkeit zur ausreichenden Kalziumzufuhr besteht auch durch kalziumhaltiges Mineralwasser, das etwa 400–500 mg Kalzium/l enthält. Diese Form der Zufuhr ist auch während eines stationären Aufenthalts umsetzbar. In individuellen Situationen, z. B. Laktoseintoleranz oder andere Unverträglichkeiten, kann eine adäquate Supplementierung mit Kalzium (in der Regel sind 500 mg ausreichend, bei > 1000 mg täglich steigt das Risiko für Herzinfarkt und Schlaganfall) nötig sein. Unter der Therapie mit Glukokortikoiden wird generell eine Supplementierung mit 1000 mg Kalzium täglich empfohlen. Um die Resorption von anderen Substanzen nicht zu beeinflussen, sollte die Einnahme von Kalziumsupplementen nicht gemeinsam mit anderen Medikamenten erfolgen.

Bei Patienten, die dauerhaft einen Protonenpumpeninhibitor einnehmen (müssen), sollte anstatt des Kalziumkarbonats besser Kalziumglukonat oder Kalziumcitrat gegeben werden. Die Langzeiteinnahme eines PPI bedeutet für ältere Menschen (> 65 Jahre) ein erhöhtes Sturz- und Frakturrisiko und damit erhöhtes Risiko für frakturassoziierte Krankenhausaufenthalte (Lewis et al. 2014), eine erniedrigte trabekuläre Knochenmineraldichte [243] und außerdem ein signifikant erhöhtes Risiko für vertebrale Frakturen und Hüftfrakturen [227].

> **Merke**
>
> Die Indikation zur PPI-Therapie sollte deshalb streng gestellt werden und regelmäßig – auch z. B. durch den behandelnden Hausarzt – überprüft werden.

Spezifische medikamentöse Therapie

Bei der Wahl eines Medikaments zur spezifischen Therapie der Osteoporose sind die spezifische Zulassung für die jeweilige Indikation sowie die Kontraindikationen zu beachten. Grundlage hierfür sind die aktuellen Fachinformationen.

Aufgrund des Thromboserisikos sind folgende Wirkstoffe und Wirkstoffgruppen nicht geeignet für den Einsatz auf einer unfallchirurgischen Station:
- SERM (selektive Östrogenrezeptormodulatoren), z. B. Raloxifen, Bazedoxifen
- Östrogene

Insbesondere SERM stellen eine gute Option für jüngere und ambulante Patientinnen dar.

Die Effizenz der im Folgenden beschriebenen medikamentösen Therapieoptionen ist unterschiedlich ▶ Tab. 5.4).

Tab. 5.4 Therapieeffizienz einer spezifischen Osteoporosetherapie bei postmenopausalen Frauen (Quelle: DVO (Dachverband der deutschsprachigen osteologischen Wissenschaften). Prophylaxe, Diagnostik und Therapie der Osteoporose 2017. http://www.dv-osteologie.org/uploads/Leitlinie%202017/Finale%20Version%20Leitlinie%20Osteoporose%202017_end.pdf, Zugriff am 19.6.2018).

Präparat	Weniger Wirbelkörperfrakturen	Weniger periphere Frakturen	Weniger proximale Femurfrakturen
Alendronat	A	A	A
Denosumab	A	A	A
Ibandronat	A	B	-
Risedronat	A	A	A
Zoledronat	A	A	A
Teriparatid	A	B	-

A = Therapieeffizienz hinsichtlich Frakturreduktion über 3–5 Jahre, B = Für einzelne Substanzen ist eine Reduktion auch – explizit – von peripheren Frakturen nachgewiesen.

Orale Bisphosphonate

Orale Bisphosphonate sind – auch in der Alterstraumatologie – häufig eingesetzte Medikamente der spezifischen Osteoporosetherapie. Sie greifen über die Aufnahme in den Osteoklasten und die Induktion seiner Apoptose in den Knochenstoffwechsel ein. Sie reduzieren das Frakturrisiko für extra- sowie vertebrale Frakturen signifikant. Es gibt keinen Beleg für negative Auswirkungen einer antiresorptiven Therapie mit Bisphosphonaten auf die Frakturheilung [239]. Die Datenlage im Tierversuch als auch in klinischen Studien zeigt, dass das Einheilen von Prothesen (auch zementierten) durch die gleichzeitige Applikation einer antiresorptiven Therapie unterstützt wird [229]; [245]. Für die Einnahme oraler Bisphosphonate müssen die Patienten in der Lage sein, 30 min aufrecht zu sitzen, die Nierenfunktion muss vor der Gabe überprüft und ausreichend gut (GFR > 30 ml/min) sein. Orale Bisphosphonate erfordern ein Krankheitsbewusstsein bei den Patienten und die Bereitschaft, die – vom Patienten meist als limitierend empfundenen – Einnahmevorschriften umzusetzen.

Vor Beginn einer antiresorptiven Therapie sollte nach dem Zahnstatus bzw. bei Zahnprothesen nach dem Zustand der Kiefer (Druckstellen) des Patienten gefragt werden. Der Zahnarzt des Patienten sollte über die Therapie informiert werden [220].

Während des stationären Aufenthaltes und gleichzeitiger Gabe eines Protoneninhibitors, wie z. B. Omeprazol, sollte entsprechend der vorliegenden Studienlage Risedronat 35 mg/Woche gegeben werden [246]; [218]. Des Weiteren ist eine monatliche Gabe eines oralen Bisphosphonats mit 150 mg Ibandronat p. o. möglich.

> **Praxis**
>
> Die Compliance ist umso besser, je geringer die Einnahmefrequenz ist [248].

Intravenöse Bisphosphonate

Bei Kontraindikationen für die enterale Gabe eines Bisphosphonats kann die Gabe auch i. v. erfolgen (▶ Abb. 5.3). Voraussetzung hierfür ist eine ausreichende Nierenfunktion mit einer GFR > 30 ml/min.

Prinzipiell stehen Zoledronat (5 mg/Jahr) und Ibandronat (3 mg/3 Monate) zur Verfügung. Zoledronat zeigte eine signifikante Reduktion der Frakturrate und der Mortalität (ab 2 Wochen nach der Operation der proximalen Femurfraktur) [230]. Zu diesem Zeitpunkt sind Patienten mit einem komplikationslosen postoperativen Verlauf nicht mehr auf der unfallchirurgischen Station, dies könnte eine Empfehlung für die geriatrische Rehabilitationseinrichtung sein. Die intravenöse Gabe sollte mit einer ausreichenden Flüssigkeitszufuhr einhergehen, entweder per infusionem oder über eine ausreichende Trinkmenge von mindestens 2 l täglich. Nebenwirkungen im Sinne des Flu-like-Symptoms lassen sich durch die prophylaktische Gabe von 500 mg Paracetamol p. o. (4-mal täglich) erfahrungsgemäß vermeiden bzw. deutlich verringern.

Teriparatid

Teriparatid (rhPTH 1–34: verkürzte, rekombinante Form des humanen Parathormones [1–84]) dient einer osteoanabolen Therapie, die zu einem (Wieder-)Aufbau von Knochensubstanz führt und die Mikroarchitektur des Knochens wiederherstellen kann. Die osteoanabole Wirkung (Stimulation der Proliferation und Differenzierung der Osteoblasten) ließ sich aufgrund der pulsatilen Gabe nachweisen. Die Applikation erfolgt in einer Dosis von 20 µg Teriparatid einmal täglich subkutan (Empfehlung: spätabends, immer zur selben Uhrzeit, da eine häufige Nebenwirkung Müdigkeit ist). Die Applikation erfolgt durch den Patienten selbst, dies sollte bei der Indikationsstellung zur osteoanabolen Therapie berücksichtigt werden. Manche Patienten sind manuell, aber auch kognitiv dazu nicht in der Lage. Hilfreich kann dann die Applikation durch z. B. einen Pflegedienst sein. Kontraindikationen sind:

- Hyperkalzämie
- schwere Niereninsuffizienz
- Morbus Paget
- rezente Tumorerkrankungen
- Radiatio von Skelettanteilen in der Anamnese
- primärer/sekundärer Hyperparathyreoidismus

Eine Therapie mit Teriparatid ist für eine maximale Dauer von 24 Monaten zugelassen.

Der osteoanabole Wirkmechanismus von Teriparatid stellt aus unfallchirurgischer Sicht einen großen Vorteil gegenüber den antiresorptiven Medikamenten dar. Unter osteoanaboler Therapie mit Teriparatid konnten in klinischen Studien Hinweise auf einen positiven Effekt auf die Frakturheilung gefunden werden [221]; [244].

Limitationen sind der hohe Preis und die Anwendung (tägliche s. c.-Gabe, poststationär durch die Patienten selbst). Bei schwerem Verlauf einer manifesten Osteoporose sollte Teriparatid durchaus erwogen werden und ist deshalb in unserem stationären Algorithmus implementiert.

> **Vorsicht**
>
> Die Therapiedauer darf die angegebenen 24 Monate nicht überschreiten, nach einer Therapie mit Teriparatid muss eine weitere antiresorptive Therapie angeschlossen werden.

Denosumab

Denosumab ist ein vollhumaner monoklonaler Antikörper des Immunglobulinisotyps IgG2, der die Aktivität des RANK-Liganden auf der Oberfläche der Osteoklasten gezielt durch seine hohe Affinität und Spezifität hemmt. Die Applikation erfolgt subkutan (60 mg/6 Monate). Bei Patienten mit renalen Funktionsstörungen bis hin zur Niereninsuffizienz ist bei Denosumab keine Dosisanpassung erforderlich. Vor Beginn der Therapie muss der Kalziumserumspiegel bestimmt werden und normwertig sein. Die Patienten sollten eine konsequente Therapie mit Kalzium und Vitamin D durchführen. Bei Vorliegen einer schweren Nierenfunktionsstörung (Kreatinin-Clearance < 30 ml/min) oder Dialysepflicht besteht ein erhöhtes Risiko für eine Hypokalzämie. Hier sollte entsprechend der Fachinformation 2 Wochen nach Applikation von Denosumab eine Kontrolle des Kalziumserumspiegels erfolgen.

Vor der Therapie mit Denosumab ist eine Spiegelkontrolle des Vitamin D sowie bei Vorliegen eines Mangels zunächst dessen Ausgleich empfohlen, da ein Vitamin-D-Mangel für eine symptomatische Hypokalzämie prädisponierend sein kann. Für die Gabe während des stationären Aufenthaltes muss die Kostensituation für Denosumab im Einzelfall abgewogen werden.

5.5.4 Ausblick und Fracture Liaison Service

Spätestens bei den Terminen zur postoperativen Nachkontrolle (z. B. nach 6 Wochen und/oder 3 Monaten nach Operation) von Patienten im unfallchirurgischen ambulanten Bereich sollten nicht nur der Verlauf nach der Frakturversorgung und die Frakturheilung begutachtet werden, sondern bei den Patienten und auch ihren Angehörigen nach der spezifischen Osteoporosemedikation gefragt werden. Dadurch wird die Versorgung mit einer spezifischen Osteoporosetherapie schon im ersten Jahr nach dem Frakturereignis überprüft. Auch die Kontrolle des Vitamin-D-Spiegels bei initialem Vitamin-D-Mangel könnte in diesem Rahmen erfolgen.

> **Merke**
>
> Nur wenn die spezifische medikamentöse Therapie der Osteoporose auch tatsächlich erfolgt, lässt sich das Frakturrisiko senken.

Die Schnittstelle zwischen dem stationären/ambulanten unfallchirurgischen Bereich und dem ambulanten niedergelassenen Bereich oder auch dem einer Rehabilitationseinrichtung stellt der Fracture Liaison Service (FLS) dar (Kap. 14.3). Dies ist die Schlüsselposition zur erfolgreichen Weiterführung der stationär begonnenen Therapie.

Literatur

[218] Abrahamsen B, Eiken P, Eastell R. Proton pump inhibitor use and the antifracture efficacy of alendronate. Arch Intern Med 2011; 171: 998–1004

[219] Ahmed LA, Emaus N, Berntsen GK et al. Bone loss and the risk of non-vertebral fractures in women and men: the Tromso study. Osteoporos Int 2010; 21: 1503–1511

[220] Anonymous. Leitlinienreport zur S3-Leitlinie: Bisphosphonat-assoziierte Kiefernekrose (BP-ONJ) und andere Medikamenten-assoziierte Kiefernekrosen AWMF-Register-Nr. 007-091. 2012. www.awmf.org/leitlinien/detail/ll/007-091.html (Zugriffsdatum: 05.10.2017)

[221] Aspenberg P, Johansson T. Teriparatide improves early callus formation in distal radial fractures. Acta orthopaedica 2010; 81: 234–236

[222] Bacon CJ, Gamble GD, Horne AM et al. High-dose oral vitamin D3 supplementation in the elderly. Osteoporos Int 2009; 20: 1407–1415

[223] Bischoff-Ferrari HA, Willett WC, Orav EJ et al. A pooled analysis of vitamin D dose requirements for fracture prevention. N Engl J Med 2012; 367: 40–49

[224] Bischoff-Ferrari HA. Optimal serum 25-hydroxyvitamin D levels for multiple health outcomes. Adv Exp Med Biol 2014; 810: 500–525

[225] Cauley JA, Parimi N, Ensrud KE et al. Serum 25-hydroxyvitamin D and the risk of hip and nonspine fractures in older men. J Bone Miner Res 2010; 25: 545–553

[226] Cooper C. Osteoporosis: disease severity and consequent fracture management. Osteoporos Int 2010; 21 Suppl 2: S425–429

[227] Ding J, Heller DA, Ahern FM et al. The relationship between proton pump inhibitor adherence and fracture risk in the elderly. Calcif Tissue Int 2014; 94: 597–607

[228] DVO (Dachverband der deutschsprachigen osteologischen Wissenschaften). Prophylaxe, Diagnostik und Therapie der Osteoporose 2017. http://www.dv-osteologie.org/uploads/Leitlinie%202017/Finale%20Version%20Leitlinie%20Osteoporose%202017_end.pdf, Zugriff am 19.6.2018

[229] Eberhardt C, Stumpf U, Brankamp J et al. Osseointegration of cementless implants with different bisphosphonate regimens. Clin Orthop Relat Res 2006; 447: 195–200

[230] Eriksen EF, Lyles KW, Colon-Emeric CS et al. Antifracture efficacy and reduction of mortality in relation to timing of the first dose of zoledronic acid after hip fracture. J Bone Miner Res 2009; 24: 1308–1313

[231] Förtsch M, Schmidt T, Feldmann C et al. DVO-Leitlinie (DVO: Dachverband Osteologie) in der osteologischen Schwerpunktpraxis. Trauma Berufskrankh 2014; 16: 110–121

[232] Hadji P, Klein S, Gothe H et al. Epidemiologie der Osteoporose – Bone Evaluation Study: Eine Analyse von Krankenkassen-Routinedaten. Dtsch Arztebl International 2013a; 110: 52–57

[233] Hadji P, Klein S, Haussler B et al. The bone evaluation study (BEST): patient care and persistence to treatment of osteoporosis in Germany. Int J Clin Pharmacol Ther 2013b; 51: 868–872

[234] Haussler B, Gothe H, Gol D et al. Epidemiology, treatment and costs of osteoporosis in Germany-the BoneEVA Study. Osteoporos Int 2007; 18: 77–84

[235] Hernlund E, Svedbom A, Ivergard M et al. Osteoporosis in the European Union: medical management, epidemiology and economic burden. A report prepared in collaboration with the International Osteoporosis Foundation (IOF) and the European Federation of Pharmaceutical Industry Associations (EFPIA). Arch Osteoporos 2013; 8: 136

[236] Jamal SA, Leiter RE, Bayoumi AM et al. Clinical utility of laboratory testing in women with osteoporosis. Osteoporos Int 2005; 16: 534–540

[237] Kanis JA, Johnell O, De Laet C et al. A meta-analysis of previous fracture and subsequent fracture risk. Bone 2004; 35: 375–382

[238] Kanterewicz E, Puigoriol E, Garcia-Barrionuevo J et al. Prevalence of vertebral fractures and minor vertebral deformities evaluated by DXA-assisted vertebral fracture assessment (VFA) in a population-

based study of postmenopausal women: the FRODOS study. Osteoporos Int 2014; 25: 1455–1464
[239] Kim TY, Ha YC, Kang BJ et al. Does early administration of bisphosphonate affect fracture healing in patients with intertrochanteric fractures? J Bone Joint Surg Br 2012; 94: 956–960
[240] Kolios L, Takur C, Moghaddam A et al. Anamnestic risk factor questionnaire as reliable diagnostic instrument for osteoporosis (reduced bone morphogenic density). BMC Musculoskelet Disord 2011; 12: 187
[241] Lewis JR, Barre D, Zhu K et al. Long-term proton pump inhibitor therapy and falls and fractures in elderly women: a prospective cohort study. J Bone Miner Res 2014; 29: 2489–2497
[242] Lyles KW, Colon-Emeric CS, Magaziner JS et al. Zoledronic acid and clinical fractures and mortality after hip fracture. N Engl J Med 2007; 357: 1799–1809
[243] Maggio M, Lauretani F, Ceda GP et al. Use of proton pump inhibitors is associated with lower trabecular bone density in older individuals. Bone 2013; 57: 437–442
[244] Neer RM, Arnaud CD, Zanchetta JR et al. Effect of parathyroid hormone (1–34) on fractures and bone mineral density in postmenopausal women with osteoporosis. N Engl J Med 2001; 344: 1434–1441
[245] Nehme A, Maalouf G, Tricoire JL et al. Effect of alendronate on periprosthetic bone loss after cemented primary total hip arthroplasty: a prospective randomized study. Rev Chir Orthop Reparatrice Appar Mot 2003; 89: 593–598
[246] Roux C, Goldstein JL, Zhou X et al. Vertebral fracture efficacy during risedronate therapy in patients using proton pump inhibitors. Osteoporos Int 2012; 23: 277–284
[247] Sanders KM, Stuart AL, Williamson EJ et al. Annual high-dose oral vitamin D and falls and fractures in older women: a randomized controlled trial. Jama 2010; 303: 1815–1822
[248] Ziller V, Kostev K, Kyvernitakis I et al. Persistence and compliance of medications used in the treatment of osteoporosis–analysis using a large scale, representative, longitudinal German database. Int J Clin Pharmacol Ther 2012; 50: 315–322

6 Verletzungen der Wirbelsäule

C. Kammerlander

6.1 Epidemiologie

Die Hauptrisikofaktoren für Wirbelkörperfrakturen sind fortgeschrittenes Alter und Osteoporose [290]. Das Auftreten von Wirbelkörperkompressionsfrakturen der Brust- und Lendenwirbelsäule sowie von Halswirbelkörperfrakturen steigt mit zunehmendem Alter der Bevölkerung an. Jährlich sind 8,9 Mio. Frakturen weltweit durch Osteoporose bedingt (ca. 1 000/h) [267].

Die durch osteoporotische Frakturen verursachten Kosten wurden 2010 auf 37 Mrd. Euro geschätzt, die Kosten für Wirbelkörperfrakturen beliefen sich auf ca. 1,8 Mrd. Euro [264]. In den USA betragen die Kosten über 19 Mrd. Dollar einschließlich der Wirbelkörperfrakturen [256].

Die Inzidenz frischer Wirbelkörperfrakturen liegt in Europa in der Altersgruppe der 50- bis 79-jährigen Patienten bei 1,1 % pro Jahr bei Frauen und 0,6 % bei Männern. Bei alterstraumatologischen Patienten steigt die Prävalenz auf bis zu 50 % an [261]; [280].

Man muss davon ausgehen, dass lediglich ein Viertel bis ein Drittel aller osteoporotischen Wirbelkörperfrakturen überhaupt diagnostiziert werden [260]; [262]. Häufig sind diese nicht symptomatisch oder sie werden nur unzureichend abgeklärt.

> **Merke**
>
> Aufgrund der demografischen Entwicklung ist auch mit einer steigenden Prävalenz der Halswirbelverletzungen bei älteren Patienten in Europa und Nordamerika zu rechnen.

Zwar sinkt die Inzidenz der Halswirbelverletzungen bei den unter 65-Jährigen, bei den Älteren bleibt sie jedoch konstant oder steigt sogar an [278]; [254]. Die oberen Halswirbelsäulenverletzungen (vor allem Frakturen des zweiten Halswirbels) sind im fortgeschrittenen Alter am häufigsten und treten ebenso bereits bei Stürzen in der Ebene auf [254]; [293].

6.2 Anatomie und Pathologie

6.2.1 Komorbiditäten

Die Komorbiditäten der alterstraumatologischen Patienten verlangsamen den Genesungsprozess nach einem Trauma und führen zu insgesamt erhöhten Komplikationsraten [252]. Verletzungen gleicher Schwere führen bei älteren Patienten zu einem schlechteren klinischen Outcome und einer höheren Mortalität als bei jüngeren Patienten.

Insbesondere Sinterungsfrakturen der Brustwirbelsäule führen zu einer Vermehrung der thorakalen Kyphose und somit – neben der Störung der sagittalen Balance – zu Reduktion der Vitalkapazität und Dyspnoe. Dies ist vor allem bei vorbestehender COPD mit einer Verschlechterung der Lungenfunktion vergesellschaftet. Die Therapie mit oralen Steroiden fördert bei diesen Patienten zusätzlich den Abbau der Knochenmasse und erhöht wiederum das Risiko für Frakturen.

Ein interdisziplinäres Management ist auch bei der Behandlung von Wirbelsäulenverletzungen im Alter unabdingbar, um Komplikationen vorzubeugen und die Therapie zu optimieren. Im vergangenen Jahrzehnt konnten zahlreiche Studien einen Vorteil der interdisziplinären Versorgung bei Fragilitätsfrakturen zeigen. Vorreiter war hier insbesondere die British Orthopedic Association [270]; [269]; [272]; [263].

Eine weitere wesentliche Komorbidität ist die Osteoporose (Kap. 5.5).

6.2.2 Aktivitätseinschränkung und Behinderung

Eine aktuelle Übersichtsarbeit von Alexandru et al. [249] zeigt, dass Wirbelkörperkompressionsfrakturen, ob diagnostiziert oder nicht, zu zahlreichen Komplikationen und somit zu Aktivitätseinschränkungen bei alterstraumatologischen Patienten führen können. Insbesondere starker Schmerz zu Beginn, chronischer lumbaler Rückenschmerz, zunehmende thorakale Kyphosierung, eingeschränkte Lungenfunktion, Müdigkeit, Gewichtsverlust, Zunahme der Osteoporose durch Inaktivität, tiefe Beinvenenthrombose, geringes Selbstwertgefühl und emotionale sowie soziale Probleme schränken die Patienten stark ein und führen häufig zu einem Verlust der Selbstständigkeit und Inanspruchnahme eines Pflegeheimes.

> **Merke**
>
> Neurologische Begleitsymptome durch Verletzungen des Rückenmarks oder der Cauda equina sind bei älteren Patienten vergleichsweise seltener [259].

In der aktuellen Literatur liegt bei alterstraumatologischen Patienten die Mortalität nach Halswirbelsäulenverletzungen bei ca. 15–35 % und ist somit vergleichbar mit den Raten nach hüftgelenksnahen Frakturen. Studien zeigten zudem eine erhöhte Aktivitätseinschränkung der Patienten nach Immobilisierung [283]; [275]. Komplikationen, wie Pneumonien, Dysphagie, tiefe Beinvenenthrombosen, Lungenarterienembolien und zunehmende Sturzneigung, führen bei diesen Patienten zu einem erhöhten und oft verlängerten Pflegebedarf.

6.2.3 Verletzungen der Halswirbelsäule

Während Hochenergietraumata, wie z. B. bei Verkehrsunfällen, bei jüngeren Patienten Hauptursache für Halswirbelsäulenverletzungen sind, verursachen bei älteren Patienten bereits einfache Stürze, sog. Niedrigenergietraumata, solche Verletzungen [275].

Führend sind in der Alterstraumatologie Verletzungen der oberen Halswirbelsäule. Ursache hierfür sind vorbestehende degenerative knöcherne Veränderungen mit Sklerosierung und folglich erhöhter Brüchigkeit vor allem im Bereich des Dens [291]. An der unteren Halswirbelsäule ist eher die Osteoporose und die damit verbundene schwächere Knochenstruktur mitverantwortlich für die Verletzung. Es ist daher wichtig, bei älteren Patienten Verletzungen der unteren und oberen Halswirbelsäule zu unterscheiden.

Degenerative knöcherne Prozesse im Bereich der Halswirbelsäule des älteren Patienten, häufig mit funktioneller Fusion der unteren Halswirbelkörper, sorgen durch einen langen Hebelarm für eine erhöhte Belastung der Segmente C 1 und C 2. Diese Belastung führt bereits bei geringem Trauma zu Verletzungen im atlantoaxialen Segment [278].

Die Mortalität alterstraumatologischer Patienten nach subaxialen Verletzungen unterscheidet sich nicht von der akuten Mortalität bei Densfrakturen [281]. Aber aufgrund der geringen Inzidenz dieser Verletzungen bei älteren Patienten fehlen hierzu größeren Studien.

6.2.4 Verletzungen der Brust- und Lendenwirbelsäule

Akute symptomatische osteoporotische Wirbelkörperkompressionsfrakturen zeichnen sich durch einen plötzlich auftretenden stechenden Rückenschmerz aus. Diese Frakturen treten sehr häufig auch ohne Sturzereignis auf. Typischerweise verschlechtert sich der Schmerz beim Mobilisieren, im Sitzen oder Stehen und bessert sich im Liegen. Dies führt häufig zur Immobilisation, mit all den vor allem für ältere Patienten sehr negativen Folgen.

6.3 Diagnostik und Klassifikation

6.3.1 Verletzungen der Halswirbelsäule

Densfrakturen sind die häufigsten Frakturen der Halswirbelsäule bei über 65-Jährigen [254]; [293]; [286]. Klassifiziert werden diese nach Anderson und D'Alonzo [250]. Bei alterstraumatologischen Patienten ist die Typ-II-Fraktur mit Subluxation der atlantoaxialen Gelenke am häufigsten [286].

Aktive Funktionsaufnahme der Halswirbelsäule in Extension und Flexion zeigen Instabilitäten bei initial nicht dislozieren Densfrakturen. Diese Diagnostik sollte jedoch mit Vorsicht und unter ärztlicher Aufsicht durchgeführt werden. Eine gute Möglichkeit ist auch die passive Durchführung durch einen Arzt unter direkter Durchleuchtungskontrolle.

6.3.2 Verletzungen der Brust- und Lendenwirbelsäule

Diagnostiziert werden die thorakalen und lumbalen Wirbelkörperkompressionsfrakturen primär im seitlichen konventionellen Röntgenbild. Hier können keilförmige, bikonkave Deformitäten und die Crush-Deformität unterschieden werden, wobei keilförmige Frakturen am häufigsten vorkommen [258]. Diese führen, insbesondere wenn mehrere Wirbelkörper betroffen sind, zu einer Kyphosierung mit konsekutiver Störung der sagittalen Balance der Gesamtwirbelsäule.

> **Merke**
>
> Die durch die veränderten Hebelarme auftretenden Belastungsspitzen an den Deckplatten fördern weitere osteoporotische Frakturen.

Zur weiterführenden Diagnostik der Wirbelkörperfrakturen sind die Computer- und die Magnetresonanztomografie unerlässlich. Während die CT bei jeder nativradiologisch nachgewiesenen Wirbelkörperverletzung indiziert ist, um eine genaue Einschätzung der Stabilität und eine Aussage über die Beteiligung der Hinterkante (A3-Verletzung nach Magerl) bzw. der dorsalen Strukturen (B/C-Verletzung nach Magerl) zu bekommen, wird die MRT vor allem zu Beurteilung des Alters einer Wirbelkörperfraktur eingesetzt. Hierbei weist das Ödem im Wirbelkörper in der STIR-Sequenz auf eine frische Fraktur hin. Diese Information ist vor allem zur Entscheidungsfindung bei der Kyphoplastie erforderlich. Die MRT wird auch zur weiteren Abklärung bei neurologischer Begleitsymptomatik verwendet und um das Ausmaß einer Rückenmarkverletzung oder Spinalwurzelschädigung zu erfassen und in die Therapieentscheidung einfließen zu lassen.

6.4 Therapie

Ältere Patienten mit Verletzungen der Wirbelsäule benötigen besondere Aufmerksamkeit. Ziel ist es immer, den Status quo ante zu erreichen. Gezielte klinische und bildgebende Diagnostik, multidisziplinäre Versorgung, standardisierte Therapie, klares Management von Komplikationen sowie Frühmobilisierung sind essenzielle Bausteine bei der Therapie dieser fragilen Patienten.

6.4.1 Verletzungen der Halswirbelsäule

Ein wesentlicher genereller Diskussionspunkt ist die Verwendung von Zervikalstützen bei älteren Patienten. Da durch diese eine Einschränkung der Kopfbeweglichkeit und auch der allgemeinen Mobilität entsteht, ist die Indikation sehr streng zu stellen und kurzfristig zu prüfen.

Frakturen der oberen Halswirbelsäule

Eine externe Ruhigstellung im Halo-Fixateur oder mittels Halswirbelsäulenorthese ist möglich, wird aber bei diesem Patientenkollektiv nicht empfohlen. Die externe Fixierung durch den Halo-Fixateur birgt ein erhöhtes Komplikationsrisiko durch Verletzungen der Schädelkalotte und des Gehirns beim Einbringen der Schrauben, vorzeitige Auslockerung der Schrauben und ein signifikant erhöhtes Risiko für die Entwicklung eines Deliriums [265]. Außerdem ist die alleinige externe Immobilisierung auch mit einem höheren Risiko für Pseudarthrosen assoziiert [257].

Neuere Studien zeigen, dass auch die konservative Therapie der Densfraktur bei dieser Patientengruppe zu vergleichbaren funktionellen Ergebnissen führt, obwohl nur eine geringere knöcherne Durchbauungsrate erreicht werden kann [294].

Bei dislozierten, instabilen Densfrakturen ist eine primäre Versorgung mittels interner Fixierung angebracht (▶ Abb. 6.1, ▶ Abb. 6.2). Bei der ventralen Stabilisierung mit Zugschrauben zeigen sich ein gutes funktionelles

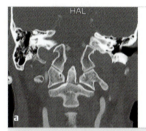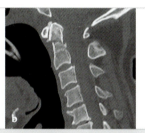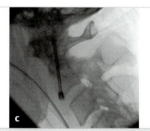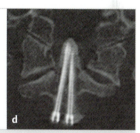

Abb. 6.1 Eine 75-jährige Patientin nach häuslichem Sturz mit instabiler Densfraktur (Typ Anderson 2). Die Nachbehandlung erfolgt ohne äußere Ruhigstellung.
a–b Präoperative Computertomografie (a.-p. und seitlich).
c Intraoperative Darstellung seitlich nach erfolgter Verschraubung über einen ventralen Zugang.
d Intraoperative Schichtbilddarstellung mittels ISO-C-3D zur Kontrolle der Schraubenlage.

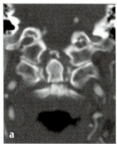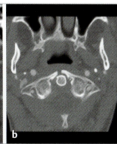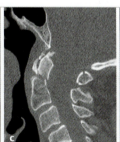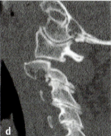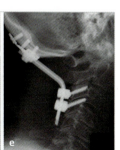

Abb. 6.2 Eine 88-jährige Patientin ist auf dem Weg zur Kirche gestürzt. Die Nachbehandlung erfolgt ohne äußere Schienung.
a–c Kombination aus instabiler Densfraktur (Anderson Typ 2) und vorderer sowie hinterer Atlasbogenfraktur.
d Die Betrachtung der atlantoaxialen Gelenke in der seitlichen Rekonstruktion zeigt eine Subluxation C 1 gegenüber C 2 nach dorsal.
e Aufgrund eines aberranten Verlaufes der A. vertebralis war keine C 1/C 2-Stabilisierung möglich, daher wurde eine okzipitozervikale Fusion (C 0-C 3/4) durchgeführt.

Outcome, eine hohe Fusionsrate und eher niedrige Komplikationsraten [285]. Gute Fusionsraten [289] und ein gutes funktionelles Ergebnis werden auch bei einer posterioren Fixierung von C 1 und C 2 beobachtet [266].

Verletzungen ohne Dislokation werden mittels aktiver oder passiver Funktionsaufnahmen in Extension und Flexion weiter abgeklärt. Bei stabilen Verhältnissen erfolgt die konservative Behandlung mittels weicher Halskrause für 6 Wochen. Bei nachgewiesener Instabilität erfolgt die operative Stabilisierung. Primär wird eine ventrale Verschraubung angestrebt. Sollte dies nicht möglich sein (z. B. aufgrund einer Infektsituation oder multipler Voroperationen im Zugangsbereich), erfolgt eine dorsale Stabilisierung C 1/C 2 mittels Verschraubung nach Harms. Bei Zusatzverletzungen im Bereich des Atlas oder bei aberranten Verläufen der A. vertebralis erfolgt die okzipitozervikale Stabilisierung auf C 3/C 4. Operativ versorgte Patienten werden generell ohne Halskrause nachbehandelt.

Frakturen der unteren Halswirbelsäule

Die operative und konservative Versorgung unterscheidet sich aktuell nicht von der Therapie der jüngeren Patienten, jedoch sind die Komorbiditäten und vor allem die Osteoporose zu berücksichtigen [291]. Daher empfiehlt es sich, bereits initial Schrauben mit höherem Durchmesser zu verwenden, um eine bessere Verankerung im osteoporotischen Knochen zu erzielen.

Merke

Bei begleitendem Vorliegen einer neurologischen Ausfallssymptomatik ist eine Dekompression erforderlich.

Als besondere und auch zunehmende Entität müssen Verletzungen der unteren Halswirbelsäule im Rahmen von ankylosierenden Spondylarthropathien hervorgehoben werden (▶ Abb. 6.3). Aufgrund der sehr hohen Instabilität wird im Allgemeinen eine dorsoventrale Versorgung empfohlen [271]; [288]. Zudem kann es durch ven-

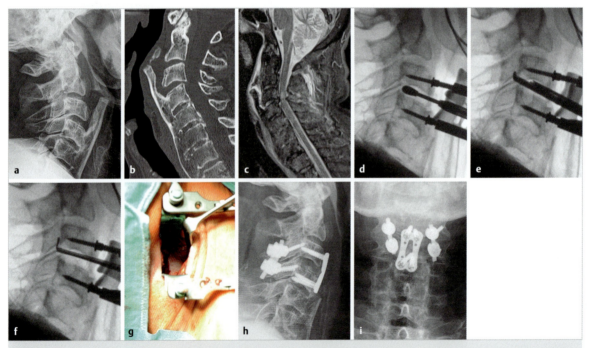

Abb. 6.3 Ein 75-jähriger Patient mit bekanntem M. Bechterew hat sich im Zuge eines Skisturzes sowohl eine B3-Verletzung im Bereich C 3/4 als auch im mittleren BWS-Bereich zugezogen. Der Patient hatte bereits am Unfallort eine armbetonte Paraparese; in der initialen MRT wurde das passende Korrelat – ein Myelonödem auf Läsionshöhe – festgestellt. Im Zuge der operativen Stabilisierung erfolgte auch eine Dekompression. Postoperativ wurde der Patient in ein Querschnittsrehazentrum verlegt.
a–b HWS seitlich und CT HWS: Hyperextensionsverletzung C 3/4.
c MRT HWS mit Myelonödem auf Läsionshöhe als morphologisches Korrelat für die neurologische Ausfallssymptomatik.
d–f HWS seitlich intraoperative Bilder: Nach Resektion der ventralen Knochenspange erfolgt die Dekompression des Segmentes C 3/4.
g Die von C 3 nach ventral abgerissenen Knochenspange mit scharfer Kante.
h Röntgen der HWS seitlich postoperativ: dorsoventrale monosegmentale Stabilisierung C 3/4 mit Beckenkammspan.
i Röntgen der HWS a. p. postoperativ: dorsoventrale monosegmentale Stabilisierung C 3/4 mit Beckenkammspan.

trale Spondylophytenanbauten schwierig sein, eine zusätzliche ventrale Verplattung vorzunehmen. Hier empfiehlt es sich, diese Anbauten zu entfernen und ein geeignetes Plattenlager zu schaffen. So kann eine Druckschädigung von Trachea oder Ösophagus vermindert werden.

> **Vorsicht**
>
> Aufgrund vermutlich kanzerogener Langzeitwirkung wurde Calcitonin vom europäischen Markt genommen [276].

6.4.2 Verletzungen der Brust- und Lendenwirbelsäule

Die Therapie der Wirbelkörperkompressionsfrakturen älterer Patienten ist eine Herausforderung und standardisierte, allgemein anerkannte Versorgungsrichtlinien gibt es nicht. Jede dieser Frakturen muss individuell im Gesamtkontext des Patienten gesehen werden. Um Folgekomplikationen vorzubeugen, ist eine rasche Mobilisierung der älteren Patienten unabdingbar.

> **Merke**
>
> Das oberste Ziel jedes Therapiekonzepts muss das Erreichen der Schmerzfreiheit unter Erhalt der Mobilität sein.

Dafür ist ein eigens für alterstraumatologische Patienten entwickeltes Schmerztherapiekonzept anzuwenden. Für eine schmerzfreie Mobilisation kommen immer häufiger operative Methoden zum Einsatz.

Im Verlauf der Behandlung muss dann eine adäquate Osteoporoseabklärung und -therapie stattfinden (Kap. 14.3).

Konservative Therapie

Eine Indikation zur konservativen Therapie ist immer dann zu stellen, wenn eine schmerzfreie Mobilisation innerhalb weniger Tage nach Fraktur erreicht werden kann. Die Abwägung der optimalen Therapie gestaltet sich aufgrund der Komplexität des alterstraumatologischen Patientenkollektivs häufig schwierig und somit ist ein Konsens hinsichtlich der Versorgung in der aktuellen Literatur nicht zu finden [249]; [277]; [260].

Die konservative Therapie beinhaltet eine angemessene Analgesie und Frühmobilisierung. Es bedarf bei alterstraumatologischen Patienten häufig einer genauen Abwägung zwischen ausreichender Analgesie und deren Nebenwirkungen (Kap. 5.1

Neben der Therapie mit Analgetika reduziert auch eine adäquate Osteoporosetherapie Schmerzen [277]. Diverse Studien zeigten, dass unter Bisphosphonattherapie mit Clodronat oder Pamidronat eine anhaltende Schmerzreduktion sowie eine bessere körperliche Verfassung erzielt werden kann [251]. Des Weiteren zeigen Patienten unter Therapie mit Teriparatid ein reduziertes Risiko, neue oder zunehmende Rückenschmerzen zu entwickeln [284].

Der Einsatz von extrakorporalen Stützen, wie Korsagen, ist bei alterstraumatologischen Patienten sehr kritisch zu prüfen. Diese sind in der Regel sehr unkomfortabel und schränken den Patienten in seiner Mobilität ein. Die Compliance ist gering und der Nutzen in keiner Weise nachgewiesen. Im eigenen Vorgehen wird gänzlich darauf verzichtet.

Die Mobilisation erfolgt unter physiotherapeutischer Anleitung. Unterschiedliche Programme, wie z.B. die Stärkung der Rückenextensoren sowie propriozeptives Training, erhöhen die Knochendichte und reduzieren das Risiko für weitere Wirbelkörperfrakturen. Ferner führt das regelmäßige Selbsttraining Zuhause zu einer Verbesserung der Lebensqualität [287].

Akuter Schmerz sollte nach einer frischen Wirbelkörperkompressionsfraktur nicht länger als wenige Tage bis Wochen anhalten. Bei persistierenden Schmerzen oder bei starkem Schmerz während der Mobilisierung sollte eine operative Versorgung möglichst frühzeitig diskutiert werden. Bei progressiver Kyphosierung der Fraktur unter Mobilisierung ist eine operative Stabilisierung empfohlen [279]. Zur exakten Verlaufskontrolle müssen Röntgenbilder der entsprechenden Region im Stehen angefertigt werden.

Kyphoplastie und Vertebroplastie

Bei schmerzpersistenten osteoporotischen Frakturen stehen diverse operative Versorgungsmöglichkeiten zur Verfügung.

Durch Wirbelkörperaugmentation können der Schmerz reduziert und die Frakturprogression verhindert werden [279]. Die häufigsten minimalinvasiven Techniken zur Augmentation von Wirbelkörpern sind die Vertebroplastie und Kyphoplastie.

Während bei der Vertebroplastie der Wirbelkörper bei erhaltener Struktur mit einem Polymethylmethacrylat (PMMA)-Zement aufgefüllt wird, erfolgt bei der Ballonkyphoplastie initial die Schaffung einer Kavität durch einen aufblasbaren Ballon, welche dann ebenfalls mit PMMA-Zement gefüllt wird (▶ Abb. 6.4). Eine Schmerzreduktion wird in beiden Fällen durch die Stabilisierung der Fraktur und durch die Prävention des weiteren Wirbelkörpereinbruchs erreicht. Manchen Autoren zufolge erfolgt dies durch eine Aufrichtung der Wirbelkörper um ca. 50–70 % sowie der segmentalen Kyphose um ca. 6–10 % [253].

Nach einer Wirbelkörperaugmentation bei älteren Patienten stellt sich bereits in den ersten 24 Stunden eine Schmerzreduktion ein, zudem treten insgesamt selten Komplikationen auf (unter 4 %) [279].

2 große randomisierte kontrollierte Open-label-Studien zeigen kurzfristig einen deutlichen Vorteil der operativen Versorgung [273]; [292]. Dieser positive Effekt der Wirbelkörperaugmentation wird seit der Publikation zweier kleiner randomisierter doppelblind kontrollierter Studien im New England Journal of Medicine 2009 heftig diskutiert [255]; [268]. Dabei konnten beim Vergleich der Vertebroplastie mit konservativer Therapie keine Vorteile bei der Schmerzreduktion, der Lebensqualität oder der Funktion gezeigt werden. Den Autoren zufolge basiert der positive Effekt der vorangegangenen Studien vor allem auf dem Placeboeffekt [282]. Obwohl in den letzten 5 Jahren ca. 300 Artikel jährlich zum Thema Wirbelkörperaugmentation publiziert wurden, ist die Diskussion noch nicht abgeschlossen und es werden zusätzliche randomisiert-kontrollierte Studien notwendig sein, um die Evidenz der einzelnen Verfahren zu festigen.

Wie bei jeder Zementierung kann es auch hier zu einer Leckage in den umliegenden Venenplexus und zur Verschleppung bis in die Lunge oder auch in den Spinalkanal kommen. Speziellere neue PMMA-Zemente, welche bereits initial eine höhere Viskosität aufweisen, sollen mit geringeren Leckageraten einhergehen. Eine klinische Symptomatik ist auch bei pulmonaler Verschleppung sehr selten.

Praxis

Im eigenen Vorgehen wird der Zement bei jeder Applikation unter größter Vorsicht mit sehr wenig Druck eingebracht. Außerdem veranlassen wir eine Erhöhung des PEEP, um durch den Druckaufbau einer Embolie entgegenzuwirken.

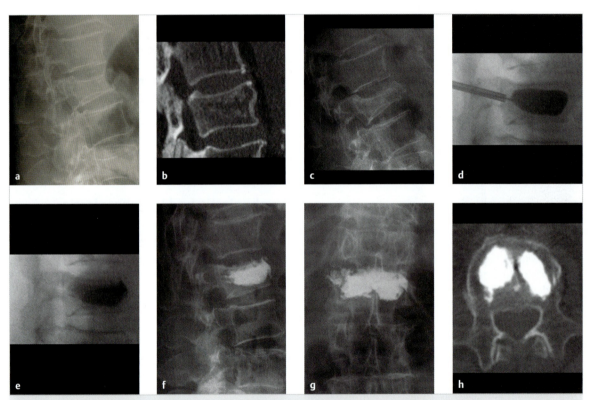

Abb. 6.4 Ein 90-jähriger Patient aus dem Pflegeheim nach Sturz im Schwindel. Bei starken Schmerzen im Zuge der Mobilisation wurde zu einer Kyphoplastie geraten. Bei deutlich verringerten Schmerzen konnte der Patient wieder in seine gewohnte Umgebung zurückverlegt werden.
- **a** Im Röntgen wird die osteoporotische Sinterungsfraktur sichtbar.
- **b** In der Computertomographie zeigt sich eine ausgeprägte Höhlenbildung, welche häufig auf einen progressiven Kollaps des Wirbelkörpers bei der Mobilisation hinweist.
- **c** Die Röntgenaufnahme im Stehen nur wenige Tage später zeigt einen progressiven Kollaps des frakturierten Wirbelkörpers.
- **d–e** Intraoperative Bilder: Der aufgefüllte Ballon im Wirbelkörper bildet eine Höhle, welche mit Knochenzement aufgefüllt wird.
- **f–g** Postoperativ zeigt sich im Röntgen im Stehen eine gute Wiederherstellung der Wirbelkörperhöhe mit gebesserter Stellung.
- **h** Die postoperative Computertomografie zeigt eine homogene Zementverteilung.

Instrumentation und Zementaugmentation

Bei fortgeschrittener Kyphosierung, kollabiertem Wirbelkörper oder relevanter Beteiligung der Hinterkante (A3-Fraktur) ist eine alleinige Augmentation des Wirbelkörpers nicht zielführend. Eine absolute Kontraindikation stellt zudem die knöcherne Verlegung des Spinalkanales mit gleichzeitigen neurologischen Ausfällen dar, hier kann eine Augmentation zu Verschlechterung der Symptomatik führen. In diesen Fällen sind andere operative Versorgungsmöglichkeiten angebracht. Bei alterstraumatologischen Patienten wird die zementaugmentierte interne Fixation angewandt, da der Verzicht auf eine zusätzliche Zementierung mit einer höheren Lockerungsrate der Pedikelschrauben einhergeht [274].

Bei der präoperativen Abklärung ist auch die Röntgenaufnahme der Wirbelsäule im Stehen ein entscheidender Faktor. Währende eine osteoporotische Wirbelkörperfraktur im Liegen (z. B. in der CT) möglicherweise keine segmentale Kyphose zeigt, wird diese häufig erst unter Belastung sichtbar (▶ Abb. 6.5). Insbesondere eine initiale Kavität in der Fraktur ist hochverdächtig, unter Belastung zu einem Kollaps des Wirbelkörpers zu führen.

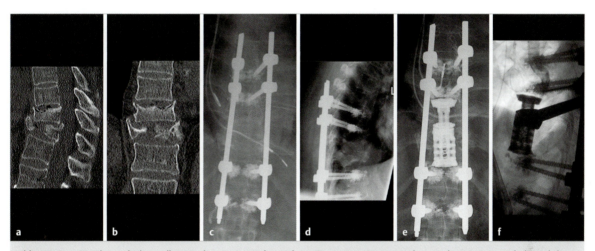

Abb. 6.5 Eine 83-jährige, bisher selbstständige Patientin hat sich im Zuge eines Sturzes Frakturen des 12. Brustwirbels und des ersten Lendenwirbels zugezogen. Initial erfolgte die konservative Therapie auswärts. Erst nach 6 Wochen ist die Patientin zugewiesen worden.
a–b Die Aufnahmen zeigen einen progressiv kollabierten Wirbelkörper mit Beteiligung der Hinterkante (L 1) sowie einen Deckplatteneinbruch auf Th 12. Eine neurologische Ausfallssymptomatik lag nicht vor.
c–d Aufgrund der instabilen Situation wurde der Patientin primär zu einer langstreckigen minimalinvasiven augmentierten Instrumentation geraten.
e–f Zusätzlich wurde die ventrale Säule mit einem expandierbaren Cage abgestützt. Im präoperativen Stehend-Röntgen wurde eine monosegmentale Kyphose von 20° ausgemessen. Im Zuge des Eingriffs wurde auch die sagittale Balance wiederhergestellt. Eine kleine Leckage blieb asymptomatisch.

6.5 Grenzen und Implantatversagen anhand eines klinischen Fallbeispiels

Wesentliche und häufige Schwierigkeiten ergeben sich, wenn die Wirbelkörperkompression, welche im Rahmen der Osteoporose initial oft nicht so ausgeprägt zu sein scheint, nicht adäquat adressiert ist. Ein wesentliches Zeichen der fehlenden Abstützung ist eine Höhlenbildung im Bereich der Fraktur. Das Fallbeispiel einer Instrumentation ohne zusätzliche ventrale Abstützung soll diese Problematik demonstrieren (▶ Abb. 6.6).

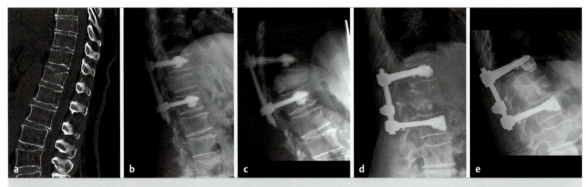

Abb. 6.6 Grenzen der operativen Stabilisierung. a-c: Fallbeispiel einer 83-jährigen Dame, die sich im Zuge eines häuslichen Sturzes eine Fraktur des 12. Brustwirbelkörpers zugezogen hat. **d-e:** Fallbeispiel einer 72-jährigen Patientin nach thorakolumbaler Stabilisierung infolge einer osteoporotischen Sinterungsfraktur.
- **a** Die initiale CT zeigte eine Höhlenbildung im Bereich des Wirbelkörpers. Diese ist immer ein Hinweis darauf, dass es zu einem raschen Kollaps des Wirbelkörpers kommt. Trotzdem wurde ein konservativer Therapieversuch gestartet. Dieser musste aber nach 5 Tagen aufgrund von immobilisierenden Schmerzen abgebrochen werden. Es erfolgte, da es sich bei der Fraktur um eine Berstungsfraktur handelte, eine augmentierte Instrumentation mit einem minimalinvasiven System und polyaxialen Schrauben.
- **b** Die postoperativen Röntgenbilder zeigten ein sehr gutes Repositionsergebnis mit Wiederherstellung der Form des Wirbelkörpers.
- **c** Die Patientin wurde in eine geriatrische Rehabilitationsklinik transferiert und konnte dort zunehmend besser mobilisiert werden. Im Zuge der Nachkontrollen zeigte sich allerdings ein Nachsintern des Wirbelkörpers, wobei die zementierten Schrauben in den Wirbelkörpern anhaltend ohne Lockerungszeichen blieben Es ist somit davon auszugehen, dass diese Nachsinterung aufgrund der fehlenden ventralen Abstützung in der Fraktur im Bereich der polyaxialen Schrauben stattfand. Auch scheint der Stab sich etwas gebogen zu haben. Um diesen Verlauf zu verhindern, sollte eine zusätzliche ventrale Abstützung, z.B. durch eine gleichzeitig durchgeführte Kyphoplastie des gebrochenen Wirbelkörpers, erfolgen.
- **d** Verwenden von monoaxialen Schrauben mit zusätzlicher Zementapplikation.
- **e** Durchschneiden der monoaxialen Schrauben durch den Zement und die Deckplatte wegen fehlender ventraler Abstützung. Der Stab selbst und die Schrauben-Stab-Verbindung ist in diesem Fall stabiler als unter a-c und bleibt daher unverändert.

Literatur

[249] Alexandru D, So W. Evaluation and management of vertebral compression fractures. Perm J 2012; 16: 46–51

[250] Anderson LD, D'Alonzo RT. Fractures of the odontoid process of the axis. J Bone Joint Surg Am 1974; 56: 1663–1674

[251] Armingeat T et al. Intravenous pamidronate for pain relief in recent osteoporotic vertebral compression fracture: a randomized double-blind controlled study. Osteoporos Int 2006. 17: 1659–1665

[252] Bonne S, Schuerer DJ. Trauma in the older adult: epidemiology and evolving geriatric trauma principles. Clin Geriatr Med 2013; 29: 137–150

[253] Bostrom MP, Lane JM. Future directions. Augmentation of osteoporotic vertebral bodies. Spine (Phila Pa 1976) 1997; 22(24 Suppl): 38s–42s

[254] Brolin K. Neck injuries among the elderly in Sweden. Inj Control Saf Promot 2003; 10: 155–164

[255] Buchbinder R et al. A randomized trial of vertebroplasty for painful osteoporotic vertebral fractures. N Engl J Med 2009; 361: 557–568

[256] Burge R et al. Incidence and economic burden of osteoporosis-related fractures in the United States, 2005–2025. J Bone Miner Res 2007; 22: 465–475

[257] Clark CR, White AA. Fractures of the dens. A multicenter study. J Bone Joint Surg Am 1985; 67: 1340–1348

[258] Eastell R et al. Classification of vertebral fractures. J Bone Miner Res 1991; 6: 207–215

[259] Ensrud KE et al. Prevalent vertebral deformities predict mortality and hospitalization in older women with low bone mass. Fracture Intervention Trial Research Group. J Am Geriatr Soc 2000; 48: 241–249

[260] Ensrud KE, Schousboe JT. Vertebral Fractures. New Eng J Med 2011; 364: 1634–1642

[261] Felsenberg D et al. Incidence of vertebral fracture in europe: results from the European Prospective Osteoporosis Study (EPOS). J Bone Miner Res 2002; 17: 716–724

[262] Fink HA et al. What proportion of incident radiographic vertebral deformities is clinically diagnosed and vice versa? J Bone Mineral Res 2005; 20: 1216–1222

[263] Friedman SM et al. Geriatric co-management of proximal femur fractures: total quality management and protocol-driven care result in better outcomes for a frail patient population. J Am Geriatr Soc 2008; 56: 1349–1356

[264] Hernlund E et al. Osteoporosis in the European Union: medical management, epidemiology and economic burden: A report prepared in collaboration with the International Osteoporosis Foundation (IOF) and the European Federation of Pharmaceutical Industry Associations (EFPIA). Arch Osteoporos 2013; 8: 136

[265] Horn EM et al. Complications of halo fixation in the elderly. J Neurosurg Spine 2006; 5: 46–49

[266] Jeanneret B, Magerl F. Primary posterior fusion C 1/2 in odontoid fractures: indications, technique, and results of transarticular screw fixation. J Spinal Disord 1992; 5: 464–475

[267] Johnell O, Kanis JA. An estimate of the worldwide prevalence and disability associated with osteoporotic fractures. Osteoporos Int 2006; 17: 1726–1733

[268] Kallmes DF et al. A randomized trial of vertebroplasty for osteoporotic spinal fractures. N Engl J Med 2009; 361: 569–579

[269] Kammerlander C et al. Ortho-geriatric service–a literature review comparing different models. Osteoporos Int 2010; 21: S 637–646

[270] Kammerlander C et al. The Tyrolean Geriatric Fracture Center: an orthogeriatric co-management model. Z Gerontol Geriatr 2011; 44: 363–367

[271] Kanter AS, Wang MY, Mummaneni PV. A treatment algorithm for the management of cervical spine fractures and deformity in patients with ankylosing spondylitis. Neurosurg Focus 2008; 24: E11

[272] Kates SL, Mendelson DA, Friedman SM. The value of an organized fracture program for the elderly: early results. J Orthop Trauma 2011; 25: 233–237

[273] Klazen CA et al. Vertebroplasty versus conservative treatment in acute osteoporotic vertebral compression fractures (Vertos II): an open-label randomised trial. Lancet 2010; 376: 1085–1092

[274] Krappinger D, Kastenberger TJ, Schmid R, Augmented posterior instrumentation for the treatment of osteoporotic vertebral body fractures. Oper Orthop Traumatol 2012; 24: 4–12

[275] Lieberman IH, Webb JK. Cervical spine injuries in the elderly. J Bone Joint Surg Br 1994; 76: 877–881

[276] Lim V, Clarke BL. New therapeutic targets for osteoporosis: beyond denosumab. Maturitas 2012; 73: 269–272

[277] Longo UG et al. Conservative management of patients with an osteoporotic vertebral fracture: a review of the literature. J Bone Joint Surg Br 2012; 94: 152–157

[278] Malik SA et al. Evaluation of morbidity, mortality and outcome following cervical spine injuries in elderly patients. Eur Spine J 2008; 17: 585–591

[279] McGirt MJ et al. Vertebroplasty and kyphoplasty for the treatment of vertebral compression fractures: an evidenced-based review of the literature. Spine J 2009; 9: 501–508

[280] Melton LJ et al. Epidemiology of vertebral fractures in women. Am J Epidemiol 1989; 129: 1000–1011

[281] Miller CP et al. Mortality rates associated with odontoid and subaxial cervical spine fractures. Am J Orthop (Belle Mead NJ) 2015; 44: E173–179

[282] Miller FG, Kallmes DF, Buchbinder R. Vertebroplasty and the placebo response. Radiology 2011; 259: 621–625

[283] Moran C et al. Understanding post-hospital morbidity associated with immobilisation of cervical spine fractures in older people using geriatric medicine assessment techniques: A pilot study. Injury 2013; 44: 1838–1842

[284] Nevitt MC et al. Reduced risk of back pain following teriparatide treatment: a meta-analysis. Osteoporos Int 2006; 17: 273–280

[285] Platzer P et al. Surgical treatment of dens fractures in elderly patients. J Bone Joint Surg Am 2007; 89: 1716–1722

[286] Ryan MD, Taylor TK. Odontoid fractures in the elderly. J Spinal Disord 1993; 6: 397–401

[287] Sinaki M, Lynn SG. Reducing the risk of falls through proprioceptive dynamic posture training in osteoporotic women with kyphotic posturing: a randomized pilot study. Am J Phys Med Rehabil 2002; 81: 241–246

[288] Taggard DA, Traynelis VC. Management of cervical spinal fractures in ankylosing spondylitis with posterior fixation. Spine (Phila Pa 1976) 2000; 25: 2035–2039

[289] Vaccaro AR et al. Functional and quality-of-life outcomes in geriatric patients with type-II dens fracture. J Bone Joint Surg Am 2013; 95: 729–735

[290] van der Klift M et al. Risk factors for incident vertebral fractures in men and women: the Rotterdam Study. J Bone Miner Res 2004; 19: 1172–1180

[291] Wang H et al. Geriatric trauma patients with cervical spine fractures due to ground level fall: Five years experience in a level one trauma center. J Clin Med Res 2013; 5: 75–83

[292] Wardlaw D et al. Efficacy and safety of balloon kyphoplasty compared with non-surgical care for vertebral compression fracture (FREE): a randomised controlled trial. Lancet 2009; 373: 1016–1024

[293] Weller SJ, Malek AM, Rossitch E. Cervical spine fractures in the elderly. Surg Neurol 1997; 47: 274–281

[294] Winkler EA et al. 188 morbidity and mortality associated with operative management of traumatic C 2 fractures in octogenarians. Neurosurgery 2016; 63 Suppl 1: 174–175

7 Verletzungen von Oberarm und Ellenbogen

F. Haasters

7.1 Proximale Oberarmverletzungen

7.1.1 Epidemiologie

Die proximale Humerusfraktur ist eine typische Fraktur des älteren Menschen: 80 % aller proximalen Humerusfrakturen finden sich bei Menschen über 55 Jahre, 95 % entstehen durch Niedrigenergietraumata. Bei der Verteilung zwischen den Geschlechtern zeigt sich eine starke weibliche Dominanz.

> **Merke**
>
> Eine hochgradige Osteoporoseassoziation ist belegt: Die proximale Humerusfraktur ist eine Indikatorfraktur für eine bestehende Osteoporose.

Entsprechend dem demografischen Wandel konnte anhand der skandinavischen Registerdaten eine dramatische Steigerung der Inzidenz in den 2000er-Jahren nachgewiesen werden. Neuere Daten zeigen zudem, dass im Kollektiv älterer Menschen nur 44 % der Frakturen nicht oder wenig disloziert sind.

7.1.2 Anatomie und Pathologie

Knochendichte

> **Merke**
>
> Eine erfolgreiche Behandlung der proximalen Humerusfraktur erfordert Kenntnisse der für die Frakturheilung wichtigsten biologischen Faktoren sowie der für eine Implantatverankerung relevanten mechanischen Veränderungen beim alternden Menschen.

Die Humeruskopffraktur ist eine typische osteoporoseassoziierte Fraktur und gilt als Indikatorfraktur. Die Knochendichte am proximalen Humerus nimmt bei Frauen über 60 Jahre signifikant ab, mit höchstem Verlust am Tuberculum majus. Die Rarefikation der Tubercula und die Reduktion der Knochenmasse erschweren die Verankerung der Implantate erheblich und bedingen einen sekundären Repositionsverlust bis hin zu einem intraartikulären Ausschneiden (cuting-out) der Schrauben.

Die Lokalisation von Arealen mit hoher Knochendichte ist für die Auswahl des geeignetsten Implantats und für die gezielte Positionierung der Verankerung von essenzieller Bedeutung. Die höchste Knochenmineraldichte wurde in den cranialen, medialen und dorsalen Kopfarealen gemessen. In biomechanischen Versuchen konnte in posterioren Anteilen des Humeruskopfs ein signifikant besserer Halt von Osteosyntheseschrauben als in den anterioren Anteilen nachgewiesen werden. Außerdem resultierte die subchondrale Schraubenplatzierung in einer erhöhten Ausreißfestigkeit.

Die Reduktion der Knochendichte muss auch bei der grundsätzlichen Wahl des Implantats beachtet werden. Rigide Implantate führen zu hohen Belastungsspitzen am Implantat-Knochen-Interface und können somit zum frühzeitigen Osteosyntheseversagen beitragen. Konzepte, dieser Problematik entgegenzuwirken, sind zum einen die Verwendung flexiblerer Materialien und zum anderen die Verstärkung des Interfaces zwischen spongiösem Knochen und Implantat.

Ein plakatives Modell der osteoporotischen proximalen Humerusfraktur wurde von Hertel et al. [305] entwickelt: Das Kalottenfragment wird mit einer zweigeteilten Eierschale verglichen und die Tubercula mit einem zerbrochenen Eierbecher. Nach dieser Überlegung wird der Reposition und dem stabilen Verschluss der Tubercula eine zentrale Rolle zugesprochen, um ein sicheres Aufsitzen des fragilen Kalottenfragmentes auf dem wiederhergestellten knöchernen Ring zu ermöglichen. Klinisch kann diese Reposition unabhängig von der Tuberculaqualität nach dem „Close the belt"-Prinzip mittels in den Ansätzen von Subscapularis- und Infraspinatussehne verankerten Fadencerclagen erfolgen.

Blutversorgung

Der Humeruskopf wird von distal her vaskularisiert. Grundsätzlich leitet sich aus dieser Tatsache die typische Gefahr der avaskulären Nekrose (AVN) ab. Diese zeigt sich vollständig meist erst nach 1–2 Jahren, korreliert aber nicht zwangsläufig mit einer schlechten klinischen Funktion. Dennoch muss bei einer AVN – häufig bereits in der Frühphase der Frakturheilung – mit einer langwierigen, unbefriedigenden Rehabilitation gerechnet werden.

Im Wesentlichen wird die Blutversorgung des Humeruskopfs über die Aa. circumflexae humeri gewährleistet. Neuere Studien haben gezeigt, dass neben der A. circumflexa humeri anterior und deren Fortführung, der A. arcuata, auch die A. circumflexa humeri posterior maßgeblich an der Blutversorgung des proximalen Humerus beteiligt ist. Im Modell der 4-Segment-Fraktur bleibt daher eine Kopfdurchblutung erhalten, wenn sich die Frakturlinie nach distal-medial erstreckt. Bei der Präparation müssen entsprechend des Frakturmusters Besonderheiten der Vaskularität berücksichtigt werden: Etwa 90 % der subchondralen Zone und 60 % des gesamten Tuberculum majus werden von der A. circumflexa humeri posterior versorgt. Daher müssen diese posteromedialen Strukturen bei allen Formen der Osteosynthese und bei Repositionsmanövern besonders geschont werden.

Apex und Kalotte werden etwa gleichermaßen von beiden Zirkumflexgefäßen versorgt, während das Areal um den Sulcus intertubercularis zu etwa 90 % von der A. circumflexa anterior versorgt wird. Diese Verteilung unterliegt wahrscheinlich erheblichen individuellen Unterschieden, und der Anzahl an Anastomosen kommt eine große Bedeutung bei der Revaskularisierung zu. Eine weitere relevante Durchblutung der Kalotte erfolgt über die kapsulären Gefäße am medialen Kalkar. Die Gelenkkapsel inseriert im Durchschnitt 12 mm distal der Knorpel-Knochen-Grenze. Frakturen, die proximal dieser Insertion verlaufen, bergen daher ein erheblich erhöhtes Risiko für eine Ischämie des Kalottenfragmentes.

Klinisch besteht ein erhöhtes Ischämierisiko bei:
- Kalkarsegment < 8 mm
- zerstörtem medialem Frakturscharnier zwischen Kalotte und Schaft („medial hinge")
- Fraktur am anatomischen Hals
- 4-Segment-Fraktur
- Angulation des Kalottenfragmentes > 45°
- Verschiebung der Tubercula > 10 mm
- Luxationsfraktur
- Head-split-Fraktur

7.1.3 Diagnostik und Klassifikation

Für die Klassifikation der proximalen Humerusfraktur stehen mehrere Systeme zur Verfügung. Grundlage bildet die Codman-Klassifikation, die erstmals die Fraktur in 4 Hauptfragmente einteilte. Die bekanntesten Fortführungen dieser Klassifikation sind die Neer-, AO-, Lego- und HCTS-(head, calcar, tuberosities, shaft)Klassifikation.

Keines dieser Klassifikationssysteme weist jedoch eine ausreichende Reproduzierbarkeit und Untersucherübereinstimmung (Intra- und Interobserverreliabilität) auf. Wünschenswert wären neben einer deskriptiv-pathomorphologischen Charakterisierung der Fraktur auch Kriterien zur Beurteilung des Ischämierisikos und der traumatischen oder degenerativen Begleitschäden. Die AO-Klassifikation basiert auf dem Schweregrad der Fraktur und der Wahrscheinlichkeit einer Verletzung der Vaskularität. Es werden 3 Typen unterschieden: A-Frakturen sind extraartikulär und unifokal, B-Frakturen extraartikulär und bifokal und C-Frakturen artikulär (▶ Abb. 7.1).

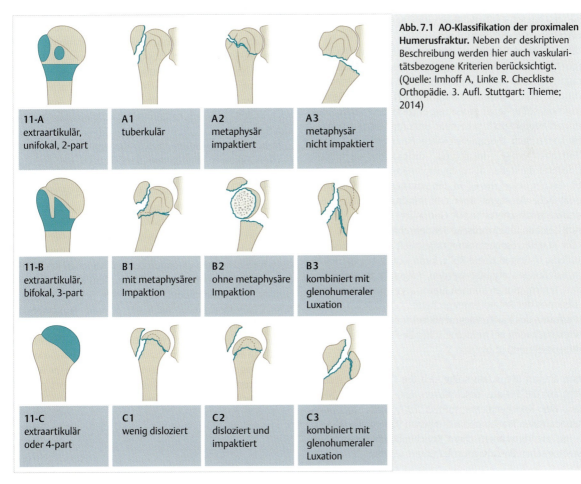

Abb. 7.1 AO-Klassifikation der proximalen Humerusfraktur. Neben der deskriptiven Beschreibung werden hier auch vaskularitätsbezogene Kriterien berücksichtigt. (Quelle: Imhoff A, Linke R. Checkliste Orthopädie. 3. Aufl. Stuttgart: Thieme; 2014)

Für die Fraktursituation des älteren Menschen gilt, dass mit sinkender Knochenqualität die Komplexität und der Zertrümmerungsgrad der Fraktur steigen. In diesem Zusammenhang hat sich auch die von Resch et al. [317] vorgeschlagene Einteilung in Varusimpaktations- und -avulsionsfrakturen sowie in valgische Impaktationsfrakturen bzw. in Valgusfrakturen ohne Impaktation bewährt. Hieraus lassen sich Strategien für die Reposition, die Wahl des Osteosyntheseverfahrens und die Notwendigkeit der Augmentation ableiten.

> **Merke**
>
> Zusammenfassend bietet keines der vorhandenen Klassifikationssysteme eine ausreichende Entscheidungshilfe für die optimale Versorgung der proximalen Humerusfraktur beim älteren Menschen. Insbesondere patientenspezifische Faktoren, wie soziale Versorgung, koordinative und kognitive Fähigkeiten bei der Teilnahme an der Rehabilitation, Knochendichte und Grad der Immobilisation werden hier bisher nicht berücksichtigt.

Nach der klinischen Untersuchung bildet das konventionelle Röntgen mit True-a.-p.-Aufnahme (glenoidaltangentiale Projektion) und y-Aufnahme (transskapuläre Projektion) die Basisdiagnostik. Eine axiale Aufnahme ist in der Fraktursituation oft nicht möglich.

Die meisten Frakturen lassen sich zwar nativradiologisch darstellen, die Aussagekraft über die Anzahl der Fragmente und die Frakturkomplexität ist jedoch eingeschränkt. Eine Computertomografie, ggf. mit 3-D-Rekonstruktion, sollte daher großzügig eingesetzt werden. Auch bei nativradiologisch scheinbar unkomplizierten Frakturen lassen sich therapierelevante Parameter, wie Fragmentzahl, -größe, -form und -dislokation, signifikant schlechter darstellen als in multiplanaren Rekonstruktionen. Ferner liefert die CT in den parasagittalen Schnitten verlässliche Aussagen über den muskulären Status der Rotatorenmanschette (nach Goutallier) und somit indirekte Zeichen für chronische Sehnenschäden.

Die Magnetresonanztomografie spielt in der Akutsituation eine untergeordnete Rolle, kann jedoch bei speziellen Fragestellungen ergänzt werden. Folgende therapierelevante Informationen können hier u. a. gewonnen werden:
- Läsionen der Rotatorenmanschette
- Perfusion des Kalottensegments bei subakuten Frakturen
- Plexusschäden bei neurologischer Beeinträchtigung
- Bizepssehnenpathologien

Beim älteren Menschen sollte sich die Diagnostik jedoch nicht auf die Fraktur beschränken. Eine apparative Messung der Knochendichte mittels DXA sollte bei postmenopausalen Frauen und männlichen Patienten > 60 Jahre mit niedrigtraumatischem Knochenbruch neben einer osteologischen Basisdiagnostik initiiert werden.

> **Merke**
>
> Die proximale Humerusfraktur des älteren Menschen ist häufig die Manifestation einer Osteoporose als systemische Grunderkrankung.

7.1.4 Therapie

Die Entscheidung, ob eine Fraktur erfolgreich konservativ oder chirurgisch behandelt werden kann, hängt von vielen Faktoren ab. Einen allgemein akzeptierten Behandlungsalgorithmus gibt es nicht. Obwohl die Evidenzlage zu dieser Frage immer noch gering ist, zeigen auch aktuelle Studien nach wie vor keine Überlegenheit der chirurgischen Therapie beim älteren Menschen. Zweifelsohne können auch komplexere Frakturen erfolgreich konservativ behandelt werden. Voraussetzungen sind neben regelmäßigen klinischen und radiologischen Kontrollen auch eine adäquate soziale Versorgung sowie die Bereitschaft und die koordinative Fähigkeit zur initialen Immobilisation mit anschließender strukturierter Physiotherapie.

Der wesentliche Grund für die fehlende Überlegenheit chirurgischer Therapien ist die hohe Komplikationsrate dieser Verfahren. Wesentliches Ziel einer chirurgischen Therapie beim älteren Menschen muss daher die Vermeidung von Komplikationen und Folgeoperationen sein. Das gewählte Verfahren muss außerdem eine frühfunktionelle Nachbehandlung zulassen, auch unter Berücksichtigung potenziell eingeschränkter koordinativer oder kognitiver Fähigkeiten. Auch Patientenalter, -anspruch und Komorbiditäten sollten selbstverständlich berücksichtigt werden.

Neben der sorgsamen Analyse der o. g. patientenspezifischen Faktoren, bildet die Identifikation des Frakturtyps, der Begleitverletzungen und der Knochenqualität die Grundlage der Indikationsstellung und Verfahrenswahl. Patientenalter und -anspruch sowie prognostische Kriterien der Frakturmorphologie bezüglich der Kalottenperfusion müssen ebenfalls mit einbezogen werden.

In den letzten Jahren wurden zunehmend Implantate entwickelt, die dem osteoporotischen Knochen Rechnung tragen, z. B. Augmentationsoptionen, dem Knochen angepasstes Elastizitätsmodul, verändertes Schraubendesign oder Cerclageoptionen. Auch die primäre Frakturendoprothetik hat – analog zur Versorgung proximaler Femurfrakturen – in den letzten Jahren durch die Weiterentwicklung der inversen Prothese in der Fraktursituation an Bedeutung gewonnen. Allerdings fehlen auch hier belastbare Daten zur Überlegenheit dieses Verfahrens gegenüber einer konservativen Therapie.

> **Merke**
>
> Eine zugrunde liegende Osteoporose beeinflusst das operative und medikamentöse Management der proximalen Humerusfraktur.

Konservative Therapie

Die Domäne der konservativen Therapie sind stabile, gering dislozierte Einsegmentfrakturen („one-part fracture" nach Neer ▶ Abb. 7.2). Aber auch dislozierte 2- und 3-Segment-Frakturen zeigen im 2-Jahres-Follow-up überwiegend gute Ergebnisse. Achsfehlstellungen sind die häufigste Komplikation dieser Behandlung, gefolgt von der Ausbildung einer posttraumatischen Arthrose und Pseudarthrose. Das Risiko für Komplikationen steigt mit dem Ausmaß der Dislokation und der Segmentanzahl.

Die Definition einer korrekturbedürftigen Dislokation ist uneinheitlich. Die klassische Grenzlegung nach Neer [314] umfasst:
- Achsabweichung > 45°
- Kalottendislokation > 1 cm
- Tuberculadislokation > 5 mm

In der neueren Literatur empfehlen einige Autoren eine Verschiebung der Grenzen auf > 20°, 5 mm bzw. 2 mm (z. B. [311]). Diese Empfehlungen beziehen sich jedoch vorwiegend auf jüngere und funktionell anspruchsvolle Patienten und sind für einen Einsatz in der Alterstraumatologie nicht wissenschaftlich belegt.

Neben der Dislokation ist auch die Beurteilung der Stabilität wichtig. Indirekt lässt sich diese aus dem Frakturtyp ableiten oder durch eine Stabilitätsprüfung unter dem Bildwandler ermitteln. Durch die Stabilitätsprüfung kann auch der Zeitpunkt der Bewegungsfreigabe in der Nachbehandlung festgelegt werden.

Für die konservative Therapie besteht kein allgemein akzeptiertes Behandlungsschema. Stabile und gering dislozierte Frakturen können durch 2-wöchige funktionelle Ruhigstellung mit schmerzadaptierter passiver Freigabe und nachfolgend aktiv-assistierter Beübung behandelt werden. Für instabile oder dislozierte Frakturen empfehlen nur wenige Autoren Repositionsmanöver unter Durchleuchtung. Eine Ruhigstellung sollte für 3 Wochen erfolgen, gefolgt von passiver Mobilisation bis zur klinisch-radiologischen Konsolidation. Die Wahl der Ruhigstellung sollte sich nach dem Frakturtyp richten. Bei Frakturen des Tuberculum majus empfiehlt sich eine Außen-, bei Tuberculum-minus-Frakturen eine Innenrotationsruhigstellung. Valgisch dislozierte Frakturen können von einer Adduktionsruhigstellung, ggf. mit Achselrolle profitieren, während varisch dislozierte Frakturen in Abduktion gelagert werden sollten.

Die konservative Therapie beinhaltet ferner eine adäquate Analgesie, ggf. auch unter stationären Bedingungen, die Organisation der häuslichen Versorgungssituation, eine Anleitung zum Umgang mit den Orthesen sowie eine engmaschige klinische Kontrolle und Röntgenuntersuchung nach 1, 3 und 6 Wochen.

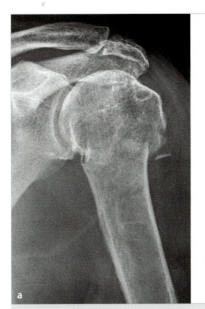
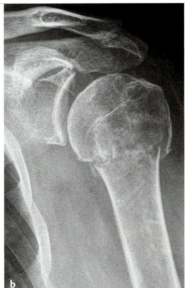
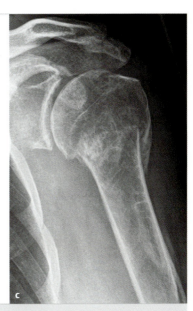

Abb. 7.2 Konservative Therapie einer 2-Segment-Fraktur mit subkapitaler Trümmerzone.
a Initiales Bild.
b Selbstreposition nach 6 Wochen.
c Kallusbildung nach 3 Monaten.

Chirurgische Therapie

Die technische Weiterentwicklung der zur Verfügung stehenden Implantate hat zu einer Veränderung der Versorgungssituation geführt. Zum einen zeigt sich in Deutschland ein Trend zur operativen Versorgung, zum anderen hat sich die Wahl der Implantate deutlich gewandelt. Am häufigsten findet die winkelstabile Plattenosteosynthese Anwendung, die Zahl der primären Frakturendoprothesen steigt, mit einem Schwerpunkt auf inversen Prothesen. Auch die Versorgung mittels proximalem Humerusnagel hat weiterhin einen Stellenwert, während die klassische Osteosynthese, die Schrauben- und die K-Draht-Osteosynthese nur noch selten angewandt werden.

> **Merke**
>
> Die Strategie der operativen Versorgung des älteren Menschen ist weniger durch wissenschaftliche Daten untermauert, sondern vielmehr durch biomechanische Überlegungen und die Performance des Konstrukts innerhalb der frühen Rehabilitationsphase begründet.

Die funktionelle Rehabilitation ist elementarer Bestandteil der gewählten Therapie. Die Nachbehandlung orientiert sich wesentlich an der operativen Technik, das gilt aber auch umgekehrt: Je weniger der Patient zur Einhaltung eines Rehabilitationsplans koordinativ oder kognitiv in der Lage ist, desto wichtiger ist eine sofortige Übungsstabilität. Gerade in diesem Punkt zeigt sich ein erheblicher Vorteil der primären inversen Frakturprothesen und wahrscheinlich auch der Osteosynthesetechniken, die eine zusätzliche Augmentation beinhalten.

Plattenosteosynthese

Die winkelstabile Plattenosteosynthese kann gegenwärtig als das Standardverfahren zur Versorgung der proximalen Humerusfraktur beim älteren Menschen angesehen werden. Die Weiterentwicklung des Plattendesigns, die Verbesserung der Operationstechnik, eine Komplikationsanalyse und weiterführende Kenntnisse über die Verfahrensgrenzen haben den Stellenwert dieses Verfahrens gefestigt. Das Prinzip der Osteosynthese gleicht dem des Fixateur interne und setzt eine möglichst anatomische Reposition voraus.

> **Merke**
>
> Aufgrund biomechanischer Untersuchungen sollten Varusdeformitäten > 20° korrigiert werden.

Trotz dieser Erkenntnisse zeigt die aktuelle Studienlage für dieses Verfahren hohe Komplikationsraten, die ursächlich für die fehlende Überlegenheit gegenüber konservativen Therapieverfahren ist. Unter diesen Komplikationen sind eine sekundäre Dislokation mit varischer Abkippung des Kopffragments und eine Schraubenperforation in das Gelenk die häufigsten Gründe für eine operative Revision und schlechte funktionelle Ergebnisse. Um diese Komplikationen zu vermeiden, ist die präoperative Identifikation von Risikofaktoren für ein Versagen der Osteosynthese für den behandelnden Chirurgen von entscheidender Bedeutung. Bekannte Risikofaktoren sind:
- Alter
- weibliches Geschlecht
- Anzahl der Fragmente
- das Vorliegen einer Osteoporose
- Frakturmuster (varisch disloziert, nicht impaktiert)

Patienten mit nicht impaktierten A3-, B2- und C2-Frakturen dislozierten nach operativer Versorgung signifikant häufiger, wenn messtechnisch (mittels DXA) eine Osteoporose nachgewiesen wurde. Die sekundäre Dislokation führte bei diesen Frakturtypen öfter zu Revisionsoperationen und korreliert stark mit schlechten funktionellen Ergebnissen.

Für den operativen Zugang hat sich der deltoideopectorale Zugang als vorteilhaft erwiesen. Hierdurch können Schädigungen des N. axillaris und des M. deltoideus reduziert werden. Die Verwendung von Implantaten mit multidirektionalen Schraubenoptionen zeigte zwar biomechanisch Vorteile, klinisch ließen sich diese Ergebnisse jedoch nicht reproduzieren. Neuere Entwicklungen sind karbonfaserverstärkte PEEK(Polyetheretherketon)-Implantate, die aufgrund eines niedrigen E-Moduls eine dem kortikalen Knochen vergleichbare Verformbarkeit aufweisen (▶ Abb. 7.3). Hier zeigten komparative klinische Studien einen Vorteil gegenüber konventionellen Metallimplantaten.

Augmentation

Die Augmentation der Plattenosteosynthese wird in unterschiedlicher Weise bereits seit vielen Jahren beschrieben. Eine Verstärkung des Konstrukts kann über verschiedene Techniken erfolgen ▶ Abb. 7.4:
- Schraubenspitzenaugmentation durch PMMA-Zement
- Knochentransplantation (allogen vs. autolog, kortikospongiös vs. spongiös)
- Hohlraumaugmentation mittels Knochenersatzmaterialien

Für alle genannten Augmentationsformen konnte eine signifikante biomechanische Überlegenheit gegenüber dem entsprechenden nicht augmentierten Verfahren ex vivo nachgewiesen werden. Klinische Studien sind jedoch überwiegend von niedrigem Evidenzlevel oder nicht vorhanden. Insbesondere für die PMMA-Augmentation der Schraubenspitzen liegen zum gegenwärtigen Zeitpunkt keine vergleichenden klinischen Studien vor. Äquivalent zu anderen gelenknahen Frakturversorgungen ist hier al-

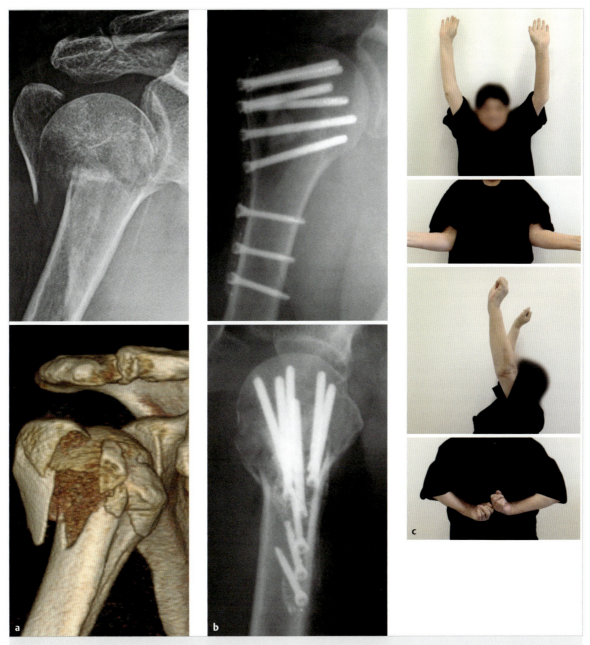

Abb. 7.3 Winkelstabile Plattenosteosynthese einer valgisch impaktierten 4-Segment-Fraktur mittels winkelstabiler PEEK-Platte.
a Präoperative Aufnahmen.
b Postoperatives Ergebnis.
c Klinisches Ergebnis nach 6 Wochen.

lerdings von einer Verminderung der sekundären Dislokationsrate auszugehen. Für die älteste Form der Augmentation durch kortikospongiöse bzw. spongiöse Knochentransplantation wurden in einer aktuellen Studie bei geriatrischen Patienten eine signifikante Verbesserung der Funktion und eine Reduktion der Komplikationen bestätigt. Auch für die Defektauffüllung mit resorbierbaren Kalziumphosphat-Zementen konnten eine signifikante Verbesserung der Funktion und eine Reduktion der Komplikationsrate nachgewiesen werden.

Marknagelosteosynthese und minimalinvasive Osteosyntheseformen

Das Prinzip der Marknagelosteosynthese am proximalen Humerus ist die minimalinvasive Reposition durch stabile Retention unter Vermeidung größerer Inzisionen. Nachteile sind der obligate Zugang durch die Rotatorenmanschette und die reduzierten Repositions- und Retentionsmöglichkeiten bei zertrümmerten 3- und 4-Segment-Frakturen. Vorteile sind die intramedulläre Lastaufnahme

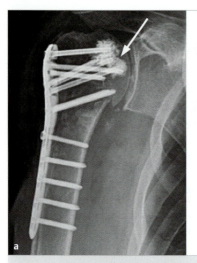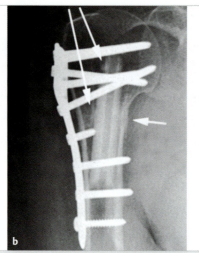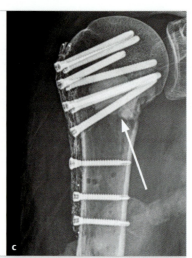

Abb. 7.4 Augmentationsoptionen bei der winkelstabilen Plattenosteosynthese.
a Schraubenaugmentation mit PMMA-Zement.
b Augmentation durch Fibulaallograft.
c Verstärkung des zertrümmerten Kalkars mit injizierbarem Kalziumphosphat-Zement nach Osteosynthese mit winkelstabiler PEEK-Platte.

und die systemimmanente Hohlraumauffüllung bei metaphysären Defekten durch das Implantat. Die optimale Indikation für dieses Verfahren stellt folglich die dislozierte 2-Segment-Fraktur des älteren Menschen dar. Einige Autoren beschrieben jedoch auch gute Ergebnisse bei 3- und 4-Segment-Frakturen. Ferner bietet die Marknagelosteosynthese aufgrund des geringeren Weichteiltraumas Vorteile bei Übergangsfrakturen im proximalen Schaftdrittel.

Neuere Entwicklungen mit geradem Nageldesign, kompaktierenden Einführinstrumenten, Kalkarschrauben und multiplanaren, winkelstabilen Verriegelungen zeigen biomechanisch Vorteile, die es klinisch zu bestätigen gilt.

Für die geschlossene Reposition mittels minimalinvasiver Technik stehen mehrere Verfahren und Implantate zur Verfügung. Spiralbündelnagelung, Humerusblock, K-Draht- oder Schraubenosteosynthese sind die wichtigsten Techniken.

Trotz verschiedener Vorteile hat sich keines dieser Verfahren in der breiten Versorgung durchsetzen können. Es fehlen zudem klinische Studien mit höherem Evidenzniveau, die eine Überlegenheit dieser Verfahren beim älteren Menschen belegen können.

Primäre Frakturendoprothetik

Zur Versorgung komplexer Humeruskopffrakturen wird in der Alterstraumatologie zunehmend häufiger die primäre Frakturendoprothetik angewendet. Komplexe proximale Humeruskopffrakturen zeichnen sich durch 3- oder 4-Segment-Situationen, deutliche Dislokation, schlechte Knochenqualität, kleine Fragmente und ungünstige biologische Prognosekriterien aus.

> **Merke**
>
> Diese Frakturen zeigen sowohl nach konservativer als auch nach rekonstruktiver, operativer Therapie schlechte funktionelle Ergebnisse. Daher liegt es nahe, beim älteren Menschen in komplexen Situationen das primäre Ziel der Rekonstruktion zugunsten des Gelenkersatzes zu verlassen.

Die Alterstraumatologie hat sich zur Domäne der inversen Frakturprothese (RSA) entwickelt (▶ Abb. 7.5). Dies begründet sich durch die Degeneration der Rotatorenmanschette, den steigenden Grad der Zertrümmerung im Falle einer Fraktur und die Tatsache, dass auch bei inkompletter und fehlender Einheilung der Tubercula gute Ergebnisse erzielt werden können. Ferner liefert die anatomische Frakturprothese häufig bipolare Ergebnisse, die mit der Rate der Tuberculaheilung und Integrität der Rotatorenmanschette korrelieren. Vergleichende Studien zwischen anatomischer Frakturprothese und konservativer Therapie zeigten keine Überlegenheit eines dieser Verfahren.

Vorteile der inversen Prothese zur Versorgung dieser Frakturen sind die geringe Schwankungsbreite des funktionellen Ergebnisses, die niedrige Komplikationsrate und die frühe funktionelle Nachbehandlung. Die wesentlichen Nachteile sind die Aufgabe des rekonstruktiven Primats, die Schwere der möglichen Komplikationen (periprothetische Infektion) und limitierte Revisionsoptionen. Daher beinhaltet die Indikation der Frakturendoprothetik eine sorgsame Risikoanalyse.

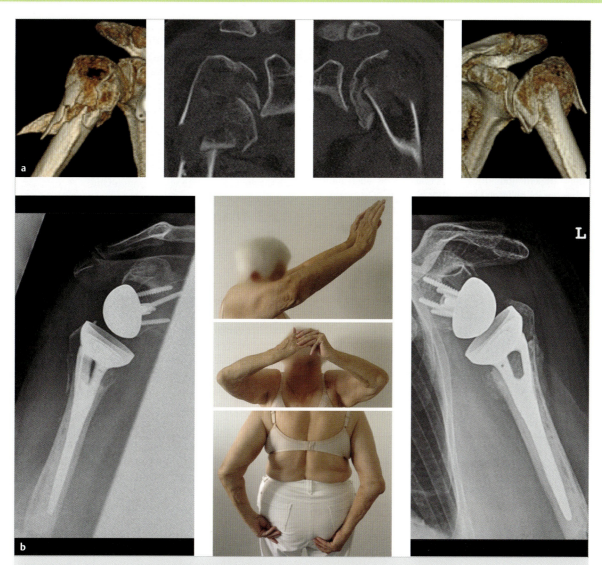

Abb. 7.5 Versorgung einer bilateralen Head-split-Fraktur einer 84-jährigen Patienten mittels beidseitiger inverser Frakturprothese.
a Präoperative Aufnahmen.
b Klinisches Ergebnis nach 6 Wochen und radiologisches Ergebnis nach 3 Monaten.

Auch für die RSA gibt es keine allgemein akzeptierte Indikationsstellung, da keine Überlegenheit dieses Verfahrens gegenüber konservativer oder rekonstruktiver Therapie nachgewiesen werden konnte.

Aktuelle retrospektive Studien zeigen, dass durch den Einsatz der RSA Funktion, Schmerzniveau und Lebensqualität frühzeitig verbessert werden. In einer monozentrischen longitudinalen Observationsstudie konnte belegt werden, dass sich durch den Einsatz der RSA in komplexen Fraktursituationen die Rate der Komplikationen bei rekonstruktiven Operationen mit winkelstabiler Plattenosteosynthese signifikant verringert. Außerdem zeigten die funktionellen Ergebnisse nach RSA in Matched-pair-Analysen im Vergleich zur winkelstabilen Plattenosteosynthese vergleichbare funktionelle Ergebnisse bei signifikant reduzierter Komplikationsrate.

Eine Indikation zur Frakturendoprothese bei geriatrischen Patienten besteht, wenn intraoperativ folgende Parameter nicht erfüllt werden können:
- Vermeidung einer Varusfehlstellung < 20°
- Wiederherstellung des medialen Kalkars
- übungsstabile Osteosynthese

Weitere Indikationen bei komplexen Frakturen des alterstraumatologischen Patienten sind:
- Patientenalter > 70–75 Jahren
- Luxationsfrakturen
- Head-split-Frakturen
- begleitende Glenoidfrakturen > 25 % Gelenkfläche
- hohes Risiko des Korrekturverlustes
- schlechte Compliance für strukturierte Rehabilitation
- Rotatorenmanschettendefekte > Bateman II

7.2 Oberarmschaftverletzungen

7.2.1 Epidemiologie

Humerusschaftbrüche umfassen 1–3 % aller Frakturen des erwachsenen Menschen. Die Inzidenz wird mit 14,5 pro 100 000 angegeben. Brüche des Humerusschafts beobachtet man in allen Altersgruppen. Neben einem Hauptverletzungsgipfel bei jüngeren Patienten während beruflicher Tätigkeit und im Straßenverkehr sind auch häufig Patienten im höheren Lebensalter betroffen. Osteoporose, mangelnde Koordinationsfähigkeit und Sturzneigung sind hier ursächlich. Bei Patienten > 90 Jahre findet sich eine Inzidenz von knapp 60 pro 100 000. 90 % der geriatrischen Frakturen des Oberarmschaftes resultieren aus einem einfachen Sturzgeschehen.

Frakturart und Bruchform reichen – je nach Ausmaß der Osteoporose und der Gewalteinwirkung – von einfachen Quer- und Schrägbrüchen bis hin zu ausgedehnten Trümmer- oder Segmentbrüchen. Im gehobenen Lebensalter findet sich die Humerusschaftfraktur häufig im proximalen Schaftanteil mit tendenzieller Häufung bei Frauen. Übergänge in die proximale Humerusfraktur sind nicht selten.

Primäre Nervenschäden betreffen im Wesentlichen den N. radialis und treten überwiegend nach Hochrasanztraumata auf. Typischerweise sind primäre Nervenschäden mit Spiralfrakturen des mittleren Drittels vergesellschaftet. Im Patientenkollektiv der älteren Menschen spielen primäre Nerven- und Gefäßverletzungen in der Literatur eine untergeordnete Rolle.

> **Merke**
>
> Sekundäre Nervenschäden sind fast ausschließlich iatrogen bedingt und häufiger als primäre Verletzungen.

7.2.2 Anatomie und Pathologie

Bei Frakturen, die zwischen dem proximal gelegenen Ansatz des M. pectoralis major und dem weiter distal gelegenen Ansatz des M. deltoideus liegen, wird das proximale Fragment adduziert und das distale Fragment nach cranial und lateral verlagert. Im Gegensatz dazu stehen Frakturen, die distal dieser beiden Muskelansätze liegen. Hier wird das proximale Fragment durch die Zugrichtung des M. deltoideus lateralisiert und das distale Fragment durch den Zug der Mm. biceps brachii, coracobrachialis und triceps brachii proximalisiert.

Die wichtigen neurovaskulären Strukturen verlaufen in Versorgungstrassen zwischen diesen Septen und Muskelinsertionen: A. und V. brachialis und Nn. medianus et ulnaris verlaufen medial beugeseitig, während sich der N. radialis mit seiner Begleitarterie dorsalseitig in direkter Nähe um den Humerus windet.

> **Vorsicht**
>
> Die Lage des N. radialis mit seinem schräg verlaufendem Übertritt von dorsal nach ventral, etwa zwischen dem mittleren und distalen Drittel, ist für die potenzielle Verletzung bei bestimmten Frakturformen von besonderer Bedeutung.

Zusätzlich zu der topografischen Nähe zum Knochen ist eine gewisse Fixierung des Nervs an der Durchtrittsstelle am Septum intermusculare brachii laterale verantwortlich für die prominente Verletzungsgefahr.

7.2.3 Diagnostik und Klassifikation

Humerusschaftfrakturen werden gemäß der AO-Klassifikation eingeteilt. Diese Klassifikation ermöglicht sowohl therapeutische Konsequenzen, als auch Aussagen über die potenzielle Bedeutung von Begleitverletzungen.

Die Standarduntersuchung stellt die Röntgendiagnostik in 2 Ebenen dar. Die angrenzenden Gelenke müssen bei klinischer Auffälligkeit in die Routinediagnostik mit einbezogen werden. Sollten Zweifel bzgl. einer Gelenkbeteiligung distal oder proximal bestehen, ist eine Schnittbildgebung mittels CT angeraten.

7.2.4 Therapie

Es gibt zum aktuellen Zeitpunkt keine wissenschaftliche Evidenz, ob eine operative oder konservative Behandlung der Humerusschaftfraktur beim älteren Menschen vorteilhaft ist. Generell ist die historisch akzeptierte Behandlungsform der isolierten und geschlossenen Humerusschaftfraktur die funktionelle konservative Behandlung.

In Deutschland besteht ein zunehmender Trend zur operativen Versorgung der Humerusschaftfraktur. Die Vorteile der operativen Therapie sind:
- die meist sofortige Wiederherstellung der Übungs- und Alltagsstabilität
- eine kürzere Rehabilitation
- die fehlende Notwendigkeit einer längerfristigen Ruhigstellung
- die Vermeidung der typischerweise unter Immobilisation rasch fortschreitenden Sarkopenie
- eine weniger aufwendige ambulante Behandlung
- höherer Patientenkomfort

Diese Vorteile entsprechen dem alterstraumatologischen Konzept, das labile körperliche und soziale Gleichgewicht des Patienten möglichst wenig durch lange Ruhigstellungen zu beeinträchtigen. Nachteile sind die üblichen Operationsrisiken sowie insbesondere die nicht selten auftretende iatrogene Schädigung des N. radialis.

Zum aktuellen Zeitpunkt sind keine Studien zur Behandlung der Humerusschaftfraktur beim älteren Menschen vorhanden. Im Besonderen wäre ein Vergleich des Patientenkomforts und der Lebensqualität zwischen konservativer Therapie sowie den verfügbaren operativen Verfahren wünschenswert. Eine frühe Wiederherstellung der Mobilität und der Alltagsaktivität oder auch die rasche axiale Belastungsfähigkeit für einen potenziell notwendigen Rollatoreinsatz sind wichtige Therapieziele.

> **Merke**
>
> Bei fehlender Evidenz bleibt es dem behandelnden Arzt überlassen, patientenindividuell das geeignetste Verfahren auszuwählen.

Konservative Therapie

Die funktionelle Ruhigstellung (functional bracing) ist weitläufig als Goldstandard der konservativen Frakturbehandlung am Humerusschaft akzeptiert (▶ Abb. 7.6). Populär wurde dieses historische Verfahren 1977 durch die Arbeiten von Sarmiento. Die Frakturstabilisierung wird – neben dem Material der Schienung – über die kompressiven Kräfte der umgebenden Weichgewebe gewährleistet.

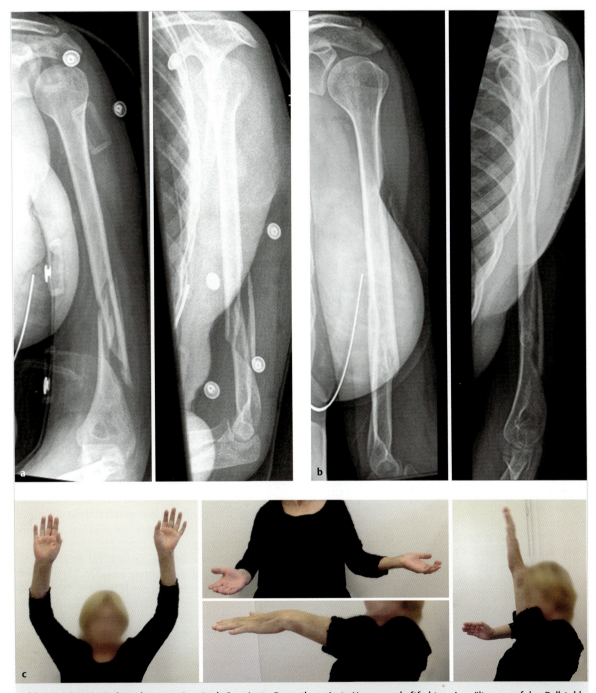

Abb. 7.6 AO12-B1-Fraktur: konservativ mittels Sarmiento-Brace therapierte Humerusschaftfraktur einer älteren, auf den Rollstuhl angewiesenen Patientin. Eine Operation war aufgrund des perioperativen Risikos nicht möglich.
a Initiale Röntgenaufnahmen.
b Radiologisches Ergebnis nach 6 Monaten.
c Klinisches Ergebnis nach 12 Wochen.

Initial erfolgt eine Ruhigstellung des frakturierten Armes mit Einschluss des Schulter- und Ellenbogengelenks bei 90°-Stellung im Ellenbogen mittels Schienen-, Gips- oder Schlingenverbänden. Auch Kombinationen können eingesetzt werden. Zwischen dem 10. und 14. Tag wird auf eine funktionelle Brace-Behandlung mit Freigabe des Ellenbogengelenks umgestellt. Der Brace sollte medial 2,5 cm unterhalb der Axilla beginnen, und bis 1 cm oberhalb der medialen Epikondyle reichen. Lateral sollte die Schiene vom Akromion knapp über die laterale Epikondyle ziehen.

Sarmiento konnte in einer Serie von 922 Patienten eine Heilungsrate von 98 % vorweisen. Das funktionelle Ergebnis war gut, Refrakturen traten selten auf und wurden ebenfalls konservativ behandelt. Die durchschnittliche Heilungszeit betrug ungefähr 11 Wochen. Nur 2 % der Patienten berichteten einen Verlust der Schulterfunktion um mehr als 25°. Auch bei bis zu Schaftbreite dislozierten Frakturen und Achsfehlstellungen bis 20° sowie Verkürzungen bis 1 cm konnten gute funktionelle Ergebnisse erzielt werden. Diese Ergebnisse konnten in nachfolgenden Studien bestätigt werden.

Folgende Fragmentdislokationen werden als akzeptabel angesehen:
- 30° Varusangulation
- 20° Antekurvation
- 15° Innenrotationsfehlstellung

Ob bei geriatrischen Patienten eine Überschreitung dieser Grenzen zu spürbaren funktionellen Einschränkungen führt, ist unklar.

Risikofaktoren für eine Nichtheilung nach konservativer Therapie sind:
- Querfrakturen
- Schrägfrakturen mit proximalem Ausläufer
- eine höhergradige Adipositas

Eine konservative Therapie erfordert insbesondere beim geriatrischen Patienten eine Berücksichtigung weiterer Parameter. Die folgenden Faktoren können die Therapieentscheidung in Richtung einer operativen Therapie lenken:
- der Patient ist zum Erhalt der Mobilität auf einen Gehwagen oder Rollator angewiesen
- wöchentliche Kontrolltermine zur Nachjustierung des Braces können nicht gewährleistet werden
- es besteht eine kognitive Einschränkung, die ein konsequentes Tragen des Braces verhindert
- es besteht die Tendenz zur Selbstmanipulation an der Orthese
- die Hautpflege und Dekubituskontrolle ist unter dem Brace nicht möglich
- die langwierige konservative Behandlung wird nicht akzeptiert
- Schmerzkontrolle bei kognitiver Einschränkung ist problematisch

Chirurgische Therapie

Die typischen Indikationen für eine operative Stabilisierung sind:
- offene Frakturen Grad II und III
- Polytrauma oder Hochrasanztrauma
- Mehrfachverletzung an einer Extremität (Kettenverletzung)
- sekundäre Nervenschäden
- wesentliche Gefäßverletzungen
- bilaterale Verletzungen
- Segmentbrüche
- Brüche an nur einer funktionellen Extremität
- unbefriedigende Stellung nach Repositionsversuchen durch Weichteilinterpositionen
- pathologische Frakturen
- verzögerte oder ausbleibende Knochenheilung

Die am häufigsten genutzten Verfahren sind die die Plattenosteosynthese und die intramedulläre Marknagelung. Es gibt keine Evidenz für die Überlegenheit eines dieser Verfahren. Für den geriatrischen Patienten fehlen adäquate Studien gänzlich.

> **Merke**
>
> Das Behandlungsziel beim geriatrischen Patienten liegt nicht in der exakten anatomischen Rekonstruktion, sondern in der Herstellung einer primären Belastungs- und Übungsstabilität. Die Versorgung muss definitiv und zeiteffektiv sein sowie stets unter Berücksichtigung der verminderten Knochenqualität erfolgen.

Plattenosteosynthese

Die klassische Plattenosteosynthese am proximalen Humerus ist die dynamische Kompressionsplattenosteosynthese. Im osteoporotischen Knochen bietet die winkelstabile Plattenosteosynthese Vorteile. Die Osteosynthese kann über einen dorsalen, lateralen oder anterolateralen Zugang erfolgen. Alle Zugänge erfordern eine nicht unerhebliche Traumatisierung der Muskulatur, des Periosts und teilweise der neurovaskulären Strukturen. Jeder dieser Zugänge hat spezifische Vor- und Nachteile, für alle ist eine detaillierte Kenntnis der spezifischen Anatomie Grundvoraussetzung.

Der anterolaterale Zugang hat sich für Frakturen des proximalen bis mittleren Drittels bewährt. Ein wesentlicher Vorteil ist die Schonung des N. axillaris. Der dorsale Zugang weist Vorteile bei Frakturen vom mittleren bis zum distalen Drittel auf ▶ Abb. 7.7. Dieser Zugang ist auch der Standardzugang für die distalen Humerusfrakturen. Die Vorteile sind ein gutes Exposé der Fraktur und die Erweiterungsmöglichkeit bis auf die posterolaterale Säule. Ein wesentlicher Aspekt ist das Management des M. triceps brachii (triceps splitting oder triceps sparing ap-

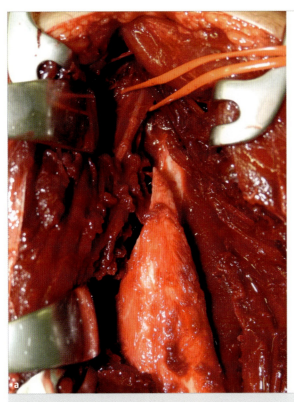 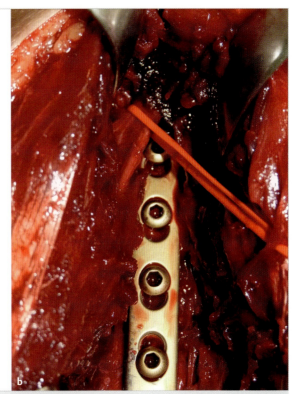

Abb. 7.7 Intraoperativer Situs nach dorsalem Zugang bei einer AO12-C1-Fraktur.
a Der N. radialis ist mittels Vessel Loop angeschlungen.
b Intraoperatives Ergebnis nach Anlage einer „Locking Compression Plate" (LCP).

proach). Gerade beim geriatrischen Patienten mit geringerer Muskelmasse haben sich trizepsschonende Zugänge zunehmend als Standard durchgesetzt.

Insbesondere für die osteoporotische Fraktur und den geriatrischen Patienten weisen moderne winkelstabile Implantate mehrere Vorteile auf. Sie ermöglichen ein Osteosyntheseverfahren als minimalinvasive Plattenosteosynthese (MIPO) und die Anwendung des Konzepts der überbrückenden Plattenosteosynthese (bridging-plate). Hierbei werden minimalinvasive Zugänge durch kleinere Weichteilfenster entfernt von der Frakturzone angelegt und die Platte am Knochen entlang eingeschoben. Die Fraktur wird indirekt und geschlossen reponiert („no touch"-Technik). Durch diese Vorgehensweise können das Weichteiltrauma um die Fraktur reduziert und die vaskuläre Versorgung geschont werden. Ziele sind die korrekte Wiederherstellung der Achse und Länge des Humerus sowie der Ausgleich einer Rotationsfehlstellung. Die überbrückende Plattenosteosynthese erreicht dabei nicht die anatomische Reposition oder die absolute Primärstabilität der Fraktur, sondern eine ausgewogene mechanische Unterstützung des biologischen Heilungsverlaufs.

In einer aktuellen Metaanalyse mit dem Evidenzgrad II zeigte sich, dass durch die MIPO-Technik im Vergleich zur klassischen Plattenosteosynthese und zur intramedullären Marknagelung sowohl eine niedrigere Komplikationsrate als auch bessere funktionelle Ergebnisse erreicht werden können. Auch die Operationszeit kann durch diese Technik signifikant reduziert werden.

> **Merke**
>
> Weitere Level-II-Studien konnten zeigen, dass die klassische Plattenosteosynthese im Vergleich zur intramedullären Marknagelung zu signifikant besseren Ergebnissen bzgl. Schmerzniveau, Schulterfunktion, Komplikationsrate und Reoperationshäufigkeit führt.

Marknagelosteosynthese

Die Marknagelung stellt eine weitverbreitete, effektive und minimalinvasive Alternative zur Plattenosteosynthese dar, die insbesondere mechanische Vorteile bietet ▶ Abb. 7.8. Seit der von Küntscher vorgestellten Marknagelung wurde eine Vielzahl von intramedullären Implantaten entwickelt. Die meisten Marknägel können ante- oder retrograd eingebracht werden.

Der Hauptnachteil der antegraden Technik ist die Verletzung der Rotatorenmanschette. Gerade beim älteren Menschen ist zu berücksichtigen, dass die Supraspinatussehne einen natürlichen, altersassoziierten Substanzver-

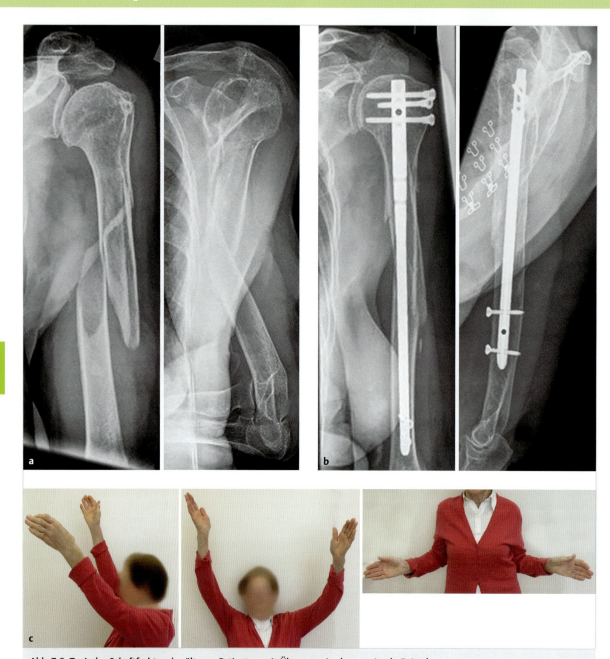

Abb. 7.8 Typische Schaftfraktur des älteren Patienten mit Übergang in das proximale Drittel.
a Initiale Röntgenbilder in 2 Ebenen.
b Postoperatives Röntgenergebnis.
c Klinisches Ergebnis 6 Wochen postoperativ.

lust aufweist. Technisch bedingte Komplikationen treten auf, wenn der Nagel proximal die Kortikalis überragt, wodurch es zu einem Impingementsyndrom kommen kann und die Rotatorenmanschette weiter geschädigt wird. Wird der Nagel zu tief eingebracht, fehlt ein biomechanisch wichtiger Verankerungspunkt. Wird der Eintrittspunkt zu weit lateral gewählt, wird die Insertionszone (Footprint) der Rotatorenmanschette geschädigt.

Der retrograde Zugang ist nicht für distale Schaftfrakturen geeignet und birgt insgesamt ein höheres Risiko für iatrogene Frakturen, insbesondere beim osteoporotischen Knochen.

Vorsicht

Für die retrograde Marknagelung ist eine Bauch- oder Seitenlagerung notwendig, die für den älteren Menschen mit einem höheren perioperativen Risiko vergesellschaftet sind.

Die bei retrograder Insertion beschriebenen besseren funktionellen Ergebnisse beruhen wahrscheinlich auf der Schonung der Rotatorenmanschette.

> **Merke**
>
> Prospektive, randomisiert-kontrollierte Studien konnten keinen signifikanten Vorteil eines retrograden Zugangs gegenüber einer anterograden Technik aufzeigen.

Fixateur externe

Die Haltekraft eines Fixateur externe ist bei Verlust der Kompakta bzw. der sekundären Spongiosierung beim geriatrischen Patienten unter Umständen deutlich reduziert, sodass der Fixateur externe kein Mittel der ersten Wahl darstellt. Er kann bei offenen Frakturen mit schweren Weichteilverletzungen oder bei polytraumatisierten Patienten indiziert sein. Im Regelfall werden jeweils 2 Schanz-Schrauben von lateral in beide Hauptfragmente eingebracht. Um eine Verletzung des N. radialis zu vermeiden, sollen diese proximal von anterolateral und distal von dorsolateral eingesetzt werden.

Nachbehandlung

Schmerzbedingt ist eine Ruhigstellung in einer Armschlinge für 2–3 Tage sinnvoll. Spätestens ab dem 3. Tag sollten Übungsbehandlungen beginnen. Größere Kraftaufwendungen sind bis zur sicheren Frakturheilung zu vermeiden. Grundsätzlich sollte das gewählte Osteosyntheseverfahren so stabil sein, dass auch bei reduzierter Knochenqualität sowie koordinativer und kognitiver Beeinträchtigung des älteren Patienten eine frühfunktionelle Bewegungsfreigabe erteilt werden kann.

7.2.5 Verletzungen des N. radialis

Die Prävalenz von N.-radialis-Läsionen nach Humerusschaftfrakturen liegt zwischen 9 und 18 % bei geschlossenen Frakturen. Am häufigsten sind diese nach Spiralfrakturen im mittleren Drittel zu finden. Primäre Läsionen weisen bei geschlossener Fraktur eine spontane Remissionsrate von 90 % innerhalb der ersten 4 Monate auf. Daher ist in diesen Fällen keine primäre chirurgische Intervention indiziert.

Indikationen für eine chirurgische Exploration des N. radialis sind:
- postinterventionelle Lähmungen nach geschlossener Reposition
- offene Frakturen mit assoziierten Lähmungen
- Lähmungen nach penetrierenden Verletzungen
- Spiral- oder Schrägfrakturen am Übergang zwischen mittlerem und distalem Drittel mit assoziierter Lähmung
- Lähmungen nach geschlossener Reposition während konservativer Behandlung

Wenn objektive Zeichen einer Genesung nach 6 Wochen ausbleiben (z. B. Wiedererlangen der Funktion des M. brachioradialis oder des M. extensor carpi radialis longus et brevis) sollten eine Elektromyografie (EMG) und eine Messung der Nervenleitgeschwindigkeit (NLG) durchgeführt werden. Bei Fehlen von Denervationszeichen kann die konservative Therapie fortgeführt werden. Bei Fortbestehen von Denervationszeichen über 12 Wochen wird nach den aktuellen Erkenntnissen eine chirurgische Exploration mit ggf. weiterführenden Maßnahmen empfohlen.

7.3 Verletzungen des Ellenbogengelenks

Das Ellbogengelenk besteht aus 3 Teilgelenken mit gemeinsamem Kapsel-Band-Apparat und einer einzigen Gelenkkapsel.

Das Humeroulnargelenk befindet sich zwischen Trochlea humeri und Incisura trochlearis ulnae und ist ein Scharniergelenk. Das Humeroradialgelenk zwischen Capitulum humeri und Radiuskopf ist funktionell ein Kugelgelenk mit 2 Freiheitsgraden. Es besitzt keine ossäre Führung und überträgt etwa 20 % der axialen Druckbelastungen. Der Radiuskopf ist bzgl. der Valgusstabilität ein sekundärer Stabilisator. Für eine befriedigende Funktion wird eine Beweglichkeit zwischen 30° und 130° Flexion angesehen. Die Pro- und Supination verläuft am Unterarm um eine Achse durch Radiusköpfchen und Proc. styloideus ulnae. Für Alltagsarbeiten ist eine Pro- und Supination von je 50° notwendig. Das Radioulnargelenk ist funktionell ein Zapfengelenk, welches durch das Lig. anulare gesichert wird.

Die neurovaskulären Strukturen verlaufen am Ellbogen in unmittelbarer Nachbarschaft zu den ossären Strukturen. Beugeseitig verlaufen der N. medianus und die A. brachialis mit ihren Begleitvenen durch die Fossa cubitalis. Im Sulcus nervi ulnaris wird medialseits der N. ulnaris um den medialen Epikondylus geführt, bevor er weiter distal in die ulnaren Flexoren eintritt. Der N. radialis gelangt nach seinem dorsalen Verlauf am Humerusschaft im Sulcus nervi radialis zwischen M. brachialis und M. brachioradialis in die Fossa cubitalis.

7.3.1 Distale Humerusfrakturen

Epidemiologie

Die jährliche Inzidenz der distalen Humerusfraktur bei Erwachsenen wird mit 5,7 pro 100 000 angegeben. Zum einen finden sich diese Frakturen bei jüngeren, überwiegend männlichen Patienten nach Hochenergietraumata und zum anderen bei älteren Frauen nach Niedrigenergiestürzen. Letztere sind typischerweise osteoporoseassoziiert.

Diagnostik und Klassifikation

Die meisten distalen Humerusfrakturen lassen sich bereits nativradiologisch darstellen, dennoch sollte die Diagnostik mittels CT und ggf. 3-D-Rekonstruktion erweitert werden. Insbesondere bei höhergradigen Frakturen ist eine zusätzliche CT obligat, da die Aussagekraft zur Komplexität der Fraktur eingeschränkt ist.

Bei distalen Humerusfrakturen finden mehrere Klassifikationen Anwendung. Gemäß ihrer anatomischen Beziehung können Frakturen in suprakondyläre, transkondyläre, interkondyläre Frakturen, isolierte Kondylenfrakturen, isolierte Frakturen der Gelenkflächen (Capitellum und Trochlea) und Epikondylenfrakturen eingeteilt werden.

Andere traditionelle, deskriptive Systeme basieren auf dem Säulenmodell und der Frakturlokalisation im Verhältnis zur Fossa olecrani.

Jupiter und Mehne klassifizierten die Frakturen in den 1990er-Jahren entsprechend der intraoperativen Beobachtungen als high T, low T, Y, H, medial lambda und lateral lambda.

Das vollständigste und etablierteste System bietet die AO-Klassifikation. A-Frakturen sind extraartikuläre Frakturen, B-Frakturen sind partielle Gelenkfrakturen, die häufig nur eine Säule betreffen und C-Frakturen sind vollständige Gelenkfrakturen, die die Gelenkfläche vom Humerusschaft abtrennen.

Therapie

Die aktuelle Evidenzlage ist nicht ausreichend, um eine optimale Therapie der distalen Humerusfraktur für den alterstraumatologischen Patienten zu benennen.

Konservative Therapiemethoden, wie z. B. die Bag-of-bones-Technik, die eine Dislokation der Frakturfragmente unter Einleitung einer frühen, schmerzadaptierten Mobilisation akzeptiert, werden heutzutage nur noch selten in Betracht gezogen. Aktuelle retrospektive Studien zeigten, dass bei älteren Patienten mit dieser Methode lediglich mäßige funktionelle Ergebnisse und eine Heilungsrate von etwas über 50 % erreicht werden können. Inwieweit diese Ergebnisse für eine akzeptable Alltagsfunktion und Lebensqualität des älteren Menschen ausreichend sind, bleibt unklar. Erwähnenswert ist, dass die 5-Jahres-Mortalitätsrate nach konservativer Behandlung mit 40 % beziffert wird.

Mit den modernen operativen Techniken und einer sorgfältigen präoperativen Planung unter Berücksichtigung der individuellen Bedürfnisse des älteren Patienten, der Knochenqualität und des Frakturmusters lassen sich gute bis sehr gute funktionelle Ergebnisse erzielen. Die operative Therapie stellt daher den Standard in der Versorgung der distalen Humerusfraktur dar.

Insbesondere die Einführung der präkonturierten winkelstabilen Osteosyntheseplatten und die Einführung der Ellenbogenendoprothetik für die komplexe Fraktursituation haben neue Versorgungsstrategien ermöglicht und die Nachbehandlungsschemata in Richtung frühfunktionelle Mobilisation erheblich verändert.

Konservative Therapie

Die vorhandenen Metaanalysen treffen keine klare Aussage zur Überlegenheit der operativen Therapie. Es gibt einige Level-III-Studien, die eine konservative Therapie nur bei einem erhöhten perioperativen Risiko empfehlen.

Nach konservativer Therapie zeigen mehrere Studien signifikant häufiger mäßige und schlechte Ergebnisse im Vergleich zu diversen operativen Versorgungstechniken. Konservativ behandelte Patienten zeigen 6-mal häufiger Pseudarthrosen. In diesen Studien konnten keine signifikanten Unterschiede der Rate an heterotoper Ossifikation, Infektion oder Nervenaffektion nachgewiesen werden.

> **Merke**
>
> Heutzutage sinkt der Stellenwert der konservativen Therapie im Kontext der modernen alterstraumatologischen Konzepte. Dennoch bietet die konservative Therapie gemäß dem Bag-of-bones-Prinzip eine Therapiealternative bei multimorbiden Patienten mit geringem funktionellem Anspruch und hohem perioperativem Risiko.

Osteosynthese

Die offene Reposition und Osteosynthese ist der Goldstandard in der Behandlung der distalen Humerusfraktur, auch für den älteren Patienten.

Die gewählte Osteosyntheseform bleibt den Vorlieben des Operateurs überlassen, sie sollte aber für eine sofortige frühfunktionelle Nachbehandlung die optimale Stabilität gewährleisten. Im Gegensatz zu biomechanischen Untersuchungen ergaben sich in klinischen Studien bei älteren Menschen keine funktionellen Unterschiede nach Versorgung mittels paralleler oder perpendikulärer Plattenlage. Eine parallele Plattenanlage scheint aber zumindest theoretisch im osteoporotischen Knochen vorteilhaft, da somit eine deutlich längere Verankerungsstrecke der Schrauben erreicht werden kann (▶ Abb. 7.9).

A-Frakturen des Epikondylus ulnaris werden über einen medialen Zugang nach Darstellung des N. ulnaris reponiert und mit Zuggurtung oder Zugschrauben fixiert. Bei A2- und A3-Frakturen empfiehlt sich ein dorsaler Zugang, der bei sarkopenen Patienten fast immer muskelschonend als triceps sparing oder triceps elevating approach möglich ist. Bei reduzierter Knochenqualität weisen winkelstabile Implantate biomechanisch Vorteile auf.

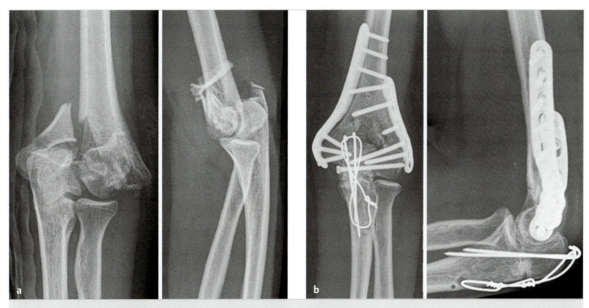

Abb. 7.9 C-Fraktur des distalen Humerus bei einer älteren Patientin.
a Initiale Röntgenaufnahme in 2 Ebenen.
b Radiologisches Ergebnis 3 Monate nach offener Reposition und winkelstabiler Plattenosteosynthese.

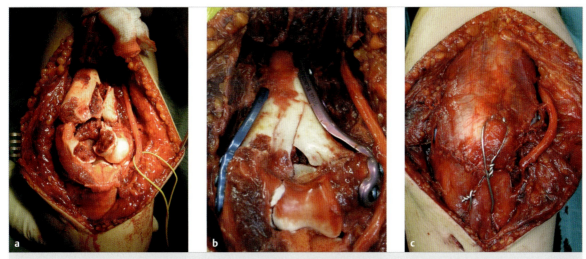

Abb. 7.10 Intraoperativer Situs einer C-Fraktur über einen dorsalen Zugang und Neurolyse des N. ulnaris.

B-Frakturen werden über seitliche oder dorsale Zugänge versorgt. Wenn die Standardversorgung mit Zugschrauben aufgrund reduzierter Knochenqualität keine ausreichende Stabilität bietet, kann auch eine winkelstabile Plattenosteosynthese erwogen werden. Die isolierten Frakturen des Capitulum humeri finden sich eher bei jungen Patienten und werden über einen erweiterten lateralen Zugang adressiert, exakt reponiert und mit Zugschrauben oder Herbert-Schrauben stabilisiert.

C-Frakturen können gut über den dorsalen Zugang operiert werden (▶ Abb. 7.10). Wenn immer möglich, sollte eine Olekranonosteotomie beim älteren Menschen vermieden werden, da eine nicht unerhebliche Komplikationsrate die Nichtheilung dieser Osteotomie betrifft und die Operationszeit verlängert wird. Ein ausreichendes Exposé ist jedoch Grundlage für die anatomische Rekonstruktion der Kondylenrolle, die im Vordergrund steht, und als Erstes erfolgen sollte. Der Anschluss an den Humerusschaft erfolgt mittels Plattenosteosynthesen.

Bezüglich des intraoperativen Managements des N. ulnaris können keine klaren evidenzbasierten Empfehlungen ausgesprochen werden. Auch bezüglich des Timings gibt es keine klaren Empfehlungen. Eine operative Versorgung sollte nicht unnötig hinausgezögert werden. Möglicherweise profitieren Patienten von einer Versorgung innerhalb von 24–48 Stunden, diesbezüglich gibt es aber keine Daten. Interessanterweise konnte für offene intraartikuläre Frakturen gezeigt werden, dass die Dauer des Krankenhausaufenthalts der einzige signifikante Unterschied zwischen einer frühen und verzögerten Versorgung ist.

> **Praxis**
>
> Gerade für den älteren Patienten mit komplexer Frakturstituation ist eine sorgfältige Planung, die Auswahl des optimalen Behandlungsverfahrens und -teams unter Umständen wichtiger als die Versorgung zum frühestmöglichen Zeitpunkt.

Primärer Gelenkersatz

Bei älteren Patienten mit nicht rekonstruierbarer Trümmerfraktur und reduzierter Knochenqualität spielt die primäre Ellbogenprothese als Therapiealternative in der modernen Alterstraumatologie eine immer wichtigere Rolle. Aufgrund der anspruchsvollen Operationstechnik und der potenziell hohen Komplikationsrate (Infektion, Lockerung, periprothetische Fraktur, Instabilität) gehört diese Option in die Hand eines Spezialisten.

Die aktuelle Studienlage ist aufgrund des jungen Verfahrens und geringer Fallzahlen eingeschränkt. Es scheint sich jedoch zu bestätigen, dass durch die totale Ellbogenprothese konsistentere und durchschnittlich bessere funktionelle Ergebnisse erreicht werden als mittels klassischer Osteosynthese. So werden studienabhängig sehr gute und gute Ergebnisse nach totaler Ellenbogenprothese in knapp 90 % der Fälle angegeben. Auch die Komplikations- und Revisionsraten sind niedriger als nach offenen Osteosyntheseverfahren.

Auch wenn neuere Langzeitstudien akzeptable und vergleichbare Ergebnisse der Hemiprothese zeigen, setzt sich zunehmend die Totalendoprothese als Standard durch (▶ Abb. 7.11). Da die Frakturendoprothetik älteren Low-demand-Patienten vorbehalten bleiben sollte, ist die Indikation zur gekoppelten Prothese großzügig zu stellen.

> **Merke**
>
> Die Problematik der frühzeitigen aseptischen Lockerung spielt eine untergeordnete Rolle, hier steht eine kurze Operationszeit mit niedriger Komplikationsrate im Vordergrund.

Aufwendige Weichteilrekonstruktionsversuche sollten unterlassen werden. Die teilgekoppelten oder gekoppelten Totalendoprothesen erleichtern das Management der teilweise erheblich zerstörten Epikondylenregionen beträchtlich. Eine postoperative Ellenbogeninstabilität aufgrund unvollständiger Heilung der Kondylen/Epikondylen oder eine Kapsel-/Bandinsuffizienz nach Implantation einer Hemiprothese können die Funktion und vor allem den Patientenkomfort erheblich einschränken. Moderne Totalendoprothesen sind modular und ermöglichen eine Implantation mit oder ohne Ersatz des Radiuskopfes.

> **Praxis**
>
> Gute Indikationen für Hemiprothesen sind die komplexen B3-Frakturen.

Während jüngere Patienten nach der Implantation einer Ellenbogenprothese ihre Lebensgewohnheiten teilweise erheblich verändern müssen (z. B. kein Heben schwerer Lasten), spielt diese Problematik für den älteren Patienten nur eine untergeordnete Rolle. Im klinischen Alltag hat sich auch die Verwendung von Rollator oder Gehwagen als unproblematisch erwiesen.

Komplikationen

Die häufigsten Komplikationen sind N.-ulnaris-Affektionen, anhaltende Bewegungseinschränkungen (am häufigsten Streckdefizite), anhaltende Schmerzen und posttraumatische Arthrose, Lockerungen des Osteosynthesematerials, Pseudarthrosen (besonders im Bereich der Olekranonosteotomien), heterotope Ossifikationen und Infektionen.

Die Komplikationsrate für Patienten über 65 Jahre wird mit 31 % für Osteosyntheseverfahren, 19 % für den totalen Gelenkersatz und bis zu 60 % für die konservative Therapie angegeben. Dabei ist zu beachten, dass die schwerwiegendsten Komplikationen, wie Infektionen und permanente Nervenschädigungen, zuungunsten der operativen Verfahren ausfallen.

Nachbehandlung

Die Nachbehandlung orientiert sich am Verletzungsausmaß, am gewählten operativen Vorgehen und an den Beschwerden des Patienten. Eine temporäre Ruhigstellung im Gipsverband kann bei begleitenden Weichteilverletzungen oder Bandrekonstruktionen indiziert sein, das operative Verfahren beim älteren Patienten sollte aber so gewählt sein, dass eine sofortige Übungsstabilität gewährleistet wird. Gerade hier zeigt sich ein erheblicher Vorteil der primären totalen Ellenbogenprothese.

7.3 Ellenbogengelenk

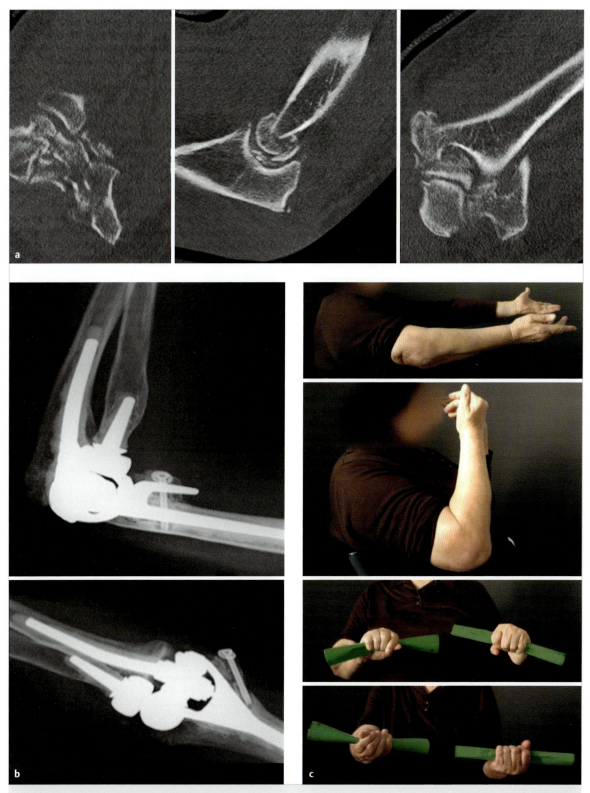

Abb. 7.11 C-Fraktur bei einer 76-jährigen Patientin.
a Computertomografie.
b Versorgung mit einer Totalendoprothese, postoperatives Ergebnis nach 1 Jahr.
c Funktionelles Ergebnis nach 6 Wochen. Die Patientin ist auf den Rollator angewiesen und musste für die Fotodokumentation sitzen.

7.3.2 Luxationsfrakturen

Luxationsfrakturen des Ellenbogens finden sich bei älteren Patienten nur selten. Sie unterliegen vergleichbaren Behandlungsgrundsätzen wie beim jüngeren Patienten. Daher wird an dieser Stelle auf die detaillierten Behandlungskonzepte nicht weiter eingegangen. Luxationsfrakturen können unterteilt werden in:
- Luxationen mit Radiuskopffraktur
- Luxationen mit Fraktur des Radiuskopfes und des Proc. coronoideus („terrible triad")
- posteromediale Varusverletzungen mit Fraktur der anteromedialen Coronoidfacette
- Monteggia- und Monteggia-like-lesions

Das primäre Behandlungsziel ist die Wiederherstellung eines stabilen Gelenks mit früher Rückführung in die volle Beweglichkeit. Ein Versagen zeigt sich in chronischer Instabilität, Steife und rasch auftretender posttraumatischer Arthrose.

7.3.3 Olekranonfrakturen

Epidemiologie

Die Inzidenz der Olekranonfrakturen im Erwachsenenalter beträgt 11,5 pro 100 000 pro Jahr. Diese Frakturen machen 20 % aller Unterarmbrüche aus und etwa 8–10 % aller Ellenbogenfrakturen.

Die Olekranonfraktur tritt mit 2 Häufigkeitsgipfeln auf. Der Erste liegt um das 20., der Zweite um das 65. Lebensjahr. Aktuelle Studien zeigen eine steigende Inzidenz bei älteren Patienten. Häufigster Unfallmechanismus in der letzteren Gruppe ist der Stolpersturz auf der Straße oder im häuslichen Umfeld.

Diagnostik und Klassifikation

Die konventionelle Röntgendiagnostik in 2 Ebenen stellt die Basisdiagnostik dar. Wie bei allen Gelenkfrakturen sollte auch bei der Olekranonfraktur bei komplexen Mustern eine CT-Diagnostik zur exakten Darstellung des Frakturmusters ergänzt werden.

Im deutschsprachigen Raum hat sich die Schatzker-Schmeling-Klassifikation etabliert. Diese unterteilt die Olekranonfrakturen in 6 Subtypen von A–F (▶ Abb. 7.12). Aus dieser Klassifikation lassen sich Therapieentscheidung und Prognose ableiten:
- A: einfache, quere Fraktur
- B: quere Fraktur mit Impaktion der Gelenkfläche
- C: einfache Schrägfraktur, beginnend am distalen Teil der Gelenkfläche
- D: Trümmerfraktur
- E: distale Schrägfraktur
- F: Luxationsfraktur

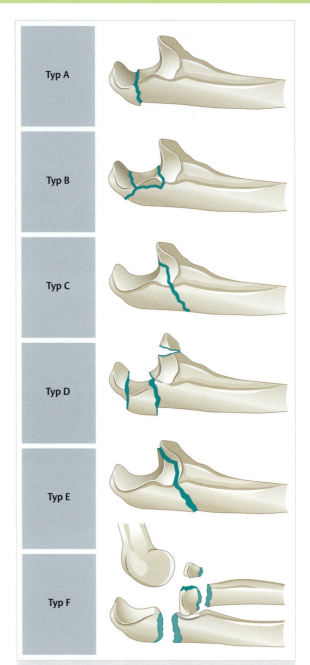

Abb. 7.12 Schatzker-Schmeling-Klassifikation der Olekranonfrakturen. (Quelle: Studier-Fischer S, Schmidgen A, Magin M. Alternativmethoden. In: Ewerbeck V, Wentzensen A, Grützner P et al. (Hrsg). Standardverfahren in der operativen Orthopädie und Unfallchirurgie. 4. Aufl., Stuttgart: Thieme; 2014)

International hat sich in der klinischen Anwendung die Mayo-Klassifikation durchgesetzt. Sie berücksichtigt Dislokation, Ausmaß der Zertrümmerung und Stabilität:
- Typ I: nicht disloziert
- Typ II: disloziert, stabiles Ulnohumeralgelenk
- Typ III: instabiles Ulnohumeralgelenk

Der Zusatz A beschreibt einfache, B mehrfragmentäre Frakturen.

Therapie

Therapieziel beim älteren und Low-demand-Patienten ist eine schmerzfreie Alltagsbeweglichkeit und die Reduktion der Morbidität. Die verfügbare Evidenz ist nicht ausreichend, um eine Überlegenheit einer nichtoperativen oder operativen Therapie für die Olekranonfraktur beim älteren Menschen darzustellen.

> **Merke**
>
> Der aktuelle Standard für dislozierte Frakturen sind die offene Reposition und die Osteosynthese.

Das am häufigsten durchgeführte Osteosyntheseverfahren ist die Zuggurtungsosteosynthese, die jedoch bei Mehrfragmentsituationen, schlechter Knochenqualität und Joint-depression-Mustern zunehmend durch moderne, anatomisch vorgeformte winkelstabile Plattensysteme ersetzt wird.

Nichtdislozierte und kleine Ausrissfrakturen an der Olekranonspitze werden beim älteren Menschen konservativ behandelt. Je inaktiver der Patient ist, desto großzügiger kann die Indikation zur konservativen Therapie auch bei dislozierten Brüchen gestellt werden. Ist die aktive Streckung ohne Dislokation der Fraktur möglich, verspricht die konservative Behandlung auch langfristig gute Ergebnisse.

Dieses Vorgehen beruht im Wesentlichen auf Tradition und Fallserien. Vergleichende Studien zwischen operativer und nichtoperativer Therapie fehlen für die Behandlung des älteren Menschen zum aktuellen Zeitpunkt gänzlich. Vor dem Hintergrund der nicht unerheblichen Komplikations- und Revisionsraten der Osteosynthese, insbesondere am osteoporotischen Knochen, und den überraschend guten funktionellen Ergebnissen der konservativen Therapie von dislozierten Frakturen beim älteren Menschen sind dringend wissenschaftliche Arbeiten zu dieser Fragestellung notwendig.

Konservative Therapie

Bei älteren Menschen kann die Indikation zur konservativen Therapie bei nicht oder gering dislozierten Frakturen oder kleinen Ausrissfrakturen an der Olekranonspitze erwogen werden. Die klassische Behandlung ist eine Ruhigstellung in einer dem Patienten angenehmen Extension von etwa 130° mittels einer Oberarmgipslonguette für 1–2 Wochen mit anschließender physiotherapeutischer Behandlung zur Mobilisation des verletzten Gelenks. Beim plötzlichen Auftreten von Schmerzen, Bewegungseinschränkungen oder Kraftverlust müssen Röntgenkontrollen zum Ausschluss einer sekundären Dislokation eingeleitet werden.

In der Literatur mehren sich Hinweise, dass die konservative Therapie von dislozierten Frakturen beim geriatrischen Patienten zu subjektiv guten und sehr guten Ergebnissen auch im Langzeit-Follow-up führen kann. Vergleichende Studien zur operativen Versorgung älterer Patienten sind Gegenstand aktueller Forschung.

> **Merke**
>
> Bei einer Dislokation > 1,5 cm ist ein Verlust von 70 % der Kraft des M. triceps brachii zu erwarten.

Osteosynthese

In der Literatur wird eine Vielzahl verschiedener Osteosyntheseverfahren beschrieben. Evidenzbasierte Empfehlungen für eine spezielle Technik können beim älteren Patienten nicht ausgesprochen werden. Entscheidend für das Ergebnis der operativen Versorgung ist neben der Wahl des Implantats vor allem eine korrekt und präzise durchgeführte Osteosynthese.

▶ **Zuggurtung.** Das klassische und am häufigsten durchgeführte Osteosyntheseverfahren ist die Zuggurtungsosteosynthese.

> **Merke**
>
> Auch beim geriatrischen Patienten ist die Zuggurtungsosteosynthese zur Versorgung einfacher Schräg- und Querbrüche vom Typ Schatzker-Schmeling A und C gut geeignet.

Allerdings wurde in neueren Arbeiten das biomechanische Konzept gerade in Trümmersituationen oder bei distal gelegenen Brüchen in Frage gestellt. Auch klinisch zeigt die Zuggurtungsosteosynthese eine hohe Komplikationsrate, folgende Probleme können auftreten:
- Migration der Kirschner-Drähte und konsekutive Irritation oder Perforation der Haut
- Weichteilinfektionen
- sekundäre Dislokationen
- Verletzung des N. interosseus anterior
- Irritationen des proximalen radioulnaren Gelenks
- Synostosen
- vaskuläre Verletzungen

Der Weichteilkonflikt der Kirschner-Drähte gehört zu den häufigsten postoperativen Komplikationen, er hat im allgemeinen Patientenkollektiv in etwa 80 % aller Fälle eine Materialentfernung zur Folge. Ulnarisaffektionen und tiefe Wundinfektionen sind selten, oberflächliche Wundinfektionen wurden in 5–10 % der Fälle beschrieben. Sekundäre Frakturdislokationen mit Versagen des Osteosynthesematerials sind meist durch eine inadäquate

Technik oder eine nicht korrekte Wahl des Osteosyntheseverfahrens bedingt. Verbleibende Gelenkstufen und die Gefahr einer frühzeitigen Arthroseentwicklung spielen in der Alterstraumatologie keine wesentliche Rolle.

In neueren Studien wurden verschiedenste Modifikationen der Zuggurtungsosteosynthese beschrieben:
- intramedulläre Platzierung von langen Kirschner-Drähten anstelle der bikortikal angelegten Drähte
- Kombinationen von intramedullärer Schraubenosteosynthese mit Zuggurtung
- Verwendung von bikortikalen Schrauben anstelle von Kirschner-Drähten
- Verwendung von verschiedensten Fadenmaterialien anstelle der Drahtcerclage
- spezielle Schrauben-Draht-Systeme (cable pins)

Es gibt erste Hinweise, dass durch einen Teil dieser Techniken die Rate an Materialirritationen und Materialentfernungen vermindert sowie teilweise auch bessere funktionelle Ergebnisse als mit der klassischen Zuggurtung erreicht werden konnten. Verlässliche Aussagen zur Verwendung im Bereich der Alterstraumatologie liegen aktuell nicht vor.

▶ **Plattenosteosynthese.** Zur Versorgung von Mehrfragmentfrakturen und distalen Olekranonfrakturen (Typ B, D und E nach Schatzker-Schmeling) bietet sich die Plattenosteosynthese an. Moderne Implantate sind anatomisch vorgeformt und winkelstabil. Im Wesentlichen unterscheiden sich diese bzgl. der Anzahl, dem Durchmesser und der Lage der Schrauben sowie in der späteren Plattenlage.

> **Vorsicht**
>
> Nicht alle Implantate gewährleisten eine für den osteoporotischen Knochen akzeptable Schraubenplatzierung in den teilweise kleinen proximalen Fragmenten.

Auch strenge dorsale Plattenlagen können bei reduziertem Weichteilmantel beim geriatrischen Patienten zu erheblichen Irritationen und Hautläsionen führen. Hier muss die Wahl des geeignetsten Implantates sorgsam getroffen werden.

Biomechanisch zeigen die modernen Plattensysteme eine höhere Stabilität als die klassische Zuggurtungsosteosynthese. Es sind jedoch nur wenige vergleichende klinische Studien vorhanden. Diese sind nicht frakturspezifisch oder für den älteren Patienten angelegt. Es konnten Vorteile der Plattenosteosynthese in Bezug auf Materialirritation und in geringerem Ausmaß auch für die Funktion festgestellt werden.

Dennoch ist auch die winkelstabile Plattenosteosynthese nicht das alleinige Verfahren bei der osteoporotischen Olekranonfraktur beim älteren Patienten. Auch mit dieser

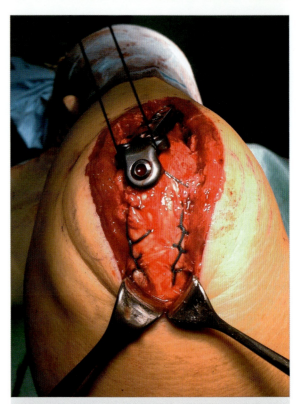

Abb. 7.13 Augmentation einer winkelstabilen Plattenosteosynthese durch eine neutralisierende Kletternaht in der Sehne des M. triceps brachii und Fixierung an der Platte.

Technik ist das proximale Fragment bei schlechter Knochendichte gefährdet, durch die Zugkräfte des M. triceps brachii einen Schrauben-cut-out mit sekundärer Dislokation zu erleiden. Dieses ist neben anderen Komplikationen, wie dem Plattenimpingement bei Extension und der Weichteilirritation der typische Versagensmechanismus.

Eine mögliche Verstärkung des Systems bietet die additive überwändige Kletternaht der Trizepssehne mit Fixierung an der Platte, um die Zugkräfte zu neutralisieren (▶ Abb. 7.13). Biomechanisch konnte hier eine signifikante Verbesserung der Stabilität bewiesen werden.

▶ **Sonstige Osteosynthesetechniken.** Perkutane bikortikale Schraubenosteosynthesen und intramedulläre Schraubenosteosynthesen sind beschriebene Alternativen. Ob diese beiden Osteosyntheseformen beim geriatrischen Patienten erfolgsversprechend sind, ist nicht ausreichend untersucht. Der Erfolg ist theoretisch von der Knochenqualität abhängig, was einem Routineeinsatz beim geriatrischen Patienten widerspricht. Daher sind in der Literatur auch Kombinationen von intramedullärer Schienung und Zuggurtung beschrieben.

Eine neue und klinisch wenig untersuchte Alternative ist der Olekranonnagel. In-vitro-Kadaverstudien weisen auf eine höhere Primärstabilität des Nagels gegenüber der klassischen Zuggurtungsosteotomie hin. Ob für die osteoporotischen Mehrfragmentfrakturen durch dieses System eine adäquate Fixierung gewährleistet werden kann, bleibt fraglich.

Eine Salvage-Prozedur ist die Olekranektomie. Bei einer nicht rekonstruierbaren Trümmerfraktur werden die zerstörten Fragmente entfernt und die Sehne des M. triceps brachii wird mit transossären Nähten an der proximalen Ulna refixiert. Eine längere Ruhigstellung zur Etablierung der Knochen-Sehnen-Heilung ist notwendig. Daher und in Anbetracht der guten funktionellen Ergebnisse bei konservativer Behandlung beim älteren Menschen, handelt es sich nicht um eine akzeptable alterstraumatologische Lösung.

Literatur

[295] Aitken SA, Jenkins PJ, Rymaszewski L. Revisiting the 'bag of bones': functional outcome after the conservative management of a fracture of the distal humerus. Bone Joint J 2015; 97-B: 1132–1138
[296] Ali E, Griffiths D, Obi N et al. Nonoperative treatment of humeral shaft fractures revisited. J Shoulder Elbow Surg 2015; 24: 210–214
[297] Bergdahl C, Ekholm C, Wennergren D et al. Epidemiology and patho-anatomical pattern of 2,011 humeral fractures: data from the Swedish Fracture Register. BMC Musculoskelet Disord 2016; 17: 159
[298] Clement ND, Duckworth AD, McQueen MM et al. The outcome of proximal humeral fractures in the elderly: predictors of mortality and function. Bone Joint J 2014; 96-B: 970–977
[299] Duckworth AD, Bugler KE, Clement ND et al. Nonoperative management of displaced olecranon fractures in low-demand elderly patients. J Bone Joint Surg Am 2014; 96: 67–72
[300] Foruria AM, Marti M, Sanchez-Sotelo J. Proximal humeral fractures treated conservatively settle during fracture healing. J Orthop Trauma 2015; 29: e24–30
[301] Gallucci GL, Piuzzi NS, Slullitel PA et al. Non-surgical functional treatment for displaced olecranon fractures in the elderly. Bone Joint J 2014; 96-B: 530–534
[302] Gosler MW, Testroote M, Morrenhof JW et al. Surgical versus non-surgical interventions for treating humeral shaft fractures in adults. Cochrane Database Syst Rev 2012; 1: CD008 832
[303] Haasters F, Siebenburger G, Helfen T et al. Complications of locked plating for proximal humeral fractures-are we getting any better? J Shoulder Elbow Surg 2016; 25: e295–303
[304] Haasters F, Siebenbürger G, Mutschler W, Ockert B. Osteoporose als Risikofaktor für das Versagen der winkelstabilen Plattenosteosynthese am proximalen Humerus. Osteologie/Osteology 2014; 23: 16–21
[305] Hertel R, Hempfing A, Stiehler M et al. Predictors of humeral head ischemia after intracapsular fracture of the proximal humerus. J Shoulder Elbow Surg 2004; 13: 427–433
[306] Hohmann E, Glatt V, Tetsworth K. Minimally invasive plating versus either open reduction and plate fixation or intramedullary nailing of humeral shaft fractures: a systematic review and meta-analysis of randomized controlled trials. J Shoulder Elbow Surg 2016; 25: 1634–1642
[307] Kralinger F, Blauth M, Goldhahn J et al. The influence of local bone density on the outcome of one hundred and fifty proximal humeral fractures treated with a locking plate. J Bone Joint Surg Am 2014; 96: 1026–1032
[308] Krettek C, Wiebking U. Proximal humerus fracture: is fixed-angle plate osteosynthesis superior to conservative treatment? Unfallchirurg 2011; 114: 1059–1067
[309] Kurup H, Hossain M, Andrew JG. Dynamic compression plating versus locked intramedullary nailing for humeral shaft fractures in adults. Cochrane Database Syst Rev 2011; CD005 959
[310] Launonen AP, Lepola V, Flinkkila T et al. Treatment of proximal humerus fractures in the elderly. Acta Orthop 2015; 86: 280–285
[311] Lill H, Ellwein A, Katthagen C, Voigt C. Osteoporotische Frakturen am proximalen Humerus. Chirurg 2012; 83: 858–65.
[312] Matar HE, Ali AA, Buckley S et al. Surgical interventions for treating fractures of the olecranon in adults. Cochrane Database Syst Rev 2014; CD010144
[313] Nestorson J, Ekholm C, Etzner M et al. Hemiarthroplasty for irreparable distal humeral fractures: medium-term follow-up of 42 patients. Bone Joint J 2015; 97-B: 1377–1384
[314] Neer CS. Displaced proximal humeral fractures. I. Classification and evaluation. J Bone Joint Surg Am 1970; 52: 1077–89
[315] Niglis L, Bonnomet F, Schenck B et al. Critical analysis of olecranon fracture management by pre-contoured locking plates. Orthop Traumatol Surg Res 2015; 101: 201–217
[316] Rangan A, Handoll H, Brealey S et al. Surgical vs nonsurgical treatment of adults with displaced fractures of the proximal humerus: the PROFHER randomized clinical trial. JAMA 2015; 313: 1037–1047
[317] Resch H, Tauber M, Neviaser RJ et al. Classification of proximal humeral fractures based on a pathomorphologic analysis. J Shoulder Elbow Surg 2016; 25: 455–462
[318] Südkamp NP, Audige L, Lambert S et al. Path analysis of factors for functional outcome at one year in 463 proximal humeral fractures. J Shoulder Elbow Surg 2011; 20: 1207–1216
[319] Walker M, Palumbo B, Badman B et al. Humeral shaft fractures: a review. J Shoulder Elbow Surg 2011; 20: 833–844
[320] Wang Y, Zhuo Q, Tang P et al. Surgical interventions for treating distal humeral fractures in adults. Cochrane Database Syst Rev 2013; 1: CD009 890

8 Verletzungen von Unterarm und Handgelenk

U. C. Stumpf, W. Linhart

8.1 Unterarmfrakturen

Die Unterarmfraktur als Folge eines adäquaten Traumas wird beim älteren Patienten operativ nicht anders versorgt als beim jüngeren Patienten (Plattenosteosynthesen). Spezifische geriatrische Kriterien sind hier für die Frakturversorgung nicht relevant. Ein konservatives Vorgehen ist nicht empfehlenswert. Ein Oberarmgips für mehrere Wochen ist limitierend für einen älteren Patienten und geht zudem mit einem hohen Risiko für Pseudarthrosen einher, die Therapie der Unterarmschaftfraktur des älteren Menschen ist deshalb in der Regel die operative Stabilisierung mit winkelstabilen Platten.

8.2 Distale Radiusfrakturen

8.2.1 Epidemiologie

Die distale Radiusfraktur ist die häufigste Fraktur des Menschen. Ihr prozentualer Anteil wird zwischen 10 und 25 % angegeben [330]. Es gib 2 Altersgipfel: In jungen Jahren (20–40 Jahre) sind vor allem männliche Patienten betroffen, im Alter ab 60 Jahre betrifft die Fraktur hauptsächlich Frauen. Tritt die distale Radiusfraktur nach einem Sturz aus Körperhöhe auf, gilt sie bei postmenopausalen Frauen und bei Männern über 65 Jahre als Indikatorfraktur für das Vorliegen einer Osteoporose als Grunderkrankung. Pro Jahr werden in Deutschland etwa 200 000 distale Radiusfrakturen behandelt. 6 % aller Frauen, die das 80. Lebensjahr erreichen, werden eine distale Radiusfraktur erlitten haben und 9 % aller Frauen, die das 90. Lebensjahr erreichen [322].

Besonders bei Patienten im höheren Lebensalter ist über die Therapie unter Beachtung der individuellen Lebenssituation, dem funktionellen Anspruch und auch dem Wunsch der Patienten zu entscheiden. Auch bei scheinbar eindeutiger Indikation zu einer operativen Versorgung kann der ausdrückliche Wunsch des Patienten nach einer konservativen Therapie bestehen.

8.2.2 Anatomie und Pathologie

Aufgrund eines mit dem fortgeschrittenen Lebensalter assoziierten erhöhten Sturzrisikos in Kombination mit einer verminderten Knochenqualität kommt es bei dem Versuch, einen Sturz mit der Hand abzufangen, zur distalen Radiusfraktur. Basierend auf dem Unfallmechanismus werden im Wesentlichen 2 Frakturtypen unterschieden: die Extensionsfraktur (Colles), die etwa 90 % aller Frakturen ausmacht, und die deutlich seltenere Flexionsfraktur (Smith).

Klinisch stellt sich die distale Radiusfraktur mit einer schmerzhaften Bewegungseinschränkung und häufig ausgeprägter Schwellung sowie typischer Fehlstellung dar: Bei Extensionsfrakturen als Bajonett- (Dislokation nach radial) und Fourchette-Fehlstellung (Dislokation nach dorsal), bei Flexionsfrakturen zeigt sich ein Versatz im Handgelenk nach palmar. In der initialen klinischen Untersuchung sollte der Puls der A. radialis und A. ulnaris sowie die Funktion des N. medianus, des N. ulnaris und des Ramus superficialis des N. radialis überprüft werden. Die Beurteilung der Weichteilsituation ist bei der Ersteinschätzung zwingend erforderlich und ebenso zu dokumentieren wie der Zustand der peripheren Durchblutung, Motorik und Sensibilität (pDMS).

8.2.3 Diagnostik und Klassifikation

Zur Diagnostik stehen verschiedene Verfahren zur Verfügung.

Konventionelle Röntgenaufnahme: Mit einer technisch gut durchgeführten konventionellen Röntgenaufnahme des Handgelenks im a.-p.- und seitlichen Strahlengang können die überwiegende Anzahl der distalen Radiusfrakturen ausreichend beurteilt werden. Bei klinischem oder radiologischem Verdacht auf Begleitverletzungen (vor allem Skaphoidfraktur und skapholunäre Dissoziation) sollten spezielle Zusatzaufnahmen erfolgen, wie Stecher-Aufnahme und Handgelenkbelastungsaufnahme sowie Funktionsaufnahmen.

Computertomografie: Zur Planung der operativen Versorgung ist bei Beteiligung der Gelenkfläche (Impression oder Trümmerzone) die Durchführung einer Computertomografie hilfreich. Notwendig ist sie zur Beurteilung von carpalen Begleitverletzungen – vor allem der Skaphoidfraktur – hinsichtlich der Stabilität und einer daraus folgenden OP-Indikation.

Magnetresonanztomografie: Die Durchführung einer MRT bei distalen Radiusfrakturen ist kein Standardverfahren. Sie ist beim älteren Menschen selten indiziert. In Ausnahmefällen kann sie zur Verifizierung ligamentärer Begleitverletzungen (skapholunäre Dissoziation) oder Verletzungen des triangulären fibrokartilaginären Komplex (TFCC) zum Einsatz kommen.

Arthroskopie: Die Arthroskopie des Handgelenks bei Vorliegen einer distalen Radiusfraktur ist kein Standarddiagnostikum. Sie dient zur sicheren Diagnostik einer TFCC-Läsion und einer skapholunären (SL) Bandruptur. Bei komplexen Frakturen mit zentraler Impression der Gelenkfläche kann die Reposition arthroskopisch kontrolliert werden. Bei Vorliegen einer Verletzung des TFCC oder einer SL-Bandruptur kann eine arthroskopische Therapie durchgeführt werden.

Hinsichtlich der Klassifikation lassen sich anhand des Unfallmechanismus grob die Extensionsfraktur (Colles) und die Flexionsfraktur (Smith) unterscheiden.

Besondere Frakturformen sind die Chauffeurfraktur sowie die Barton- und „reversed" Barton-Frakturen. Die Chauffeurfraktur ist eine isolierte Verletzung des Processus styloideus radii, die intraartikulär meist in der Sagittalebene verläuft. Bei der Barton-Fraktur ist die dorsale Gelenkklippe des distalen Radius betroffen, dies kann zu einer Luxation des Radiokarpalgelenks führen. Bei der sog. reversed Barton-Fraktur ist die palmare Gelenkklippe des distalen Radius betroffen. Diese 3 Frakturtypen verlaufen partiell intraartikulär, d. h. Teile der Gelenkfläche sind vollständig erhalten und die Kontinuität zur Metaphyse ist nicht unterbrochen.

In der Klinik erfolgt die Einteilung der distalen Radiusfrakturen heute üblicherweise nach der AO-Klassifikation. In der Ordnung der AO-Klassifikation wird der distale Unterarm mit der Nummer 23 bezeichnet. Grundsätzlich werden in der AO-Klassifikation folgende Frakturtypen unterschieden:
- A-Frakturen (ohne Gelenkbeteiligung)
- B-Frakturen (mit partieller Gelenkbeteiligung)
- C-Frakturen (Gelenkfrakturen)

Mit den auf den Buchstaben folgenden Nummern 1–3 wird die Fraktur näher charakterisiert und der Schweregrad des jeweiligen Verletzungstyps bestimmt. So ergeben sich 9 Gruppen (▶ Abb. 8.1; ▶ Tab. 8.1).

Relevante Begleitverletzungen der distalen Radiusfraktur sind vor allem Verletzungen im Bereich des Carpus. An erster Stelle ist hier die Skaphoidfraktur zu nennen, da diese häufig auch eine therapeutische Konsequenz nach sich zieht. Ligamentäre Verletzungen im Bereich des Skaphoid-Lunatum- und Lunatum-Triquetrum-Bandes treten ebenso auf, wie Verletzungen im Bereich des TFCC.

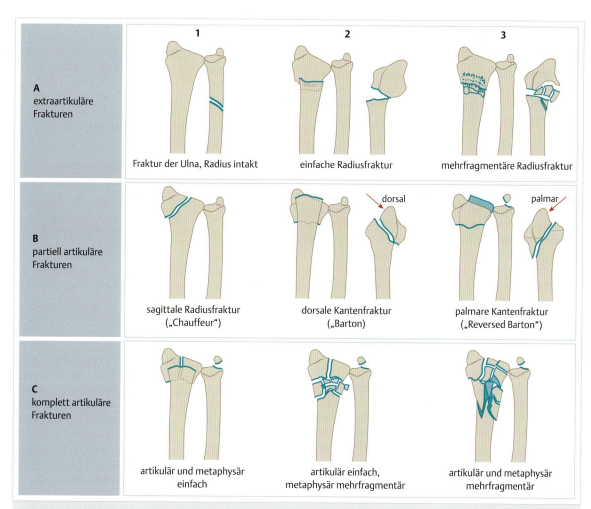

Abb. 8.1 AO-Klassifikation distaler Unterarmfrakturen. (Quelle: Bohndorf K, Imhof H, Wörtler K. Radiologische Diagnostik der Knochen und Gelenke. 3. Aufl. Stuttgart: Thieme; 2013)

Tab. 8.1 AO-Klassifikation distaler Unterarmfrakturen.

Einteilung	Beschreibung
A	Frakturen ohne Gelenkbeteiligung
A1	nur Ulna betroffen, Radius intakt
A2	einfache, eingestauchte Radiusquerfraktur
A3	Radiusfraktur, weitere Fragmente im Frakturbereich
B	Partielle Gelenkfrakturen
B1	sagittale Radiusfrakturen (a.-p.-Projektion)
B2	frontodorsale Radiusfrakturen (seitliche Projektion)
B3	frontopalmare Radiusfrakturen (seitliche Projektion)
C	Gelenkfrakturen
C1	einfache 2-Fragmentfrakturen der Radiusgelenkfläche
C2	2-Fragmentfrakturen des Radius mit metaphysärer Trümmerzone
C3	Mehrfragmentfrakturen der Radiusgelenkfläche, evtl. mit Beteiligung der Metaphyse und des Ulnaköpfchens

> **Merke**
>
> Nicht alle Begleitverletzungen müssen beim älteren Menschen zwingend therapiert werden. Es müssen individuelle, den Ansprüchen des Patienten gerecht werdende Therapiekonzepte erstellt werden.

8.2.4 Therapie

Das oberste Therapieziel bei der Behandlung der distalen Radiusfraktur des alten Menschen sollte der Erhalt der Lebensqualität sein. Da die Lebensqualität ein sehr individuelles Maß darstellt, muss das Therapieziel für jeden einzelnen Patienten auch individuell festgelegt werden.

Immer anzustreben sind möglichst eine dauerhafte Schmerzfreiheit und der Erhalt der Selbstständigkeit. Der aktive Golf- oder Tennisspieler erwartet, dass das Handgelenk nach Ausheilung einer Fraktur eine uneingeschränkte Funktion besitzt. Ein Mensch, der dauerhaft auf seinen Rollator zum Erhalt seiner Selbstständigkeit angewiesen ist, wünscht sich möglichst frühzeitig eine hohe Belastbarkeit und Stabilität im Handgelenk.

Dies sind grundsätzliche Überlegungen, die vor Festlegung der Therapie mit dem Patienten gemeinsam erörtert werden müssen. Insbesondere bei der differenzierten Therapie der Begleitverletzungen müssen Anspruch und Wirklichkeit bzw. therapeutische Möglichkeiten gegeneinander abgewogen werden.

> **Merke**
>
> Grundsätzlich sollte bei der Durchführung eines operativen Eingriffs am Handgelenk – unabhängig vom Alter – der Anspruch bestehen, die anatomischen Verhältnisse wiederherzustellen, insbesondere im Bereich der Gelenkfläche, der Radiuslänge, der Inklination und des palmaren Kippwinkels.

Chirurgische Therapie

Die Indikation zur operativen Therapie wird in enger Absprache mit dem Patienten und ggf. seinen Angehörigen gestellt. Es gibt einige Hinweise in der aktuellen Literatur, dass mit der operativen Therapie der distalen Radiusfraktur, verglichen mit der konservativen Therapie, vor allem beim älteren Menschen nicht zwingend bessere Behandlungsergebnisse erzielt werden können. Insbesondere vor diesem Hintergrund ist eine strenge Indikationsstellung erforderlich.

Groteske Fehlstellungen werden am Unfalltag in Bruchspaltanästhesie reponiert und mit einer Unterarmgipsschiene oder einem gespaltenen Unterarmgips ruhiggestellt. Das Repositionsergebnis sollte radiologisch in 2 Ebenen dokumentiert werden. Eingestauchte Frakturen ohne relevante Verkürzung, deren Gelenkfläche keine relevante Stufenbildung aufweist, können ohne Reposition eingegipst werden, auch wenn keine operative Therapie angestrebt wird.

> **Vorsicht**
>
> Beim osteoporotischen Knochen kommt es nach geschlossener Reposition ohne interne Fixierung auch im Gips rasch wieder zu einem vollständigen Repositionsverlust.

Die Indikation zur operativen Therapie unterscheidet sich beim älteren Menschen nicht grundsätzlich von der beim jungen. Die Therapieentscheidung erfolgt allerdings noch individueller in Abhängigkeit von den Lebensumständen des Patienten und seinem definierten Anspruch an die obere Extremität.

Die Indikation für eine operative Stabilisierung einer distalen Radiusfraktur besteht bei allen A3-, B- und C-Frakturen, die radiologisch die Kriterien der Instabilität aufweisen und ein hohes Risiko für eine sekundäre Instabilität beinhalten oder mit Gelenkstufen größer als 2 mm einhergehen.

Zur Beurteilung der Instabilität einer distalen Radiusfraktur und der sich daraus ableitenden Operationsindikation finden die folgenden Kriterien Verwendung [325]:
- Abkippung > 10°
- Verkürzung > 5 mm
- signifikante Trümmerzone
- Gelenkstufe > 2 mm

8.2 Distale Radiusfrakturen

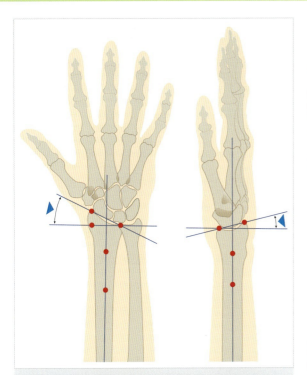

Abb. 8.2 Radioulnarer Neigungswinkel. Links: Neigung der radialen Gelenkfläche (a.-p.-Aufnahme). Rechts: Dorsopalmarer Neigungswinkel, Palmarinklination (seitliche Handgelenkaufnahme). Bestimmung der Gelenkwinkel des Radius in der Frontalebene und in der Sagittalebene.

Die Zugangsmorbidität ist beim radiopalmaren Zugang im Vergleich zum dorsalen Zugang deutlich vermindert. Dieses Verfahren eignet sich zur Versorgung der Mehrzahl der dislozierten Radiusfrakturen des alten Menschen.

> **Merke**
>
> Die palmare Plattenosteosynthese ist aktuell in Deutschland das Standardverfahren zur Behandlung der distalen Radiusfraktur des Erwachsenen in jedem Lebensalter.

Der palmare Zugang erfolgt über einen längs verlaufenden Hautschnitt am radialen Rand der Sehne des M. flexor carpi radialis (FCR). Die Präparation in die Tiefe erfolgt zwischen der FCR-Sehne und der A. radialis und ihren begleitenden Venen. Danach radialseitiges Ablösen des M. pronator quadratus in Richtung Ulna. Nach Möglichkeit ist dieser Muskel zum Abschluss der Operation zu refixieren. Polyaxiale winkelstabile Systeme ermöglichen die Refixierung und Stabilisierung der Frakturanteile.

> **Vorsicht**
>
> Bei der Platzierung der Schrauben ist darauf zu achten, dass die Schlüsselfragmente (ulnares Kantenfragment und Processus-styloideus-radii-Fragment sicher gefasst sind und die Gelenkfläche unter radiologischer Kontrolle stufenfrei reponiert wurde.

Zur Beurteilung des Repositionsergebnisses und des postoperativen Ergebnisses gibt es radiologische Standardparameter (▶ Abb. 8.2):
- Neigung der radialen Gelenkfläche (a.-p.-Aufnahme): im Durchschnitt 23°
- der palmare Neigungswinkel (seitliche Handgelenksaufnahme) beträgt durchschnittlich 12°
- die radiale Länge im Verhältnis zur Ulna

> **Praxis**
>
> Bei ausgedehnter dorsaler Trümmerzone und/oder hochgradiger Osteoporose ist die Besetzung der zweiten Reihe der distalen Plattenlöcher zur Sicherung der Stabilität des distalen Hauptfragments empfehlenswert.

Winkelstabile Implantate sind beim osteoporotischen Knochen hinsichtlich der stabilen Verankerung und der möglichen Übungsstabilität (frühfunktionelle Nachbehandlung) von Vorteil gegenüber anderen Verfahren. Sie haben sich in der operativen Versorgung beim geriatrischen Patienten als Implantat der Wahl durchgesetzt.

Palmare winkelstabile Plattenosteosynthese

Die palmare Plattenosteosynthese des Radius wurde vor Einführung der winkelstabilen Implantate fast ausschließlich bei der Stabilisierung von Flexionsfrakturen als Abstützplatte verwendet. Das Prinzip der Winkelstabilität erlaubt es, das distale Hauptfragment auch bei Extensionsfrakturen – selbst bei hochgradig osteoporotischer Knochenstruktur – sicher und übungsstabil zu fixieren [335].

Nach Beendigung der Osteosynthese erfolgt eine Durchleuchtungskontrolle zur Dokumentation der korrekten Platten- und extraartikulären Schraubenlage (▶ Abb. 8.3). In einer dynamischen Untersuchung wird nach Stabilisierung des Radius immer die Stabilität des SL-Bandes überprüft. Bei dynamischer Instabilität muss über die Ausweitung des Eingriffs mit Naht des SL-Bandes und temporärer partieller carpaler Arthrodese entschieden werden. Dies zieht für den Patienten eine längere Ruhigstellungszeit und damit Gebrauchsunfähigkeit der oberen Extremität nach sich. Im axialen Strahlengang (horizon view) sollte die richtige Länge der Schrauben in den distalen Plattenlöchern überprüft werden [328].

Ziel des Eingriffs ist die Wiederherstellung der anatomischen Verhältnisse und das Erreichen einer Übungsstabilität. Insbesondere beim älteren Menschen sollte sich an die Operation trotzdem eine Ruhigstellung in einer

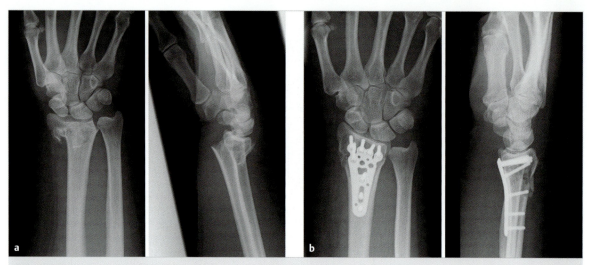

Abb. 8.3 60-jährige Patientin mit 23A3-Fraktur.
a Handgelenk in 2 Ebenen: extraartikuläre Fraktur mit ausgedehnter Trümmerzone.
b Handgelenk in 2 Ebenen: Wiederherstellung der anatomischen Verhältnisse und Stabilisierung von palmar mittels winkelstabiler Platte.

Unterarmgipsschiene oder einer Orthese für etwa 14 Tage anschließen. Diese Maßnahme führt zu einer Reduktion der postoperativen Schmerzen und einem reibungslosen Abheilen der Weichteile. Durch das Trauma entstandene Läsionen im Bereich der Kapselbandstrukturen des Handgelenks werden durch diese Ruhigstellung mitbehandelt und im Verlauf seltener symptomatisch.

Der Patient wird zur aktiven Mobilisation der angrenzenden Gelenke, insbesondere der Fingergelenke angeleitet. Das Handgelenk kann nach Abschwellen, bei gesicherten Wundverhältnissen und bei relativer Schmerzarmut aus der Orthese heraus physiotherapeutisch behandelt werden. Bei starker Schwellung sollte frühzeitig eine Lymphdrainage erfolgen. Die operierte obere Extremität sollte hochgelagert oder hochgehalten werden. Auf die Anlage einer Schlinge wird verzichtet.

Unklare deutliche Schmerzzustände sollten frühzeitig ernst genommen werden. Ausgeschlossen werden müssen Implantatfehllagen oder Repositionsverluste. Die frühzeitige Kontrolle mittels CT sollte in diesen Situationen erwogen werden. Anhaltende und schwer therapierbare Schmerzzustände können auf ein CRPS Typ I hinweisen und sollten immer abgeklärt und in einem frühen Stadium behandelt werden. Zur Prophylaxe kann bei starken postoperativen Schmerzzuständen eine Therapie mit Vitamin C 500 mg pro Tag für insgesamt 3 Wochen begonnen werden.

Implantatentfernung: Die generelle Empfehlung zur Metallentfernung kann bisher aufgrund der aktuellen Datenlage nicht ausgesprochen werden. In den letzten Jahren hat die Zahl der Berichte von schwerwiegenden Spätkomplikationen nach palmarer Plattenosteosynthese deutlich zugenommen. Im Fokus stehen Beuge- und Strecksehnenrupturen, die auf fehlerhafte Plattenlagen [321]; [338] und zu lange Schrauben zurückzuführen sind. Generell kann empfohlen werden, dass bei anhaltenden Beschwerden jedweder Art im Bereich der Finger oder des Unterarms nach palmarer Plattenosteosynthese dem Patienten die Metallentfernung angeraten werden sollte. Diese erfolgt zwischen 9 und 12 Monaten nach der Operation.

Komplikationen: Neben den allgemeinen Operationskomplikationen sind, neben den genannten Reizungen und Rupturen von Streck- und Beugesehnen und dem CRPS I, verbliebene Fehlstellungen, sekundäre Dislokation, intraartikuläre Schraubenlagen sowie das Auftreten eines Karpaltunnelsyndroms typische Komplikationen [324]. Bei präoperativer Affektion des N. medianus oder erheblicher Weichteilschwellung, die sich auch erst im Rahmen des operativen Eingriffs ausbilden kann, wird die additive primäre Spaltung des Karpaltunneldachs empfohlen. Dies geschieht über einen zweiten Hautschnitt, über einen limitierten Zugang wie zur offenen Behandlung des Karpaltunnelsyndroms.

Dorsale winkelstabile Plattenosteosynthese

Bei einem führend dorsalen Frakturanteil und potenziell über den palmaren Zugang nicht ausreichend reponierbarer oder retinierbarer Fraktur ist die Indikation zur dorsalen oder Doppelplattenosteosynthese zu stellen. Nur so kann in einigen Fällen die suffiziente Rekonstruktion der radialen Gelenkfläche, ggf. nach Arthrotomie unter Sicht, bzw. die ausreichende Stabilisierung teilweise hoch instabiler Frakturen erzielt werden. Das Unterfüttern von kleinen knorpeltragenden Gelenkfragmenten mit Knochen oder Knochenersatzstoffen kann gezielt nur von streckseitig erfolgen.

8.2 Distale Radiusfrakturen

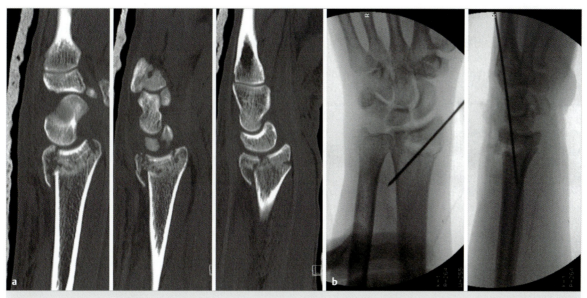

Abb. 8.4 64-jährige Patientin mit 23C 3-Fraktur mit überwiegend streckseitiger Pathologie und ausgedehnter dorsaler Trümmerzone.
a Sagittale CT-Bilder (präoperativ).
b Nach geschlossener Reposition und temporärer Kirschner-Drahtstabilisierung, großer dorsaler Knochendefekt (intraoperativ).

Die Hautinzision verläuft dorsal zwischen dem 2. und 3. Strahl in Verlängerung der Schaftachse des Radius, beginnend auf Höhe der Karpometakarpalgelenke, über das Handgelenk bis zum distalen Radiusschaft. Als Orientierung kann das Tuberculum listeri dienen – so dieses nicht durch die Fraktur zerstört ist. Das Retinaculum extensorum wird sorgfältig dargestellt und treppenförmig eröffnet. Nach Durchführung der Plattenosteosynthese kann es notwendig werden, eine Retinaculumplastik durch Überschlagen der beiden Lappen vorzunehmen, da es sonst zu einer Einengung der Strecksehnen kommen kann. Drittes und 4. Strecksehnenfach werden eröffnet. Über die metaphysäre Trümmerzone können jetzt Gelenkfragmente manipuliert und ggf. mit dünnen Kirschner-Drähten temporär fixiert werden (▶ Abb. 8.4).

> **Praxis**
>
> Ist eine stufenfreie Rekonstruktion der Gelenkfläche nicht sicher möglich, kann diese durch eine Arthrotomie visuell kontrolliert werden.

Interventionen am SL-Band oder am Skaphoid können über diesen Zugang ebenfalls vorgenommen werden. Über die dorsale Defektzone werden kleine osteochondrale Fragmente unterfüttert. Die Stabilisierung erfolgt mit Formplatten oder stabileren und etwas mehr auftragenden Pi-förmigen Platten (▶ Abb. 8.5). In der Regel müssen sowohl die radiale als auch die intermediäre Säule von dorsal adressiert werden (3 Säulen Modell). Bei ei-

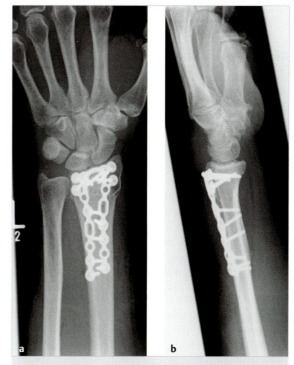

Abb. 8.5 Patientin aus ▶ Abb. 8.4. Postoperative konventionelle Röntgenkontrolle. Dorsale, winkelstabile Plattenosteosynthese mit Pi-Platte. Der knöcherne Substanzdefekt wurde mit allogener Spongiosa gefüllt. Handgelenk in 2 Ebenen.
a a.-p.-Aufnahme.
b Seitliche Aufnahme.

nigen dorsopalmar instabilen Frakturen oder Frakturen mit sehr schmalen distalen Hauptfragmenten ist eine Doppelplattenosteosynthese, also die Stabilisierung von palmar und dorsal notwendig, um eine sichere Retention zu erzielen. Postoperativ erfolgt die Ruhigstellung in einer Handgelenkorthese oder einer Unterarmschiene für 14 Tage. Bei gleichzeitiger Versorgung einer SL-Bandverletzung können längere Ruhigstellungszeiten (bis zu 6 Wochen) erforderlich werden.

Implantatentfernung: Bei dorsaler Plattenosteosynthese ist auch bei älteren Patienten eine Implantatentfernung nach Ausheilung der Fraktur zu empfehlen, da es aufgrund der anatomischen Lage der Platte zu den Strecksehnen langfristig zu einer Schädigung der Sehnen kommen kann. Die Metallentfernung sollte nach 3 bis spätestens 6 Monaten (bei Beschwerdefreiheit) durchgeführt werden.

Komplikationen: Postoperativ kann es zu Verklebungen im Bereich der Strecksehnen kommen. Auf die Verwendung geeigneter Implantate ist zu achten, um die Irritation der Sehnen durch die Platten zu reduzieren. Sehnenrupturen nach streckseitiger Plattenosteosynthese wurden mehrfach beschrieben. Bei liegendem Implantat finden sich häufig Einschränkungen im Bereich der Handgelenkextension, abhängig von der notwendigen distalen Ausrichtung der Platten. Diese sind nach einer Metallentfernung meist reversibel.

Kirschner-Drahtosteosynthese

Trotz vieler unbefriedigender Ergebnisse in der Vergangenheit erlebt die Kirschner-Drahtosteosynthese aktuell bei der Behandlung der distalen Radiusfraktur des alten Menschen eine gewisse Renaissance. In einigen randomisierten kontrollierten Studien wird dargestellt, dass durch die Anwendung einer palmaren winkelstabilen Platte zur Stabilisierung der distalen Radiusfraktur keine funktionellen Vorteile bei den Verläufen bis maximal ein Jahr aufgezeigt werden können [331]; [326]. Das Verfahren wird als billig und mit geringer Komplikationsrate einhergehend beschrieben. Bei genauer Analyse der Studien zeigen sich gewisse Schwächen; die Ergebnisse wurden teilweise öffentlich angezweifelt [327].

Noch immer gestaltet sich die Fixierung von Kirschner-Drähten im osteoporotischen Knochen als schwierig. Sekundäre Dislokationen sind häufig und die notwendige Gipsruhigstellung ist nicht immer konsequent durchführbar. Die Autoren vertreten die Meinung, dass die Kirschner-Drahtosteosynthese distaler Radiusfrakturen beim osteoporotischen Knochen als singuläre Maßnahme eher eine Ausnahmeindikation als eine zuverlässige Methode zur sicheren Ausbehandlung einer Fraktur bei diesen Patienten darstellt. In Kombination mit einem Fixateur externe können respektable radiologische und funktionelle Ergebnisse erzielt werden.

Implantatentfernung: Die Metallentfernung ist entweder aufgrund einer Lockerung der Drähte vorzeitig oder geplant meist nach 5–6 Wochen regelhaft durchzuführen. Je nach Konsolidierung und Schmerzniveau kann sich an die Metallentfernung noch eine 2-bis 3-wöchige Orthesenbehandlung anschließen.

Unilateraler Fixateur externe

Die Indikation für einen gelenküberbrückenden Fixateur externe besteht bei komplexen Frakturen des distalen Radius (AO-Typ 23 C 2/3) mit schwerem Weichteilschaden oder bei höhergradig offenen Frakturen. Durch Zug der Weichteile lassen sich auch bei komplexen Trümmerfrakturen häufig gute Repositionsergebnisse erzielen. Die notwendige Länge des Radius kann durch den Fixateur externe suffizient gehalten werden. Herausgelöste intraartikuläre Frakturanteile können durch die Ligamentotaxis nicht adressiert werden.

Als Repositions- und Retentionshilfe werden häufig additiv Kirschner-Drähte verwendet, die percutan eingebracht werden. Der gelenkübergreifende Fixateur externe sowie die Kirschner-Drähte werden häufig bis zur Konsolidierung der Weichteilschäden eingesetzt und können zur definitiven Frakturversorgung mittels winkelstabilem Implantat entfernt werden.

> **Merke**
>
> Grundsätzlich kann die Fraktur auch im Fixateur externe mit zufriedenstellenden Ergebnissen ausbehandelt werden.

Radiologische Kontrollen der Knochenstellung sollten nach 1, 2 und 4 Wochen sowie vor der Metallentfernung durchgeführt werden. Eine Dynamisierung des Fixateur externe in Form einer gezielten Reduktion des Längszugs sollte nach 14 Tagen zur Entlastung des carpalen Bandapparates erfolgen.

Implantatentfernung: Nach Ausbehandlung (Ende der 6. postoperativen Woche) erfolgt die Metallentfernung, welche meist ohne Narkose erfolgen kann. Wichtig ist im weiteren Verlauf der sofortige Beginn der Physiotherapie. Die Beweglichkeit der Finger sollte während der gesamten Behandlungsdauer mit dem Fixateur externe durch Eigenübungen erhalten bleiben.

Grenzen des Verfahrens: Bei komplexen Frakturen mit Gelenkbeteiligung (AO-Typ 23 C 3) kann es nach dem geschlossenen Repositionsversuch zu einer ungenügenden Reposition zentraler Fragmente mit verbleibender Stufenbildung in der radiocarpalen Gelenkfläche sowie im Bereich des distalen Radioulnargelenks kommen. Dies kann im weiteren Verlauf zu einer schmerzhaften Bewegungseinschränkung führen. Die Grenzen des Verfahrens liegen somit in der inadäquaten Gelenkflächenrekonstruktion sowie der Tatsache, dass keine frühfunktionelle Nachbehandlung im Bereich des Handgelenks möglich ist. Ein sekundärer Korrekturverlust ist ebenfalls möglich.

Diesem kann durch Einsatz von Knochenersatzmaterialien, die zur Auffüllung des metaphysären Defekts von dorsal eingebracht werden, entgegen gewirkt werden [334].

Aufgrund einer (zu) starken Distraktion unter dem Fixateur externe kann es zu einer Kontraktur der periartikulären Weichteile und auch zu einer Reflexdystrophie kommen. Um das Risiko und das Ausmaß zu minimieren, sollte 2 Wochen nach Fixateur-externe-Anlage eine Lockerung der Distraktion erfolgen (s. o.)

> **Vorsicht**
>
> Eine regelmäßige Pin-Pflege ist Voraussetzung, um Pin-Infektionen zu vermeiden.

Bei Patienten mit Osteoporose muss eine mögliche Lockerung der Pins aufgrund der reduzierten Knochenqualität und -struktur mitbedacht werden.

Konservative Therapie

Die Durchführbarkeit einer konservativen Therapie bzw. eines Therapieversuchs ist von vielen Faktoren abhängig. Die Entscheidung ist mit dem Patienten und auch seinen Angehörigen unter Einbeziehung des gesamten Gesundheitszustands (Morbidität) und der Lebenssituation (lebt alleine, versorgt sich selbst, pflegt noch einen Angehörigen, Pflegestufe, Pflegeheim, in unmittelbarer räumlicher Nähe zu Angehörigen bzw. Versorgung durch Angehörige, Mobilität mit oder ohne Hilfsmittel wie z. B. einem Rollator) im Konsens zu erzielen. Die Aufklärung muss immer alle Therapieoptionen umfassen und so ausführlich sein, dass der Patient als medizinischer Laie eine bestmögliche Entscheidung für sich selbst treffen kann.

Das Selbstbestimmungsrecht des Patienten ist zu achten, es steht über der Auffassung des Arztes zur bestmöglichen Versorgung (Kap. 4.4). Die Möglichkeit der konservativen Therapie muss immer erwähnt werden, auch wenn der Unfallchirurg der Meinung ist, dass es die schlechteste Variante ist. Verschiedene Studien suggerieren, dass winkelstabile Plattenosteosynthese und konservative Therapie bei der Behandlung der distalen Radiusfraktur zu vergleichbaren Ergebnissen führen. Zu nennen ist für den deutschsprachigen Raum die DFG-geförderte ORCHID-Studie, die diese beiden Verfahren einander randomisiert gegenübergestellt hat und keine Vorteile für die chirurgisch behandelten Patienten nachweisen konnte [323]. Die Konversionsrate von Patienten, die initial konservativ behandelt wurden, in die Gruppe der operativ Behandelten, betrug in der Studie allerdings 41 % und schmälert die Aussagekraft der Arbeit erheblich.

Gemäß Frakturtyp und Einteilung entsprechend der AO-Klassifikation sind A2-, manche B1- und wenige C1-Frakturen eine Indikation für eine konservative Therapie. Definitionsgemäß kann dann eine konservative Therapie durchgeführt werden, wenn die primäre Reposition verlässlich durch einen gespaltenen Gipsverband gehalten werden kann. A3-Frakturen sind aufgrund der dorsalen Trümmerzone trotz intakter Gelenkfläche prädisponiert für eine sekundäre Dislokation und deshalb ist hier eine konservative Therapie keine gute Option. Konservative Therapie bedeutet 6 Wochen Ruhigstellung des Handgelenks mittels Gipsbehandlung: initial für 2 Wochen mit Anlage eines gespaltenen Weißgipses, bei gleichbleibender Stellung in den radiologischen Kontrollen sowie Abschwellung nach stattgehabter Fraktur kann ab der 2. Woche zu einem zirkulären Cast (Kunststoffgips) gewechselt werden.

Bei konservativer Therapie sind initial engmaschige radiologische Verlaufskontrollen indiziert. Die Röntgenaufnahmen erfolgen am 4. und 7. Tag nach Fraktur, dann nach 2, 4 und 6 Wochen. Eine sekundäre Dislokation kann so frühzeitig erkannt und ggf. bei ausgeprägtem Repositionsverlust die Indikation zur operativen Stabilisierung gestellt werden. Die Ruhigstellung von (initial) dislozierten Frakturen bei konservativer Therapie beträgt 5–6 Wochen. Nach Ablauf der 4. Woche kann vom zirkulären Cast auf eine Handgelenkorthese gewechselt werden, mit der eine physiotherapeutische Übungsbehandlung erfolgen kann.

Bei der Beurteilung der Ergebnisse der Behandlung einer distalen Radiusfraktur beim älteren und hochbetagten Menschen kann es zu einer deutlichen Diskrepanz zwischen radiologischen und klinischen (funktionellen) Befunden und der Patientenzufriedenheit kommen [329]; [333]. Bei teilweise geringem funktionellem Anspruch wird auch eine schwerwiegende radiologische Fehlstellung mit eingeschränktem Bewegungsausmaß vom Patienten toleriert und führt bei Schmerzfreiheit nicht zu wesentlichen Einschränkungen im täglichen Leben (▶ Abb. 8.6).

> **Merke**
>
> Eine verbleibende offensichtliche Fehlstellung wird vom Großteil der Patienten als nicht störend empfunden.

Letztendlich wird die konservative Therapie der distalen Radiusfraktur nach wie vor kontrovers diskutiert [329]; [333]. Die Entscheidung muss immer individuell getroffen werden, bei geriatrischen Patienten ist hier das frühzeitige Hinzuziehen eines Geriaters zur Mitbeurteilung der Multimorbidität bzw. der Einschätzung des Gesamtzustandes des Patienten sehr zu empfehlen, ebenso die Einbeziehung von Angehörigen. Entscheidet man sich für das konservative Vorgehen, ist abzuwägen, ob eine Reposition sinnvoll ist oder ob die Instabilität der Fraktur nicht zwangsläufig zur sekundären Sinterung und zum initialen radiologischen Befund führen wird – nicht alle in Fehlstellung konsolidierten Frakturen führen zwingend zu einem schlechten funktionellen Ergebnis.

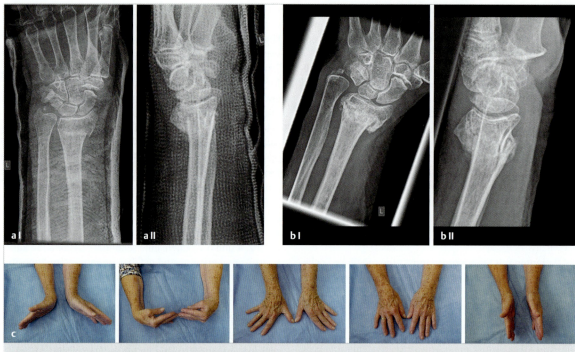

Abb. 8.6 82-jährige Patientin mit distaler Radiusfraktur (Extensionsfraktur mit Abriss des Processus styloideus ulnae).
a Röntgenaufnahme Handgelenk links in 2 Ebenen: Bei dorsaler Trümmerzone kann das Repositionsergebnis im gespaltenen Gips nicht gehalten werden. Dies führt zu fortbestehender dorsaler Abkippung und Radiusverkürzung.
b Nach 6 Wochen konservativer Therapie: dorsale Abbkippung im Verlauf, Ulnavorschub, ohne funktionelle Auswirkungen auf die Patientin.
c 12 Wochen nach konservativer Behandlung: gute Funktion; die Patientin lehnte die operative Versorgung ab und war mit dem Ergebnis der konservativen Therapie zufrieden und schmerzfrei.

> **Merke**
>
> Eine sichere Vorhersage, welche Patienten von einer operativen Therapie profitieren, ist nicht möglich.

8.2.5 Grenzen und Implantatversagen anhand klinischer Fallbeispiele

Fallbeispiel 1: Konservative Behandlung

Eine 88-jährige Patientin, bisher am Rollator mobil, die im häuslichen Umfeld vor 2 Tagen gestürzt war (▶ Abb. 8.7, ▶ Abb. 8.8). Die Patientin möchte auf keinen Fall operiert werden.

Klinisch bestehen nach 7 Wochen konservativer Behandlung noch endgradige Einschränkungen bei der Flexion. Die Bewegungsrichtungen Pronation und Supination sind in vollem Umfang und frei möglich. Die Patientin ist schmerzfrei und zufrieden (▶ Abb. 8.9, ▶ Abb. 8.10).

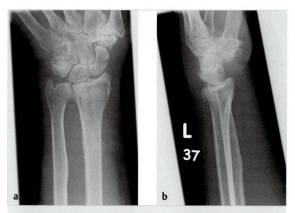

Abb. 8.7 Konventionelle Röntgenaufnahmen bei Erstvorstellung, 48 Stunden nach Sturzereignis. Handgelenk in 2 Ebenen: gering dislozierte Fraktur mit Gelenkbeteiligung.
a a.-p.-Aufnahme.
b Seitliche Aufnahme.

8.2 Distale Radiusfrakturen

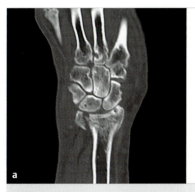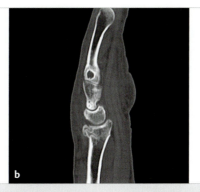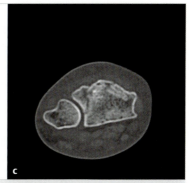

Abb. 8.8 Patientin aus ▶ Abb. 8.7. CT am Aufnahmetag: 23C 1-Fraktur mit disloziertem Fragment im Bereich des distalen Radioulnargelenks. Darstellung der Gelenkbeteiligung und der dorsalen Entstauchung.
a Koronar-Ebene.
b Sagittal-Ebene.
c Transversal-Ebene.

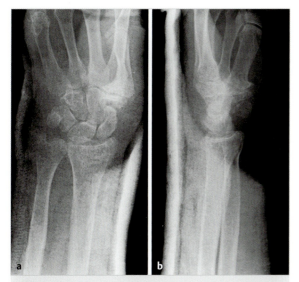

Abb. 8.9 Patientin aus ▶ Abb. 8.7. Kontrolle im radialumgreifenden Unterarmweißgips nach Aushang und Reposition in Frakturspaltanästhesie.
a a.-p.-Aufnahme.
b Seitliche Aufnahme.

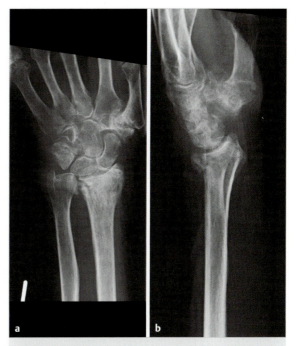

Abb. 8.10 Patientin aus ▶ Abb. 8.7. Ausheilungsbild nach 7 Wochen. Verkürzung des Radius, dorsale Abkippung, knöchern konsolidierte Fraktur.
a a.-p.-Aufnahme.
b Seitliche Aufnahme.

Fallbeispiel 2: Fixateur externe mit perkutaner Kirschner-Drahtstabilisierung

Im Rahmen einer Synkope stürzt ein 89-jähriger Patient am Vortag seines 90. Geburtstags. Die Vorstellung in der unfallchirurgischen Ambulanz erfolgt 18 Stunden nach dem Unfallereignis. Der Lokalbefund im Bereich des Handgelenks zeigt zum einen Pergamenthaut sowie eine erhebliche Weichteilschwellung. Durchblutung, Motorik und Sensibilität sind unauffällig. Weitere Diagnosen des Patienten sind Herzinsuffizienz, Hypertonus und Z. n. Vorderwandinfarkt. Die Abbildung zeigt das initiale konventionelle Röntgenbild (▶ Abb. 8.11). Der Patient möchte am Folgetag seinen 90. Geburtstag feiern. Aufgrund des Willens des Patienten sowie unter Abwägung aller Risiken und Verfahren erfolgt zunächst der Versuch der geschlossenen Reposition (▶ Abb. 8.12). Eine Retention im Gips gelingt bei der instabilen Fraktur nicht.

Aufgrund des Weichteilschadens wird die Indikation zur Anlage eines handgelenkübergreifenden Fixateur externe und additiven Kirschner-Drahtosteosynthese in der Technik nach Kapandji gestellt und die Operation durchgeführt. Im Verlauf kommt es zur Verschlechterung des Allgemeinzustandes des Patienten. Die Implantation eines DDD-Schrittmachers wird notwendig. Postoperativ entwickelt der Patient ein Delir. Die Familie des Patienten wünscht möglichst keine weitere Operation. Nach 3 Wochen erfolgt eine radiologische Kontrolle mittels CT (▶ Abb. 8.13). Nach 12 Wochen zeigte sich in der konventionellen Röntgenaufnahme (▶ Abb. 8.14) die knöcherne Konsolidierung und ein insgesamt akzeptables radiologisches Ergebnis. Das funktionelle Ergebnis ist für den Patienten zufriedenstellend hinsichtlich Extension und Flexion, Pronation und Supination sowie Faustschluss (▶ Abb. 8.15).

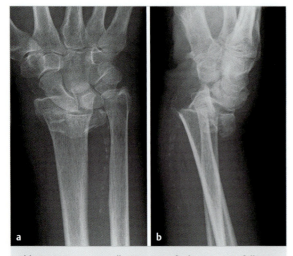

Abb. 8.11 Konventionelle Röntgenaufnahmen am Unfalltag in 2 Ebenen, 23C 3-Fraktur. Handgelenk in 2 Ebenen.
a a.-p.-Aufnahme.
b Seitliche Aufnahme.

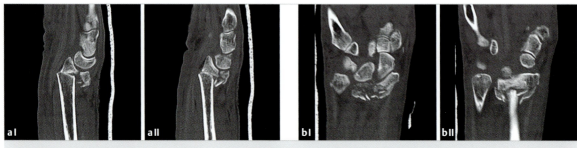

Abb. 8.12 Patient aus ▶ Abb. 8.11. CT-Untersuchung nach dem Repositionsversuch. Keine Retention im Gips möglich.
a Sagittale Rekonstruktion.
b Koronare Rekonstruktion.

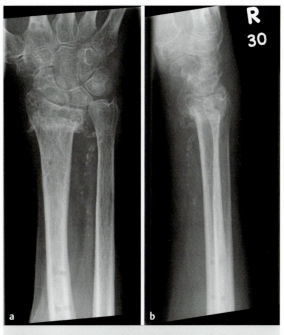

Abb. 8.14 Patient aus ▶ Abb. 8.11. Röntgenaufnahme 12 Wochen postoperativ Handgelenk in 2 Ebenen nach bereits erfolgter Metallentfernung.
a a.-p.-Aufnahme.
b Seitliche Aufnahme.

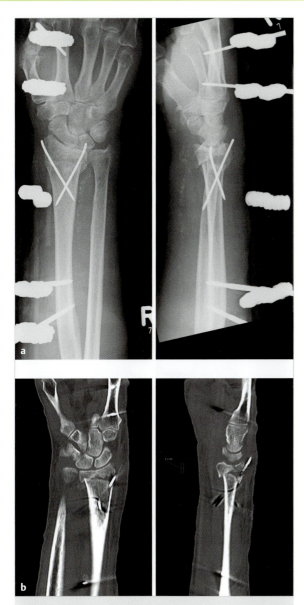

Abb. 8.13 Patient aus ▶ Abb. 8.11. Nach Anlage eines handgelenkübergreifenden Fixateur externe und KO-Osteosynthese. Kontrolle nach 3 Wochen.
a Röntgen: konventionell/a.-p. und seitlich.
b CT: koronare und sagittale Rekonstruktion.

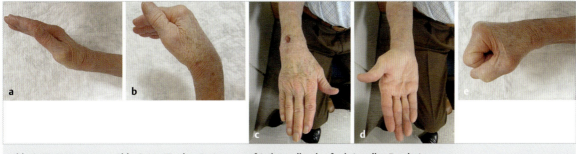

Abb. 8.15 Patient aus ▶ Abb. 8.11. Für den Patienten zufriedenstellendes funktionelles Ergebnis.
a Extension. **b** Flexion. **c** Pronation. **d** Supination. **e** Faustschluss.

Fallbeispiel 3: Doppelplattenosteosynthese

Eine 71-jährige Patientin erleidet einen häuslichen Stolpersturz, die Vorstellung mit einem geschwollenen und sehr schmerzhaften linken Handgelenk in der unfallchirurgischen Notaufnahme erfolgt 24 h nach dem Sturzereignis. Die Patientin lebt selbstständig im häuslichen Umfeld, ist ohne Gehhilfe mobil und versorgt sich selbst. Sie hat als Linkshänderin einen hohen funktionellen Anspruch an die verletzte Extremität. In der initialen Röntgendiagnostik zeigt sich eine distale Radiusfraktur Typ 23C3 mit ausgedehnter dorsaler Trümmerzone (▶ Abb. 8.16). Hieraus wurde die Indikation für zur Operation mittels Fixateur externe gestellt.

Das postoperative Ergebnis (▶ Abb. 8.17) zeigt keine suffiziente Ligamentotaxis, die Stellung im Fixateur externe bleibt unbefriedigend. In der weiterhin durchgeführten CT-Diagnostik (▶ Abb. 8.18) zeigt sich zum einen die intraartikuläre Komponente der Fraktur, sowohl in der

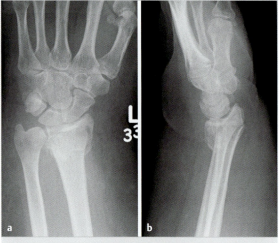

Abb. 8.16 Konventionelle Röntgendiagnostik, 23C3-Fraktur mit ausgedehnter dorsaler Trümmerzone. Handgelenk in 2 Ebenen.
a a.-p.-Aufnahme.
b Seitliche Aufnahme.

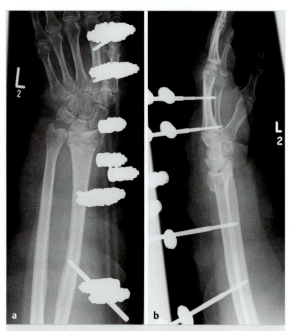

Abb. 8.17 Patient aus ▶ Abb. 8.16. Postoperative Stellung im Fixateur externe. Handgelenk in 2 Ebenen.
a a.-p.-Aufnahme.
b Seitliche Aufnahme.

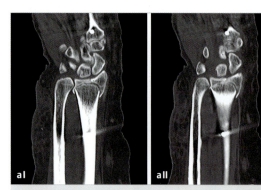 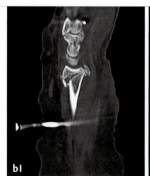 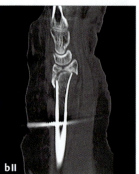

Abb. 8.18 Patientin aus ▶ Abb. 8.16. CT-Diagnostik postoperativ nach Anlage eines handgelenkübergreifenden Fixateur externe.
a Koronare Rekonstruktion.
b Sagittale Rekonstruktion.

sagittalen als auch der koronaren Ebene. Es handelt sich somit um eine C3-Verletzung, zudem kann die geringe Größe der distalen Fragmente evaluiert werden. Mit der Patientin wurde die Indikation zur Doppelplattenosteosynthese besprochen.

Die konventionellen postoperativen Röntgenaufnahmen (▶ Abb. 8.19) erlauben keine ausreichende Aussage zum operativen Ergebnis. Deshalb erfolgt eine weitere Diagnostik mittels CT. In der CT-Kontrolle (▶ Abb. 8.20) werden die Rekonstruktion der Gelenkfläche und die vollständige Auffüllung des metaphysären Knochendefekts mit allogenem Knochen sowie die regelgerechte Materiallage visualisiert. Die schmalen knorpeltragenden Fragmente der Gelenkfläche sind sicher unterfüttert. Die Metallentfernung ist empfehlenswert.

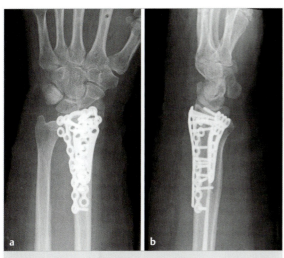

Abb. 8.19 Patient aus ▶ Abb. 8.16. Konventionelle Röntgendiagnostik postoperativ nach Doppelplattenosteosynthese. Handgelenk in 2 Ebenen.
a a.-p.-Aufnahme.
b Seitliche Aufnahme.

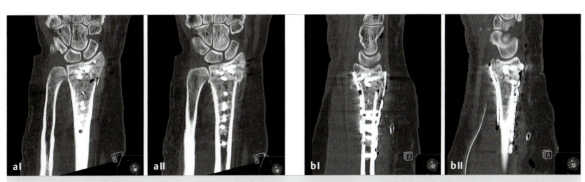

Abb. 8.20 Patientin aus ▶ Abb. 8.16. CT-Diagnostik postoperativ nach Doppelplattenosteosynthese und allogener Knochentransplantation.
a Koronare Rekonstruktion.
b Sagittale Rekonstruktion.

Fallbeispiel 4: Komplikation nach palmarer Platte

Eine zum Unfallzeitpunkt 72-jährige Patientin wurde bei 23C1-Fraktur mit winkelstabiler palmarer Plattenosteosynthese versorgt. Der postoperative Verlauf war komplikationslos und die Patientin beschwerdefrei bei guter Funktion des Handgelenks. Eine Metallentfernung wurde nicht durchgeführt. Nach 4,5 Jahren stellt sich die Patientin erneut mit Beschwerden in der unfallchirurgischen Notaufnahme vor. Ein erneutes Trauma hatte nicht stattgefunden. Die distale Radiusfraktur ist knöchern konsolidiert. Klinisch zeigt sich das Bild einer spontanen Strecksehnenruptur im Bereich des Digitus IV.

In den postoperativen konventionellen Röntgenaufnahmen nach Versorgung einer 23C1-Fraktur mit winkelstabiler palmarer Plattenosteosynthese zeigt sich die regelgerechte Stellung der Fraktur sowie die scheinbar regelgerechte Materiallage (▶ Abb. 8.22).

Im Rahmen der Revisionsoperation findet sich eine dorsal überstehende Schraubenlage und die aufgeriebene und rupturierte Strecksehne des Ringfingers (▶ Abb. 8.23). Es wird eine Indicis-proprius-Plastik mit Durchflechtungsnaht nach Pulvertaft durchgeführt (▶ Abb. 8.24).

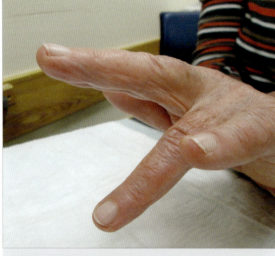

Abb. 8.21 Klinisches Bild einer spontanen Strecksehnenruptur im Bereich des Digitus IV, 4,5 Jahre nach Versorgung einer distalen Radiusfraktur mittels winkelstabiler, palmarer Plattenosteosynthese.

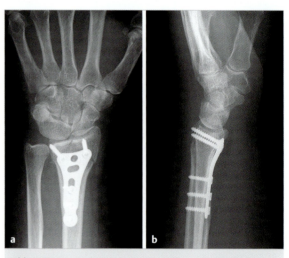

Abb. 8.22 Postoperative konventionelle Röntgenaufnahmen (23C1-Fraktur) nach winkelstabiler, palmarer Plattenosteosynthese.
a a.-p.-Aufnahme.
b Seitliche Aufnahme.

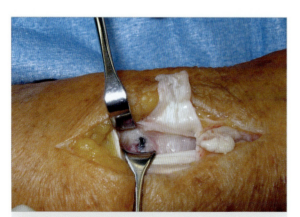

Abb. 8.23 Intraoperativer Situs mit der überstehender Schraubenspitze und der aufgeriebenen und rupturierten Strecksehne des Ringfingers.

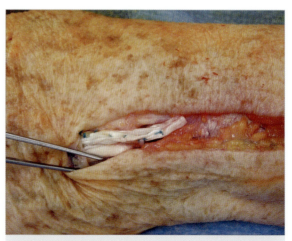

Abb. 8.24 Indicis-proprius-Plastik mit Durchflechtungsnaht nach Pulvertaft.

Literatur

[321] Asadollahi S, Keith PP. Flexor tendon injuries following plate fixation of distal radius fractures: a systematic review of the literature. J Orthop Traumatol 2013; 14: 227–234

[322] Barrett JA, Baron JA, Karagas MR, Beach ML. Fracture risk in the US Medicare population. J Clin Epidemiol 1999; 52: 243–249

[323] Bartl C, Stengel D, Bruckner T et al. The treatment of displaced intra-articular distal radius fractures in elderly patients. A randomized multi-center study (ORCHID) of open reduction and volar locking plate fixation versus closed reduction and cast immobilization. Dtsch Arztebl Int 2014; 111: 779–787

[324] Bentohami A, de Burlet K, de Korte N et al. Complications following volar locking plate fixation for distal radial fractures: a systematic review. J Hand Surg Eur Vol 2014; 39: 745–754

[325] Cooney WP, Linscheid RI, Dobyns JH. External pin fixation for unstable Colles' fracture. J Bone Joint Surg Am 1979; 61: 840–845

[326] Costa ML, Achten J, Parsons NR et al. Percutaneous fixation with Kirschner wires versus volar locking plate fixation in adults with dorsally displaced fracture of distal radius: randomised controlled trial. BMJ 2014; 349: g4807

[327] Fullilove S, Gozzard C. Dorsally displaced fractures of the distal radius: a critical appraisal of the DRAFFT (distal radius acute fracture fixation trial) study. Bone Joint J 2016; 98-B: 298–300

[328] Haug LC, Glodny B, Deml C et al. A new radiological method to detect dorsally penetrating screws when using volar locking plates in distal radial fractures. The dorsal horizon view. Bone Joint J 2013; 95-B: 1101–1105

[329] Hohmann E, Meta M, Navalgund V, Tetsworth K. The relationship between radiological alignment of united distal radius fractures and functional and patient-perceived outcomes in elderly patients. J Orthop Surg (Hong Kong) 2017; 25: 2309499016684976

[330] Jupiter JB. Fractures of the distal end of the radius. J Bone Joint Surg Am 1991; 73: 461–469

[331] Karantana A, Downing ND, Forward DP et al. Surgical treatment of distal radial fractures with a volar locking plate versus conventional percutaneous methods: a randomized controlled trial. J Bone Joint Surg Am 2013; 95: 1737–1744

[332] Kellam JF, Audige L. Frakturklassifikation. In: Ruedi TP, Buckley RE, Moran CG (Hrsg). AO-Prinzipien des Frakturmanagements. Band 1, 2. Auflage. Stuttgart: Thieme 2008; 69–84

[333] Levin LS, Rozell JC, Pulos N. Distal radius fractures in the elderly. J Am Acad Orthop Surg 2017; 25: 179–187

[334] Linhart W, Briem D, Schmitz ND et al. Therapie des metaphysären Substanzdefektes nach distaler Radiusfraktur. Mittelfristige Ergebnisse mit einem Kalziumphosphatzement (BIOBON). Unfallchirurg 2003; 106: 618–624

[335] Orbay JL, Fernandez DL. Volar fixation for dorsally displaced fractures of the distal radius: a preliminary report. J Hand Surg Am 2002; 27: 205–215

[336] Rikli DA, Campbell DA. Distaler Radius und Handgelenk. In: Ruedi TP, Buckley RE, Moran CG (Hrsg). AO-Prinzipien des Frakturmanagements, Band 2, 2. Auflage. Stuttgart: Thieme 2008; 657–677

[337] Rikli D, Regazzoni R. Fractures of the distal end of the radius treated by internal fixation and early function. A preliminary report of 20 cases. J Bone Joint Surg 1996; 78-B: 588–592

[338] Soong M, van Leerdam R, Guitton TG et al. Fracture of distal radius: risk factors for complications after locked plate fixation. J Hand Surg Am 2011; 36: 3–9

9 Verletzungen des Beckens

B. Rubenbauer, C. Kammerlander

9.1 Epidemiologie

Verletzungen der Beckenregion nehmen in ihrer Häufigkeit seit Jahren zu und betreffen zwischen 3 und 8 % der Verletzungen des Knochenskeletts.

Diese Zunahme betrifft jedoch nicht die Gruppe der polytraumatisierten jungen Patienten, welche diese Verletzung im Rahmen von Hochrasanztraumata erleiden. Hier sind die Zahlen durch verbesserte Fahrzeugtechnik und sonstige Sicherheitsstrukturen eher rückläufig. Aufgrund der demografischen Entwicklung mit Erhöhung des Anteils älterer Menschen nimmt auch die Anzahl der Beckenfrakturen im Alter zu.

Nach einer Übersichtsarbeit von Alost und Waldrop [340] steigt die Wahrscheinlichkeit einer Verletzung nach einem Bagatelltrauma ab dem 65. Lebensjahr signifikant an [356]. In der Gruppe mit Verletzungen in der Beckenregion liegt der Anteil der über 65-Jährigen sogar bei bis zu 75 % [344]. In einer retrospektiven Studie anhand der Daten einer großen deutschen Krankenkasse konnte die Korrelation des Anstiegs der Beckenringverletzungen mit dem Alter und insbesondere mit dem weiblichen Geschlecht eindrücklich beschrieben werden [353]. Es zeigte sich sogar ein deutlich höherer Anteil der Fälle, als bisher aus Kollektiven anderer Länder bekannt war.

9.2 Anatomie und Pathologie

Bei geriatrischen Patienten entstehen die Verletzungen an Becken und Azetabulum meist im Rahmen von Bagatelltraumata oder auch ohne fassbares Trauma als sog. Insuffizienzfraktur (Definition nach Lourie [352]). Diese Frakturen zählen somit auch zu den klassischen Altersfrakturen und gehen zumeist mit einer begleitenden Osteoporose einher.

> **Merke**
>
> Das Niedrigenergietrauma bei älteren Patienten gewinnt zunehmend an Bedeutung. Als „fragility fractures oft the pelvis" [342] wird diese Art der Verletzung nun auch bei der Entwicklung neuer Unterklassifikationen und Therapiekonzepte berücksichtigt.

Bei der Entstehung einer Fragilitätsfraktur des Beckens spielt die geänderte Biomechanik durch schlechtere Knochenqualität bei unveränderter ligamentärer Situation eine Rolle. Ähnliche Frakturformen finden sich bei jungen Patienten zumeist nach Hochrasanztrauma oder Sturz aus großer Höhe und häufig mit zusätzlichen ligamentären Verletzungen [364].

9.3 Diagnostik und Klassifikation

Entscheidend für ein gutes Outcome hinsichtlich Funktionalität, Mortalität und Morbidität ist die adäquate Diagnostik mit nachfolgender klassifikationsadaptierter Therapie [342]. Die Therapie ist jedoch aufgrund der schlechten Knochenqualität und der nicht unerheblichen Zusatzerkrankungen der Betroffenen oftmals schwierig. Es ist neben der immer relevanten klinischen Anamnese und Untersuchung auch die konventionelle Röntgendiagnostik mit einer a.-p.-Übersicht über das Becken sowie eine Inlet- und Outletaufnahme notwendig.

Ergeben sich bei der Diagnostik knöcherne Verletzungen im vorderen Beckenring, sollte auch bei fehlender klinischer Symptomatik am hinteren Beckenring eine Schnittbilddiagnostik (CT) angeschlossen werden. Unbedingt erforderlich ist diese bei begleitenden Schmerzen dorsal oder auch bei schlechter Mobilisation unter adäquater Analgesie [358].

Die Magnetresonanztomografie gewinnt bei der Diagnostik osteoporotischer Beckenfrakturen zunehmend an Bedeutung [339].

> **Praxis**
>
> Nicht selten können mittels MRT initial in der CT nicht darstellbare Frakturen diagnostiziert werden, welche den Patienten ansonsten unentdeckt längere Zeit Beschwerden bereitet hätten [359]; [366].

Als vierter diagnostischer Schritt kann eine Knochenszintigrafie durchgeführt werden. Diese Untersuchungstechnik findet meist nur bei Kontraindikationen gegen eine MRT Anwendung.

Die Klassifikation der Beckenfrakturen erfolgt nach Tile (AO-Klassifikation, ▶ Tab. 9.1) und zunehmend häufiger

Tab. 9.1 Tile-Klassifikation der Beckenfrakturen.

Typ	Beschreibung
A	Stabile Frakturen
A1	Beckenrandfrakturen
A2	stabile, minimal verschobene Frakturen des Beckenrings
B	Rotationsinstabile, aber vertikal stabile Frakturen
B1	„Open-book"-Frakturen
B2	gleichseitige laterale Kompressionsfrakturen
B3	gegenüberliegende laterale Kompressionsfrakturen
C	Rotatorische und vertikal instabile Frakturen
C1	einseitig
C2	beidseitig
C3	in Kombination mit einer Azetabulumfraktur

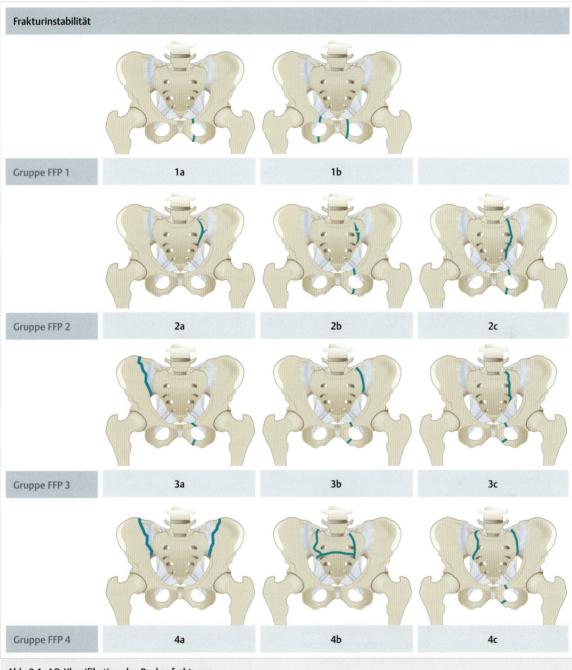

Abb. 9.1 AO-Klassifikation der Beckenfrakturen.

nach Rommens (▶ Abb. 9.1). Bei starker Osteoporose treten bei Bagatelltraumata des älteren Menschen auch komplexe Beckenverletzungen auf. Daher kommen zunehmend neue Klassifikationen hinzu, die in ihrer Einteilung zusätzlich die Veränderung der Stabilität der Bandstrukturen gegenüber dem Knochen berücksichtigen und mit der dazu empfohlenen Therapie kombinieren (fragility fracture of the pelvis; [363]). Die Ansatzpunkte der Therapie sind damit in einigen Punkten deutlich anders als beim jungen Patienten. Dies wird z. B. beim Frakturtyp B2.1 nach Tile deutlich, bei dem die Schwäche des Knochens gegenüber der zunehmenden „Festigkeit" der Bandstrukturen in den Vordergrund tritt. Die Klassifikation nach Rommens (▶ Abb. 9.1) gewinnt in diesem Zusammenhang ebenfalls an Bedeutung.

9.4 Therapie

9.4.1 Konservative Therapie

Obwohl prinzipiell ähnliche Indikationen für eine Frakturversorgung und biomechanische Vorgaben wie bei jüngeren Patienten bestehen, muss beim geriatrischen Patientenkollektiv auf die Osteoporose und die weiteren Komorbiditäten, die eingeschränkte Äußerungsfähigkeit von Schmerzen bei Demenz [365] und die bereits vorbestehenden Einschränkungen der Mobilität Rücksicht genommen werden. Diese Faktoren müssen in das Behandlungskonzept mit eingebunden werden. Trotzdem muss das oberste Ziel sein, eine rasche Mobilisation unter Vollbelastung zu ermöglichen. Für die konservative Therapie kommen die meisten Typ-A- und die stabilen Typ-B-Frakturen (nach Tile) bzw. die Typ-I- und Typ-II-Verletzungen nach Rommens infrage.

In der Datenbank der DGU-AG Becken III werden bei 98% der Verletzungen vom Typ A eine konservative Therapie dokumentiert, bei 68% der B-Frakturen und bei 76% der C-Frakturen (isoliert bezogen auf eine Verletzung des Sakrums) [344].

Das konservative Vorgehen ist in mehrere wichtige Therapieschritte zu gliedern [351]:
- adäquate, patientenadaptierte Schmerztherapie
- Thromboembolieprophylaxe
- altersangepasste Physiotherapie
- geriatrische Rehabilitation
- Prävention von Sekundärfrakturen

Im gesamten Konzept steht die adäquate individuelle Schmerztherapie im Vordergrund. Diese sollte in Kooperation mit einem Schmerztherapeuten oder Geriater an die Vorerkrankungen und die vorbestehende Medikation des Patienten angepasst sein (Kap. 5.1). Eine Basistherapie mit NSAR wie bei jüngeren Patienten ist in vielen Fällen aufgrund einer vorbestehenden Niereninsuffizienz, des erheblichen kardiovaskulären Risikos und der möglichen gastrointestinalen Komplikationen nur eingeschränkt möglich und muss symptomorientiert angepasst werden. So sind in dieser Patientengruppe auch häufiger Opiate in Anwendung, die eine deutlich geringere Organtoxizität besitzen, jedoch in ihren zentralen Nebenwirkungen (z. B. Förderung von Gangunsicherheit, Verwirrtheit, Interaktion mit anderen eingenommenen Medikamenten) für den älteren Patienten auch erhebliche Komplikationen mit sich bringen können [348].

> **Merke**
>
> Nur die rasche Mobilisation verhindert weitere relevante Komplikationen (z. B. Pneumonie, Thromboembolien, kardiale Komplikationen, Muskelabbau, Immobilität), welche die Mortalität in diesem Patientenkollektiv relevant erhöhen.

Eine weitere wesentliche Maßnahme ist die risikoadaptierte Thromboseprophylaxe. Bei einer Beckenfraktur liegt das Risiko für ein thromboembolisches Ereignis bei über 15% [355]. Niedermolekulare Heparine finden wie bei jüngeren Patienten Anwendung, wobei auch hier auf Kontraindikationen (Niereninsuffizienz), ein erhöhtes Blutungsrisiko und eine vorbestehende Gerinnungsmedikation geachtet werden muss.

Die Mobilisation ist eine weitere wesentliche Säule. Eine intensive Physiotherapie zum Wiedererlangen der Mobilität und Aktivität wie vor der Verletzung ist ein weiterer essenzieller Faktor, um Komplikationen und die Mortalitätsrate zu reduzieren. Internistische Komorbiditäten (z. B. KHK, COPD) und vorbestehende Einschränkungen in der Mobilität durch degenerative oder neurologische Erkrankungen stellen eine Herausforderung dar. Das angestrebte Ziel ist eine erlaubte Vollbelastung mit Unterstützung durch Hilfsmittel (Gehstützen, Gehwagen oder Rollator), da eine Teilbelastung aufgrund der Vorerkrankungen meist nicht möglich ist und oftmals zu einer Immobilisation führt.

Nach erfolgter Schmerzeinstellung und Mobilisation ist in den meisten Fällen eine geriatrische Rehabilitation sinnvoll. Hier können auch die Komorbiditäten entsprechend adressiert werden.

Ein nur sehr geringer Anteil von Patienten erhält zum Zeitpunkt der Klinikaufnahme bereits eine Osteoporosetherapie, obwohl in der Gruppe der über 65-Jährigen mit Beckenfrakturen durch Bagatelltraumata bereits bis zu 93% eine Osteoporose (<4 Grad nach Singh) zeigten [356]. Die Patienten müssen daher einer Osteoporoseabklärung und -therapie zugeführt werden (Kap. 5.5). Hierbei gibt es bei der Osteoporosetherapie mit Teriparatide auch Hinweise, dass diese zu einer schnelleren Frakturheilung und Schmerzerholung führt [360].

9.4.2 Chirurgische Therapie

Die Indikation zur operativen Stabilisierung hängt einerseits mit der Schmerzsituation und Mobilisationsfähigkeit der Patienten und andererseits mit der Art der Verletzung zusammen. Die operative Versorgung einer Typ-A-Fraktur nach Tile bzw. Typ-I-Fraktur nach Rommens kommt nur in den seltensten Fällen in Frage. Nach der Datenbank der DGU-AG Becken III werden diese bei nur 2 % der Patienten operativ versorgt.

Die Frakturen vom Typ B bzw. Typ II und IV sind als teilweise instabil zu betrachten und werden bei Versagen einer konservativen Therapie operativ versorgt. Hier kommen minimalinvasive Techniken mit Schraubenosteosynthesen des hinteren Beckenrings, biiliacale Überbrückungsosteosynthesen, lumbopelvine Abstützungen und auch ein Fixateur interne/externe infrage. Bei den Typ-C- oder Typ-III-Verletzungen ist aufgrund der translatorischen Instabilität eine Stabilisierung notwendig.

Für die operative Versorgung des hinteren Beckenrings gibt es eine Vielzahl von Techniken, die in ebenso vielen biomechanischen Studien untersucht wurden. Hierzu gehören die Stabilisierung mit dem Fixateur externe alleine oder in Kombination mit einem dorsalen Vorgehen, eine Stabilisierung mittels interner Plattensysteme, transiliacale oder überbrückende Stabilisierungen (lumbopelvine oder trianguläre Osteosynthesen) mit Schrauben und Stangensystemen sowie transiliacale Schraubenosteosynthesen des SWK1 und ggf. SWK2 [367].

Die häufigsten Insuffizienzverletzungen des Beckens beim alten Patienten sind neben den A-Frakturen die vom Typ B2.1. und ggf. sogar die Typ-C 1.3-Verletzungen.

> **Merke**
>
> Das Ergebnis der operativen Stabilisierung muss eine Mobilisation ohne Einschränkung der Belastung ermöglichen. Dazu sollten möglichst minimalinvasive Verfahren verwendet werden.

Der Fixateur externe am vorderen Beckenring verursacht meist nur ein geringes operatives Trauma, führt aber gelegentlich zu Pin-Infekten und regelhaft zur Auslockerung der Pins aufgrund der schlechten Knochenqualität. Zudem sind externe Fixationen bei älteren Patienten häufig mit einem Delirium assoziiert. Daher sollten diese – wenn überhaupt – nur kurzzeitig als Notfallmaßnahme eingesetzt werden. In den meisten Fällen von kombinierten Frakturen des vorderen und hinteren Beckenringes reicht einen Stabilisierung des dorsalen Beckenringes mittels Schraubenosteosynthese aus. Nur selten bedarf es einer zusätzlichen Stabilisierung des vorderen Beckenringes. Sollte diese aufgrund von starken Schmerzen oder ausgeprägter Frakturdislokation dennoch erforderlich sein, wird meist eine Plattenosteosynthese angewendet. Einige Autoren verwenden zusätzlich eine Zementaugmentation, um ein sekundäres Auswandern der Schrauben zu verhindern. Lumbopelvine Stabilisierungen wurden lange Zeit aufgrund der hohen Komplikationsraten mit Wundheilungsstörungen und Druckstellen nicht häufig angewendet. Weiterentwicklungen der Implantate, mit Osteotomie der Spina iliaca posterior superior und somit dem Versenken der Schraubenköpfe, konnten diese Komplikationsarten mindern. Zur Anwendung kommt dieses Verfahren bei hochinstabilen Verletzungen im Bereich des Sakrums (Sakrumausbruchsverletzungen) oder bei Komplikationen wie Pseudarthrosen oder Implantatversagen im Bereich des dorsalen Beckenrings.

Schraubenosteosynthesen (dorsaler Beckenring, Os sacrum)

Für nicht oder wenig dislozierte hintere Beckenringverletzungen vom Typ B nach Tile oder einige vom Typ C (z. B. C 1.3) bzw. vom Typ II oder auch die meisten vom Typ III und IV nach Rommens ist als kleinstmögliche osteosynthetische Versorgung eine Schraubenosteosynthese möglich. Die Integrität der ligamentären Strukturen und die höhere Stabilität dieser Frakturen erlaubt zumeist eine minimalinvasive Versorgungstechnik. Diese Versorgung ist unter intraoperativer einfacher 2-D-Röntgenkontrolle schwierig, da aufgrund der schlechten Knochenqualität und der Darmgasüberlagerung eine Schraubenfehllage sowohl im Bereich des SWK1 und – noch häufiger – des SWK2 auftritt. Dabei kann es zu einer Verletzung der Neuroforamina oder einer ventralen Perforation mit entsprechenden neurologischen Komplikationen kommen. Durch technische Weiterentwicklungen der Implantation unter Zuhilfenahme von Navigationssystemen oder einer CT-Steuerung ist die Implantation inzwischen sehr komplikationsarm und mit einem minimalen chirurgischen Operationstrauma für den Patienten verbunden. In einer eigenen Studie führten wir CT-gestützte ISG-Verschraubungen bei 71 Patienten mit insgesamt 136 platzierten Schrauben durch. Hier traten keine Fehllagen auf [361].

Durch die Verwendung eines Navigationssystems lässt sich diese minimalinvasive Verschraubung mit gutem Erfolg durchführen (▶ Abb. 9.2).

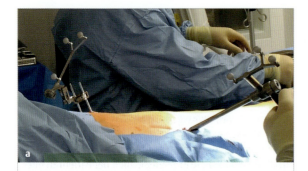
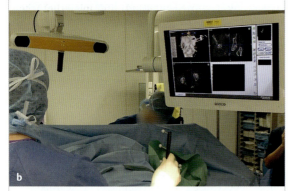
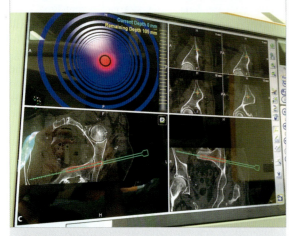

Abb. 9.2 Navigation
a Navigationsstern am Beckenkamm angebracht (links) und navigierbare Zielbohrhülse (rechts).
b Verifikation der Navigationsgenauigkeit mit dem Pointer; Kamera (links oben).
c Planung der Schraube mittels Navigation.

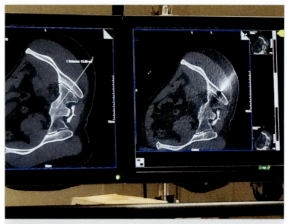

Abb. 9.3 Markierung der idealen Schraubenlage.

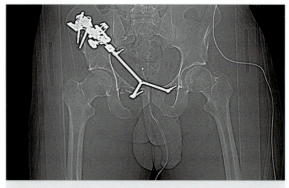

Abb. 9.4 Topogramm bei der Navigation.

Azetabulumfrakturen

Aufgrund der osteoporotischen Knochenverhältnisse und der Komplexität sind Azetabulumfrakturen bei alten und älteren Patienten (multimorbide in diesem Kollektiv) eine besondere Herausforderung für die chirurgische Therapie. In der Literatur sind für dieses Kollektiv verschiedene Behandlungsstrategien diskutiert, aber ein einheitliches therapeutisches Konzept existiert bislang nicht.
- konservative Therapie (nur mit Belastung bei Mobilisation möglich)
- minimalinvasive Versorgung
- Rekonstruktion mit Plattenosteosynthesen (▶ Abb. 9.5)
- primäre Versorgung mittels Totalendoprothese bei geringer Dislokation der Pfanne,
- Abstützpfanne und Prothese bei komplexeren Frakturen (▶ Abb. 9.6)

Praxis

Nicht dislozierte Frakturen können konservativ behandelt werden, wenn der Patient unter vollbelastender Mobilisation schmerzarm ist und keine Stabilisierung wünscht. Alle anderen Frakturen sowie sekundär dislozierte oder immobilisierende Frakturen sollten rasch einer operativen Therapie zugeführt werden.

Als Klassifikationen werden bei den Verletzungen des Azetabulums am häufigsten die AO- und die Klassifikation nach Letournel und Judet verwendet (▶ Abb. 9.7, ▶ Abb. 9.8).

Zur radiologischen Anklärung gehören konventionelle Röntgenbilder sowie eine Computertomografie inkl. 3D-Rekonstruktion.

Trotz des Vorbehalts gegen eine operative Versorgung älterer Menschen ist ein rein konservatives Vorgehen bei dislozierten Frakturen nur bei anästhesistischer „Inoperabilität" sinnvoll, da die Ergebnisse auch bei Patienten über 60 Jahre nicht zufriedenstellend und mit erheblichen Komplikationen verbunden sind [362]; [354]. Die Vorerkrankungen wurden durch die Immobilität verstärkt und Komplikationen wie Lungenembolien, Thrombosen und dekubitale Ulzerationen stiegen bei bereits sensomotorisch eingeschränkter Koordinationsfähigkeit an. Daher muss auch bei alten Menschen eine operative Versorgung in Betracht gezogen werden. Wesentliche Zielsetzung hierfür ist die rasche Mobilisierung unter maximaler Belastungsstabilität und die Vermeidung von Sekundäreingriffen.

Trotz der Einhaltung obiger Vorgaben wird in diesem Kollektiv von einigen Autoren eine höhere Revisionsrate als im jüngeren Vergleichskollektiv angegeben [345]; [347]. In vielen Arbeiten ist beschrieben, dass dies an der

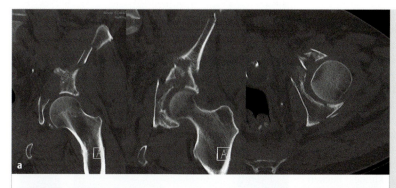
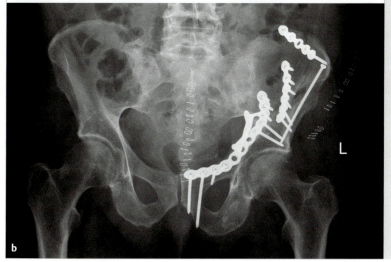

Abb. 9.5 Plattenosteosynthese.
a Präoperative CT: 2-Pfeiler Fraktur des linken Azetabulum mit zusätzlichen Frakturen der Beckenschaufel bei einem 82-jährigen Patienten.
b Postoperatives Röntgen: Plattenosteosynthese über einen Stoppa-Zugang sowie über einen Schnitt am Beckenkamm. Hierbei Rekonstruktion des Acetabulums und Stabilisierung mittels suprapektinealer Platte (Fa. Stryker), welche auch eine suffiziente Abstützung der quadrilateralen Fläche ermöglicht. Zudem Stabilisierung der Frakturen an der Beckenschaufel mittels winkelstabiler Kleinfragmentplatten und einer Einzelschraube.

Wahl einer minimalinvasiven Versorgung liegt. Wie bereits in mehreren Studien bestätigt werden konnte, optimiert die primäre Implantation einer Hüftendoprothese das Ergebnis. Dies wurde sowohl für die Gruppe der Patienten belegt, bei denen eine anatomische Reposition nicht mehr erreicht werden konnte, als auch für diejenigen mit Vorerkrankungen und einer vorbestehenden Immobilität. Man erkannte aber auch die Grenzen einer herkömmlichen prothetischen Versorgung. So sollte bei komplexen dislozierten Frakturen primär eine Revisionspfanne verwendet werden, welche eine supraazetabuläre Verankerung des Implantates erlaubt. Hierzu ist eine individuelle Risikoabwägung notwendig. Um diese Revisionspfannenimplantation zu vermeiden, existieren Kombinationsverfahren aus einer minimalinvasiven Stabilisierung mit Schrauben und/oder Platten oder einer Kabelcerclage additiv zur Prothese [346]; [357]. Dabei erhöhen sich jedoch die Operationszeit und die Zahl der intraoperativen Komplikationen deutlich. Eine Verbesserung der Versorgungsmöglichkeiten bieten Implantate mit integrierter medialer Abstützung, um eine weitere zentrale Dislokation des Hüftkopfes zu vermeiden und die quadrilaterale Fläche abzustützen. Diese ermöglichen eine bessere Stabilität und damit eine schnellere Mobilisierung des Patienten.

Frakturen, die eine suffiziente Platzierung der Pfannenkomponente gewährleisten, können alternativ auch mit einer Hüft-TEP versorgt werden.

Die Wahl des Therapieverfahrens ist in dieser Behandlungsgruppe im Besonderen vom Frakturtyp und Dislokationsgrad abhängig. Dabei sollte immer der Anspruch, der vorbestehende Mobilitätsgrad sowie die Mobilitätsart (frei und ohne Hilfsmittel, mit Gehstützen oder Rollator, Immobilität), die aktuelle Schmerzsituation und die Knochenqualität in das Behandlungskonzept mit einbezogen werden.

Ein wesentlicher morphologischer Parameter, der eine wichtige Rolle bei der Therapiewahl spielt, ist das sog. Gull-Sign [341]. Dieses entsteht durch eine zentrale Subluxation des Femurkopfes in Richtung kleines Becken (▶ Abb. 9.6) und ist mit einer hohen Revisionsrate bei Plattenosteosynthese vergesellschaftet. Daher wird in diesem Fall klar zu einer primär endoprothetischen Versorgung geraten.

> **Merke**
>
> Eine Osteosynthese ist beim alten Menschen mit Azetabulumfraktur nur sinnvoll, wenn eine ausreichende Knochenqualität vorherrscht und kein „Gull-Sign" (Möwen-Zeichen) vorliegt. Dieses ist mit einer sehr hohen Femurkopfnekrose- und Revisionsrate vergesellschaftet.

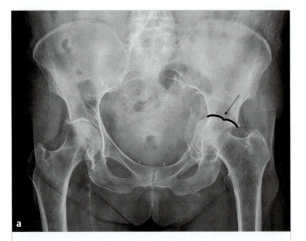
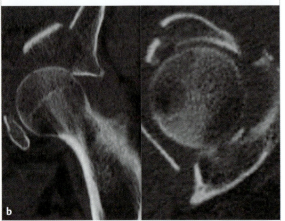
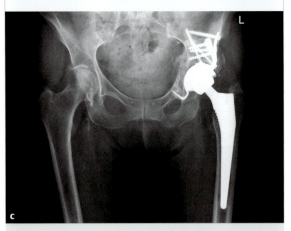

Abb. 9.6 Abstützpfanne bei Azetabulumfraktur einer 76-jährigen Patientin.
a Präoperatives Röntgenbild – Azetabulumfraktur mit deutlicher Dislokation des Femurkopfes nach medial (Subluxation) und eingezeichnetem „Gull-sign" (Möwen-Zeichen).
b Präoperatives CT – weitgehende Zerstörung des superomedialen Dom-Bereiches.
c Verlaufskontrolle nach 1 Jahr – Die Abstützpfanne (MRS Titan, Fa. Brehm) wird mit winkelstabilen GF-Schrauben im supraazetabulären Knochen verankert. Die Spongiosa aus dem Femurkopf wurde in die verbliebene Pfanne eingebracht. Die Fraktur ist verheilt und die Prothese hat einen festen Sitz. Die Patientin ist selbständig mobil.

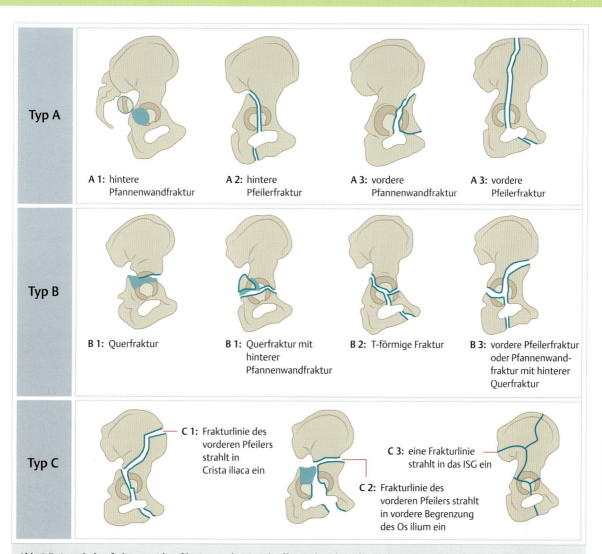

Abb. 9.7 Azetabulumfrakturen, Klassifikation nach AO. Schraffur: Fraktur kann bis in diesen Bereich reichen. (Quelle: Bohndorf K, Imhof H, Wörtler K. Radiologische Diagnostik der Knochen und Gelenke. 3. Auf. Stuttgart: Thieme; 2013)

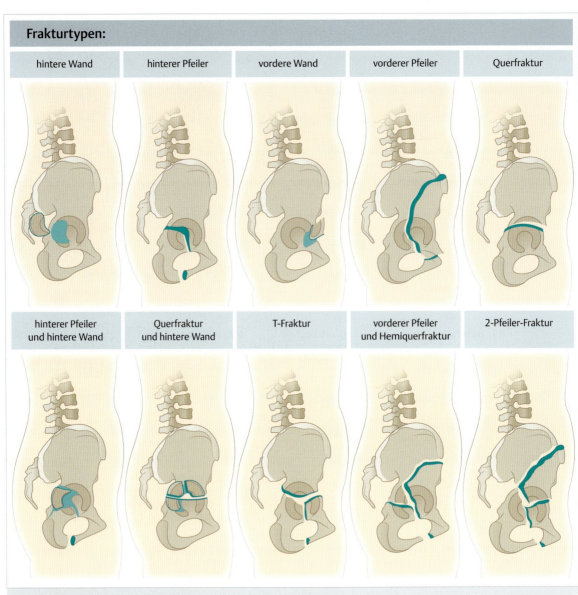

Abb. 9.8 Azetabulumfrakturen, Klassifikation nach Letournel und Judet.

Zementapplikation (Sakroplastie, Augmentation)

Ähnlich der Vertebroplastie bei osteoporotischen Wirbelkörperfrakturen wurde die Therapie frischer sakraler Verletzung oder Insuffizienzfrakturen mittels Sakroplastie propagiert. Dabei wird das Sakrum mittels Kyphoplastiezement (high-viscosity-PMMA) über eine percutane Punktion aufgefüllt. Bei frischen Sakrumfrakturen wird inzwischen von niedrigviskösem Zement abgesehen, da es nicht selten zum Zementaustritt nach ventral oder gar in die Neuroforamina mit neurologischen Komplikationen kam. Da diese Therapie bei osteoporotischen Insuffizienzfrakturen jedoch eine Methode zur Schmerzreduktion ist, und zu einer verbesserten Mobilität des Patienten führt, wurde durch Optimierung der Zementkonsistenz eine deutliche Reduktion der Komplikationen erreicht [350]; (▶ Abb. 9.9).

Aufgrund der schlechten Knochenqualität bei einer Osteoporose werden sekundäre Dislokationen und Implantatversagen bei der dorsalen Verschraubung hinterer Beckenringverletzungen beschrieben. Aus diesem Grund setzt man zunehmend auf eine Augmentation der Schrauben zur besseren Verankerung (▶ Abb. 9.10). Diese kann optimal durch eine Zementauffüllung kanülierter und perforierter Schrauben durchgeführt werden. In Kadaverstudien konnte nachgewiesen werden, dass eine zusätzliche Verwendung von Zement bei der Stabilisierung des hinteren Beckenrings beim osteoporotischen Knochen die Stabilität der Versorgung deutlich erhöht und das Auswandern der Schrauben reduziert [349].

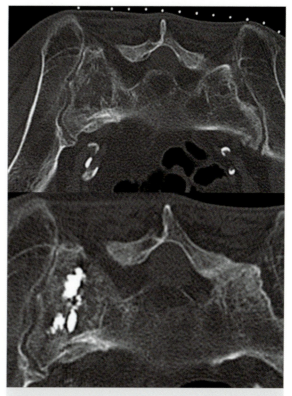

Abb. 9.9 Sakroplastie.

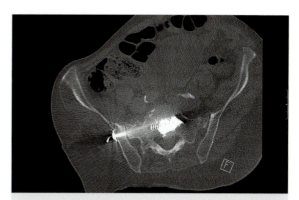

Abb. 9.10 Zementaugmentation einer Hohlschraube SWK1.

9.5 Grenzen und Implantatversagen anhand klinischer Fallbeispiele

9.5.1 Fallbeispiel 1: Schraubendislokation bei ausgeprägter Osteoporose

78-jährige Patientin mit Beckenringfraktur links nach Stolpersturz. Die initiale Schraubenosteosynthese wurde mittels Vollgewindeschraube links durchgeführt (▶ Abb. 9.11a). Nach wenigen Wochen kam die Patientin erneut stationär wegen zunehmender Schmerzen rechts gluteal. Die Computertomografie zeigte eine neu aufgetretene Sakrumfraktur rechts. Diese wurde mittels Schraubenosteosynthese (Teilgewindeschrauben) des hinteren Beckenringes durchgeführt. Nach wenigen Tagen zeigte sich eine Dislokation der Schraube in S 1 rechts, da die Schraube im osteoporotischen Knochen zu wenig Halt fand (▶ Abb. 9.11b). Daher wurde eine neue Schraube eingebracht (mit Vollgewinde) und diese zusätzlich zementiert (▶ Abb. 9.11c).

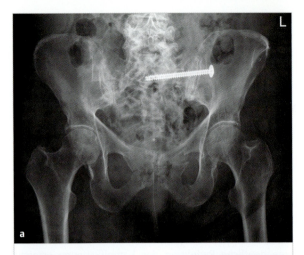
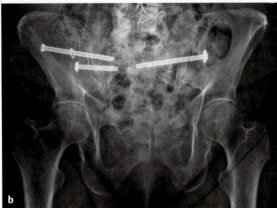
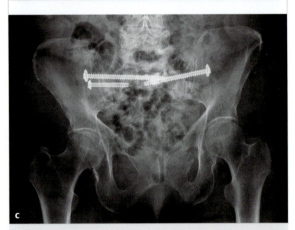

Abb. 9.11 78-jährige Patientin mit Beckenringfraktur links nach Stolpersturz.
a Die initiale Schraubenosteosynthese wurde mittels Vollgewindeschraube links durchgeführt.
b Nach wenigen Wochen kam die Patientin erneut stationär wegen zunehmender Schmerzen rechts gluteal. Die Computertomografie zeigte eine neu aufgetretene Sakrumfraktur rechts. Diese wurde mittels Schraubenosteosynthese (Teilgewindeschrauben) des hinteren Beckenringes durchgeführt. Nach wenigen Tagen zeigte sich eine Dislokation der Schraube in S 1 rechts, da die Schraube im osteoporotischen Knochen zu wenig Halt fand.
c Daher wurde eine neue Schraube eingebracht (mit Vollgewinde) und diese zusätzlich zementiert.

9.5.2 Fallbeispiel 2: Diskolation bei Plattenosteosynthese

Die 73-jährige Patientin mit beginnender Demenz war ausgerutscht und hatte sich dabei eine vordere Pfeilerfraktur zugezogen (▶ Abb. 9.12a). Trotz schlechter Knochenqualität und Gull-Sign wurde eine ventrale Plattenosteosynthese über einen ilioinguinalen Zugang durchgeführt (▶ Abb. 9.12b). Nach initial guter Reposition kam es wenige Tage nach der Operation zu einer erneuten zentralen Dislokation mit Subluxation des Femurkopfes in das kleine Becken. Nachdem uns die Patientin zutransferiert worden war, führten wir mittels Abstützpfanne eine Stabilisierung durch (▶ Abb. 9.12c). Postoperativ wurde die Patientin in Vollbelastung mobilisiert und in eine geriatrisch Reha transferiert.

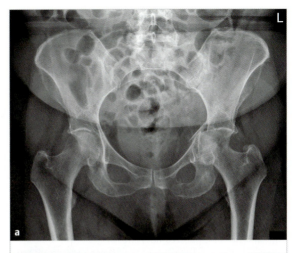
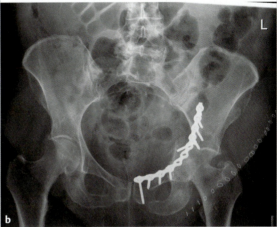
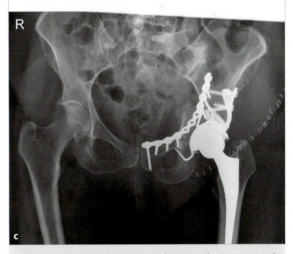

Abb. 9.12 73-jährige Patientin mit beginnender Demenz nach Sturz über einen Teppich.
a Das initiale Röntgenbild zeigt die vordere Pfeilerfraktur.
b Trotz schlechter Knochenqualität und Gull-Sign wurde eine ventrale Plattenosteosynthese über einen ilioinguinalen Zugang durchgeführt.
c Nach initial guter Reposition kam es wenige Tage nach der Operation zu einer erneuten zentralen Dislokation mit Subluxation des Femurkopfes in das kleine Becken. Nachdem die Patientin zu uns verlegt worden war, erfolgte eine Stabilisierung mittels Abstützpfanne. Postoperativ wurde die Patientin in Vollbelastung mobilisiert und in eine geriatrisch Reha transferiert.

Literatur

[339] Alnaib M, Water S, Shanshal Y et al. Combined pubic rami and sacral osteoporotic fractures: a prospective study". J Orthop Traumatol 2012; 13: 97–103

[340] Alost T, Waldrop RD. Profile of geriatic pelvic fractures presenting to the emergency department. Am J Emerg Med 1997; 15: 576–578

[341] Anglen J, Timothy A, Burd M et al. The „Gull Sign". J Orthop Trauma 2003; 17: 625–624

[342] Arduini M, Saturnino L, Piperno A et al. Fragility fractures of the pelvis: treatment and preliminary results. Aging Clin Exp Res 2015; 27 (Suppl1): S 61–67

[343] Böhme J, Höch A, Boldt A, Josten CH. Influence of routine CT examination on fracture classification and therapy for pelvic ring fractures in patients aged over 65 years old. Z Orthop Unfall 2012; 150: 477–483

[344] Böhme J, Höch A, Josten C. Osteoporotische Frakturen des Beckens. Chirurg 2012; 83: 875–881

[345] Carroll E, Huber F, Goldman A et al. Treatment of acetabular fractures in an older population. J Orthop Trauma 2010; 24: 637–644

[346] Fölsch C, Alwani MM, Jurow V. Stiletto R. Operative Therapie der Acetabulumfraktur beim Älteren – Osteosynthese oder Endoprothese. Unfallchirurg 2015; 118: 146–154

[347] Gänsslen A. Biomechanische Grundlagen bei osteoporotischer Frakturversorgung am Becken. Unfallchirurg 2010; 113: 272–280

[348] Hadjistavropoulos T, Herr K, Turk DC et al. An interdisciplinary expert consensus statement on assessment of pain in older persons. Clin J Pain 2007; 23: S 1–43

[349] Hopf JC, Kreiglstein C, Müller L, Koslowsky T. Percutaneous iliosacral screw fixation after osteoporotic posterior ring fractures of the pelvis reduces pain significantly in elderly patients. Injury 2015; 46: 1631–1636

[350] Kortman K, Ortiz O, Miller T et al. Multicenter study to assess the efficacy and safety of sacroplasty in patients with osteoporotic sacral insufficiency fractures or pathologic sacral lesions. J Neuro Intervent Surg 2013; 5: 461–466

[351] Krappinger D, Kammerlander C, Hak D, Blauth M. Low-energy osteoporotic pelvic fractures. Arch Orthop Trauma Surg 2010; 130: 1167–1175

[352] Lourie H. Spontaneous osteoporotic fracture of the sacrum. An underrecognized syndrome oft he elderly. JAMA 1982; 248: 715

[353] Marrinam S, Pearce M, Jlang X et al. Admission for osteoporotic pelvic fractures and predictors of length of hospital stay, mortality and loss of independence. Age Ageing 2015; 44: 258–261

[354] Matta JM. Fractures of the acetabulum: accuracy of reduction and clinical results in patients managed operatively within three weeks after the injury. J Bone Joint Surg Am 1996; 78: 1632–1645

[355] Moed BR, Miller JR, Tabaie SA. Sequential duplex ultrasound screening for proximal deep venous thrombosis in asymptomatic patients with acetabular and pelvic fractures treated operatively. J Trauma Acute Care Surg 2012; 72: 443–447

[356] Morris R, Sonibare A, Green D, Masud T. Closed pelvic fractures: characteristics and outcomes in older patients admitted to medical and geriatric wards. Postgrad Med J 2000; 76: 646–650

[357] Mouhsine E, Garofalo R, Borens O et al. Cable fixation and early total hip arthroplasty in the treatment of acetabular fractures in elderly patients. J Arthroplasty 2004; 19: 344–348

[358] Mückley T, Marintschev L, Gras F, Hofmann GO. Aktueller Stand der Versorgung vorderer Beckenringfrakturen. Trauma Berufskrankh 2008; 10: 116–122

[359] Nüchtern JV, Hartel MJ, Henes FO et al. Significance of clinical examination, CT and MRI scan in the diagnosis of posterior pelvic ring fractures. Injury 2015; 46: 315–319

[360] Peichl P, Holzer LA, Maier R, Holzer G. Parathyroid hormone 1-84 accelerates fracture-healing in pubic bones of elderly osteoporotic women. J Bone Joint Surg Am. 2011; 93: 1583–1587

[361] Pieske O, Landersdorfer C, Trumm C et al. CT-guided sacroiliac percutaneus screw placement in unstable posterior pelvic ring injuries: Accuracy of screw position, injury reduction and complications in 71 patients with 136 screws. Injury 2015; 46: 333–339

[362] Rickman M, Young J, Bircher M et al. The management of complex acetabular fractures in the elderly with fracture fixation and primary hip replacement. Eur J Trauma Emerg Surg 2012; 38: 511–516

[363] Rommens P, Hofmann A. Comprehensive classification of fragility fractures of the pelvic ring: Recommendations for surgical treatment. Injury 2013; 44: 1733–1744

[364] Rommens P, Ossendorf C, Pairon P et al. Clinical pathways for fragility fractures of the pelvic ring: personal experience and review of the literature. J Orthop Sci 2015; 20: 1–11

[365] Shega J, Emanuel L, Vargish L et al. Pain in persons with dementia: complex, common and challenging. J Pain 2007; 8: 373–378

[366] Soles GL, Ferguson TA. Fragility fractures of the pelvis. Curr Rev Musculoskelet Med 2012; 5: 222–228

[367] Vidorchik JM, Jin X, Sethi A et al. A biomechanical study of standard posterior pelvic ring fixation versus a posterior pedicle screw construct. Injury 2015; 46: 1491–1496

10 Verletzungen des proximalen Oberschenkels

C. Neuerburg, W. Böcker

Trotz der oftmals multiplen Herausforderungen bei der Behandlung hüftgelenknaher Femurfrakturen bei orthogeriatrischen Patienten bleibt das Ziel die Wiederherstellung der Funktion und Wiedererlangung größtmöglicher Unabhängigkeit des Patienten im Sinne der Wiederherstellung des Status vor der Fraktur. Aus chirurgischer Sicht ist daher eine rasche und gezielte Frakturversorgung erforderlich, die idealerweise unmittelbar postoperativ eine schmerzadaptierte Vollbelastung der betroffenen Extremität ermöglicht. In diesem Kapitel sollen daher die unterschiedlichen Frakturformen erläutert und deren Versorgung sowie die Grenzen und assoziierte Komplikationen dargestellt werden.

> **Merke**
>
> Für eine bestmögliche Funktionswiederherstellung nach Hüftfraktur im Alter ist neben einer raschen adaptierten chirurgischen Frakturversorgung auch die Behandlung von Begleiterkrankungen entscheidend.

10.1 Epidemiologie

Hüftgelenknahe Femurfrakturen gehören zu den häufigsten und vital bedrohlichsten Frakturen älterer Patienten. Oftmals zeigt sich eine mit zunehmendem Alter einhergehende Reduktion der Knochenqualität, aufgrund derer es bereits durch Bagatelltraumata zu einer sog. Fragilitätsfraktur im Bereich des proximalen Femurs kommen kann. Hinzu kommen Begleiterkrankungen, wie Schwindel und andere neurologische Erkrankungen, Sarkopenie sowie kardiorespiratorische und weitere Ursachen, die rezidivierende Stürze verursachen und proximale Femurfrakturen zur Folge haben können. Zu den häufigsten hüftgelenknahen Femurfrakturen im Alter gehören die Schenkelhals- und trochantären Frakturen, ebenso können die periprothetischen und periosteosynthetischen Frakturen dem o.g. Formenkreis zugerechnet werden, diese werden jedoch in einem anderen Kapitel behandelt (Kap. 12). Eine weitere Sonderform der hüftgelenknahen Frakturen ist die atypische Femurfraktur (AFF), welche oftmals subtrochantär oder im Bereich des Femurschafts lokalisiert ist und nach einer langjährigen antiresorptiven Therapie einer Osteoporose auch ohne Trauma auftreten kann (z.B. langjährige Einnahme von Bisphosphonaten oder Denosumab). Insgesamt sind atypische Femurfrakturen mit einem Anteil von 3,2–50 Fällen pro 100 000 Patientenjahre jedoch selten [402].

Nach aktuellen Schätzungen wird die Inzidenz der proximalen Femurfraktur bis zum Jahr 2050 weltweit auf 6,3 Mio./Jahr zunehmen [377]. Die Karte zeigt die weltweite Inzidenz hüftgelenknaher Frakturen (▶ Abb. 10.1), so wird aktuell jährlich von > 250 Hüftfrakturen/100 000 Personen in den deutschsprachigen europäischen Ländern ausgegangen [386]. Trotz dieser somit sehr häufigen Fraktur liegt die 1-Jahres-Mortalitätsrate nach Hüftfraktur noch immer zwischen 11 % und 29 % [373].

10.2 Anatomie und Pathologie

Der überwiegende Teil der hüftgelenknahen Frakturen betrifft die Region der proximalen Femurmetaphyse. Da die Osteoporose zunächst mit einer Reduktion des trabekulären Knochens einhergeht und es zu einer Reduktion der Kortikalis erst zu einem späteren Zeitpunkt kommt, treten Fragilitätsfrakturen der Hüfte daher in der Regel in einem höheren Alter auf. Die Anatomie des proximalen Femurs und der Aufbau des Hüftgelenks beinhalten zudem einige Besonderheiten, die für die Frakturentstehung, aber auch für die Frakturversorgung eine wichtige Rolle spielen, wie den Kollodiaphysenwinkel (CCD-Winkel) und die darüber wirkenden Hebelwirkungen der Hüftmuskulatur, die eine besondere biomechanische Beanspruchung dieser Region verursachen [372].

In einer Untersuchung der Prävalenz der Frakturen im Bereich der Trochanterregion gegenüber Patienten mit einer Schenkelhalsfraktur konnten Raunest et al. [400] zeigen, dass von 278 konsekutiv eingeschlossenen Patienten mit einer hüftgelenknahen Femurfraktur bei 48,2 % der Patienten eine Fraktur im Bereich der Trochanterregion und bei 51,8 % der Patienten eine den Femurhals betreffende Fraktur vorlag.

Atypische Femurfrakturen treten in langen Röhrenknochen auf, wobei die am häufigsten beschriebene Lokalisation dieser Frakturen im Bereich des Femurs in der subtrochantären Region oder im Bereich des mittleren Femurschaftdrittels liegt und typischerweise mit einer langjährigen Einnahme von Bisphosphonaten oder Denosumab aber auch Glukokortikoiden und Protonenpumpeninhibitoren assoziiert ist [402]. Die Pathophysiologie dieser Frakturen ist noch Teil der gegenwärtigen Forschungen. Ein wahrscheinlicher Mechanismus ist die Störung der Knochenformation und der Resorption im Rahmen des Knochenmetabolismus, wobei die subtrochantäre Region biomechanisch besonders belastet ist [402]. Die Patienten haben zumeist seit Längerem bestehende Schmerzen im Bereich des Oberschenkels ohne vorausgegangenes Trauma. Röntgenbilder beider Oberschenkel sind dann wegweisend, wobei das Vorliegen einer Verdickung der lateralen Kortikalis in der subtrochantären Region ein starker Hinweis auf eine atypische Fraktur ist (▶ Abb. 10.2).

Hüftgelenknahe Frakturen

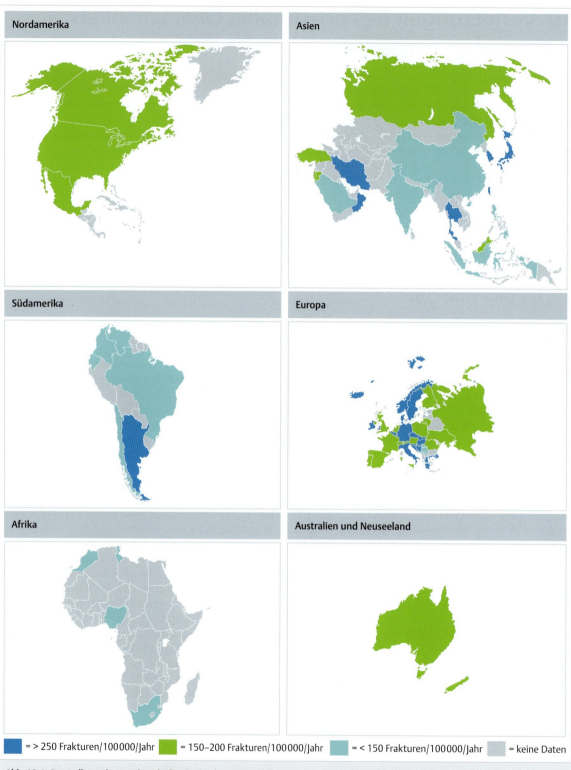

Abb. 10.1 Darstellung der Inzidenz hüftgelenknaher Femurfrakturen von Männern und Frauen weltweit. Daten aus [386].

10.3 Diagnostik und Klassifikation

Hüftgelenknahe Frakturen präsentieren sich durch ein schmerzhaftes und typischerweise außenrotiertes und verkürztes Bein. Die konventionelle Röntgenaufnahme (Beckenübersicht und Hüfte in der 2. Ebene) ist der diagnostische Goldstandard. In unklaren Einzelfällen und bei V. a. pathologische Fraktur ist eine weiterführende CT-Diagnostik hilfreich.

Prinzipiell können alle der o. g. proximalen Femurfrakturen nach der geläufigsten Frakturklassifikation der Arbeitsgemeinschaft Osteosynthese (AO) klassifiziert werden. Von proximal nach distal ziehend, werden die den Schenkelhals betreffenden proximalen Femurfrakturen in der Praxis jedoch häufiger nach Pauwels oder Garden klassifiziert. Bei der Pauwels-Klassifikation wird dazu der Winkel des Frakturverlaufs zur horizontalen Ebene angegeben (Pauwels I: < 30° Pauwels II: 30–70° und Pauwels III: > 70°), während sich die Garden-Klassifikation nach dem Dislokationsgrad der Fraktur richtet (▶ Abb. 10.3):
- Garden I: keine Dislokation des Hüftkopfes
- Garden II: geringe Dislokation oder axiale Einstauchung
- Garden III: Adduktionsfraktur mit starker Dislokation
- Garden IV: komplette Dislokation des Hüftkopfes

Daraus ergibt sich eine therapeutische Konsequenz, da eine stabile Fraktur (nicht disloziert – Garden-Typ I oder II) mittels Osteosynthese versorgt werden kann (Hüftkopf erhaltend), während bei einer instabilen Fraktur (disloziert – Garden-Typ III oder IV) ein hohes Hüftkopfnekroserisiko besteht und aufgrund der Verletzung der A. circumflexa femoris eine endoprothetische Versorgung der Fraktur bei orthogeriatrischen Patienten unabdingbar ist.

Die Tabelle gibt einen Überblick über die diagnostischen Kriterien der atypischen Femurfraktur, wobei 4 von 5 Major-Kriterien erfüllt sein müssen, während die Minor-Kriterien vorkommen können, jedoch nicht müssen, um die Diagnose einer atypischen Femurfraktur zu stellen (▶ Tab. 10.1). Patienten mit Verdacht auf eine atypische Fraktur müssen primär die Einnahme einer antiresorptiven Medikation stoppen und einer laborchemischen Untersuchung unterzogen werden, um den Knochenumbaustatus zu evaluieren und weitere metabolische Ursachen auszuschließen. Neben einer Basislaboruntersuchung des Stoffwechsels sollten folgende Parameter erhoben werden (Tyler et al. 2014):
- 25-OH-Vitamin D
- Kalzium
- PTH (intact PTH)
- N-Telopeptid im Urin
- knochenspezifische Alkalische Phosphatase
- Osteocalcin

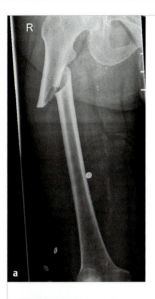
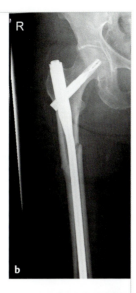
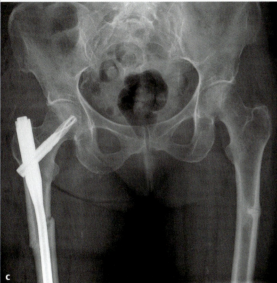

Abb. 10.2 Prä- und postoperative Röntgenbilder einer 72-jährigen Patienten, bei der es nach langjähriger Bisphosphonattherapie zu einer atraumatischen Femurfraktur gekommen war. Auffallend ist die Verdickung der Kortikalis im Bereich der Frakturzone. Aufgrund weiterer Beschwerden auf der kontralateralen Seite wurde eine Beckenübersichtsaufnahme angefertigt, in der sich ebenso eine AFF-suspekte Veränderung des Knochens zeigte. Eine prophylaktische Osteosynthese wurde von der Patientin jedoch abgelehnt und die antiresorptive Therapie nach osteologischer Abklärung beendet.
a Röntgenaufnahme präoperativ.
b Röntgenaufnahme postoperativ.
c Beckenübersicht postoperativ.

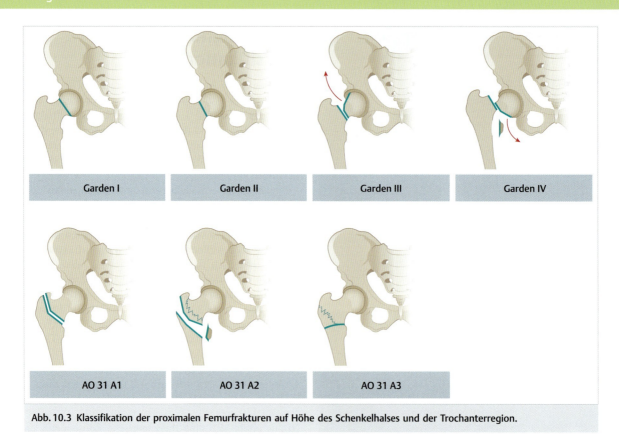

Abb. 10.3 Klassifikation der proximalen Femurfrakturen auf Höhe des Schenkelhalses und der Trochanterregion.

Tab. 10.1 Kriterien zur Identifikation der atypischen Femurfraktur (modifiziert nach [402]).

Major-Kriterien	Mino-Kriterien
Fraktur ohne oder nach minimalem Trauma	generalisierte Verdickung der femoralen Kortikalis
Frakturlinie beginnt lateral und zieht zumeist quer oder schräg nach medial	unilaterale oder bilaterale Prodromi wie Schmerzen an Oberschenkel oder Leiste
komplette Frakturen präsentieren sich mit einem medialen Spike, inkomplette Frakturen finden sich nur an der lateralen Kortikalis	bilateral, inkomplette oder komplette Fraktur der Femurdiaphyse
Fraktur ist nicht mehrfragmentär	verzögerte Frakturheilung
lateralseitige Verdickung der Kortikalis	-

10.4 Therapie

10.4.1 Chirurgische Therapie

Vollbelastende Nachbehandlung

> **Merke**
>
> Grundsätzlich ist bei den hüftgelenknahen Femurfrakturen die sofortige, vollbelastende Mobilisation notwendig, um das Hauptziel – die Wiederherstellung des funktionellen Status wie vor der Fraktur – zu erreichen.

Eine Teilbelastung der unteren Extremitäten ist betagten Patienten in aller Regel nicht möglich. Zudem sollte insbesondere bei orthogeriatrischen Patienten das Prinzip der „Single-Shot-Surgery", also einer einmaligen operativen Intervention, berücksichtigt werden. Der Zeitraum der operativen Versorgung ist bei hüftgelenknahen Frakturen besonders bedeutend, sodass heute die operative Versorgung dieser Frakturen möglichst innerhalb von 24 Stunden erfolgen sollte. In Studien konnte ein signifikanter Anstieg der Mortalität nach Verzögerung des Operationszeitpunkts von über 48 h und inzwischen sogar bereits bei über 24 Stunden gesichert werden [380]; [407].

Die Entscheidung, wann Hüftfrakturen osteosynthetisch versorgt werden sollten, und wann eine endoprothetische Versorgung indiziert ist, sollte immer individuell getroffen werden. Daher werden die Argumente für oder gegen eine bestimmte Versorgung im Folgenden weiter beleuchtet. Behandlungsalgorithmen, wie der von Palm et al. [398] können die Entscheidungsfindung jedoch vereinfachen (▶ Abb. 10.4).

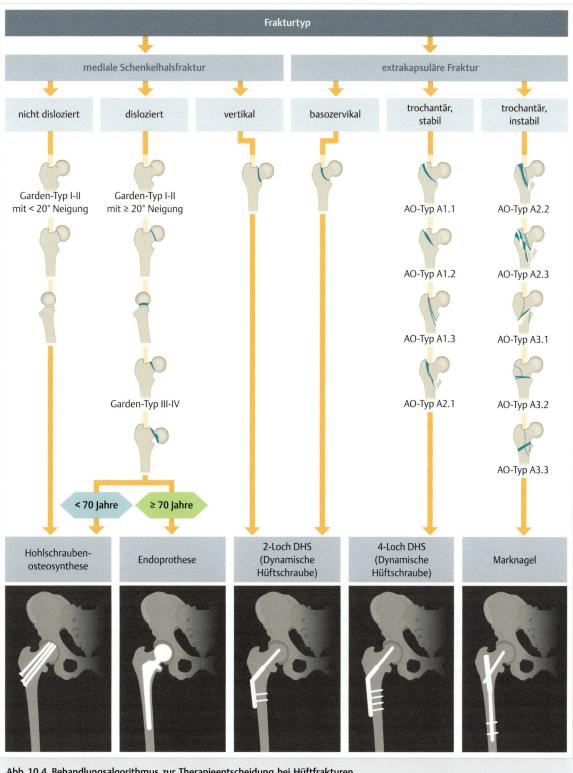

Abb. 10.4 Behandlungsalgorithmus zur Therapieentscheidung bei Hüftfrakturen.

Osteosyntheseverfahren

Den Schenkelhals betreffende Frakturen bei älteren Patienten sollten überwiegend operativ versorgt werden. Eine konservative Versorgung ist nur in Einzelfällen, bei nicht dislozierter Fraktur und gegebener Fähigkeit des Patienten, eine Entlastung der betroffenen Extremität einzuhalten, möglich. Aufgrund des erhöhten Risikos einer sekundären Frakturdislokation oder einer Hüftkopfnekrose und mit dem Ziel einer sofortigen vollbelastenden Mobilisation der älteren Patienten, ist häufig sogar eine osteosynthetische Versorgung von Schenkelhalsfrakturen kritisch zu sehen, auch bei gering dislozierten Frakturen. Gerade bei älteren Patienten wird der prothetische Gelenkersatz der hüftkopferhaltenden osteosynthetischen Versorgung häufig vorgezogen [371].

Bei den Frakturen in der Trochanterregion (AO-Typ 31A1–3) und den atypischen Femurfrakturen ist die Osteosynthese hingegen das Therapieverfahren der Wahl. Prinzipiell können diese Frakturen mit unterschiedlichen Osteosyntheseverfahren, wie der dynamischen Hüftschraube (DHS) oder einem Marknagel mit Gelenkkomponente versorgt werden.

> **Praxis**
>
> Intramedulläre Implantate (Marknagel) weisen klare biomechanische Vorteile auf, überwiegend werden extramedulläre Kraftträger, wie die dynamische Hüftschraube, daher bei stabileren Frakturen, wie etwa pertrochantären Frakturen mit erhaltenem Trochanter minor, verwendet.

Eine zusätzliche Zementaugmentation der Klinge oder der Schraube im Schenkelhals kann weitere Vorteile für den Patienten bringen: Die Abnahme der Knochendichte im Rahmen der Osteoporose geht mit einer Rarefikation der Knochenbälkchen einher. Dadurch haben Klingen und Schrauben, insbesondere wenn diese im spongiösen Knochen eingebracht werden, auch weniger direkte Kontaktfläche mit dem Knochen und somit eine geringere Haltekraft. Eine Zementverstärkung der Klinge oder Schraube vergrößert diese Kontaktfläche und führt damit zu einer signifikant erhöhten Haltekraft [401]. Meist verwendet man dafür Kunststoffe wie PMMA, wobei neuere Zementzusammensetzungen bereits bei geringeren Temperaturen (um 40 °C, mengenabhängig) aushärten und somit kein Risiko mehr für einen thermischen Schaden des umgebenden Knochens besteht. In der Wirbelsäulenchirurgie ist diese Technik bereits seit Langem etabliert. Neben den biomechanischen Vorteilen der erhöhten Haltekraft konnte in klinischen Studien auch gezeigt werden, dass diese Verfahren für den Patienten sicher sind.

> **Merke**
>
> Grundvoraussetzung für eine erfolgreiche osteosynthetische Versorgung von Frakturen in der Trochanterregion ist eine möglichst anatomische Reposition der Fraktur.

Idealerweise kann die Frakturreposition geschlossen, z. B. unter Verwendung eines Extensionstischs erreicht werden (▶ Abb. 10.5), in manchen Fällen ist die Reposition auch dann nicht möglich und es ist eine offene Reposition unter Verwendung spezifischer Repositionszangen, z. B. Spitz-Spitz- oder kollineare Repositionszange, erforderlich.

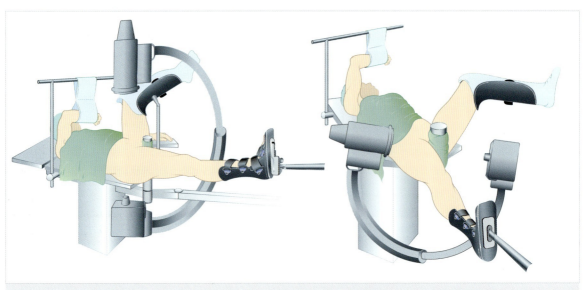

Abb. 10.5 Extensionstisch und perioperative Positionierung des Röntgenbildwandlers.

Das Repositionsergebnis kann dann mit Cerclagen, z. B. FibreWire-Cerclagen, gehalten werden. Bei den trochantären Femurfrakturen haben sich die Tip-Apex-Distanz (Abstand zwischen Klinge bzw. Schraube und Hüftkopfapex) sowie das Ausmaß der Varusfehlstellung des Kopf-Hals-Fragments als wesentliche Parameter für das Risiko des Implantatversagens, wie einem „Cutting-Out", erwiesen [403]; [370].

Marknagelosteosynthese

Die Vorteile der intramedullären gegenüber der extramedulären Osteosynthese zur Versorgung trochantärer Frakturen sind nach wie vor Gegenstand aktueller Diskussionen. In einer prospektiv randomisierten Studie, in der 186 Frakturversorgungen nach Marknagelosteosynthese mit einer extramedullären Versorgung mittels DHS verglichen wurden, zeigte sich, dass die Marknagelosteosynthese mit einer kürzeren Operationsdauer, geringeren Invasivität und geringeren perioperativen Blutung assoziiert war [392]. Ferner zeigten die Patienten nach Frakturversorgung mittels Marknagel eine kürzere Rekonvaleszenzzeit bei früherer schmerzabhängiger Mobilisation, während sich keine signifikanten Unterschiede bei der postoperativen Funktion und Mobilität sowie Mortalität nach einer Nachuntersuchungszeit von 6 Monaten ergaben [392].

Marknagelosteosynthesen, die heute zur Anwendung kommen, haben entweder Schrauben oder Klingen für die Gelenkkomponente. Wesentlicher Unterschied zwischen den gebräuchlichen Implantaten ist, dass manche Marknägel das Kopf-Hals-Fragment mit einer Schenkelhalsschraube fixieren, während andere Marknagelsysteme eine ergänzende, standardisierte Zementaugmentation ermöglichen und insbesondere zur Versorgung von Fragilitätsfrakturen bei reduzierter Knochenqualität einen Vorteil bieten können. Einige wenige Marknagelsysteme bieten zudem die Möglichkeit einer Navigation zur Positionierung der Schenkelhalsschraube (▶ Abb. 10.6), wodurch Fehlbohrungen und die perioperative Röntgendosis reduziert werden könnten [406].

Dynamische Hüftschraube

Prinzipiell kann die dynamische Hüftschraube (DHS) zur Versorgung von Schenkelhals- sowie trochantären Femurfrakturen herangezogen werden. Komparative Untersuchungen, in denen das Ergebnis der operativen Versorgung von trochantären Frakturen verglichen wurde, zeigten jedoch, dass die DHS insbesondere bei jüngeren Patienten und stabiler pertrochantärer Femurfraktur mit besseren Resultaten einherging, während ältere Patienten mit osteoporotischen und instabilen intertrochantären Femurfrakturen eher von der intramedullären Osteosynthese mittels PFNA profitierten [389]. Eine Untersuchung der Krankenkassendaten von 23 Mio. versicherten Patienten im Alter > 60 Jahre zeigte, dass 16,0 % der Patienten mit einer hüftgelenknahen Femurfraktur mit einer DHS versorgt wurden [376].

> **Merke**
>
> Insgesamt ist die operative Versorgung von proximalen Femurfrakturen mit einer DHS eher seltener und bleibt stabileren Frakturen vorbehalten.

Allerdings gibt es auch Implantatmodifikationen, wie den rotationsstabilen Schraubanker, der zusätzlich zur Schraubenkomponente eine Rotationsstabilität gewährleistet und in biomechanischen Untersuchungen eine optimierte Stabilität aufwies [388]. Ebenso bietet die DHS die Möglichkeit, Zusatzplatten zur Fixation des Trochantermassivs aufzusetzen (▶ Abb. 10.7). Die Anwendung von periimplantären Augmentationstechniken, wie die bereits beschriebene Anwendung von resorbierbarem Zement, hat sich in der Klinik jedoch nicht durchgesetzt [395].

Schraubenosteosynthese

Die Schraubenosteosynthese mit kanülierten Schrauben findet vornehmlich bei den Schenkelhalsfrakturen Anwendung, die Möglichkeiten der Frakturreposition sind jedoch beschränkt. Für die Schraubenosteosynthese werden nach Platzierung von meist 3 Kirschner-Drähten und Kontrolle der korrekten Lage in 2 Röntgenebenen insgesamt 3 Schrauben über Stichinzisionen oder allenfalls eine kleine Inzision im Bereich des lateralen proximalen Oberschenkels positioniert. Obwohl es sich dadurch prinzipiell um ein minimalinvasives Verfahren handelt, was bei orthogeriatrischen Patienten wünschenswert ist, müssen jedoch wesentliche Risiken bedacht werden. Insbesondere bei den medialen oder subkapitalen Schenkelhalsfrakturen besteht ein hohes Risiko für eine avaskuläre Knochennekrose (AVN; Hüftkopfnekrose), was durch die limitierte Blutversorgung über die A. circumflexa femoris begründet ist. Deshalb steigt das Risiko insbesondere bei dislozierten Schenkelhalsfrakturen und korreliert mit dem Grad der Frakturdislokation [385]. Weitere Herausforderungen sind die reduzierte Knochenqualität und die Notwendigkeit der Entlastung der betroffenen Extremität, welche dem orthogeriatrischen Patient oftmals koordinativ nicht möglich ist. Die Analyse von Patienten > 70 Jahre, die bei einer valgisch impaktierten Schenkelhalsfraktur mit einer kanülierten Schraubenosteosynthese versorgt wurden, zeigte bei insgesamt 24 % der Fälle derartige Komplikationen, die eine Revisionsoperation erforderlich machten [387].

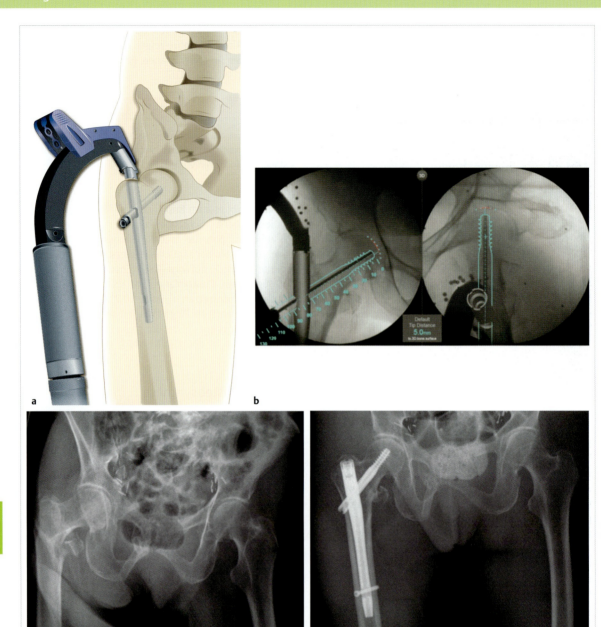

Abb. 10.6 Navigierter Gamma-Nagel
a Zielbügel mit angeschlossenem Adapt-Clip.
b Perioperative Navigation.
c Präoperative Beckenübersichtsaufnahme: pertrochantäre Femurfraktur (AO-Typ 31A2.2).
d Postoperative Beckenübersicht.

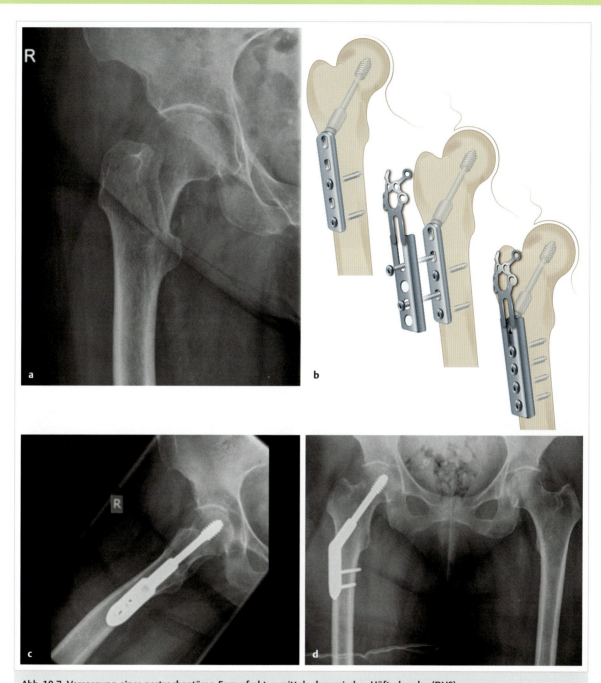

Abb. 10.7 Versorgung einer pertrochantären Femurfraktur mittels dynamischer Hüftschraube (DHS).
a Röngtenaufnahme präoperativ: stabile pertrochantäre Femurfraktur, die mit einer DHS versorgt werden kann.
b Bei Affektion des Trochanter major kann die DHS auch mit einer Abstützplatte augmentiert werden.
c Röntgenaufnahme postoperativ: lateral.
d Röntgenaufnahme postoperativ: Beckenübersicht.

Hüftgelenknahe Frakturen

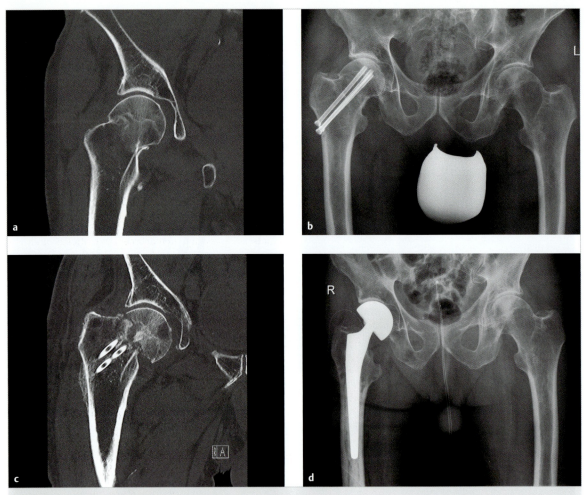

Abb. 10.8 Mediale Schenkelhalsfraktur Typ Garden II.
a Initiale Aufnahme.
b Auf Wunsch der Patientin wurde die Fraktur mit einer kanülierten Schraubenosteosynthese versorgt.
c Nach 6 Monaten persistierende Nonunion und beginnende Implantatdislokation.
d Definitive endoprothetische Versorgung mittels Duokopfprothese bei intaktem azetabulärem Knorpel.

> **Merke**
>
> Vor dem Hintergrund einer Single-Shot-Surgery sollte die kanülierte Schraubenosteosynthese vornehmlich bei jüngeren Patienten Anwendung finden, während bei älteren Patienten andere Versorgungsoptionen im Vordergrund stehen.

Der hier angeführte Fall eines 89-jährigen Patienten bestätigt diese Therapieentscheidung (▶ Abb. 10.8). So wünschte der Patient bei einer gering dislozierten Garden-II-Schenkelhalsfraktur trotz ausführlicher Aufklärung über das hohe Risiko der osteosynthetischen Versorgung unbedingt einen Rekonstruktionsversuch mit einer Schraubenosteosynthese. Der Patient konnte zunächst gut mobilisiert werden und die Entlastung der betroffenen Extremität für 6 Wochen postoperativ einhalten. Dennoch stellte er sich bei persistierenden Beschwerden in der rechten Hüfte nach 6 Monaten erneut in der Sprechstunde vor. In der durchgeführten CT-Kontrolle zeigte sich bei einer zunehmenden Varusdislokation der Fraktur dann eine Non-Union im Bereich der Frakturzone mit geringradiger Perforation einer Schraube durch die Femurkalotte. Bei noch intaktem azetabulärem Knorpel wurde bei dem Patienten dann eine definitive endoprothetische Versorgung mit einer Duokopfprothese erforderlich.

Endoprothetische Frakturversorgung

Diese Form der Frakturversorgung wird insbesondere bei Schenkelhalsfrakturen und nur in Einzelfällen zur Versorgung trochantärer Frakturen angewandt. Prinzipiell muss zwischen der hemiprothetischen Versorgung mittels Duokopf, bei der lediglich der Hüftkopf durch eine Prothesenkomponente ersetzt wird, und der totalendoprothetischen (TEP) Versorgung unterschieden werden. Während die Hemiprothese den Vorteil einer kürzeren Operationsdauer mit geringerem Operationstrauma für den Patienten hat, weißt die Hüft-TEP hingegen bessere Langzeitergebnisse auf, weshalb die Duokopfprothese vornehmlich bei Patienten hohen Alters eingesetzt werden sollte [381].

Der operative Zugang zum Hüftgelenk stellt einen weiteren Einflussfaktor dar, der das Outcome beeinflussen kann. Von den zahlreichen beschriebenen Zugangswegen sind die am häufigsten angewandten Zugänge der muskelschonende, anterolaterale Zugang, der laterale sowie der dorsale Zugang zum Hüftgelenk. Entscheidend ist dabei auch die Erfahrung des Operateurs, weshalb die Thematik des operativen Zuganges hier nicht in aller Ausführlichkeit thematisiert werden soll. Vor dem Hintergrund einer Single-Shot-Surgery sei jedoch eine Studie erwähnt, in der die Ergebnisse nach Duokopfprothesenimplantation von 807 Fällen untersucht wurden. Bei den Patienten, welche über einen dorsalen Zugang versorgt wurden, kam es in 13,0 % der Fälle zu einer postoperativen Hüftluxation, während dies nur bei 2,1 % der Patient nach Versorgung über einen anterolateralen Zugang der Fall war [368].

Duokopfprothese

Mechanisch handelt es sich bei den heute zur Verfügung stehenden bizentrischen Duokopfprothesen um ein dimeres Kugelgelenk, bei dem nur das frakturierte proximale Femur ersetzt und das Azetabulum unversehrt belassen wird. Gegenüber der TEP bietet die Versorgung mittels Duokopfprothese hauptsächlich die Vorteile einer kürzeren Operationszeit bei reduziertem Blutverlust und minimalen perioperativen Komplikationsraten.

> **Vorsicht**
>
> Bei einer operativen Versorgung mittels Duokopfprothese sollte zuvor eine höhergradige Degeneration des azetabulären Gelenkknorpels ausgeschlossen werden. Derartige Knorpelschädigungen haben im Verlauf arthroseähnliche Beschwerden zur Folge und können eine Konversion auf eine TEP erforderlich machen.

Prinzipiell konnte in Nachuntersuchungen eine sehr geringe operative Revisionsrate nach Duokopfprothesenversorgung festgestellt werden. Die Nachuntersuchung von 686 Patienten, welche in einem Zentrum mit einer Duokopfprothese versorgt wurden, ergab z. B. eine operative Revisionsrate von 5,6 %, wobei eine Subgruppenanalyse der Patienten > 75 Jahren eine noch geringere Revisionsrate von 1,4 % zeigte [378]. Auf der anderen Seite zeigten Nachuntersuchungen nach 2 Jahren optimierte klinische Scores bei Patienten, welche mit einer TEP versorgt wurden [394]. Der Erfahrungsgrad des Operateurs hat auf die Entscheidungsfindung TEP oder Hemiprothese sicher auch einen entscheidenden Einfluss. Dennoch gibt es inzwischen ermutigende Langzeitergebnisse > 20 Jahre nach Hemiarthroplastik zur Versorgung von Schenkelhalsfrakturen.

> **Merke**
>
> Unter Berücksichtigung möglicher Langzeitfolgen und Funktionseinbußen sollte die Duokopfprothese jedoch vornehmlich älteren Patienten > 75 Jahren vorbehalten sein [405].

Totalendoprothese

Die relevanten Entscheidungskriterien zur Versorgung von Schenkelhalsfrakturen mittels TEP sind das Alter, die Berücksichtigung bereits bestehender degenerativer Veränderungen des Hüftgelenks und die individuelle Aktivität des Patienten.

> **Merke**
>
> Es gilt: Je jünger und funktionell anspruchsvoller der Patient desto mehr überwiegen die Vorteile einer Totalendoprothese.

So werden die Vorteile der Duokopfprothese in der frühen postoperativen Phase nach 3 Jahren durch bessere funktionelle Resultate der Totalendoprothese kompensiert [374]. Ein weiterer relevanter Aspekt ist die Verankerung der Prothese, so können die Implantate in der Press-Fit-Technik oder durch Knochenzement im umgebenden Knochen verankert werden. Zwar gibt es keine klaren Empfehlungen in den Leitlinien, ab wann eine Endoprothese zementiert verankert werden sollte, unter Berücksichtigung der Literatur und der zur Verfügung stehenden Registerdaten sollte jedoch bei Patienten > 75 Jahre oder Patienten mit einer Reduktion der Knochenqualität eine Zementverankerung erwogen werden [382]. Oftmals wird dann die sog. Hybridtechnik angewandt, bei der nur die femorale Komponente zementiert wird, während die Pfanne „Press-Fit" verankert wird (▶ Abb. 10.9). Ungeachtet der Prothesenverankerung sollte bei orthogeriatrischen Patienten die unmittelbare postoperative Vollbelastung heutzutage jedoch umgesetzt werden können.

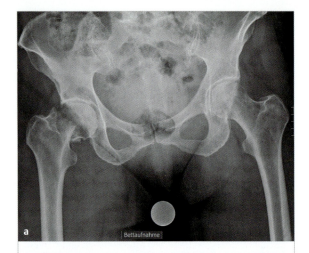
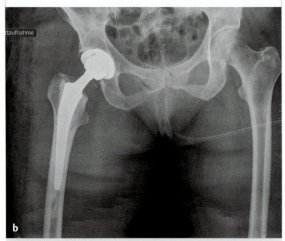

Abb. 10.9 Mediale Schenkelhalsfraktur Typ Garden III bei einer 78-jährigen, weitgehend gesunden und selbstversorgenden Patientin.
a Präoperative Beckenübersichtsaufnahme.
b Die Verwendung einer Referenzkugel bei V. a. eine proximale Femurfraktur bietet zudem die Möglichkeit einer präoperativen Prothesenplanung. Postoperative Beckenübersichtsaufnahme nach Implantation einer Hybrid-TEP (teilzementierte Prothese).

Die Verwendung unterschiedlicher Hüftkopfgrößen, Gleitpaarungen, Implantatdesigns und operativer Zugangswege sind weitere Gegenstände der Diskussionen über eine optimale Versorgung. Dennoch stellt die Versorgung mit einer Hüft-TEP aufgrund ihrer einzigartigen Erfolgsgeschichte einen Meilenstein der orthopädisch-unfallchirurgischen Versorgung dar und wurde daher nicht zu unrecht in der renommierten Zeitschrift Lancet als „operation of the century" bezeichnet [391].

10.4.2 Konservative Therapie

Die konservative Frakturversorgung von hüftgelenknahen Femurfrakturen hat bei orthogeriatrischen Patienten im Grunde keinen Stellenwert, da auch bei gering dislozierter Fraktur eine rasche vollbelastende Mobilisation der betroffenen Extremität gegen das hohe Risiko einer sekundären Frakturdislokation abgewogen werden muss. Allerdings konnten auf der anderen Seite bei nicht dislozierten Schenkelhalsfrakturen bei vornehmlich jungen Patienten, die eine Entlastung der Extremität gut tolerieren und koordinativ umsetzen konnten, gute Ergebnisse nachgewiesen werden [396]. Unter Berücksichtigung der hohen biomechanischen Scher- und Zugkräfte, die auf das proximale Femur einwirken [372], sollten Frakturen im Bereich der Trochanterregion jedoch einer operativen Versorgung vorbehalten sein (▶ Abb. 10.10). Die Datenlage, in der die konservative Frakturversorgung mit der operativen Therapie verglichen wird, ist gering, bei der Versorgung von Schenkelhalsfrakturen zeigte sich in Untersuchungen jedoch ein reduzierter Krankenhausaufenthalt bei optimierter Rehabilitation nach operativer gegenüber der konservativen Frakturversorgung [399].

Merke

Unter Berücksichtigung der optimierten chirurgischen Frakturversorgung wird bei orthogeriatrischen Patienten heutzutage nahezu immer eine operative Versorgung hüftgelenknaher Femurfrakturen empfohlen [375].

10.5 Grenzen und Implantatversagen anhand klinischer Fallbeispiele

Die oftmals reduzierte Knochenqualität bei hüftgelenknahen Femurfrakturen von orthogeriatrischen Patienten kann mit komplexen Frakturen assoziiert sein, die oftmals das Trochantermassiv betreffen. Dennoch ist die Rekonstruktion des Trochantermassivs für einen Funktionserhalt unumgänglich [369]. Insbesondere bei trochantären Mehrfragmentfrakturen kann ein Abweichen von der eigentlich osteosynthetischen Versorgung erforderlich sein. Die endoprothetische Versorgung ist dann eine mögliche Salvage-Prozedur, welche auch als Rückzugsoperation nach gescheiterter osteosynthetischer Versorgung herangezogen wird [390]. Untersuchungen aus den 1980er-Jahren zeigten bei instabilen inter- und subtrochantären Frakturen bessere Ergebnisse nach endoprothetischer Versorgung gegenüber der osteosynthetischen Versorgung [379]. Zudem wurde den osteosynthetisch versorgten Patienten keine unmittelbare Vollbelastung erlaubt. Auch die Verwendung ergänzender Implantate, wie einer Trochanterplatte, ermöglicht eine effektive Fixationsoption für das Trochantermassiv [369].

Der Fall einer 76-jährigen Patientin mit komplexer Destruktion der Trochanterregion verdeutlicht die Bedeutung der endoprothetischen Versorgung als Salvage-Operation (▶ Abb. 10.11). 10 Jahre zuvor hatte sich die Patientin bereits auf der Gegenseite eine mediale Schenkelhalsfraktur zugezogen, welche nach Schraubenosteosynthese zur Ausheilung gekommen ist. Nach einem neuerli-

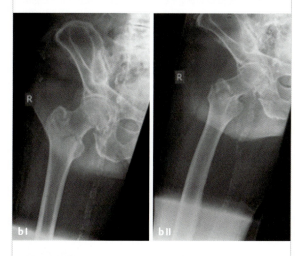
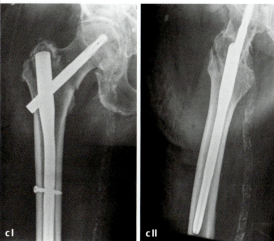

Abb. 10.10 Röntgenaufnahmen eines 94-jährigen Patienten, der sich bei einem Stolpersturz eine stabile, nicht dislozierte Femurfraktur (AO-Typ 31A1.1) zugezogen hatte und eine operative Frakturversorgung zunächst abgelehnt hatte.
a Beckenübersichtsaufnahme.
b In der Röntgenverlaufskontrolle nach 5 Tagen zeigte sich dann eine zunehmende Varusdislokation des Kopf-Hals-Fragments, woraufhin nochmals eine operative Versorgung kritisch diskutiert und dem Patienten eine Marknagelosteosynthese angeraten wurde.
c Schließlich konnte die operative Versorgung mit einem PFNA durchgeführt und der Patient vollbelastend mobilisiert werden.

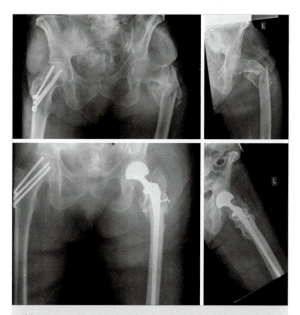

Abb. 10.11 Präoperative (oben) und postoperative (unten) Röntgenbilder einer instabilen trochantären Mehrfragmentfraktur links, die direkt mit einer zementierten Langschafthemiprothese im Sinne einer Single-Shot-Surgery und ergänzender Refixation des Trochantermassivs durch Cerclagen versorgt wurde.

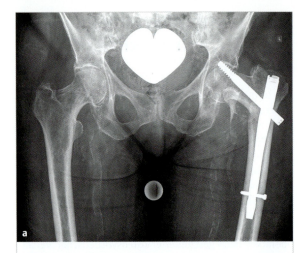
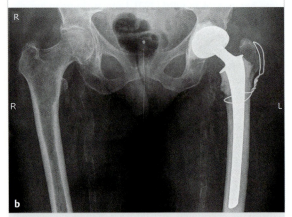

Abb. 10.12 85-jährige Patientin, bei der sich nach Marknagelosteosynthese einer pertrochantären Femurfraktur (AO-Typ 31A2.1) eine zunehmende Implantatdislokation nach 3 Monaten zeigte.
a Zunächst war eine Wanderung der Klinge nach kranial mit einer zunehmenden Varusdislokation des Kopf-Hals-Fragments nachweisbar, die schließlich zu einem vollständigen Ausschneiden der Klinge in das Azetabulum führte.
b Nachfolgende endoprothetische Versorgung mittels TEP und ergänzendender Cerclageosteosynthese des Trochanter major erforderlich.

chen Stolpersturz wurde aufgrund des erschwerten Eintrittpunkts für eine Marknagelosteosynthese von diesem üblichen Verfahren abgesehen und alternativ eine endoprothetische Versorgung durchgeführt.

Die reduzierte Knochenqualität kann jedoch auch mit einem Implantatversagen assoziiert sein, wie dem sog. Cutting-Out, bei dem es zum Ausschneiden der Schenkelhalsklinge oder -schraube aus dem Kopf-Hals-Fragment kommt (▶ Abb. 10.12). Risikofaktoren, die ein derartiges Implantatversagen begünstigen, sind auch die o. g. Abweichung der Schenkelhalsklinge von der optimalen Lage im Kopf-Hals-Fragment, welche unter anderem durch die Tip-Apex-Distanz definiert wird [393].

Literatur

[368] Abram SG, Murray JB. Outcomes of 807 Thompson hip hemiarthroplasty procedures and the effect of surgical approach on dislocation rates. Injury 2015; 46: 1013–107

[369] Babst R, Renner N, Biedermann M et al. Clinical results using the trochanter stabilizing plate (TSP): the modular extension of the dynamic hip screw (DHS) for internal fixation of selected unstable intertrochanteric fractures. J Orthopaed Trauma 1998; 12: 392–399

[370] Baumgaertner MR, Curtin SL, Lindskog DM et al. The value of the tip-apex distance in predicting failure of fixation of peritrochanteric fractures of the hip. J Bone Joint Surg Am 1995; 77: 1058–1064

[371] Bhandari M, Tornetta P, Hanson B et al. Optimal internal fixation for femoral neck fractures: multiple screws or sliding hip screws? J Orthopaed Trauma 2009; 23: 403–407

[372] Bonnaire F, Lein T, Bula P. Trochanteric femoral fractures: anatomy, biomechanics and choice of implants. Unfallchirurg 2011; 114: 491–500

[373] Bonnaire F, Strassberger C, Kieb M et al. Osteoporotic fractures of the proximal femur. What's new? Der Chirurg 2012; 83: 882–891

[374] Bonnaire F, Weber A. Schenkelhalsfrakturen des Erwachsenen. 2015. AWMF-Register Nr. 012/001. http://www.awmf.org/leitlinien/detail/ll/012-001.html (Zugriffsdatum: 09.12.2017)

[375] Callaghan JJ, Liu SS, Haidukewych GJ. Subcapital fractures: a changing paradigm. J Bone Joint Surg 2012; 94: 19–21

[376] Frerichmann U, Raschke MJ, Stockle U et al. Proximal femoral fractures in the elderly. Data from health insurance providers on more than 23 million insured persons–part 2. Unfallchirurg 2007; 110: 610–616

[377] Friedman SM, Mendelson DA. Epidemiology of fragility fractures. Clin Geriatr Med 2014; 30: 175–181

[378] Grosso MJ, Danoff JR, Murtaugh TS et al. Hemiarthroplasty for displaced femoral neck fractures in the elderly has a low conversion rate. J Arthroplasty 2017; 32: 150–154

[379] Haentjens P, Casteleyn PP, De Boeck H et al. Treatment of unstable intertrochanteric and subtrochanteric fractures in elderly patients. Primary bipolar arthroplasty compared with internal fixation. J Bone Joint Surg Am 1989; 71: 1214–1225

[380] Hamlet WP, Lieberman JR, Freedman EL et al. Influence of health status and the timing of surgery on mortality in hip fracture patients. Am J Orthop (Belle Mead NJ) 1997; 26: 621–627

[381] Inngul C, Hedbeck CJ, Blomfeldt R et al. Unipolar hemiarthroplasty versus bipolar hemiarthroplasty in patients with displaced femoral neck fractures: a four-year follow-up of a randomised controlled trial. Int Orthop 2013; 37: 2457–2464

[382] Junnila M, Laaksonen I, Eskelinen A et al. Implant survival of the most common cemented total hip devices from the Nordic Arthroplasty Register Association database. Acta orthopaedica 2016; 87: 546–553

[383] Kammerlander C, Doshi H, Gebhard F et al. Long-term results of the augmented PFNA: a prospective multicenter trial. Arch Orthop Trauma Surg 2014; 134: 343–349

[384] Kammerlander C, Gebhard F, Meier C et al. Standardised cement augmentation of the PFNA using a perforated blade: A new technique and preliminary clinical results. A prospective multicentre trial. Injury 2011; 42: 1484–1490

[385] Kang JS, Moon KH, Shin JS et al. Clinical results of internal fixation of subcapital femoral neck fractures. Clin Orthop Surg 2016; 8: 146–152

[386] Kanis JA, Oden A, Mccloskey EV et al. A systematic review of hip fracture incidence and probability of fracture worldwide. Osteoporos Int 2012; 23: 2239–2256

[387] Kim YC, Lee JY, Song JH et al. The result of in situ pinning for valgus impacted femoral neck fractures of patients over 70 years old. Hip Pelvis 2014; 26: 263–268

[388] Knobe M, Gradl G, Maier KJ et al. Rotationally stable screw-anchor versus sliding hip screw plate systems in stable trochanteric femur fractures: a biomechanical evaluation. J Orthop Trauma 2013; 27: e127–136

[389] Kumar R, Singh RN, Singh BN. Comparative prospective study of proximal femoral nail and dynamic hip screw in treatment of intertrochanteric fracture femur. J Clin Orthop Trauma 2012; 3: 28–36

[390] Laffosse JM, Molinier F, Tricoire JL et al. Cementless modular hip arthroplasty as a salvage operation for failed internal fixation of trochanteric fractures in elderly patients. Acta Orthop Belg 2007; 73: 729–736

[391] Learmonth ID, Young C, Rorabeck C. The operation of the century: total hip replacement. Lancet 2007; 370: 1508–1519

[392] Leung KS, So WS, Shen WY et al. Gamma nails and dynamic hip screws for peritrochanteric fractures. A randomised prospective study in elderly patients. J Bone Joint Surg 1992; 74: 345–351

[393] Lobo-Escolar A, Joven E, Iglesias D et al. Predictive factors for cutting-out in femoral intramedullary nailing. Injury 2010; 41: 1312–1316

[394] Macaulay W, Nellans KW, Garvin KL et al. Prospective randomized clinical trial comparing hemiarthroplasty to total hip arthroplasty in the treatment of displaced femoral neck fractures: winner of the Dorr Award. J Arthroplasty 2008; 23: 2–8

[395] Mattsson P, Alberts A, Dahlberg G et al. Resorbable cement for the augmentation of internally-fixed unstable trochanteric fractures. A prospective, randomised multicentre study. J Bone Joint Surg 2005; 87: 1203-1209

[396] Moulton LS, Green NL, Sudahar T et al. Outcome after conservatively managed intracapsular fractures of the femoral neck. Ann Royal Coll Surg Engl 2015; 97: 279–282

[397] Neuerburg C, Gosch M, Bocker W et al. Proximal femoral fractures in the elderly. Z Geront Geriat 2015; 48: 647–659

[398] Palm H, Posner E, Ahler-Toftehoj HU et al. High reliability of an algorithm for choice of implants in hip fracture patients. Int Orthop 2013; 37: 1121–1126

[399] Parker MJ, Handoll HH. Conservative versus operative treatment for extracapsular hip fractures. Cochrane Database Syst Rev 2000: CD000337

[400] Raunest J, Engelmann R, Jonas M et al. Morbidity and mortality in para-articular femoral fractures in advanced age. Results of a prospective study. Unfallchirurg 2001; 104: 325–332

[401] Sermon A, Boner V, Boger A et al. Potential of polymethylmethacrylate cement-augmented helical proximal femoral nail antirotation blades to improve implant stability–a biomechanical investigation in human cadaveric femoral heads. J Trauma Acute Care Surg 2012; 72: E54–59

[402] Shane E, Burr D, Abrahamsen B et al. Atypical subtrochanteric and diaphyseal femoral fractures: second report of a task force of the American Society for Bone and Mineral Research. J Bone Miner Res 2014; 29: 1–23

[403] Turgut A, Kalenderer O, Karapinar L et al. Which factor is most important for occurrence of cutout complications in patients treated with proximal femoral nail antirotation? Retrospective analysis of 298 patients. Arch Orthop Trauma Surg 2016; 136: 623–630

[404] Tyler W, Bukata S, O'Keefe R. Atypical femur fractures. Clin Geriat Med 2014; 30: 349–359

[405] Von Roth P, Abdel MP, Harmsen WS et al. Cemented bipolar hemiarthroplasty provides definitive treatment for femoral neck fractures at 20 years and beyond. Clin Orthop Relat Res 2015; 473: 3595–3599

[406] Wilharm A, Marintschev I, Hofmann GO et al. 2D-fluoroscopic based navigation for Gamma 3 nail insertion versus conventional procedure-a feasibility study. BMC Musculoskelet Disord 2013; 14: 74

[407] Zuckerman JD, Skovron ML, Koval KJ et al. Postoperative complications and mortality associated with operative delay in older patients who have a fracture of the hip. J Bone Joint Surg Am 1995; 77: 1551–1556

11 Verletzungen des Sprunggelenks

H. Polzer

11.1 Epidemiologie

Bedingt durch den Wandel der Alterspyramide kommt es zu einer erheblichen Veränderung des unfallchirurgischen Patientenklientels. Neben einer deutlichen Zunahme der osteoporotischen Frakturen am proximalen Femur, dem Humerus, den Wirbelkörpern und dem distalen Radius treten entsprechend auch immer häufiger Frakturen des Sprunggelenks bei Osteoporose auf.

Für Frakturen des oberen Sprunggelenks (OSG) bestehen 2 Altersgipfel. Der erste Gipfel liegt bei Männern zwischen 15–29 Jahren. Ein zweiter Gipfel besteht bei einem Alter über 50 Jahre und betrifft vor allem Frauen. Anhand des Schwedischen Patientenregisters wurden die Daten von 91 410 Patienten mit Sprunggelenksfraktur zwischen 1987–2004 ausgewertet. Dabei zeigte sich insgesamt eine Inzidenz von 71 pro 100 000 Personenjahre [429]. 57 % der Patienten waren weiblich. Die Inzidenz für Frauen war mit 79 pro 100 000 Personenjahre signifikant höher, verglichen mit Männern (63 pro 100 000 Personenjahre), wobei sich die Inzidenzrate altersabhängig entwickelte. Der höchste Anstieg der Inzidenzrate zeigte sich bei Frauen über 60 Jahre mit 0,9 pro Jahr im Vergleich zu 0,2 pro Jahr im gesamten Kollektiv. Das führte zu einer Inzidenz für Frauen über 50 Jahre von 107 pro 100 000 Personenjahre [429]. Auch Kannus et al. [417] zeigten eine erhebliche Zunahme der OSG-Frakturen von 319 % bei über 60-Jährigen zwischen den Jahren 1970 und 2000. Die Autoren prognostizieren anhand eines Regressionsmodells eine Verdreifachung dieser Frakturen bis zum Jahr 2030 im Vergleich zum Jahr 2000.

> **Merke**
>
> Sprunggelenkfrakturen und deren Versorgung bei älteren Patienten mit Osteoporose werden immer häufiger.

11.2 Anatomie und Pathologie

Ein entscheidender Aspekt ist, dass ältere Patienten komplexere Frakturen erleiden. Die Zahl an Bi- und Trimalleolarfrakturen sowie an komplexen, mehrfragmentären Frakturen ist beim älteren Patienten signifikant höher als beim jüngeren [433]. In der Abbildung ist exemplarisch eine komplexe, mehrfragmentäre Fraktur aller 3 Malleoli dargestellt (▶ Abb. 11.1).

Diese komplexeren Frakturen beim Älteren gehen zusätzlich mit schwereren Weichteilverletzungen einher. Entsprechend steigt die Inzidenz offener Frakturen mit zunehmendem Alter an. Court-Brown et al. [412] konnten einen Anstieg offener Sprunggelenksfrakturen mit einem Weichteilschaden Grad III nach Gustilo und Anderson von 11 pro 1 000 000/Jahr bei einem Alter unter 65 Jahre auf 37 pro 1 000 000/Jahr bei ≥ 65 Jahren nachweisen. Besonders häufig waren offene Frakturen bei Frauen ≥ 65 Jahre

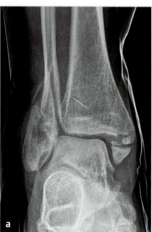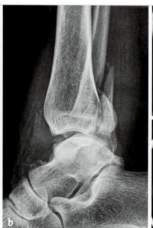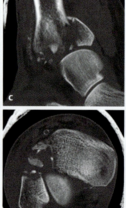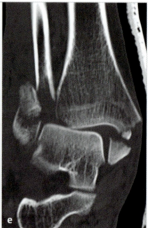

Abb. 11.1 Beispiel für eine komplexe mehrfragmentäre Fraktur aller 3 Malleoli (AO-Typ 44B3.3) bei einer Patientin (68 Jahre) mit vorbekannter Osteoporose.
- **a** Röntgen a.-p.
- **b** Röntgen seitlich.
- **c** CT sagittal.
- **d** CT axial.
- **e** CT koronar.

mit 51 pro 1 000 000/Jahr. Verantwortlich dafür sind vermutlich die höhere Komplexität der Fraktur sowie die Alterung der Haut. Beides erschwert die akute Behandlung und erhöht zusätzlich die postoperative Wundkomplikationsrate. Beim älteren Patienten sind die offenen Frakturen – im Unterschied zum jungen Patienten – zum größten Teil durch Niedrigrasanztraumata verursacht.

Ob die Sprunggelenkfraktur beim älteren Patienten jedoch analog zur Hüftfraktur als osteoporotische Fraktur anzusehen ist, wird aktuell intensiv diskutiert. In Bezug auf die Alters- und Geschlechterverteilung sowie den Unfallmechanismus sind wichtige Kriterien für osteoporotische Frakturen auch am OSG vorhanden. Hinsichtlich der Bedeutung der Knochendichte führten Lee et al. [420] Knochendichtemessungen bei 194 Patienten durch. Sie konnten signifikant niedrigere Werte im Talus und der distalen Tibia bei Patienten über 50 Jahre nachweisen. Andererseits konnten mehrere Studien keine verminderte Knochendichte am proximalen Femur oder der Lendenwirbelsäule bei Patienten mit OSG-Fraktur nachweisen [428].

Einige Risikofaktoren für eine Sprunggelenkfraktur wurden bereits identifiziert [414]:
- Sarkopenie
- erhöhter BMI
- Diabetes mellitus
- Rauchen
- Stürze in der Vorgeschichte
- umfangreiche Dauermedikation
- weibliches Geschlecht

11.3 Diagnostik und Klassifikation

Bereits in der Anamnese müssen wesentliche Aspekte beachtet werden. Es sollte besonders auf Begleiterkrankungen, wie pAVK, Diabetes mellitus, Demenz, Osteoporose, neurologische Defizite, und das Aktivitätsniveau vor dem Unfall geachtet werden (Kap. 2). Darüber hinaus sollte die bestehende Vormedikation (z. B. Kortison, blutverdünnende Medikation) überprüft werden (Kap. 4.3) und ggf. andere Disziplinen (z. B. Kardiologie, Diabetologie, Psychiatrie, Neurologie) identifiziert werden, die hinzugezogen werden sollten. Des Weiteren sollte die häusliche Situation frühzeitig geklärt werden, um die Versorgung nach der akuten Behandlung sicherzustellen.

Bei Verdacht auf eine Fraktur sollte zunächst eine Röntgenuntersuchung des Sprunggelenks in 2 Ebenen erfolgen. Zeigt sich dabei eine supra- oder transsyndesmale Fraktur oder eine Fraktur von 2 oder 3 Malleoli ist eine CT-Untersuchung zu empfehlen. So lässt sich häufig erst die Komplexität der Fraktur darstellen, was für die Operationsplanung essenziell ist.

Es existieren zahlreiche Klassifikationen zur Einteilung der Frakturen des oberen Sprunggelenkes. Die gebräuchlichste stellt heute die Klassifikation der AO dar. Diese unterteilt die Frakturen anhand der Lokalisation relativ zur Syndesmose und der Zahl der frakturierten Malleoli.

11.4 Therapie

Die Sprunggelenksfraktur im Alter stellt aus mehreren Gründen eine große Herausforderung in der unfallchirurgischen Praxis dar.

> **Merke**
>
> Grundsätzlich gilt, dass die häufig schlechte Knochenqualität spezielle Techniken zur Frakturstabilisierung notwendig macht.

Auch liegen im Alter meist zahlreiche Komorbiditäten vor, welche die Behandlung erschweren bzw. ebenfalls eine Behandlung erfordern. Darüber hinaus beeinflussen diese Komorbiditäten unter Umständen die Knochen- und Weichteilheilung negativ. Häufig hat auch die durch den Patienten eingenommene Dauermedikation Auswirkungen auf die Fraktur- und Wundheilung. Speziell am Sprunggelenk bestehen darüber hinaus noch besondere Herausforderungen: Durch den geschwächten osteoporotischen Knochen kommt es oft zu komplexen Mehrfragmentfrakturen mit Trümmerzone und/oder Impression der Gelenkfläche. Vorbestehende Durchblutungsstörungen und eine veränderte Hauttrophik aggravieren die mit der Fraktur assoziierte Weichteilverletzung. In Kombination mit resultierenden Luxationen oder Subluxationen kommt es gehäuft zu relevanten Weichteilschäden bis hin zur Hautnekrose – auch bei primär geschlossenen Weichteilverletzungen. Zusätzlich ist die Durchblutung an Fuß und Sprunggelenk häufig durch eine Makro- und Mikroangiopathie erheblich eingeschränkt und/oder es besteht eine periphere Polyneuropathie.

> **Praxis**
>
> Die periphere Blutversorgung sollte unbedingt überprüft und dokumentiert werden. Ggf. kann eine präoperative Angiografie erwogen werden, um Wundheilungsstörungen vorzubeugen.

Nicht nur die prä- und perioperative Phase stellen eine besondere Situation dar. Auch die postoperative Nachbehandlung erfordert oft besondere Konzepte. In vielen Fällen ist z. B. aufgrund eines eingeschränkten Aktivitätsniveaus oder körperlicher Schwäche eine Teilbelastung der unteren Extremität nur eingeschränkt möglich. Häufig machen Demenz oder verminderte Compliance eine solche Nachbehandlung sogar unmöglich. Dies macht besondere Osteosyntheseverfahren und eine sorgfältige

Operationsplanung unabdingbar. Auch die Verwendung eines Gipsverbands trotz stabiler Osteosynthese kann hilfreich für die Wund- und Frakturheilung sein.

In der postoperativen Phase ist es auch bei Sprunggelenksfrakturen wichtig, eine Osteoporoseabklärung durchzuführen. Osteoporose ist bis zu einer Fraktur eine asymptomatische Erkrankung. Entsprechend ist im Regelfall der Unfallchirurg der erste Arzt, der mit dem Symptom der Erkrankung konfrontiert wird. Deswegen ist es seine Aufgabe, eine Osteoporosediagnostik und, falls indiziert, eine entsprechende Therapie einzuleiten (Kap. 5.5). Die konsequente Osteoporosediagnostik und -therapie ist essenziell, um das Risiko für Folgefrakturen zu senken. Dies findet bisher aber noch unzureichend statt.

Ein weiterer wichtiger Aspekt zur Vermeidung von Folgefrakturen ist die Wiederherstellung der Selbstständigkeit. Dafür sind ein Koordinationstraining zur Sturzprophylaxe und eine physiotherapeutische Behandlung zur Kräftigung der Muskulatur essenziell. Gerade bei so häufigen Frakturen wie der OSG-Fraktur sollten standardisierte Verfahren geschaffen werden.

11.4.1 Chirurgische Therapie

Das Ziel der operativen Behandlung besteht in der anatomischen Reposition und Wiederherstellung einer stabilen Gelenkführung, um so ein belastungsfähiges, funktionell stabiles Sprunggelenk wiederherzustellen, das es dem Patienten ermöglicht, die vor der Verletzung durchgeführten Aktivitäten wieder aufzunehmen.

Für geriatrische Patienten besteht bisher kein Konsens über die optimale therapeutische Vorgehensweise bei instabilen Frakturen. Das Vorgehen muss unter besonderer Berücksichtigung der Weichteilsituation, der Knochenqualität, den Komorbiditäten und der Compliance individuell angepasst werden.

Fixateur externe

Der Fixateur externe wird meist bei offenen Frakturen oder bei subluxierten/luxierten Sprunggelenksfrakturen verwendet, wenn sich das Repositionsergebnis nicht mittels Gips halten lässt. Aus unserer Sicht ist dies ein wertvolles Werkzeug zur Behandlung der begleitenden Weichteilverletzung vor der definitiven Versorgung.

> **Vorsicht**
>
> Die definitive Behandlung einer OSG-Fraktur mit einem Fixateur externe ist grundsätzlich möglich, weist aber erhebliche Nachteile auf.

Mittels geschlossener Reposition ist keine anatomische Rekonstruktion und Retention der Fraktur möglich und es besteht ein gesteigertes Risiko für Infektion im Bereich der Pin-Eintrittsstellen. Machen Autoren führen alternativ eine temporäre transartikuläre Transfixation mit Kirschner-Drähten durch, bis sich die Weichteile soweit erholt haben, dass eine Versorgung mittels offener Reposition und interner Fixation (ORIF) möglich ist. Teilweise wird die Transfixation auch nach der Osteosynthese bis zur Heilung der Weichteile belassen. Eine solche Transfixation führt aber neben den genannten Nachteilen zusätzlich zu einer Knorpelschädigung des Sprunggelenks und wird von uns entsprechend nicht empfohlen.

Osteosynthese

Instabile Frakturen sollten – wann immer möglich – mittels stabiler Osteosynthese versorgt werden. Ziel der Osteosynthese ist es, die Gelenkkongruenz stabil wiederherzustellen und eine frühzeitige Mobilisation des Gelenks ermöglichen.

Viele Sprunggelenksfrakturen können mit den klassischen Osteosyntheseverfahren, z. B. Drittelrohrplatten, Zugschrauben oder Zuggurtung, versorgt werden. Allerdings besteht bei eingeschränkter Knochendichte eine verminderte Stabilität. Somit erfordert die Osteosynthese von Sprunggelenksfrakturen beim alten Menschen häufig spezielle Techniken der Stabilisierung.

Drittelrohrplatte

Die Osteosynthese mittels Drittelrohrplatte stellt nach wie vor die häufigste Versorgungsform dar. Ein wichtiger Aspekt bei der Stabilität von konventionellen Drittelrohrplatten ist die Position, in der die Platte aufgebracht wird. Meist erfolgt die Auflage der Platte von lateral. Dadurch ist eine Verankerung der Schrauben im distalen Fragment aber meist nur monokortikal möglich, um eine Penetration in das Gelenk zu vermeiden. Alternativ kann die Plattenanlage von posterior erfolgen. Dies hat mehrere Vorteile. Zum einen fungiert das Implantat dann im Sinne einer Antigleitplatte und zum anderen können die Schrauben z. T. bikortikal besetzt werden, ohne in das Gelenk zu penetrieren. Des Weiteren kann eine Zugschraube bei schräg verlaufenden Frakturen durch die Platte gesetzt werden. Ein weiterer Vorteil ist, dass die Platte von posterior weniger Irritation an der Haut durch die Schraubenköpfe verursacht.

In Kadaverstudien konnten im osteoporotischen Knochen bessere biomechanische Eigenschaften für die posteriore Plattenlage – verglichen mit der lateralen – nachgewiesen werden [424]. Zu beachten ist aber, dass bei der Anlage der Platte von posterior Irritationen der Peronealsehnen auftreten können, v. a. bei weit distaler Plattenlage. Aufgrund dieser Tatsache ist die Entfernung der Platte bei Anlage von posterior häufiger notwendig. Deswegen ist diese Plattenlage vor allem dann einzusetzen, wenn eine schräg verlaufende Fraktur mit ausreichend Abstand zur Fibulaspitze besteht.

11.4 Therapie

> **Merke**
>
> Wichtig ist, darauf zu achten, dass die Platte nicht das distale Ende der Fibula überragt, weil dies zu einer Irritation der Peronealsehnen führen kann.

Drittelrohrplatte und Kirschner-Drähte

Koval et al. [418] führten den Begriff „K-wire-cage-technique" ein. Das heißt, zusätzlich zur Osteosynthese mittels Drittelrohrplatte wurde eine Verstärkung der Osteosynthese durch 2 parallele Kirschner-Drähte durchgeführt. Sie setzten dieses Verfahren bei 20 Patienten mit komplexen, mehrfragmentären Frakturen mit schlechter Knochenqualität (Alter der Patienten ≥ 50 Jahre) der distalen Fibula ein, und konnten für alle Patienten exzellente radiologische und klinische Ergebnisse nachweisen. Zusätzlich führten sie biomechanische Untersuchungen durch und wiesen eine Verbesserung der Biegestabilität um 81 % und der Torsionsstabilität um 200 % nach. Allerdings kommt es häufig zur sekundären Dislokation der Kirschner-Drähte und zu Hautirritationen durch die Drähte.

Zuggurtungsosteosynthese

Die Zuggurtungsosteosynthese wird regelhaft bei Frakturen des Olekranon oder der Patella eingesetzt. Am Sprunggelenk wird diese Osteosyntheseform meist am medialen Malleolus verwendet. Sie ist vor allem dann vorteilhaft, wenn es sich um eine mehrfragmentäre Fraktur handelt, mit Fragmenten, die zu klein sind, um sie mit Schrauben zu fassen. Die Drahtcerclage wird unterhalb der Kirschner-Drähte durch das Ligamentum deltoideum geführt. Proximal wird eine Schraube oder ein Bohrloch in der Tibia platziert und die Drahtcerclage in einer 8er-Form darum gelegt. Grundsätzlich ist die Technik der Kirschner-Draht-Zuggurtungsosteosynthese v. a. bei schlechter Knochenqualität oder kleinen Fraktur-Fragmenten auch für die Fibula möglich (▶ Abb. 11.2).

Osteosynthese der Tibiahinterkante über den posterolateralen Zugang

Der posterolaterale Zugang ist zur Versorgung von Sprunggelenksfrakturen bisher wenig verbreitet. Dieser Zugang ist besonders hilfreich, wenn eine Fraktur der Tibiahinterkante (auch als Fraktur des posterioren Malleolus bezeichnet) offen reponiert werden soll. Für den Hautschnitt existieren mehrere Variationen. Am häufigsten erfolgt der Hautschnitt direkt dorsal der Peronealsehnen (▶ Abb. 11.3). Unter Schonung der Sehnenscheiden erfolgt die Präparation auf die Unterschenkelfaszie. Nach Eröffnen der Unterschenkelfaszie kann die Tibiahinterkante frei eingesehen werden. So lässt sich eine anatomische Reposition des posterioren Malleolusfragments erreichen. Über denselben Zugang kann auch die Versorgung der distalen Fibula erfolgen. Dafür wird oberhalb der Peronealsehnen unter Präparation eines adipo-cuta-

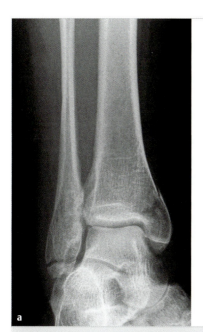
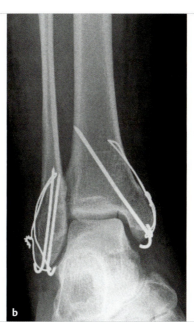
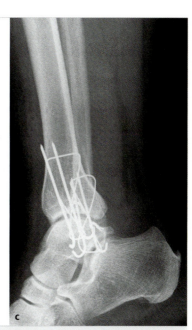

Abb. 11.2 Bimalleolarfraktur AO-Typ 44A2.2.
a Präoperative Röntgenaufnahme.
b Postoperative Röntgenaufnahme (a.-p.) nach Zuggurtungsosteosynthese des medialen und lateralen Malleolus.
c Postoperative Röntgenaufnahme (seitlich).

Sprunggelenkverletzungen

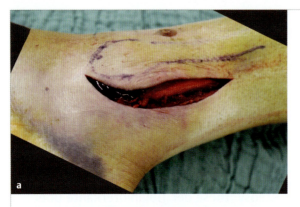
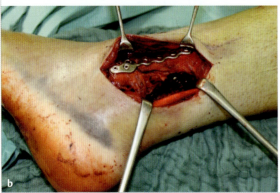
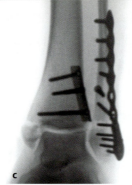
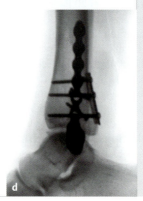

Abb. 11.3 Posterolateraler Zugang: Osteosynthese des posterioren Malleolus mit einer Drittelrohrplatte und des lateralen Malleolus mit einer anatomischen winkelstabilen Platte. Die Osteosynthese des medialen Malleolus erfolgt anschließend über einen medialen Zugang.
- **a** Der Hautschnitt für den posterolateralen Zugang erfolgt direkt dorsal der Peronealsehnen.
- **b** Osteosynthese des posterioren und lateralen Malleolus über den posterolateralen Zugang.
- **c** Intraoperatives Röntgenbild a.-p.
- **d** Intraoperatives Röntgenbild seitlich.

nen Lappens die Fibula dargestellt. Somit kann sowohl eine laterale als auch eine dorsale Plattenosteosynthese der Fibula durchgeführt werden (▶ Abb. 11.3).

Wann eine Fraktur des posterioren Malleolus offen reponiert werden sollte, ist derzeit Gegenstand intensiver Diskussionen. Einigkeit besteht aber darin, dass bereits das Vorliegen einer Fraktur des posterioren Malleolus zu einer schlechteren Prognose des Behandlungsergebnisses führt. Möglich ist aber auch, dass eine solche Fraktur Ausdruck der höheren Verletzungsenergie ist und nicht die Fraktur an sich das Ergebnis verschlechtert. Seit der ersten Untersuchung 1940 nach der Behandlung von 8 Patienten mit einer Fraktur des posterioren Malleolus mit > 33 % der Gelenkfläche gilt als allgemein akzeptiert, dass lediglich Frakturen, die mehr als 25 % bzw. 33 % der Gelenkfläche betreffen, versorgt werden sollten, auch wenn keine Studien diese Einschätzung sinnvoll untermauern. Umgekehrt gibt es aber einige Überlegungen, die dafür sprechen, auch kleinere Fragmente zu refixieren: Durch die anatomische Reposition wird die physiologische Spannung und Integrität der hinteren Syndesmose wiederhergestellt. Dies ist entscheidend für die Positionierung der Fibula in der Inzisur der Tibia.

Praxis

Da die Verwendung von Stellschrauben zu Fehlpositionierungen der Fibula in der Inzisur führen kann, lässt sich durch die Osteosynthese des posterioren Malleolus wahrscheinlich die Zahl der Fehlpositionierungen reduzieren.

Ein weiterer Aspekt ist, dass bei unzureichender Reposition eine verringerte Kontaktfläche im OSG besteht. Dies könnte zu einer erhöhten Belastung führen. Allerdings gibt es bisher auch keine eindeutigen Ergebnisse klinischer Studien, die für die offene Reposition von Fragmenten < 33 % bzw. 25 % der Gelenkfläche sprechen. Dies ist Gegenstand aktueller Studien. Die Verwendung des posterolateralen Zugangs hat einen weiteren entscheidenden Vorteil. Sollte im postoperativen Verlauf eine Wundheilungsstörung auftreten, ist die Platte von Weichteil bedeckt, sodass eine Infektion nicht sofort einen direkten Kontakt zum Implantat bekommt. Insgesamt ist die Komplikationsrate für den posterolateralen Zugang vergleichbar mit der des lateralen Zugangs.

Tibia-pro-Fibula-Verfahren

Die Syndesmose ist bei osteoporotischen Frakturen wahrscheinlich seltener verletzt, da bei schlechter Knochenqualität zuerst der Knochen bricht, bevor die Bandstrukturen zerreißen. Aber auch ohne eine Verletzung der Syndesmose wird von einigen Autoren der Einsatz von Stellschrauben propagiert. Dieses Verfahren wurde unter dem Namen Tibia-pro-Fibula-Verfahren bekannt. Die zusätzliche Verwendung von Stellschrauben konnte in Kadaverversuchen eine signifikante Steigerung der Stabilität der Osteosynthese an der Fibula erzielen [425]. Dabei werden die Schrauben in allen 4 kortikalen Knochenanteilen von Fibula und Tibia verankert. Ob diese Schrauben nach der Frakturheilung wieder entfernt werden sollten, ist derzeit nicht abschließend geklärt.

Intramedulläre Nagelung der Fibula

Das Problem bei der Plattenosteosynthese ist das Schrauben-Knochen-Interface. Hier kann es vor allem im osteoporotischen Knochen zum Ausreißen der Schrauben kommen. Dieses Problem wird durch die Verwendung eines intramedullären Nagels zur Versorgung von Fibulafrakturen umgangen. Darüber hinaus lässt sich so die Osteosynthese über einen sehr kleinen Zugang durchführen. Des Weiteren werden die Weichteildeckung über der Fraktur und die biologischen Prozesse an der Frakturzone kaum beeinträchtigt. Aus diesen Gründen ist die Osteosynthese mittels Nagel an den großen Röhrenknochen heute weit verbreitet.

Mittlerweile sind auch Nägel für die Fibula in unterschiedlichen Varianten vorhanden, mit und ohne Verriegelungsoptionen und teilweise mit der Option zur Einbringung einer fibulotibialen Stellschraube durch den Nagel. Es gibt zahlreiche Fallserien mit guten Ergebnissen, geringer Komplikationsrate und guter Funktion. Bugler et al. [411] konnten zeigen, dass die Ergebnisse bei intramedullärer Nagelung besser sind, wenn zusätzlich eine Stellschraube verwendet wird. Asloum et al. [409] fanden in einer prospektiv randomisierten Studie bessere Ergebnisse und weniger Komplikationen für die Nagelosteosynthese bei einfachen Weber-B-Frakturen ohne Syndesmosenverletzung im Vergleich zur Plattenosteosynthese.

> **Merke**
>
> Da es sich bei den Frakturen der distalen Fibula um intraartikuläre Frakturen handelt, ist das Ziel der Behandlung die anatomische Reposition, die bei Nagelosteosynthese häufig schwierig ist.

Ob die intramedulläre Osteosynthese vergleichbare Ergebnisse auch bei komplexen, mehrfragmentären Frakturen liefert, ist bisher nicht abschließend geklärt.

Winkelstabile Plattenosteosynthese

Die Entwicklung von winkelstabilen Platten war speziell für die Versorgung von osteoporotischen Frakturen ein entscheidender Schritt. Die Vorteile durch die Implantation eines Fixateur interne sind bereits an vielen anatomischen Lokalisationen nachgewiesen. Entsprechend ist es weitestgehend anerkannt, dass die winkelstabile Plattenosteosynthese bei komplexen periartikulären Frakturen, mehrfragmentären Frakturen der Meta- oder Diaphyse sowie bei schlechter Knochenqualität indiziert sind. Meist treffen alle diese Faktoren bei Sprunggelenksfrakturen des älteren Menschen zu.

Derzeit findet eine erhebliche Weiterentwicklung der winkelstabilen Platten statt. So bieten immer mehr Hersteller anatomisch geformte Platten mit unterschiedlichen Schraubenoptionen (mono- oder polyaxial), aus Stahl oder Titan usw. an. Trotzdem ist die Zahl der derzeit verfügbaren Studien, die winkelstabile Platten mit konventionellen Platten vergleichen, noch sehr gering. Die vorhandenen Studien zeigen aber in der überwiegenden Mehrheit eine Überlegenheit der winkelstabilen Platte im osteoporotischen Knochen, speziell für mehrfragmentäre Frakturen.

Patientenstudien existieren nur für einfache Frakturen vom Typ Weber B oder für ein sehr inhomogenes Patientenkollektiv. Huang et al. [415] führten eine retrospektive Analyse bei 147 Patienten durch und verglichen die Ergebnisse nach Osteosynthese der distalen Fibula mittels Drittelrohrplatte, winkelstabiler LCP und einer winkelstabilen anatomischen Platte. Die Verwendung der anatomischen winkelstabilen Platte führte zu den besten Ergebnissen für den Olerud and Molander Score (OMS) und den Score der American Orthopaedic Foot and Ankle Society (AOFAS), sowie zur kürzesten Zeit bis zur knöchernen Konsolidierung. Tsukada et al. [430] führten eine prospektiv randomisierte Studie zur Verwendung von winkelstabilen Implantaten bei einfachen Frakturen vom Typ Weber B durch. Die Autoren fanden keine Unterschiede in den Ergebnissen. Allerdings handelte es sich bei den Patienten mit einem mittleren Alter von 41 Jahren um junge Patienten mit einer einfachen Zweifragmentfraktur und die Kontrollgruppe wurde mittels LCP und nicht mittels Drittelrohrplatte versorgt.

> **Merke**
>
> Überlegen sind die winkelstabilen Platten besonders dann, wenn eine mehrfragmentäre Fraktur vorliegt oder aufgrund des Frakturtyps keine Zugschraube eingebracht werden kann.

In einer großen biomechanischen Analyse zeigte sich eine signifikant höhere Stabilität für die winkelstabilen Implantate, allerdings nicht bei einfachen Schrägfrakturen, die zusätzlich mit einer Zugschraube versorgt wurden [410].

Lynde et al. [422] untersuchten retrospektiv die Komplikationsrate nach Plattenosteosynthese und konnten keine Unterschiede zwischen winkelstabilen und konventionellen Platten zeigen. Leider wurden dabei aber nicht die verschiedenen Frakturtypen im Einzelnen analysiert.

Daten für Frakturen im osteoporotischen Knochen oder bei mehrfragmentären Frakturen existieren bisher nur aus Kadaverstudien oder aber von Kunstknochenmodellen. In einem Osteoporosefrakturmodel zeigten Zahn et al. [432] bessere biomechanische Ergebnisse für die winkelstabile Plattenosteosynthese im Vergleich zur Drittelrohrplatte. Ein weiterer Vorteil der winkelstabilen Plattensysteme war, dass die mechanische Funktionalität, im Gegensatz zur konventionellen Drittelrohrosteosynthese, unabhängig von der Knochendichte war. Einige Studien konnten keine besseren Ergebnisse für die winkelstabile Platte im Vergleich zur Drittelrohrplatte zeigen. In diesen Studien wurden allerdings meist einfache Frakturen vom Typ Weber B untersucht, zusätzlich eine Zugschraube verwendet oder es wurden keine osteoporotischen Knochen untersucht [413].

Trotz der fehlenden Daten scheint aufgrund des bisherigen Wissens die Verwendung von winkelstabilen anatomischen Plattensystemen bei mehrfragmentären Frakturen mit schlechter Knochenqualität sinnvoll. In der Abbildung ist die Versorgung einer komplexen mehrfragmentären Trimalleolarluxationsfraktur mittels winkelstabiler Plattenosteosynthese dargestellt (▶ Abb. 11.4).

Komplikationen

Die offene Reposition und interne Fixation beim älteren Patienten ist im Vergleich zu jungen Patienten mit mehr Komplikationen vergesellschaftet. In einer Studie an 74 Patienten über 70 Jahre litten 9 % an einer Wundheilungsstörung, die perioperative Mortalität betrug 3 %. Wegen Schwierigkeiten bei der Mobilisation und fehlender sozialer Unterstützung war der Krankenhausaufenthalt oftmals verlängert, mit einer mittleren Dauer von 26 Tagen. 84 % der Patienten erreichten wieder ihr ursprüngliches Aktivitätsniveau, allerdings waren 10 % nach der Fraktur auf Unterstützung angewiesen. Alle Frakturen verheilten, wobei 5 % eine sekundäre Dislokation aufwiesen [427].

Wundheilungsstörungen nach Osteosynthesen am Sprunggelenk sind sehr häufig und werden mit einer Häufigkeit zwischen 5 % und 40 % angegeben, je nach Gruppe der untersuchten Patienten.

In der Analyse von 487 Patienten konnten folgende Risikofaktoren identifiziert werden, die eine signifikant höhere Rate an Komplikationen verursachen [423]:
- Alkohol- oder Nikotinmissbrauch
- Diabetes mellitus
- periphere Polyneuropathie
- Vorliegen einer offenen Fraktur
- eingeschränkte Compliance
- Patientenalter
- Nephropathie
- pAVK

All diese Faktoren sind bei älteren Patienten besonders häufig. Die häufigsten Komplikationen nach Osteosynthese beim geriatrischen Patienten sind dabei:
- Infektionen
- Wundheilungsstörungen
- unzureichende Reposition
- sekundärer Repositionsverlust
- Implantatversagen

Größere Weichteildefekte am Sprunggelenk, z. B. als Folge von Wundheilungsstörungen, stellen grundsätzlich – aber umso mehr beim alten Patienten – eine erhebliche Herausforderung dar. Bei ausgeprägten Weichteildefekten sind freie Lappenplastiken aufgrund der meist eingeschränkten Durchblutung häufig nicht geeignet. Selbst lokale Lappenplastiken sind oft nur eingeschränkt einsetzbar. Trotz der erhöhten postoperativen Komplikationsrate beim alten Menschen führt die anatomische Reposition mittels offener Reposition und interner Fixation zu guten Langzeitergebnissen. Auch Patienten über 80 Jahre weisen gute funktionelle Ergebnisse auf. Diese sind sogar vergleichbar mit den Langzeitergebnissen von jungen Patienten [421].

Praxis

Eine engmaschige postoperative Kontrolle bzw. Anbindung ist sehr wichtig, um Komplikationen frühzeitig zu erkennen und behandeln zu können.

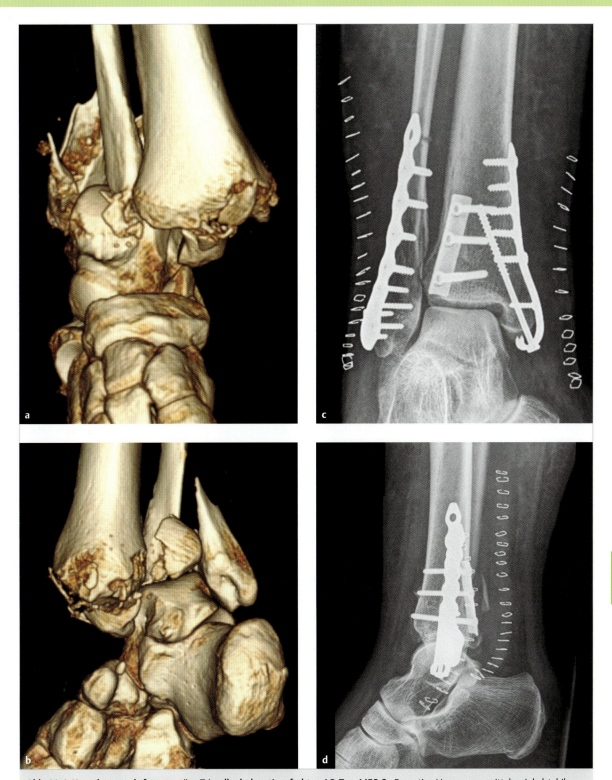

Abb. 11.4 Komplexe, mehrfragmentäre Trimalleolarluxationsfraktur AO-Typ 44B3.3. Operative Versorgung mittels winkelstabiler Plattenosteosynthese des medialen und lateralen Malleolus sowie offener Reposition und Retention des posterioren Malleolus mit einer Drittelrohrplatte.
a–b 3D-Rekonstruktion präoperativ.
c Postoperative Röntgenaufnahme (a.-p.).
d Postoperative Röntgenaufnahme (seitlich).

Arthrodese mittels Nagel

Sprunggelenksfrakturen sind häufig sehr instabil. Zusätzlich erschwert die schlechte Knochenqualität die Fixierung mittels Platten und Schrauben. Deshalb existiert das Konzept, Sprunggelenksfrakturen primär mittels Rückfußarthrodese zu behandeln, um so initial eine ausreichende Stabilisierung der Fragmente bis zur knöchernen Konsolidierung zu erreichen. Vor der Entwicklung von Rückfußarthrodesenägeln wurden für diesen Zweck regelhaft Kirschner-Drähte oder Steinmann-Nägel verwendet. Diese wurden üblicherweise nach der Frakturheilung wieder entfernt. Alternativ wurden teilweise Kirschner-Drähte gekreuzt eingebracht, um so das untere Sprunggelenk nicht in die temporäre Arthrodese mit einzubeziehen.

Neuerdings werden auch Nägel zur temporären Rückfußarthrodese bei der Behandlung von komplexen instabilen OSG-Frakturen eingesetzt (▶ Abb. 11.5). In diesem Fall erfolgt zunächst die geschlossene Reposition und die plantigrade Einstellung des Rückfußes. Anschließend erfolgt die Einbringung des Nagels. Manche Autoren erlauben nach einer solchen Versorgung eine sofortige Vollbelastung im Walker. Bei der temporären Arthrodese wird die Entfernung des Nagels nach sicherer Konsolidierung der Fraktur, üblicherweise nach 12 Wochen, empfohlen. Der große Nachteil dieser Technik besteht in der Tatsache, dass sowohl USG wie auch OSG dabei erheblich beschädigt werden und eine Arthrose vorprogrammiert ist. Je nach Durchmesser und Anzahl der verwendeten Drähte oder Nägel kommt es zu einer entsprechend ausgedehnten Verletzung des Gelenkknorpels und somit früher oder später zu entsprechenden Schmerzen.

Eine retrospektive Analyse von 31 Patienten, die mittels intramedullärem Nagel versorgt wurden, konnte 21 nachverfolgen [416]. Insgesamt kam es zu 3 Anschlussfrakturen an das Implantat und zu 2 gebrochenen Nägeln. Von den 21 nachuntersuchten Patienten kam es in 8 von 21 Fällen zu keiner Heilung der Fraktur. Al-Nammari et al. [408] behandelten insgesamt 41 Patienten mit OSG-Fraktur mittels intramedullärem Nagel. Voraussetzung für den Einsatz des Verfahrens war, dass die Patienten präoperativ nicht selbstständig gehfähig waren. 40 % der eingeschlossenen Patienten wiesen eine offene Fraktur auf, 35 % der Patienten verstarben innerhalb der ersten 6 Monate nach der Operation. Von den verbliebenen Patienten erreichten 90 % ihr präoperatives Aktivitätsniveau.

Sollte eine Rückfußarthrodese zur primären Versorgung durchgeführt werden, ist es aus unserer Sicht wichtig, eine Entknorpelung des OSG und USG durchzuführen. Ansonsten besteht ein sehr hohes Risiko, dass es zur Ausbildung einer schmerzhaften Pseudarthrodese kommt. Dafür sind aber zusätzliche, ausgedehnte Zugänge notwendig. Eines der großen Probleme bei der Versorgung von OSG-Frakturen beim alten Menschen sind aber die Wundkomplikationen.

Vorsicht

Zugänge für eine Arthrodese bei Vorliegen einer Weichteilverletzung aufgrund des Traumas erhöhen das Risiko für Wundkomplikationen zusätzlich.

Zusätzlich führt die Arthrodese zu einem vollständigen Funktionsverlust des OSG und USG. Aus diesen Gründen sehen wir die Versorgung mittels Arthrodese lediglich als Mittel der letzten Wahl, wenn z. B. aufgrund eines ausgeprägten Knochensubstanzverlusts eine Osteosynthese nicht möglich ist.

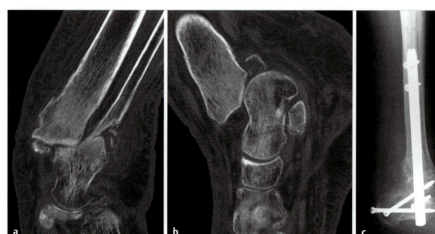

Abb. 11.5 OSG-Luxationsfraktur mit erheblicher knöcherner Destruktion.
a   Koronarer CT-Schnitt.
b   Sagittaler CT-Schnitt.
c   Postoperatives Röntgenbild nach Durchführung einer Rückfußarthrodese zur Frakturbehandlung in seitlicher Röntgenaufnahme.
d   Postoperatives Röntgenbild nach Durchführung einer Rückfußarthrodese zur Frakturbehandlung in a.-p.-Röntgenaufnahme.

11.4.2 Konservative Therapie

Immer wieder wird die konservative Therapie auch für instabile und dislozierte OSG-Frakturen beim geriatrischen Patienten diskutiert. Grund ist das erhöhte perioperative Risiko und die Schwierigkeit, komplexe Brüche bei zusätzlichem Vorliegen einer Osteoporose zu retinieren. Koval et al. [419] identifizierten 33 704 Patienten ≥ 65 Jahre mit einer OSG-Fraktur in der United States Medicare Datenbank. Bei einem mittleren Patientenalter von 76 Jahren fanden sie eine signifikant höhere Mortalität für die konservative Therapie, verglichen mit der operativen Therapie, über einem Zeitraum bis zu 2 Jahre nach der Verletzung. Allerdings kam es bei den operierten Patienten signifikant häufiger zu einem erneuten Krankenhausaufenthalt. Die Komplikationen insgesamt waren für beide Gruppen ≤ 2 %, aber für die operative Therapie deutlich höher als für die konservative.

Zusätzlich besteht für die konservative Therapie eine höhere Rate an schmerzhafter Fehlverheilung und Pseudarthrose. Die Rate für Fehlverheilung oder Pseudarthrose nach geschlossener Reposition und Retention im Gips betragen 43–73 %. Darüber hinaus können mit der operativen Therapie signifikant bessere funktionelle Ergebnisse im Olerud and Molander Score, mehr Beweglichkeit, weniger Schwellung und eine höhere Patientenzufriedenheit erzielt werden [431]. Außerdem zeigt sich erwartungsgemäß durch die offene Reposition ein besseres radiologisches Repositionsergebnis, verglichen mit der geschlossenen Reposition.

Aus den ausgeführten Gründen sollten auch beim älteren Patienten die gleichen Entscheidungskriterien für die konservative bzw. operative Therapie angelegt werden wie beim jüngeren. Das heißt, konservativ sollten nur stabile Frakturen behandelt werden. Dies sind die Typen A1 und nicht dislozierte B1-Frakturen nach der AO-Klassifikation. Bei diesen Frakturen sollte aber zusätzlich der Ausschluss einer ligamentären Instabilität (z. B. Syndesmose, Innenband), z. B. mittels Stabilitätsprüfung unter Durchleuchtung, erfolgen.

Merke

Instabile Frakturen sollten nur dann, wenn eine klare Kontraindikation zur Operation besteht, konservativ behandelt werden, ansonsten sollten alle instabilen Frakturen ohne Kontraindikationen operativ versorgt werden.

Literatur

[408] Al-Nammari SS, Dawson-Bowling S, Amin A et al. Fragility fractures of the ankle in the frail elderly patient: treatment with a long calcaneotalotibial nail. Bone Joint J 2014; 96-B: 817–822

[409] Asloum Y, Bedin B, Roger T et al. Internal fixation of the fibula in ankle fractures: a prospective, randomized and comparative study: plating versus nailing. Orthop Traumatol Surg Res 2014; 100: S 255–259

[410] Bariteau JT, Fantry A, Blankenhorn B et al. A biomechanical evaluation of locked plating for distal fibula fractures in an osteoporotic sawbone model. Foot Ankle Surg 2014; 20: 44–47

[411] Bugler KE, Watson CD, Hardie AR et al. The treatment of unstable fractures of the ankle using the Acumed fibular nail: development of a technique. J Bone Joint Surg Br 2012; 94: 1107–1112

[412] Court-Brown CM, Biant LC, Clement ND et al. Open fractures in the elderly. The importance of skin ageing. Injury 2015; 46: 189–194

[413] Davis AT, Israel H, Cannada LK et al. A biomechanical comparison of one-third tubular plates versus periarticular plates for fixation of osteoporotic distal fibula fractures. J Orthop Trauma 2013; 27: e201–207

[414] Hong W, Cheng Q, Zhu X et al. Prevalence of sarcopenia and its relationship with sites of fragility fractures in elderly chinese men and women. PLoS One 2015; 10: e0138102

[415] Huang Z, Liu L, Tu C et al. Comparison of three plate system for lateral malleolar fixation. BMC Musculoskelet Disord 2014; 15: 360

[416] Jonas SC, Young AF, Curwen CH et al. Functional outcome following tibio-talar-calcaneal nailing for unstable osteoporotic ankle fractures. Injury 2013; 44: 994–997

[417] Kannus P, Palvanen M, Niemi S et al. Increasing number and incidence of low-trauma ankle fractures in elderly people: Finnish statistics during 1970–2000 and projections for the future. Bone 2002; 31: 430–433

[418] Koval KJ, Petraco DM, Kummer FJ et al. A new technique for complex fibula fracture fixation in the elderly: a clinical and biomechanical evaluation. J Orthop Trauma 1997; 11: 28–33

[419] Koval KJ, Zhou W, Sparks MJ, et al. Complications after ankle fracture in elderly patients. Foot Ankle Int. 2007; 28: 1249–55. doi: 10.3113/FAI.2007.1249

[420] Lee KM, Chung CY, Kwon SS et al. Ankle fractures have features of an osteoporotic fracture. Osteoporos Int 2013; 24: 2819–2825

[421] Little MT, Berkes MB, Lazaro LE et al. Comparison of supination external rotation type IV ankle fractures in geriatric versus nongeriatric populations. Foot Ankle Int 2013; 34: 512–517

[422] Lynde MJ, Sautter T, Hamilton GA et al. Complications after open reduction and internal fixation of ankle fractures in the elderly. Foot Ankle Surg 2012; 18: 103–107

[423] Miller AG, Margules A, Raikin SM. Risk factors for wound complications after ankle fracture surgery. J Bone Joint Surg Am 2012; 94: 2047–2052

[424] Minihane KP, Lee C, Ahn C et al. Comparison of lateral locking plate and antiglide plate for fixation of distal fibular fractures in osteoporotic bone: a biomechanical study. J Orthop Trauma 2006; 20: 562–566

[425] Panchbhavi VK, Vallurupalli S, Morris R. Comparison of augmentation methods for internal fixation of osteoporotic ankle fractures. Foot Ankle Int 2009; 30: 696–703

[426] Scioscia TN, Ziran BH. Use of a vertical transarticular pin for stabilization of severe ankle fractures. Am J Orthop (Belle Mead NJ) 2003; 32: 46–48

[427] Srinivasan CM, Moran CG. Internal fixation of ankle fractures in the very elderly. Injury 2001; 32: 559–563

[428] Strauss EJ, Egol KA. The management of ankle fractures in the elderly. Injury 2007; 38 Suppl 3: S 2–9

[429] Thur CK, Edgren G, Jansson KA et al. Epidemiology of adult ankle fractures in Sweden between 1987 and 2004: a population-based study of 91,410 Swedish inpatients. Acta Orthop 2012; 83: 276–281

[430] Tsukada S, Otsuji M, Shiozaki A et al. Locking versus non-locking neutralization plates for treatment of lateral malleolar fractures: a randomized controlled trial. Int Orthop 2013; 37: 2451–2456

[431] Wronka KS, Salama H, Ramesh B. Management of displaced ankle fractures in elderly patients – is it worth performing osteosynthesis of osteoporotic bone? Ortop Traumatol Rehabil 2011; 13: 293–298

[432] Zahn RK, Jakubietz M, Frey S et al. A locking contoured plate for distal fibular fractures: mechanical evaluation in an osteoporotic bone model using screws of different length. J Appl Biomech 2014; 30: 50–57

[433] Zwipp und Amlang. Treatment of fractures of the ankle in the elderly. Orthopäde 2014; 43: 332–338

12 Periprothetische Frakturen

A. A. Kurth, W. Böcker, B. Ockert, C. Kammerlander

Da die Zahl orthopädischer Implantate zunimmt, ist es unvermeidlich, dass damit vergesellschaftete Frakturen vermehrt auftreten. Die Inzidenz von periprothetischen Frakturen dürfte dramatisch zunehmen, da die Prävalenz der Primär- und Revisionsendoprothetik und die Lebenserwartung weiter ansteigen werden [465].

Mehr als 200 000 Ersatzoperationen von jeweils Hüft- und Kniegelenken werden jedes Jahr in Deutschland durchgeführt, mit einer deutlichen Steigerungstendenz aufgrund des demografischen Wandels. Zusätzlich haben sich die Indikationen zu solchen Operationen deutlich erweitert, von sehr viel jüngeren bis zu hochbetagten Patienten mit multiplen Nebenerkrankungen.

Als Folge eines Anstiegs implantierter Schulter- und Ellenbogenendoprothesen wird eine Zunahme periprothetischer Frakturen an der oberen Extremität prognostiziert [452]. Da die Gesamtzahl implantierter Schulterendoprothesen im Vergleich zur Hüft- und Knieendoprothetik jedoch viel geringer ist, werden periprothetische Frakturen an der oberen Extremität viel seltener beobachtet, und Therapieempfehlungen stützen sich überwiegend auf Fallserien und Erfahrungsberichte [480]; [464]. Der rapide technische Entwicklungsfortschritt auf dem Sektor der Schulter- und Ellenbogenendoprothetik hat darüber hinaus in den letzten Jahren prinzipiell zu einer hohen Variabilität hinsichtlich Lokalisation der Fraktur, Prothesentyp, Vorliegen einer Lockerung und anderer Faktoren geführt, weshalb die Behandlung periprothetischer Frakturen an der oberen Extremität eine differenzierte Betrachtung erforderlich macht.

12.1 Periprothetische Frakturen der Schulter

B. Ockert, C. Kammerlander

12.1.1 Epidemiologie

Die Prävalenz periprothetischer Frakturen an der Schulter beträgt zwischen 0,6 und 2,4 % [438]; [480]. Sie treten überwiegend auf der humeralen Seite auf, periprothetische Frakturen an der Scapula sind selten – mit Ausnahme der Akromioninsuffizienzfraktur nach Implantation einer inversen Schulterprothese [450].

12.1.2 Anatomie und Pathologie

Unterscheiden lassen sich intraoperative periprothetische Frakturen, die bis zu 20 % aller intraoperativen Komplikationen ausmachen, und postoperative Frakturen, die meist Folge niedrigenergetischer Stürze sind [438]; [459].

Intraoperative Frakturen lassen sich am häufigsten bei Prothesenwechseloperationen beobachten und sollten unmittelbar adressiert werden. Im Gegensatz dazu ist bei periprothetischen Frakturen an der oberen Extremität als Folge eines Sturzes für gewöhnlich ausreichend Zeit, die Therapie sorgfältig zu planen.

12.1.3 Diagnostik und Klassifikation

Bei periprothetischer Fraktur einer anatomischen Schulterprothese ist die Überprüfung der Rotatorenmanschettenfunktion essenziell [457]. Anamnestisch können Fragen nach der prätraumatischen Schulterfunktion und Schmerzen hilfreich sein. An der Schulter spielt es zudem eine besondere Rolle, welcher Endoprothesentyp vorliegt, da sich die auf dem Markt befindlichen Implantate gravierend in Funktion und Verankerung unterscheiden. Beispielhaft sind die heutzutage immer häufiger implantierten Kurzschaftprothesen oder Implantate mit epiphysärer Verankerung, die als Hemi- oder Totalprothesen implantiert sein können, zu nennen. Diese können in zementfreier und zementierter Form implantiert sein, was für das Ausmaß des operativen Eingriffs wichtig ist. Darüber hinaus gewinnt in der Alterstraumatologie die inverse Prothese eine zunehmende Bedeutung für die primäre Versorgung der proximalen Humerusfraktur und stellt im Rahmen einer periprothetischen Fraktur besondere Herausforderungen an den Operateur [466].

Wie bei periprothetischen Frakturen der unteren Extremität ist an der oberen Extremität auch die Beurteilung der Verankerung von Bedeutung, d. h. ob die Prothese im Knochen trotz der Fraktur fest verankert oder gelockert ist. Radiologisch können anhand von Lysesäumen chronisch gelockerte zementierte und nichtzementierte Prothesen von akut durch die Fraktur gelockerte Prothesen unterschieden werden. Nichtzementierte, diaphysär verankerte Prothesen können auch durch die Fraktur bei resultierend fehlendem Kraftschluss gelockert sein. Eine Osteosynthese ist nur bei stabil verankerter Prothese zielführend, hingegen ist bei einer Fraktur mit gelockerter Prothese eine revisionsendoprothetische Versorgung anzustreben [434].

> **Vorsicht**
>
> Bei anamnestischem Verdacht auf eine chronische Prothesenlockerung muss die Möglichkeit eines Protheseninfekts ausgeschlossen werden.

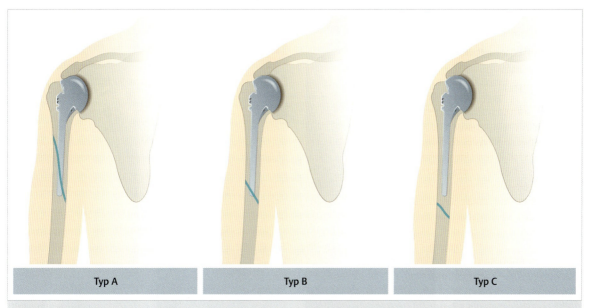

| Typ A | Typ B | Typ C |

Abb. 12.1 Wright-und-Cofield-Klassifikation zur periprothetischen Humerusfraktur bei konventionellen Implantaten mit Prothesenschaft.

Topografisch lassen sich periprothetische Frakturen in Frakturen der Tubercula und Frakturen mit Übergang in den Schaft unterteilen. Dabei treten Spiralfrakturen und transversal verlaufende Frakturen im Bereich des Prothesenschafts auf sowie Frakturen, welche über die distale Spitze der Prothese hinausreichen.

In der klinischen Praxis hat sich die Einteilung nach Wright und Cofield bewährt, die sich nach der Frakturmorphologie und der Höhe der Fraktur in Bezug zum Prothesenschaft richtet [482]; ▶ Abb. 12.1):
- Typ-A-Frakturen liegen im Bereich der Spitze des Prothesenschafts mit Ausdehnung um mehr als ein Drittel der Länge des Prothesenschafts.
- Typ-B-Frakturen betreffen ebenfalls die Prothesenspitze, laufen jedoch weniger als ein Drittel des Prothesenschaftes nach proximal aus.
- Typ-C-Frakturen verlaufen vollständig distal der Prothese und eine stabile Verankerung der Prothesen ist meistens gegeben.

12.1.4 Therapie

Ziele der Behandlung sind zum einen eine frühestmögliche Wiedererlangung der Schulter-Arm-Funktion, z. B. durch das Erreichen einer knöchernen Frakturkonsolidierung, und zum anderen der Erhalt einer stabilen Prothesenverankerung. Wie bei allen operativen Eingriffen in der Alterstraumatologie spielen Komorbiditäten, die Operabilität und der funktionelle Anspruch des Patienten eine große Rolle für die Therapieentscheidung.

> **Merke**
>
> Bei unverhältnismäßig hohem perioperativem Risiko ist im Zweifelsfall die Entscheidung zur konservativen Therapie vorzuziehen.

Eine konservative Therapie eignet sich außerdem bei stabilen, nicht- und gering dislozierten Frakturen, in ähnlicher Weise wie bei der proximalen Humerusfraktur ohne liegende Endoprothese. Durch kurzfristige Ruhigstellung des betroffenen Arms (2–3 Wochen) in der Armschlinge und unter stufenweiser Mobilisierung (z. B. Pendelübungen), kann die Schulter-Arm-Funktion zurückerlangt und einer posttraumatischen „frozen shoulder" vorgebeugt werden. Röntgenkontrollen in kurzfristigen Abständen (z. B. 1, 3, 6 und 12 Wochen) sind notwendig, um eine mögliche sekundäre Dislokation frühzeitig zu erkennen und entsprechend das Therapiekonzept anzupassen.

Aufgrund des Verlaufs kann bei Typ-C-Frakturen die Behandlung in ähnlicher Weise wie bei konventionellen Humerusschaftfrakturen erfolgen, die unter konservativer Therapie ein hohes Maß der knöchernen Konsolidierung zeigen. Ist eine Konsolidierung unter konservativer Therapie gefährdet oder ist eine längerfristige Immobilisation des Arms unerwünscht, ist bei diesem Typ eine Plattenosteosynthese geeignet (▶ Abb. 12.2). Additiv kann die Osteosynthese am Humerus durch eine oder mehrere Cerclagen unterstützt werden. Während Osteosynthesen im proximalen Drittel des Humerus am besten über einen deltoideopektoralen Zugang angegangen wer-

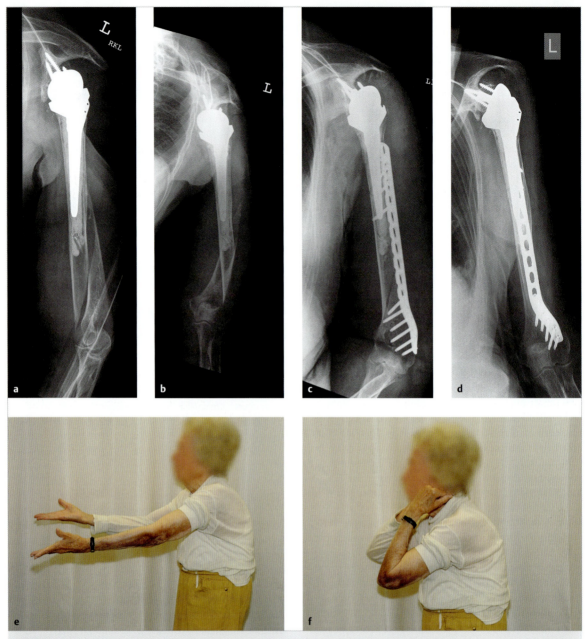

Abb. 12.2 Fallbeispiel einer 86-jährigen Patientin mit periprothetischer Humerusfraktur Wright-Cofield Typ C und stabil verankerter Prothese.
a   Röntgen a.-p. der periprothetischen Humerusfraktur.
b   Röntgen seitlich.
c   Postoperative Kontrolle (a.-p.) nach Plattenosteosynthese.
d   Seitliches Röntgenbild nach winkelstabiler Plattenosteosynthese.
e–f Klinisches Ergebnis nach Versorgung der periprothetischen Humerusfraktur.

den können, ist bei distalen Frakturen ein dorsaler Zugang sinnvoller. Dieser ermöglicht eine gute Exposition des Humerus und eine sichere Darstellung des N. radialis. Eine zuverlässige Aussage zur Prothesenlockerung kann hingegen bei Typ-A- und -B-Frakturen schwieriger sein, weshalb man bei der Therapieplanung für einen Prothesenwechsel „gerüstet" sein muss [453].

Bei einliegender schaftloser Prothese kann die Entscheidung analog zur Behandlung von nicht periprothetischen Humerusfrakturen getroffen werden. Eine Frakturstabilisierung ist meist mit winkelstabiler Plattenosteosynthese (ggf. polyaxiales System) gut möglich.

Ist eine Wechseloperation aufgrund einer periprothetischen Fraktur mit gelockerter Prothese notwendig, sollte im Röntgenbild der Subakromialraum betrachtet werden. Zeigt sich eine craniale Migration der anatomischen Prothese, kann im Rahmen einer periprothetischen Fraktur der Wechsel von einer anatomischen Prothese auf eine inverse Prothese sinnvoll sein [437]. Auch wenn heute bereits schaftlose inverse Implantate zur Verfügung stehen, sind in der Praxis periprothetische Frakturen vom inversen Prothesentyp mit Schaftkomponente noch häufiger. Hier richtet sich die Behandlung in ähnlicher Weise nach den oben beschriebenen Kriterien. Bei gelockerter inverser Prothese ist üblicherweise ein Prothesenwechsel auf eine inverse Langschaftprothese zu wählen. Bei zusätzlicher Glenoidfraktur kann als „Salvage-Prozedur" die „Rück"-Konversion auf eine Hemiprothese mit Großkopf erforderlich sein, wobei das funktionelle Ergebnis häufig hinter den Erwartungen zurückbleibt. Umgekehrt kann bei periprothetischer Fraktur einer Hemiprothese und bereits nachweisbarer Glenoidarrosion die Konversion auf eine Totalprothese die Funktion verbessern.

Bei zuvor zementierten Implantaten wird der Zement aus dem Markraum durch sorgsame antegrade Aufbohrung oder subpektorale Fenestrierung entfernt [451]. Unabhängig vom Zugang sind solche Operationen mit einem hohen Maß an Komplikationen (z. B. 7,5 % kortikale Perforationen) behaftet und sollten deshalb nur in der Hand des erfahrenen Chirurgen erfolgen [468]; [480]. Neben den zahlreichen Instrumenten und vorgehaltenen Implantaten ist die totale Zementausräumung meistens sehr zeitaufwendig und birgt neben den allgemeinen Risiken durch eine verlängerte Operation im Speziellen Risiken für den Patienten.

> **Praxis**
>
> Im alterstraumatologischen Patientenkollektiv kann bei im Markraum fest verankertem Zementmantel die zementierte Implantation einer dünneren Prothese mit langem Schaft eine schonende Alternative sein.

Periprothetische Frakturen der Scapula sind im Gegensatz zu humeralen Frakturen viel seltener. Eine Ausnahme stellt die Insuffizienzfraktur des Akromions nach Implantation einer inversen Prothese dar. Diese tritt meistens innerhalb des ersten Jahres nach Implantation auf und lässt sich bei ca. 5–7 % der Fälle beobachten [450]. Meistens ist eine konservative Therapie ausreichend, in wenigen Fällen ist eine Osteosynthese des Akromions indiziert. Bei beiden Verfahren ist das Ergebnis gegenüber Patienten ohne Akromioninsuffizienzfraktur etwas reduziert [478]. Periprothetische Frakturen des Glenoids können intraoperativ im Rahmen einer Protheseimplantation oder Wechseloperation beobachtet werden, sind aber im Allgemeinen selten.

12.2 Periprothetische Frakturen des Ellenbogens

B. Ockert, C. Kammerlander

Auch bei einliegenden Ellenbogenprothesen lassen sich periprothetische Frakturen beobachten. Aufgrund der noch selteneren Indikation handelt es sich jedoch um wenige Fälle. Dabei sind die Frakturen entlang der humeralen Komponente eher Folge von Stürzen, während Frakturen entlang der ulnaren Komponente auch ohne direktes Trauma, als Folge einer Prothesenlockerung auftreten können [449].

3 Hauptfaktoren müssen bei der Behandlung von periprothetischen Frakturen am Ellenbogen berücksichtigt werden:
- Frakturlokalität
- Implantatfixierung
- der verbliebene „bone stock"

Aus den Empfehlungen von O'Driscoll und Morrey geht hervor, dass humerale Frakturen im Bereich des periartikulären Segments liegen (Typ I) und in der Regel keine operative Therapie benötigen. Im Gegensatz dazu ist bei Fraktur entlang der Prothesenspitze (Typ II), bei gelockerter Prothese, eine operative Behandlung notwendig. Dabei können neben einer Revisionsprothese auch „strut allografts" Verwendung finden. In wenigen Fällen kann auch eine Tumorprothese notwendig werden.

> **Merke**
>
> Im Gegensatz zu periprothetischen Frakturen von Hüfte, Knie und Schulter sind am Ellenbogen iatrogene Nervenschädigungen und tiefe Infektionen prozentual häufiger.

In einer Kohortenstudie der Arbeitsgruppe um Morrey zeigt sich, dass trotz der großen Expertise bei 6 von 11 Patienten im Rahmen der operativen Behandlung wegen einer periprothetischen Humerusfraktur am Ellenbogen eine oder mehrere Komplikationen auftraten [477]. Bei der Behandlung periprothetischer Frakturen am Ellenbogen empfiehlt sich daher ein möglichst knochenschonendes Vorgehen, bei dem der Zement nur sparsam reseziert wird und zur Erlangung einer stabilen Situation eine Verkürzung des Humerus von 1–2 cm toleriert werden kann [477].

12.3 Periprothetische Frakturen des proximalen Femurs

A. A. Kurth, W. Böcker

12.3.1 Epidemiologie

Die Inzidenz der periprothetischen Fraktur nach primärer Hüftendoprothese reicht von 1 bis 2,3 % und nach Revisionseingriffen an der Hüfte bis zu 7,8 % [463]. Solche Frakturen sind heute die dritthäufigste Ursache für einen Revisionseingriff nach Implantation einer Hüftendoprothese und machen ca. 6 % der Fälle im schwedischen Register aus. Nach dem schwedischen National Hip Arthroplasty Registry (1979–2000) waren periprothetische Frakturen auf der Grundlage des Vancouver-Systems wie folgt verteilt:
- 4 % Typ-A-Frakturen
- 86 % Typ-B-Frakturen
- 10 % Typ-C-Frakturen

Bei einer primären Hüftendoprothese traten die meisten der Frakturen vom Typ B um einen losen Stamm (Typ B2) auf (70 %), während Frakturen nach Revisionsoperationen häufiger um eine festsitzende Prothese (Typ B1) aufgetreten sind (51 %) [462]. In der Literatur finden sich die meisten der Typ-B1-Frakturen (60 %) um zementierte Prothesen, obwohl das Bruchrisiko bei zementfreien Implantaten deutlich höher erscheint [465]; [443].

Eine Osteoporose als zugrunde liegende Erkrankung wurde bei fast 60 % der Patienten mit einer periprothetischen Fraktur identifiziert. Dabei waren das weibliche Geschlecht (52–70 % der Frakturen) und ein fortgeschrittenes Alter (mittleres Alter von 60–77 Jahren) die wichtigsten Risikofaktoren [465]; [472]. Weitere Risikofaktoren für periprothetische Frakturen sind Erkrankungen, die die Knochenqualität negativ beeinflussen, wie z. B. chronisch entzündliche Arthropathien, prävalente Hüftfrakturen, knöcherne Deformität (z. B. fibröse Dysplasie, Morbus Paget) und periprothetische Osteolysen durch die Abrieberkrankung. Technische Faktoren, wie Revisionseingriffe, Press-Fit-Implantate und Fehlstellungen von Implantaten, stellen ebenfalls ein erhöhtes Risiko für periprothetische Femurfrakturen dar [462]; [479]. Die große Mehrheit der Frakturen (ca. 85 %) waren das Ergebnis von Stürzen aus dem Stand (Niedrigenergietraumata), spontane Frakturen und hochenergetische Traumata machten hingegen nur 10 % bzw. 5 % der Fälle aus [465]; [443]. Eine Studie berichtet, dass 37 % der periprothetischen Frakturen „spontan" nach Revision einer totalen Hüftarthroplastie [462] auftraten.

Schließlich treten bei älteren Patienten mit multiplen Komorbiditäten häufig periprothetische Oberschenkelfrakturen auf. Die 1-Jahres-Mortalität nach operativer Behandlung von periprothetischen Frakturen ist hoch (9–17 %), ähnlich der von Hüftfrakturen (16,5 %). 2 Studien berichteten sogar von einer deutlich höheren Sterblichkeitsrate bei Frakturen, die mittels Osteosynthese behandelt wurden, verglichen mit einer Revisionsendoprothetik (30–32 % vs. 10–12 %) [462]; [436]. Dieser Unterschied wurde mit der sofortigen Vollbelastung und der verbesserten Mobilisierung der Patienten, die mit einer Revisionsendoprothese versorgt wurden, erklärt [460]. Extramedulläre Konstrukte werden häufig mit Nicht- oder Teilgewichtsbelastung nachbehandelt, um mechanisches Versagen zu verhindern [473]. Darüber hinaus zeigt sich eine geringere Reoperationsrate nach der Versorgung mit einem Revisionsschaft [481].

> **Merke**
>
> Angesichts der Tatsache, dass eine einmalige und endgültige Operation bei den meist geriatrischen Patienten zu favorisieren ist, wird die Versorgung mit einem Revisionsimplantat mehr und mehr empfohlen [469]; [461].

12.3.2 Anatomie und Pathologie

Es ist bekannt, dass die Implantation von rigiden Implantaten an langen Röhrenknochen einen Bereich mit einer hohen Stresskonzentration („stress riser") bewirkt. Zementfreie Implantate erlangen durch Verklemmung eine primäre Stabilität im Knochen. Erst im weiteren Verlauf entsteht durch die Osteointegration eine stabile Situation um den Schaft herum, mit einer besseren mechanischen Verteilung der auftretenden Kräfte. Daher treten periprothetische Frakturen um zementfreie Schäfte häufig in den ersten 6 Monaten nach der Implantation auf, verglichen mit einem vermehrten Auftreten nach ca. 6 Jahren bei zementierten Implantaten [435].

Biomechanische Untersuchungen an osteoporotischen Femora mit implantierten Prothesen haben gezeigt, wie verschiedene Krafteinwirkungen in unterschiedlichen Frakturmustern resultieren [476]:
- Torsionsbelastungen führen zu einer pertrochanteren Fraktur (Vancouver A)
- eine anteriore Belastung führt zu einer suprakondylären distalen Femurfraktur (distaler Vancouver C)
- eine laterale Belastung führt zu einer Bruchlinie nahe der Spitze des Schafts (Vancouver B)

Andere Studien konnten zeigen, dass die Niedrigenergietorsionskraft, die durch die gelegentliche Überlastung während der täglichen Aktivitäten in Gegenwart eines gelockerten Schafts verursacht wird, häufig für „spontane" Vancouver-B-Frakturen verantwortlich ist [455].

> **Merke**
>
> Jeder pathologische Prozess, der den Knochen schwächt, erhöht das Risiko für periprothetische Frakturen deutlich.

Die Osteolyse ist eine besonders bedrohliche Situation hinsichtlich einer späteren periprothetischen Fraktur, da sie sowohl für die endosteale Resorption des Knochens als auch für die aseptische Lockerung des Schafts verantwortlich ist. Einige Studien deuten darauf hin, dass bis zu 75% aller Revisionseingriffe Folgen einer zugrunde liegenden Osteolyse sind [441].

Neben der periprothetischen Osteolyse ist die Revisionsendoprothetik per se mit einem stark erhöhten Risiko für eine periprothetische Fraktur verbunden. Die Bruchrate steigt proportional zur Anzahl der Revisionseingriffe [462].

Andere Zustände, die das Knochenlager beeinflussen können, sind die Osteoporose, entzündliche Arthropathien, Traumata und Tumoren.

12.3.3 Diagnostik und Klassifikation

Das von Duncan und Masri [447] entwickelte, weitverbreitete und akzeptierte Klassifikationssystem für postoperative periprothetische Frakturen des Femurs unterteilt die Patienten nach der Frakturlokalisation, der Stabilität der Prothese im Knochen und der Knochenqualität.

Die häufig genutzte Vancouver-Klassifizierung hat sich aufgrund ihrer Zuverlässigkeit, hohen Gültigkeit und des etablierten Behandlungsalgorithmus als sehr praktisch erwiesen. Frakturen werden nach 3 Typen auf der Grundlage der anatomischen Höhe der Fraktur kategorisiert:
- Typ-A-Frakturen befinden sich an der proximalen Metaphyse und werden weiter unterteilt nach der Beteiligung des Trochanter major (AG) und des Trochanter minor (AL).
- Zu den Typ-B-Frakturen gehören die Frakturen direkt um die oder gerade unter der Schaftspitze. Diese sind noch unterteilt in:
  - Typ-B1-Frakturen mit festsitzendem Schaft
  - Typ-B2-Frakturen mit gelockertem Schaft, aber mit gutem Knochenlager
  - Typ-B3-Frakturen mit gelockertem Schaft und schlechtem Knochenlager
- Typ C-Frakturen befinden sich weit unterhalb des Schafts.

Das Vancouver-Klassifikationssystem erweist sich in den meisten Fällen als sehr effektiv, obwohl es von der präoperativen radiologischen Beurteilung der Stabilität des Schafts (Typ-B1- und Typ-B2-Frakturen) abhängt. Grundsätzlich wird angenommen, dass B1-Frakturen das Ergebnis traumatischer Verletzungen sind, bei relativ normaler Knochenqualität (gute Osteointegration des Implantats), obwohl auch eine generalisierte Osteoporose noch vorhanden sein kann. Im Gegenteil dazu sind Typ-B2- und -B3-Frakturen das Resultat von Pathologien an der Knochen-Implantat-Grenze (zementfrei oder zementiert).

Es ist entscheidend, dass Typ-B2- und -B3-Frakturen unterschieden werden können, da daraus verschiedene therapeutische Konsequenzen abzuleiten sind. Leider können nicht alle periprothetischen Frakturen auf der Basis der radiologischen Zeichen einer Prothesenlockerung identifiziert werden, was zu einer inkorrekten Klassifizierung der Fraktur führen kann. In der Literatur werden bis zu 20% Fehlinterpretationen von gelockerten Schäften auf präoperativen Röntgenaufnahmen berichtet [456]. Folglich ist auch eine korrekte intraoperative Beurteilung der Stabilität zwingend notwendig.

12.3.4 Therapie

Historisch gesehen wurden diese Frakturen nach einem einfachen Algorithmus behandelt, der auf der Vancouver-Klassifikation basiert. Frakturen um eine festsitzende Schaftprothese herum sollten osteosynthetisch versorgt werden, Frakturen um eine gelockerte Prothese herum benötigen hingegen ein Revisionsimplantat, das ggf. noch mit Eigen- oder Fremdknochen augmentiert werden muss.

Insgesamt führt diese Vorgehensweise zu guten Ergebnissen bei den betroffenen Patienten, obwohl in der Literatur eine höhere Versagensrate von Osteosynthesen gegenüber der Revisionsendoprothetik beschrieben wird. Gründe dafür werden in der zugrunde liegenden Pathologie gesehen, die primär bei festsitzenden Prothesen wahrscheinlich unerkannt bleiben, wie z.B. Osteolysen oder nicht mehr ausreichende Knochenqualität durch eine Osteoporose [462].

Chirurgisch steht eine Vielzahl von technischen Lösungen zur Verfügung, um den Herausforderungen gerecht zu werden. Dies beinhaltet Kabelsysteme, Draht- und Bandcerclagen, Osteosyntheseplatten mit und ohne winkelstabile Schrauben sowie Allografts. Es gibt aber keinen allgemeinen Konsens über die beste zu verwendende Technik für die chirurgische Stabilisierung um die Implantate herum.

> **Merke**
>
> Die optimale Behandlung bei Vancouver-Typ-B-Frakturen ist umstritten. Dies ist weitgehend eine Folge der fehlenden Evidenz aus der internationalen Literatur, die meist kleine bis mittelgroße heterogene Fallreihen ohne Kontrollgruppen enthält.

Das Management von Typ-B-Frakturen ist in der Regel operativ, es sei denn, chirurgische Eingriffe sind kontraindiziert. Die Hauptstütze der operativen Behandlung bei periprothetischen Frakturen um einen festsitzenden Schaft ist die Osteosynthese.

> **Vorsicht**
>
> Es ist zwingend notwendig, die Patienten zu identifizieren, für die eine osteosynthetische Versorgung zu schlechten Ergebnissen führen kann.

Frakturen um einen gelockerten femoralen Schaft sollten mit Revisionsendoprothesen versorgt werden.

Osteosynthese von B1-Frakturen

Sobald die Entscheidung zur Osteosynthese getroffen wurde, muss die optimale Methode zur Reposition und Stabilisierung der Fraktur gewählt werden. Was die optimale Methode ist, darüber herrscht in der verfügbaren Literatur kein Konsens. Während viele der Herausforderungen bei der Fixierung von B1-Frakturen gleich bleiben, besteht eine beträchtliche Variabilität hinsichtlich der Frakturkonfiguration und der Knochenqualität. So muss die operative Behandlung auf die Bedürfnisse der einzelnen Fälle zugeschnitten sein.

Auch wenn es Berichte über gute Ergebnisse gibt, so deuten doch viele Studien auf eine hohe Ausfallrate für die Osteosynthese von B1-Frakturen hin. Mehrere Autoren haben berichtet, dass die nicht erkannte Femurschaftlockerung z. T. für hohe Versagensraten verantwortlich sein kann.

> **Praxis**
>
> Die Stabilität der Bruchstelle ist für eine optimale Frakturheilung entscheidend. Eine zu starre Fixierung kann ein Problem sein, da ein gewisses Maß an Bewegung für die Kallusbildung notwendig ist und die Steifigkeit eines Konstrukts zu mechanischer Ermüdung führen kann.

Die lokale Belastung am Frakturort kann vermieden werden, indem man 3 oder 4 Schraubenlöcher leer lässt und die Arbeitslänge effektiv erhöht. Es werden mindestens 4 Kortizes proximal und 8 distal empfohlen, obwohl nur 4 Kortizes distal für mehr proximale Frakturen notwendig sind.

Schraubenausrisse treten aufgrund der dynamischen Belastung durch die tägliche Aktivität und bei Patienten mit osteoporotischen Knochen auf. Bikortikale Schrauben haben eine geringe Wahrscheinlichkeit, auszureißen und bieten eine bessere Rotationsstabilität. Sie könnten aber die Stabilität des Schafts oder die Integrität des Zementmantels gefährden. Die meisten Berichte deuten aber darauf hin, dass die Verletzung des Zementmantels mit proximalen Schrauben nicht zu einer vorzeitigen Femurschaftlockerung führen muss [462]. Kabelsysteme können durch spezielle Hülsen um die Platte gelegt werden, wodurch das Risiko für den Plattenausriss deutlich reduziert wird.

Eine weitere Voraussetzung, um ein frühes Versagen zu vermeiden, stellt die korrekte Frakturreposition dar. Schließlich ist auch oft die zu frühe mechanische Belastung für ein Versagen der Osteosynthese verantwortlich, selbst wenn die Knochenqualität und die Stabilisierung optimal sind. Für die Dauer von 6–8 Wochen wird eine Teilbelastung empfohlen, anschließend eine Vollbelastung bei klinischen und radiologischen Zeichen der Frakturheilung. Hier befindet man sich aber sehr häufig in einem therapeutischen Dilemma, weil der alterstraumatologische Patient in der Regel keine Teilbelastung einhalten kann. Die Alternative Immobilisierung ist aufgrund der hohen Komplikationsraten keine Option. Deshalb sollte der alterstraumatologische Patient so versorgt werden, dass er voll belasten kann.

Eine breite Palette von Konstrukten wird verwendet, um die Stabilisierungsanforderungen um einen implantierten Femurschaft zu erfüllen. Jede Methode hat besondere Vorteile und Nachteile, und kein Verfahren zeigt in allen Fällen eine Überlegenheit. Tatsächlich erlauben viele neuere Plattendesigns Flexibilität bei der Verwendung mehrerer Methoden zur Stabilisierung, je nachdem wie sie benötigt werden.

In den letzten Jahren hat die Verwendung winkelstabiler Technologien für die Stabilisierung von Frakturen des Typs B1 zugenommen. Winkelstabile Platten eignen sich besonders zur Fixierung bei Patienten mit schlechter Knochenqualität, was bei periprothetischen Frakturen häufig ist. Neuere winkelstabile Plattendesigns erlauben eine Schraubenmontage im schrägen Winkel für ein Einbringen der Schraube vor oder hinter dem Implantat.

Revisionsendoprothetik

Die Revisionsendoprothetik mit Schaftwechsel ist die Behandlungsmethode der Wahl bei periprothetischen Frakturen mit offensichtlichen oder klinischen Anzeichen eines Implantatversagens oder schwer zu behandelnden Frakturmustern. Eine Revisionsendoprothetik sollte auch bei gebrechlichen, älteren Patienten aus oben erwähnten Schwierigkeiten der Teilbelastung in Erwägung gezogen werden, um eine weitere Reoperation zu vermeiden und die Mortalität zu reduzieren. Eine einfache Langschaftrevision kann zeitaufwendig, schwierig und teuer sein – vor allem, wenn der Schaft gut im Knochenlager integriert ist. Berichte erfahrener Chirurgen in der Literatur haben aber vergleichsweise geringe Komplikations- und Reoperationsraten gezeigt [445]. In einer großen Studie über den Austausch mit einem Langstielimplantat betrug die Gesamtkomplikationsrate 10 %, einschließlich 2,5 % Versetzungen, 3,3 % Implantatlockerung, 1,7 % Gerätefraktur, 1,7 % tiefe Infektion und 0,8 % Refraktion. Im Allgemeinen werden die anatomische Höhe der Fraktur sowie die Knochenqualität bei der Entscheidung über das zu verwendende Implantat herangezogen.

> **Praxis**
>
> Wie bei einer Osteosynthese sollte der Revisionsschaft die Fraktur für mindestens 2 kortikale Durchmesser (ca. 4 cm) überbrücken.

Bei einer sehr proximalen Fraktur mit intaktem proximalem Knochen kann ein Standardimplantat in Betracht gezogen werden. Bei schlechtem proximalem Knochenlager kann eine Langschaftrevisionsprothese ausreichen, wenn der Isthmus des Femurs und der distale Oberschenkel weitgehend intakt sind, während eine komplexere Knochentransplantation notwendig sein kann, wenn der distale Femur, z. B. durch eine Osteolyse, geschwächt ist [472].

Schlussfolgerungen

Das Management von periprothetischen Frakturen um die Schaftprothese stellt eine Herausforderung dar, da diese Frakturen weitreichende chirurgische Kompetenzen erfordern. Eine schlechte biologische Heilung dieser Frakturen, keine adäquate proximale Fixierung und eine Implantatlockerung durch pathologisch veränderten Knochen erschweren die Ausgangssituation. Allerdings können sorgfältige klinische Beurteilungen und korrekte operative Vorgehensweisen die Ergebnisse für Patienten mit diesen komplexen Frakturen verbessern. Die Stabilität des Implantats im Knochen sollte in allen Fällen intraoperativ hinreichend überprüft werden. Wenn auf die Fraktur nicht direkt zugegriffen werden kann, muss eine dynamische Prüfung unter Bildwandlerkontrolle durchgeführt werden.

12.4 Periprothetische Frakturen des Azetabulums

A. A. Kurth, W. Böcker

12.4.1 Epidemiologie

Periprothetische Frakturen des Azetabulums sind äußerst selten, im Gegensatz zu denen des proximalen und distalen Femurs. Auch hier ist davon auszugehen, dass die Inzidenz aufgrund der demografischen Veränderungen zunehmen wird. Des Weiteren findet sich eine Zunahme an Revisionseingriffen und der Verwendung von zementfreien Implantaten [442]. In der Literatur finden sich nur kleine Fallzahlen und Fallberichte über periprothetische Frakturen am Azetabulum. In einer großen Serie von 23 850 totalen Hüftarthroplastien berichten Peterson und Lewallen über eine Inzidenz periprothetischer Azetabulumfrakturen von 0,07 % (1 : 1490). Versorgungen mit zementfreien Implantaten stellten den Hauptanteil der Frakturen [470].

Der Einsatz von zementfreien Press-Fit-Pfannen führt zu einer deutlich erhöhten Anzahl von Azetabulumfrakturen, bedingt durch die hohe Krafteinwirkung beim Einschlagen der Implantate. Im Gegensatz dazu sind Frakturen beim Einbringen von zementierten Implantaten außerordentlich selten.

12.4.2 Anatomie und Pathologie

Wie auch in den anderen anatomischen Regionen finden sich für periprothetische Frakturen die bekannten Risikofaktoren:
- Osteoporose
- Knochendefekte und schlechte Knochenqualität
- Osteolysen
- rheumatoide Arthritis
- schlechte postoperative Pfannenposition
- junge und/oder aktive Patienten

Azetabuläre Frakturen wurden in Verbindung mit schwerer Osteoporose bei alten Patienten und von Revisonseingriffen berichtet. Dies wird dem verminderten Knochenlager und der osteoporotischen Knochenqualität zugeschrieben.

12.4.3 Diagnostik und Klassifikation

Der erste Schritt bei der Behandlung der periprothetischen Azetabulumfraktur ist die Identifikation und Klassifizierung der Fraktur und die Beurteilung der Stabilität der Implantate. Wenn der Verdacht auf eine periprothetische Azetabulumfraktur besteht, ist eine klinische und radiologische Beurteilung des Beckens notwendig. In den meisten Fällen werden im Röntgenbild Teile des Azetabulums durch das Implantat verdeckt, in der Regel ist dann eine CT-Untersuchung angezeigt, um das Frakturmuster, Dislokationen und Osteolysen zu beurteilen.

Periprothetische Frakturen des Azetabulums werden in perioperative, traumatische und osteolysebedingte Frakturen eingeteilt:
- Perioperativ Frakturen treten meist bei der Verwendung von unzementierten Pfannen bei der Primärimplantation und in der Revisionschirurgie auf.
- Im Falle von traumatischen Frakturen ist die Beurteilung der Stabilität, wie am Hüftschaft und am Kniegelenk, von entscheidender Bedeutung.
- Osteolysebedingte Frakturen werden durch Verschleiß, Abrieb, Metall-Metall-Reaktionen oder Infektionen bedingt, die zu einem aggressiven lokalen Knochenabbau führen.

Postoperative Frakturen können in akute traumatische und chronische Frakturen differenziert werden. Während die traumatischen periprothetischen Azetabulumfrakturen selten sind, stellen Beckendiskontinuitäten ein zunehmendes Problem in der Revisionschirurgie dar. Gründe für Knochenverlust sind meist abriebinduzierte Osteolysen, Infektionen, kontinuierliche Wanderungen der Pfanne (Osteoporose) und iatrogener Knochenverlust während der Implantatentfernung.

Paprosky führte ein umfassendes Klassifikationssystem der periprothetischen Azetabulumfrakturen ein, welches von der gängigen Paprosky-Klassifikation der azetabulären Defekte zu unterscheiden ist. Diese Klassifikation beinhaltet alle Varianten der periprothetischen Azetabulumfraktur [444]:
- intraoperative Frakturen bei der Implantation einer Pfanne
- intraoperative Frakturen bei der Komponentenentfernung
- traumatische Frakturen
- spontane Frakturen
- Beckendiskontinuität

Die AO hat in ihrem Unified Classification System (UCS) die Klassifikation um anatomische Aspekte und den Ort der Fraktur erweitert [446].

12.4.4 Therapie

Die Behandlung von Azetabulumfrakturen hängt entscheidend von der zugrunde liegenden Ätiologie ab. Eine individuelle Herangehensweise muss das spezifische Frakturmuster, die Stabilität der Komponenten und die patientenbezogenen Faktoren berücksichtigen. Das grundlegende Ziel bei der Behandlung der periprothetischen Azetabulumfrakturen ist die suffiziente Stabilität der Beckenpfeiler sowie die Stabilisierung der Implantate und des Knochens, damit eine adäquate Frakturheilung erreicht werden kann.

> **Merke**
>
> Die meisten Fälle von intraoperativen Frakturen sind stabile Frakturen mit stabilen Implantaten, die konservativ behandelt werden können.

Bei dem Verdacht auf eine Instabilität der Fraktur kann zusätzliche eine Schraube die Fixierung der Komponente im Ileum verbessern. Wenn es keine Möglichkeit einer stabilen Fixierung der Komponente gibt, muss die strukturelle Integrität des vorderen und hinteren Azetabulumpfeilers beurteilt und die Pfanne durch Schrauben ergänzt werden. Wenn es eine größere Bewegung in der Fraktur gibt oder diese sogar disloziert ist, muss die Fraktur reponiert und anschließend, z. B. durch eine Plattenosteosynthese der hinteren Säule, stabilisiert werden.

Im Falle eines ausgeprägten Knochenverlusts, insbesondere bei der Revisionschirurgie, sind größere azetabuläre Implantate erforderlich. Diese beinhalten Jumbo-Cups und Stützringe, die ggf. noch mit Knochentransplantaten zu augmentieren sind. Bei intakter supraazetabulärer Region können auch neuere Revisionspfannen mit supraazetabulärer winkelstabiler Schraubenverankerung in Erwägung gezogen werden.

Nicht dislozierte Frakturen mit stabilen Implantaten können konservativ versorgt werden, was aber eine Entlastung der betroffenen Extremität für 6–8 Wochen bedeutet und eine Mobilisierung nur bis zu einer Hüftbeugung von ca. 60° erlaubt. Allerdings sind regelmäßige radiologische Kontrollen erforderlich, um frühzeitig Dislokationen zu erkennen.

Akute, dislozierte Frakturen, die eine Lockerung der Komponenten verursachten, sollten einer offene Reposition und Osteosynthese zugeführt werden. In der gleichen Sitzung sollte auch eine Revision der Implantate vorgenommen werden.

Chronische Beckendiskontinuitäten auf der Basis von periprothetischen Osteolysen stellen eine besondere Herausforderung dar. Das Management einer periprothetischen azetabulären Fraktur, verursacht durch den Verlust des Knochenlagers, unterscheidet sich deutlich von der akuten traumatischen periprothetischen Fraktur. Die Behandlung der Diskontinuität hängt davon ab, ob der verbleibende Knochen das Potenzial für die Heilung der Diskontinuität und die Osteointegration des Implantats hat [471].

12.5 Periprothetische Frakturen des Kniegelenks

A. A. Kurth, W. Böcker

12.5.1 Epidemiologie

Periprothetische Frakturen um Kniegelenksendoprothesen sind relativ seltene Komplikationen – aber komplexe Verletzungen, die einer konsequenten und chirurgisch weitreichenden Behandlung bedürfen.

Es ist zu erwarten, dass periprothetische Frakturen um das Kniegelenk herum, wie bei der Hüfte, deutlich zunehmen werden. Die Behandlung dieser Frakturen ist sowohl komplex als auch zeit- und ressourcenaufwendig. Neuere Behandlungsoptionen in Form von winkelstabilen Platten-, Fixierungs- und Nageltechniken sowie Endoprothesen haben die Ergebnisse bei diesen technisch anspruchsvollen Verletzungen deutlich verbessert.

Die Inzidenz periprothetischer Frakturen um das Knie bei primärem totalem Kniegelenkersatz wird unterschiedlich angegeben und liegt zwischen 0,1 und 2,5 % [475]. Suprakondyläre femorale periprothetische Frakturen sind bei Weitem die häufigsten, mit einer Inzidenz von 0,3–2,5 % nach primärer Knieendoprothese und 1,6–38 % nach Revisionsknieendoprothese [463]. Tibiale periprothetische Frakturen sind weniger häufig, mit einer Inzidenz von 0,4 % nach einer primären Implantation und eine höhere Inzidenz nach Revisionen [448]. Patellare periprothetische Frakturen scheinen häufiger aufzutreten, wenn die Patella endoprothetisch ersetzt wurde, aber ihre Gesamtinzidenz ist niedrig [439].

12.5.2 Anatomie und Pathologie

Die Risikofaktoren für eine periprothetische Fraktur um das Knie herum sind die gleichen wie bei der periprothetischen Fraktur der Hüfte. Für das Knie ist zusätzlich zu erwähnen, dass Patienten mit vorbestehenden neurologischen Problemen, wie Epilepsie, Parkinson-Krankheit und Poliomyelitis ein höheres Risiko für periprothetische Frakturen zu haben scheinen.

Das anteriore Notching des Femurs bei der Operation bleibt weiterhin umstritten. Obwohl tiefe anteriore Kerben von mehr als 3 mm gezeigt haben, dass eine herabgesetzte Biege- und Torsionsfestigkeit besteht, wird dies nicht in der Klinik widergespiegelt [474].

12.5.3 Diagnostik und Klassifikation

Ein signifikanter Anteil der periprothetischen Frakturen am Knie findet sich im suprakondylären Bereich des Femurs. Es wurden verschiedene Klassifikationssysteme vorgeschlagen, aber am häufigsten genutzt ist die Lewis- und-Rorabeck-Klassifikation [475], die den Bruchverdrängungs- und Fixierungsstatus der Femurkomponente berücksichtigt:
- Typ-1-Frakturen sind unverschoben
- Typ-2-Frakturen haben mehr als 5 mm Verschiebung oder eine Angulation über 5°, aber die Prothese ist nicht gelockert
- Typ-3-Frakturen haben eine gelockerte Prothesenkomponente, unabhängig von der Bruchdislokation oder der Angulation

Tibiale periprothetische Frakturen können in 4 Typen eingeteilt werden, die Einteilung basiert wieder auf der anatomischen Lage und der Stabilität des Implantats [448]:
- Typ-1-Frakturen beinhalten das Tibiaplateau, sie sind die häufigsten und sind oft mit einer Lockerung verbunden.
- Typ-2-Frakturen liegen um den Prothesenschaft herum und sind im Wesentlichen traumatischer Ursache, obwohl Osteolysen ein weiterer Faktor sind.
- Typ-3-Frakturen finden sich distal der tibialen Komponente.
- Typ-4-Frakturen beinhaltet die Fraktur der Tuberositas tibiae. Diese werden weiter eingeteilt in diejenigen mit fester Prothese, diejenigen mit einer gelockerten Prothese und diejenigen, die intraoperative auftreten.

Patellare periprothetische Frakturen werden auch unter Berücksichtigung der Komponentenstabilität, der Knochenqualität und zusätzlich der Integrität des Extensormechanismus klassifiziert. Typ-1- und -2-Frakturen haben eine gut fixierte Prothese und die Typen 3 und 4 haben eine lose Prothese. Der Streckmechanismus ist bei Frakturen des Typs 2 unterbrochen, während Typ-4-Frakturen mit einer schlechten Knochenqualität verbunden sind [467].

12.5.4 Therapie

Intra- und postoperative Frakturen

Intraoperative Frakturen sind – wenn sie während der Operation erkannt werden – relativ einfach zu versorgen. Sie sind in der Regel nicht disloziert, die Implantate sind nicht gelockert und es liegt ein kontrollierter (chirurgischer) Weichteilschaden vor. Metaphysäre Oberschenkelfrakturen können in der Regel mit einer einzigen transkondylären Schraubenfixierung oder Cerclagen versorgt werden und diaphysäre Perforationen können mit Verlängerungsstielen, die die Perforation um mindestens 2 kortikale Dimensionen überbrücken (4 cm), behandelt werden [458]. Tibiale intraoperative Frakturen sind häufiger bei Revisionen und können ebenfalls mit Osteosynthesen oder verlängerten Stielen am Tibiaimplantat versorgt werden.

Quere Patellarfrakturen können, wenn sie nicht disloziert sind, konservativ behandelt werden. Drahtcerclagen werden angewendet, wenn eine Dislokation vorliegt und wenn mit einer Streckhemmung zu rechnen ist.

> **Merke**
>
> Wenn diese Frakturen erst unmittelbar postoperativ bei der Röntgenkontrolle nachgewiesen werden, ist das konservative Vorgehen in der Regel zufriedenstellend. Die Fraktur muss aber eine Vollbelastung für eine gewisse Zeit mit oder ohne Orthesen aushalten. Diese Patienten der Alterstraumatologie sollten aber sorgfältig überwacht und kontrolliert werden.

Die Behandlung von postoperativen periprothetischen Frakturen des distalen Femurs mit einer nicht gelockerten einliegenden Prothese kann in nichtoperative und operative Behandlungen unterteilt werden. Die Patienten, welche an periprothetischen distalen Oberschenkelfrakturen leiden, sind oft älter, haben multiple Komorbiditäten und ein hohes Mortalitätsrisiko. Ist das Risiko zu hoch, kann eine nichtoperative Intervention gewählt werden, die aber im Allgemeinen auf unverschobene Frakturen und nichtmobile Patienten beschränkt ist.

Konservative Therapie

Die konservative Behandlung erfordert in der Regel eine längere Zeit der Immobilität mit einer Frakturheilung von 2–4 Monaten, was in der Alterstraumatologie aufgrund der hohen Morbidität und Mortalität keine Option ist. Vergleichende Kohortenstudien haben aber gezeigt, dass mit einer stabilen Fixierung der Fraktur bessere funktionelle Ergebnisse erzielt werden, als bei einer konservativen Behandlung, da eine Fixierung eine frühzeitige Mobilisierung ermöglicht [440].

Chirurgische Therapie

Eine operative Versorgung wird durch viele Faktoren, wie die Stabilität des Implantats, das Frakturmuster, das Vorhandensein von Infektionen, weitere Implantate proximal oder distal der Knieendoprothese, das Knochenlager und die Knochenqualität beeinflusst. Wenn keine Infektion vorliegt und das Implantat stabil im Knochen fixiert ist, kann es weiter verwendet werden und das operative Vorgehen dahingegen ausgerichtet sein. Operative Möglichkeiten sind dann:
- die retrograde intramedulläre Nagelung
- die Osteosynthese mit oder ohne winkelstabile Platten

Auch ein Fixateur externe sollte in Betracht gezogen werden, wenn andere Verfahren ausscheiden.

Die Ziele der Operation sind eine adäquate Stabilisierung im distalen Femur, die Wiederherstellung der Ausrichtung des Kniegelenks in Bezug auf Flexion/Extension, Varus/Valgus und Rotation. Die Patienten sollten so weit wie möglich vor dem chirurgischen Eingriff medizinisch optimiert werden, um die damit verbundene Morbidität und Mortalität in dieser Population mit hohem Risiko zu minimieren.

> **Praxis**
>
> Wenn die Implantate locker sind oder das Knochenlager nicht suffizient ist, um eine Stabilität zu erreichen, wird eine Revision der Knieendoprothese mit Standard- oder Revisionskomponenten empfohlen.

Intramedulläre Nagelung

Die retrograde intramedulläre Nagelung ist eine attraktive Option der Versorgung, da sie die Weichteilschädigung minimiert, wenn eine Frakturreposition geschlossen erreicht werden kann. Der intramedulläre Kraftträger bietet ein „Load-Sharing-Konstrukt", dass eine frühzeitige Vollbelastung ermöglicht, was gerade bei gebrechlichen Patienten wichtig ist.

Plattenosteosynthese

Die offene oder geschlossene Reposition mit nachfolgender Plattenosteosynthese kann in winkelstabile und nichtwinkelstabile Verfahren unterteilt werden. Polyaxiale Schrauben ermöglichen es dem Chirurgen, die Stabilität zu optimieren und dabei dem in situ liegenden Implantat auszuweichen. Die winkelstabile Osteosynthese mit eingeschobenen anatomisch geformten Platten stellt bei fester Knie-Endoprothese an Femur und Tibia das Standard-Verfahren dar. Gelegentlich ist der prothesennah verbliebene Knochen nicht ausreichend, sodass in diesem Fall nur noch eine Revisionsendoprothetik in Frage kommt.

Revisionsendoprothetik

Eine Revisionsendoprothese ist die bevorzugte Option, wenn die Komponenten locker oder in Fehlstellung sind. Bei ausreichendem Knochenlager ist eine Reposition der Fraktur und ein Revisionsimplantat mit einem Stem eine gute Versorgung. Dies ist möglich, wenn eine einfache Fraktur und eine suffiziente ligamentäre Situation vorliegen. Wenn jedoch das Knochenlager durch Knochenverlust mangelhaft ist, gibt es die Möglichkeiten der Verwendung von Megaprothesen, z. B. als distaler Femurersatz, und Allograft-Prothesen-Verbundkonstrukte.

Megaprothesen

Distale Femurersatzprothesen werden nach der Resektion von Tumoren sehr häufig und erfolgreich eingesetzt. Sie können bei der Behandlung von suprakondylären periprothetischen Frakturen mit Komponentenlockerung und schlechtem Knochenbestand verwendet werden und erlauben eine frühzeitige Mobilisierung und Gewichtsbelastung, wodurch Komplikationen reduziert werden. Auch bei der Behandlung von Frakturheilungsstörungen und Implantatversagen nehmen sie eine zunehmende Rolle ein.

> **Merke**
>
> Obwohl Megaprothesen eine attraktive Option der Versorgung darstellen, sollte ihre Verwendung auf selektive Indikationen und auf erfahrene Chirurgen beschränkt sein, die mit ihrer Verwendung vertraut sind.

Komplikationen

Periprothetische Frakturen sind mit einer sehr hohen Morbidität und Mortalität verbunden. Die Sterblichkeitszahlen können bis zu 17 % nach 6 Monaten und 30 % nach 1 Jahr betragen. Diese Frakturen tragen ein viel höheres Sterblichkeitsrisiko als distale Oberschenkelfrakturen oder primäre Knieendoprothesen [481]. Andere Komplikationen sind Infektionen (Megaprothesen), Funktionsverlust des Streckmechanismus, Implantatversagen und Dislokation. Die meisten Komplikationen sind auf eine schlechte Knochenqualität durch Osteolysen oder die Osteoporose, den Ort der Fraktur und die Patientenfaktoren (Multimorbidität, Demenz, Non-Compliance) zurückzuführen.

Schlussfolgerungen

Periprothetische Frakturen um das Knie haben verheerende Konsequenzen für den Patienten und stellen eine technische Herausforderung für den Chirurgen dar. Diese Frakturen treten häufig bei gebrechlichen, älteren Patienten mit signifikanten medizinischen Komorbiditäten auf und ihre erfolgreiche Behandlung beinhaltet einen Teamansatz mit Erfahrung in der Osteosynthese sowie Revisionsendoprothetik. Ein signifikanter Anteil dieser Fälle kann mit einem intramedullären Kraftträger oder einem winkelstabilen Plattensystem suffizient behandelt werden. Aber bei entsprechender Indikation sollten Revisionsendoprothesen bis hin zu Megaprothesen Anwendung finden.

Merke

Das Ziel der Behandlung muss ein frühzeitig mobiler Patient mit einem gut ausgerichteten und mobilen Kniegelenk und einer verheilten periprothetischen Fraktur sein.

Literatur

[434] Andersen JR, Williams CD, Cain R et al. Surgically treated humeral shaft fractures following shoulder arthroplasty. J Bone Joint Surg Am 2013; 95: 9–18
[435] Beals RK, Tower SS. Periprosthetic fractures of the femur. An analysis of 93 fractures. Clin Orthop Relat Res 1996; 327: 238–246
[436] Bhattacharyya T, Chang D, Meigs JB et al. Mortality after periprosthetic fracture of the femur. J Bone Joint Surg Am 2007; 89: 2658–2662
[437] Brunner U, Köhler S. Shoulder arthroplasty for treatment of the sequelae of proximal humerus fractures. Orthopade 2007; 36: 1037–1049
[438] Cameron B, Iannotti JP. Periprosthetic fractures of the humerus and scapula: management and prevention. Orthop Clin North Am 1999; 30: 305–318
[439] Chalidis BE, Tsiridis E, Tragas AA et al. Management of periprosthetic patellar fractures. A systematic review of literature. Injury 2007; 38: 714–724
[440] Culp RW, Schmidt RG, Hanks G et al. Supracondylar fracture of the femur following prosthetic knee arthroplasty. Clin Orthop Relat Res 1987; 222: 212–222
[441] Dattani R. Femoral osteolysis following total hip replacement. Postgrad Med J 2007; 83: 312–316
[442] Davidson D, Pike J, Garbuz D et al. Intraoperative periprosthetic fractures during total hip arthroplasty. Evaluation and management. J Bone Joint Surg Am 2008; 90: 2000–2012
[443] Dehghan N, McKee MD, Nauth A et al. Surgical fixation of Vancouver type B1 periprosthetic femur fractures: a systematic review. J Orthop Trauma 2014; 28: 721–727
[444] Della Valle CJ, Momberger NG, Paprosky WG. Periprosthetic fractures of the acetabulum associated with a total hip arthroplasty. Instr Course Lect 2003; 52: 281–290
[445] Dennis MG, Simon JA, Kummer FJ et al. Fixation of periprosthetic femoral shaft fractures occurring at the tip of the stem: a biomechanical study of 5 techniques. J Arthroplasty 2000; 15: 523–528
[446] Duncan CP, Haddad FS. The Unified Classification System (UCS): improving our understanding of periprosthetic fractures. Bone Joint J 2014; 96-B: 713–716
[447] Duncan CP, Masri BA. Fractures of the femur after hip replacement. Instr Course Lect 1995; 44: 293–304
[448] Felix NA, Stuart MJ, Hanssen AD. Periprosthetic fractures of the tibia associated with total knee arthroplasty. Clin Orthop Relat Res 1997; 345: 113–124
[449] Foruria AM, Sanchez-Sotelo J, Oh LS et al. The surgical treatment of periprosthetic elbow fractures around the ulnar stem following semiconstrained total elbow arthroplasty. J Bone Joint Surg Am 2011; 93: 1399–1407
[450] Frankle M, Levy JC, Pupello D et al. The reverse shoulder prosthesis for glenohumeral arthritis associated with severe rotator cuff deficiency. a minimum two-year follow-up study of sixty patients surgical technique. J Bone Joint Surg Am 2006; 88 Suppl 1: 178–190
[451] Gohlke F, Rolf O. Revision of failed fracture hemiarthroplasties to reverse total shoulder prosthesis through the transhumeral approach : method incorporating a pectoralis-major-pedicled bone window. Oper Orthop Traumatol 2007; 19: 185–208
[452] Greiner S, Stein V, Scheibel M. Periprosthetic humeral fractures after shoulder and elbow arthroplasty. Acta Chir Orthop Traumatol Cech 2011; 78: 490–500
[453] Habermeyer P, Magosch P. Strategies in revision shoulder arthroplasty. Orthopade 2013; 42: 542–551
[454] Haidar SG, Goodwin MI. Dynamic compression plate fixation for post-operative fractures around the tip of a hip prosthesis. Injury 2005; 36: 417–423
[455] Harris B, Owen JR, Wayne JS et al. Does femoral component loosening predispose to femoral fracture?: an in vitro comparison of cemented hips. Clin Orthop Relat Res 2010; 468: 497–503
[456] Katzer A, Ince A, Wodtke J et al. Component exchange in treatment of periprosthetic femoral fractures. J Arthroplasty 2006; 21: 572–579
[457] Khan A, Bunker TD, Kitson JB. Clinical and radiological follow-up of the Aequalis third-generation cemented total shoulder replacement: a minimum ten-year study. J Bone Joint Surg Br 2009; 91: 1594–1600
[458] Kregor PJ, Hughes JL, Cole PA. Fixation of distal femoral fractures above total knee arthroplasty utilizing the Less Invasive Stabilization System (LISS). Injury 2001; 32(Suppl 3): SC 64–75
[459] Kumar S, Sperling JW, Haidukewych GH et al. Periprosthetic humeral fractures after shoulder arthroplasty. J Bone Joint Surg Am 2004; 86-A: 680–689
[460] Langenhan R, Trobisch P, Ricart P et al. Aggressive surgical treatment of periprosthetic femur fractures can reduce mortality: comparison of open reduction and internal fixation versus a modular prosthesis nail. J Orthop Trauma 2012; 26: 80–85
[461] Laurer HL, Wutzler S, Possner S et al. Outcome after operative treatment of Vancouver type B1 and C periprosthetic femoral fractures: open reduction and internal fixation versus revision arthroplasty. Arch Orthop Trauma Surg 2011; 131: 983–989
[462] Lindahl H, Malchau H, Herberts P et al. Periprosthetic femoral fractures classification and demographics of 1049 periprosthetic femoral fractures from the Swedish National Hip Arthroplasty Register. J Arthroplasty 2005; 20: 857–865
[463] Meek RM, Norwood T, Smith R et al. The risk of peri-prosthetic fracture after primary and revision total hip and knee replacement. J Bone Joint Surg Br 2011; 93: 96–101
[464] Mineo GV, Accetta R, Franceschini M et al. Management of shoulder periprosthetic fractures: our institutional experience and review of the literature. Injury 2013; 44 Suppl 1: S 82–85

[465] Moreta J, Aguirre U, de Ugarte OS et al. Functional and radiological outcome of periprosthetic femoral fractures after hip arthroplasty. Injury 2015; 46: 292–298

[466] Ockert B, Biermann N, Haasters F et al. Reverse shoulder arthroplasty for primary fracture treatment. Displaced three and four part fractures of the proximal humerus in the elderly patient. Unfallchirurg 2013; 116: 684–690

[467] Ortiguera CJ, Berry DJ. Patellar fracture after total knee arthroplasty. J Bone Joint Surg Am 2002; 84: 532–540

[468] Owens CJ, Sperling JW, Cofield RH. Utility and complications of long-stem humeral components in revision shoulder arthroplasty. J Shoulder Elbow Surg 2013; 22: e7–12

[469] Pavlou G, Panteliadis P, Macdonald D et al. A review of 202 periprosthetic fractures–stem revision and allograft improves outcome for type B fractures. Hip Int 2011; 21: 21–29

[470] Peterson CA, Lewallen DG. Periprosthetic fracture of the acetabulum after total hip arthroplasty. J Bone Joint Surg Am 1996; 78: 1206–1213

[471] Petrie J, Sassoon A, Haidukewych GJ. Pelvic discontinuity: current solutions. Bone Joint J 2013; 95-B(11 Suppl A): 109–113

[472] Pike J, Davidson D, Garbuz D et al. Principles of treatment for periprosthetic femoral shaft fractures around well-fixed total hip arthroplasty. J Am Acad Orthop Surg 2009; 17: 677–688

[473] Ricci WM. Periprosthetic femur fractures. J Orthop Trauma 2015; 29: 130–137

[474] Ritter MA, Thong AE, Keating EM et al. The effect of femoral notching during total knee arthroplasty on the prevalence of postoperative femoral fractures and on clinical outcome. J Bone Joint Surg Am 2005; 87: 2411–2414

[475] Rorabeck CH, Taylor JW. Classification of periprosthetic fractures complicating total knee arthroplasty. Orthop Clin North Am 1999; 30: 209–214

[476] Rupprecht M, Sellenschloh K, Grossterlinden L et al. Biomechanical evaluation for mechanisms of periprosthetic femoral fractures. J Trauma 2011; 70: E62–66

[477] Sanchez-Sotelo J, O'Driscoll S, Morrey BF. Periprosthetic humeral fractures after total elbow arthroplasty: treatment with implant revision and strut allograft augmentation. J Bone Joint Surg Am 2002; 84-A: 1642–1650

[478] Schoch C, Drews BH, Geyer S et al. Treatment in acromion fracture after reverse shoulder prosthesis. Obere Extremität 2016; 12: 46–50

[479] Singh JA, Jensen MR, Harmsen SW et al. Are gender, comorbidity, and obesity risk factors for postoperative periprosthetic fractures after primary total hip arthroplasty? J Arthroplasty 2013; 28: 126–31.e1–2

[480] Steinmann SP, Cheung EV. Treatment of periprosthetic humerus fractures associated with shoulder arthroplasty. J Am Acad Orthop Surg 2008; 16: 199–207

[481] Streubel PN, Ricci WM, Wong A, Gardner MJ. Mortality after distal femur fractures in elderly patients. Clin Orthop Relat Res 2011; 469: 1188–1196

[482] Wright TW, Cofield RH. Humeral fractures after shoulder arthroplasty. J Bone Joint Surg Am 1995; 77: 1340–1346

Teil III
Rehabilitation und Sekundärprävention

13 Geriatrische Nachbetreuung	*178*
14 Nachbetreuung: Vermeidung von Folgefrakturen	*183*
15 Geriatrisches Assessment	*185*
16 Zertifizierung von Alterstraumatologiezentren	*190*
17 Ethische Fragen in der Alterstraumatologie	*196*
18 Interdisziplinäre Fallbeispiele	*203*

13 Geriatrische Nachbetreuung

R. Cramer-Ebner, O. Kögler

„Geriatric Medicine therefore exceeds organ orientated medicine offering additional therapy in a multidisciplinary team setting, the main aim of which is to optimize the functional status of the older person and improve the quality of life and autonomy."

(European Union of Medical Specialists 2008)

Ähnlich diesem Konsens europäischer Geriater verhindern laut WHO [494] rehabilitative Maßnahmen, dass Fähigkeitsstörungen zu Beeinträchtigungen führen. Rehabilitative Maßnahmen sollen auch dazu beitragen, Fähigkeitsstörungen oder Beeinträchtigungen zu verringern. Die WHO hat dafür im Jahre 2001 das Konzept der ICF (Internationale Klassifikation der Funktionsfähigkeit, Behinderung und Gesundheit) als konzeptionelle Grundlage rehabilitativer Maßnahmen festgeschrieben. In Deutschland ist die ICF Grundlage der gesetzlich verankerten Rehabilitationsrichtlinie [486]. Ziel der Maßnahmen sind die selbstbestimmte Teilhabe am gesellschaftlichen Leben und die Beseitigung der Hindernisse für deren Umsetzung.

Die alleinige Betrachtungsweise nach organzentrierter Diagnose und Befund ist dafür nicht ausreichend. Das biopsychosoziale Modell der ICF ist ein ganzheitlich ausgerichtetes diagnostisches Konzept. Gesundheitsprobleme werden nicht nur körperlich gesehen, sondern dynamisch in ihren Auswirkungen auf Aktivität und Teilhabe. Zusätzlich wird der gesamte Lebenshintergrund einer Person einbezogen, die sog. Kontextfaktoren (Umweltfaktoren, soziales Umfeld und personenbezogene Faktoren) [484] (▶ Abb. 13.1). Die darauf aufbauende Behandlungsplanung zielt auf ein Optimum an Lebensqualität, Selbstbestimmtheit der Lebensführung und Teilhabe am gesellschaftlichen Leben für den Einzelnen.

In der geriatrischen Versorgung ist die medizinische Rehabilitation ein wichtiger Bestandteil. Ziel ist es, Behinderung einschließlich Pflegebedürftigkeit abzuwenden, zu mindern, auszugleichen, ihre Verschlimmerung zu verhüten oder ihre Folgen zu mildern [486]. Aus geriatrischer Sicht bedeutet dies, nachhaltige Selbstständigkeit bei den alltäglichen Verrichtungen wiederzugewinnen, z. B. dass eine 83-jährige Patientin nach hüftnaher Fraktur in der eigenen Wohnung im 2. Stockwerk ohne Aufzug selbstbestimmt weiter wohnen und leben kann.

13.1 Gesetzliche Regelungen

Die o. g. Richtlinie des Gemeinsamen Bundesausschusses über Leistungen zur medizinischen Rehabilitation gelten gemäß den Vorgaben des Sozialgesetzbuches (SGB) V und SGB XI.

> **Merke**
>
> Den Grundsätzen „Rehabilitation vor Pflege" und „ambulant vor stationär" ist Rechnung zu tragen. Dies gilt auch, wenn bereits Pflegebedürftigkeit vorliegt.

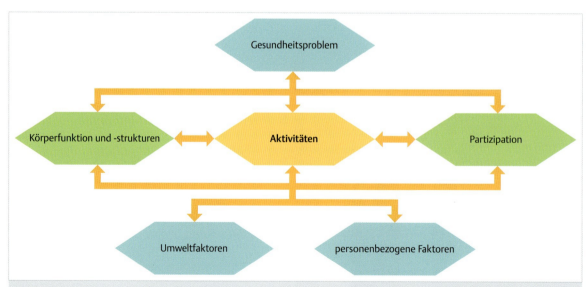

Abb. 13.1 Schematische Darstellung der Dimensionen der Internationalen Klassifikation der Funktionsfähigkeit, Behinderung und Gesundheit.

Ein Spezifikum der deutschen Gesetzgebung ist, dass für die geriatrische Rehabilitation die Krankenkassen Kostenträger sind, im Gegensatz zu den indikationsspezifischen Rehabilitationen für Berufstätige. Dies wird kontrovers diskutiert, da Leistungen der Krankenkassen für die geriatrische Rehabilitation zur Entlastung der Pflegekassen führen. Auf der anderen Seite ist es naheliegend, dass eine erfolgreiche Rehabilitationsbehandlung z. B. auch die Sturzgefahr und die Gefahr von (erneuten) Frakturen vermindert. Dadurch werden wiederum die Krankenkassen entlastet.

Für die Einleitung notwendiger Maßnahmen zur geriatrischen Rehabilitation wurden standardisierte Vorgaben festgelegt [486]; [483]; [488]. Kriterien, die für die Kostenübernahme durch die Krankenkassen erfüllt sein müssen, sind:
- Rehabilitationsindikation (Allokation): Typische Hauptdiagnosen sind beispielsweise Z. n. hüftgelenknahen Frakturen, Z. n. Implantationen von Totalendoprothesen an den großen Gelenken (z. B. Hüfte oder Knie), Z. n. Gliedmaßenamputation (z. B. infolge pAVK), Z. n. Schlaganfall.
- Rehabilitationsbedürftigkeit: Drohende oder eingetretene, nicht nur vorübergehende Einschränkungen der Teilhabe im Sinne der ICF, die einen interdisziplinären multidimensionalen rehabilitativen Ansatz erforderlich machen. Geriatrietypisch sind Immobilität, Sturzsyndrom bzw. rezidivierende Stürze, Kontinenzprobleme, intellektueller Abbau, Störungen bei der Ernährung und der Flüssigkeitsaufnahme.
- Rehabilitationsfähigkeit: Unter anderem ausreichende körperliche sowie psychische Stabilität und Belastbarkeit, damit mehrfach täglich an Therapien teilgenommen werden kann. Dazu zählt auch die Motivation des Patienten.
- Positive Rehabilitationsprognose: Die nachhaltige Beseitigung oder Verminderung alltagsrelevanter Beeinträchtigungen ist erreichbar, eine nachhaltige Nutzung persönlicher Ressourcen und Adaptationsmöglichkeiten ist gegeben (Rehabilitationspotenzial).
- Rehabilitationsziel: Wiederherstellung der Alltagskompetenzen, die vor dem Auftreten der Beeinträchtigung bestand, Erreichen eines geringstmöglichen Assistenzbedarfs bzw. Pflegegrads, Erhalten des Gesundheitszustands bei drohender Verschlechterung.

13.2 Formen und Inhalte der geriatrischen Rehabilitation

Jedes Bundesland in Deutschland hat ein eigenes Konzept für die geriatrische Versorgung. Die Versorgungsstrukturen und -grade sind daher regional sehr verschieden [490].

> **Merke**
>
> Die Wohnortnähe der geriatrischen Rehabilitation ist ein wichtiges Kriterium für eine erfolgreiche Behandlung, um die soziale Einbindung des älteren Patienten zu erhalten.

Im Krankenhaus angesiedelte Formen der Rehabilitation sind die stationäre und die teilstationäre Rehabilitation (geriatrische Frühkomplexbehandlung bzw. geriatrische Tagesklinik). In Rehabilitationseinrichtungen angesiedelt sind die ambulante und die stationäre geriatrische Rehabilitation. Letztere Formen können eigenständig oder als Abteilung eines Krankenhauses oder als Abteilung einer Einrichtung für indikationsspezifische Rehabilitation betrieben werden. Eine weitere eigenständige Organisationsform ist die aufsuchende Rehabilitation Zuhause oder im Pflegeheim (sog. mobile geriatrische Rehabilitation).

Die im Einzelfall erforderliche Frührehabilitation ist bereits während der Krankenhausbehandlung frühzeitig einzuleiten (§ 39 SGB V), wobei Rehabilitationsfähigkeit und -prognose in der Akutphase erheblich reduziert sein können. Die sog. geriatrische Frühkomplexbehandlung ist im DRG-System durch eigene Zugangsvoraussetzungen und Inhalte definiert (Operationen- und Prozedurenschlüssel, OPS-Ziffern).

Dagegen müssen die übrigen Rehabilitationsformen zunächst durch eine Kostenübernahmeerklärung der Krankenkasse genehmigt werden. Dafür wurde ein Verfahren mit speziellen Antragsformularen entwickelt. Der Antrag ist Grundlage für die Empfehlung des Medizinischen Dienstes der Krankenkassen (MDK) an die Kostenträger.

Allen genannten Formen der geriatrischen Rehabilitation gemeinsam ist die interdisziplinäre Arbeit im ärztlich geleiteten multiprofessionellen Team. Das Team setzt sich zusammen aus Kranken- und Gesundheitspflegern bzw. Altenpflegern (sog. geriatrisch-rehabilitative Pflege), Ergo- und Physiotherapeuten, Logopäden, Ärzten, Diplomsozialpädagogen/-arbeitern, Diplompsychologen, Diätassistenten, Seelsorge und ehrenamtlichen Helfern [489].

Dieser für die Geriatrie typische multidimensionale Ansatz erfordert ein strukturiertes Vorgehen. Ein umfassendes geriatrisches Basisassessment (comprehensive geriatric assessment [CGA]) beinhaltet validierte Verfahren und Analyseinstrumente, um Funktionsbeurteilungen strukturiert durchzuführen, z. B. bezüglich Einschränkungen der Mobilität, der kognitiv-emotionalen Verfasstheit oder der sozialen Situation (Kap. 15). In regelmäßigen interdisziplinären Teambesprechungen werden für den einzelnen Patienten individuelle Therapieziele mit Prioritäten festgelegt und iterativ der Behandlungserfolg dokumentiert.

> **Merke**
>
> Im Rahmen der Alterstraumatologie sind insbesondere die akutstationäre Frühkomplexrehabilitation und die stationäre geriatrische Rehabilitation von Bedeutung.

Beide Formen der geriatrischen rehabilitativen Versorgung ergänzen sich im Sinne der geriatrischen Patienten [487]; [492]; [491]. Die Möglichkeit zur Kombination beider Versorgungsformen ist u. a. abhängig von den historisch unterschiedlich gewachsenen Versorgungsstrukturen für Geriatrie in den einzelnen Bundesländern.

13.3 Geriatrische Frühkomplexbehandlung (OPS 8–550)

> **Fallbeispiel**
>
> Frau K., 83 Jahre, war im Bad gestürzt und hatte sich dabei eine rechtsseitige Schenkelhalsfraktur zugezogen. Die Operation verlief komplikationslos. Postoperativ entwickelte die Patientin jedoch ein Delir sowie aufgrund vermehrter Flüssigkeitsgabe eine kardiale Dekompensation. Bei zusätzlichem fieberhaftem Infekt verschlechterte sich der Zustand der Patientin zunehmend. Die initial geplante und bereits organisierte Verlegung in eine stationäre geriatrische Rehabilitation musste abgesagt werden, da die Rehabilitationsfähigkeit nicht mehr gegeben war. Daraufhin zogen die unfallchirurgischen Kollegen den geriatrischen Konsiliararzt hinzu und es erfolgte die Übernahme auf die alterstraumatologische Station zur geriatrischen Frühkomplexbehandlung.

Auch Akutkrankenhäuser sollten, trotz einer im Vordergrund stehenden Diagnostik und Therapie von Krankheiten sowie deren Folgen und Komplikationen, zusätzlich auf eine Optimierung der Selbstständigkeit ihrer Patienten ausgerichtet sein. Eine längere Bettlägerigkeit, wie sie gerade geriatrische Patienten im täglichen Klinikalltag erfahren, führt zu Muskel- und Knochenabbau mit dem entsprechenden Kräfteverlust. Dies kann zur Abnahme der Selbstständigkeit und der Alltagskompetenz führen, z. B. zu bleibender Gangunsicherheit oder gar zur Unfähigkeit, im häuslichen Bereich weiterzuleben. Je eher – gerade auch bei akut erkrankten Patienten – rehabilitative Maßnahmen eingeleitet werden, desto besser können ein drohender Verlust der Selbstständigkeit und damit ein nicht mehr mögliches Weiterleben in gewohnter Umgebung abgewendet werden.

Im Besonderen trifft dies auf geriatrische Traumapatienten zu. Neben der medizinischen Diagnostik und Therapie sollte so früh wie möglich mit strukturierten Behandlungsmaßnahmen wie Physiotherapie, Ergotherapie und Logopädie begonnen werden. Ebenso ist eine spezielle pflegerische Unterstützung, die sog. aktivierende Pflege der Patienten notwendig, um baldmöglichst eine notwendige Alltagskompetenz zu erhalten, zu trainieren oder neu zu erlangen. Ein in sich stimmiges und gutes Konzept stellt die Durchführung der sog. frührehabilitativen Komplexbehandlung dar, welche sich im OPS mittels der Ziffer 8-550 abbilden lässt. Im Rahmen dieser Komplexbehandlung werden geriatrische Patienten durch ein multiprofessionelles geriatrisches Team unter der Leitung eines Geriaters (Zusatzweiterbildung oder Schwerpunktbezeichnung im Bereich Geriatrie) betreut. Im Rahmen der Alterstraumatologie findet dieses Konzept idealerweise in alterstraumatologischen Zentren Anwendung.

Die weiteren Mitglieder des therapeutischen Teams setzen sich aus Physiotherapie, Ergotherapie, Logopädie und Psychologie zusammen. Dabei müssen mindestens 2 der 4 Therapiebereiche abgedeckt sein. Die Mitglieder dieses Teams führen zu Beginn ein strukturiertes multidimensionales Assessment in mindestens 4 Bereichen (Mobilität, Selbsthilfefähigkeit, Kognition, Emotion) durch und bestimmen die erforderliche Diagnostik und Therapie. Gemeinsam werden Therapieziele und eine adäquate Entlassungsplanung festgelegt. Am Ende der frührehabilitativen Komplextherapie wird erneut ein standardisiertes geriatrisches Assessment in mindestens 2 Bereichen (Selbstständigkeit und Mobilität) durchgeführt.

> **Merke**
>
> Durch ein kompetentes, enges Zusammenarbeiten des therapeutischen Teams kann auf die speziellen Probleme und Bedürfnisse der jeweiligen Patienten besser eingegangen werden, um so das Optimum für den Patienten zu erreichen.

Während der Komplexbehandlung werden die Patienten, neben den diagnostischen Interventionen und Therapieoptimierungen, zusätzlich durch die Mitglieder des therapeutischen Teams behandelt. Dabei sind auch hier einige Mindestvoraussetzungen zu beachten. Die frührehabilitative Komplextherapie lässt sich somit in 3 OPS-Untergruppen unterteilen:

- mindestens 7 Behandlungstage sowie 10 Therapieeinheiten innerhalb dieser 7 Behandlungstage (OPS 8–550.0)
- mindestens 20 Therapieeinheiten innerhalb von 14 Behandlungstagen (OPS 8–550.1)
- mindestens 21 Behandlungstage und 30 Therapieeinheiten (OPS 8–550.2)

Diesen 3 Untergruppen gemeinsam ist, dass die Therapieeinheiten durchschnittlich 30 min dauern müssen und maximal 10% der Therapien als Gruppentherapie erbracht werden dürfen. Als Behandlungstage werden alle Tage ab Beginn des ersten dokumentierten Assessments bis zur Beendigung der frührehabilitativen Komplextherapie gewertet.

Weiterhin ist die wöchentliche Besprechung der Patienten unter Leitung des Geriaters mit dem gesamten therapeutischen Team gefordert. Im Rahmen dieser Besprechungen werden die bisherigen Ergebnisse, sei es auf diagnostischer oder therapeutischer Ebene, ermittelt, dokumentieren sowie die weiteren Therapieziele für den jeweiligen Patienten festgelegt.

Obwohl auch die geriatrische frührehabilitative Komplextherapie in sich Fall abschließend sein kann, gibt es immer noch – gerade bei weiterhin instabilen Patienten – die Möglichkeit, eine weiterführende geriatrische Rehabilitation in die Wege zu leiten.

13.4 Stationäre geriatrische Rehabilitation

Die stationäre geriatrische Rehabilitation setzt voraus, dass die akutstationäre Behandlung und die Diagnostik abgeschlossen sind, und eine ausreichende physische und psychische Stabilität sowie Belastbarkeit für mehrfach tägliche therapeutische Behandlungseinheiten besteht (Rehabilitationsfähigkeit muss gegeben sein). Die stationäre Behandlung ist erforderlich, weil die häusliche bzw. ambulante oder teilstationäre Versorgung nicht ausreichend ist [488].

Ziele sind die Rückkehr in die eigenen, selbstbestimmten Wohn- und Lebensverhältnisse sowie die nachhaltige gesundheitliche Stabilisierung der Patienten. Untersuchungen in Bayern zufolge kann dies bei über 80% der Rehabilitanden gelingen [493], die internationale Datenlage dazu ist nicht einheitlich.

Üblicherweise werden seitens der Krankenkassen 3 Wochen für die stationäre Rehabilitation bewilligt. Der allergrößte Teil der Patienten kommt direkt aus dem Krankenhaus, nach Akuterkrankungen oder akuten Traumata.

In der Praxis sind geriatrische Patienten bei der Verlegung zur Rehabilitation oft noch stark beeinträchtigt und die Rehabilitationsfähigkeit ist deutlich eingeschränkt. Dies ist der politisch motivierten Verkürzung der Verweildauern geschuldet. Dagegen verbessert die vorangegangene Frühkomplexbehandlung wesentlich die Rehabilitationsfähigkeit und -prognose für die geriatrischen Patienten.

Fallbeispiel

Bei Aufnahme zur stationären Rehabilitation zeigten sich bei Frau K. im geriatrischen Basisassessment (Kap. 15) ein hohes Sturzrisiko, ein mittelgradiger pflegerischer Assistenzbedarf in der Selbstversorgung sowie eine mittelgradige visuell-räumliche Desorganisation bei zur Person orientierter Patientin, die sonst in allen übrigen Bereichen unscharf orientiert war. Emotional zeigten sich keine Auffälligkeiten, die Verwirrtheit wurde als Folge des Delirs gesehen. Medizinisch bestanden Anzeichen einer kardialen Dekompensation. Die Wundnaht war reizlos, bei erlaubter Vollbelastung war eine adäquate Beweglichkeit der operierten Hüfte gegeben. Allgemeine Schwäche und Desorientiertheit bedingten Immobilität und hohe Sturzgefahr.

Die stationäre geriatrische Rehabilitationsbehandlung entspricht bezüglich der Hüftfraktur grundsätzlich den Maßnahmen einer indikationsspezifischen orthopädischen Rehabilitation. Im Folgenden werden geriatriespezifische Ansätze dargestellt.

Ein Spezifikum der geriatrischen Rehabilitation ist die Behandlung des Sturzsyndroms mit dem Ziel, weitere Stürze zu vermeiden. Typischerweise sind Stürze bei geriatrischen Patienten multifaktorieller Genese infolge vielfältiger physischer und/oder psychischer Funktionseinschränkungen. Äußere Störfaktoren sind dabei eher von untergeordneter Bedeutung (z. B. Sturz beim Anziehen der Hose). Wesentlich ist der Aufbau allgemeiner Kraft und Balance, erforderlich sind unter anderem Standsicherheit, sicheres Gehen mit Hilfsmitteln, Training des Gleichgewichts und ggf. der Kognition.

Häufig ist eine Sturzangst ausgeprägt, diese ist nachhaltig einschränkend für den Therapieerfolg. Hier werden u. a. psychologisch angeleitete Entspannungstechniken, stützende Gespräche und individuelle Anleitung zur Gangschule erforderlich.

Zur Vermeidung weiterer Stürze sollte eine Wohnraumberatung, z. B. zu Stolperfallen oder Einbau von Haltegriffen, erfolgen. Die Medikation sollte geprüft und potenziell sturzfördernde Medikamente wenn möglich abgesetzt werden. Hilfsmittelberatung und -schulung sind erforderlich, z. B. zu Greifzange, Rollstuhl, Gehwagen.

Vorsicht

Eine Osteoporose muss behandelt werden, um erneute Frakturen zu verhindern.

Diese Maßnahmen wurden mit Frau K. durchgeführt. Komplizierend und den Rehabilitationsverlauf verzögernd kam es interkurrent zu einem fieberhaften Harnwegsinfekt, der antibiotisch behandelt werden musste. Die kardiale Rekompensation gelang unter Belastungsaufbau nur langsam. Von kardialer Seite war die Nutzung des Bewegungsbads ab der 4. Behandlungswoche geplant, dazu hätte ein Verlängerungsantrag gestellt werden müssen. Die Patientin drängte aber auf Entlassung, ihrem Wunsch wurde nach 3 Wochen Rehabilitationsbehandlung entsprochen.

Die Behandlung war dennoch erfolgreich. Zuletzt zeigte sich ein lediglich geringes Sturzrisiko, der Einsatz des Rollators und der Unterarmgehstütze erfolgte eigenständig und sicher. Treppen über 3 Stockwerke konnten selbstständig bewältigt werden, sicherheitshalber unter Aufsicht. Es bestand nur noch geringer Pflegeaufwand. Frau K. war zuletzt weitgehend orientiert.

Zur Entlassung von Frau K. in ihre eigene Wohnung im 2. Stock wurde in Rücksprache mit ihr und ihren Angehörigen ein Hausnotruf organisiert. Das Gerät wird von der Patientin am Handgelenk getragen und im Falle eines Sturzes von ihr aktiviert. Ambulante Dienste übernahmen das Vorrichten der Medikation und das Anziehen der Kompressionsstrümpfe. Einkäufe übernahmen zunächst die Angehörigen, Frau K. sollte die 2 Stockwerke zunächst begleitet laufen. Es erfolgte eine Beratung zu Leistungen der Pflegekasse und es wurden ihr Adressen städtischer Einrichtungen zur Seniorenhilfe mitgegeben. Der Kontakt zu Ehrenamtlichen, die die Patientin zu Hause besuchen und ggf. einfache Mobilitätsübungen vermitteln können, wurde hergestellt.

Der Hausarzt wurde am Vortag der Entlassung zu Behandlungsdiagnosen, aktueller Medikation und Versorgungssituation von Frau K. informiert.

13.5 Situation in Österreich und der Schweiz

Das System in der Schweiz ist analog dem in Deutschland aufgebaut. Neben der geriatrischen Rehabilitation gibt es eine akutstationäre geriatrische Versorgung ähnlich der geriatrischen Frühkomplexbehandlung. Die Honorierung erfolgt in der geriatrischen Rehabilitation über einen Tagessatz, im Akutbereich über das DRG-System.

In Österreich gibt es keine eigenständige Struktur analog zur geriatrischen Rehabilitation. Hier findet sowohl die akute Behandlung als auch die Rehabilitation geriatrischer Patienten an Abteilungen für Akutgeriatrie und Remobilisation statt. Ein Aufnahmeverfahren ist nicht erforderlich, die Abgeltung der Leistung erfolgt über einen Tagessatz. Die Dauer der stationären Behandlung richtet sich nach der medizinischen Indikation und unterliegt keinen Regulierungen vonseiten der Kostenträger.

Literatur

[483] Betting C, Dapp U, Ernst R et al. Arbeitshilfe zur geriatrischen Rehabilitation. Schriftenreihe der Bundesarbeitsgemeinschaft für Rehabilitation, Heft 6. Frankfurt a. M.: Bundesarbeitsgemeinschaft für Rehabilitation 2008. https://www.bar-frankfurt.de/fileadmin/dateiliste/publikationen/arbeitshilfen/downloads/Arbeitshilfe_Geriatrie.pdf (Zugriffsdatum: 20.11.2017)

[484] Bundesarbeitsgemeinschaft für Rehabilitation (Hrsg). ICF-Praxisleitfaden 1 – Zugang zur Rehabilitation. 2. überarbeitete Auflage. Frankfurt a. M.: Bundesarbeitsgemeinschaft für Rehabilitation 2015. https://www.bar-frankfurt.de/fileadmin/dateiliste/publikationen/icf-praxisleitfaeden/downloads/PLICF1.web.pdf (Zugriffsdatum: 20.11.2017)

[485] European Union of Medical Specialists, Geriatrics Section (UEMS-GMS), The European definition of Geriatric Medicine officially approved of the UEMS. 2008. http://uemsgeriatricmedicine.org/www/land/definition/english.asp (Zugriffsdatum: 07.12.2017)

[486] Gemeinsamer Bundesausschuss. Richtlinie des Gemeinsamen Bundesausschusses über Leistungen zur medizinischen Rehabilitation (Rehabilitations-Richtlinie). 16. März 2004, zuletzt geändert am 15. Oktober 2016, in Kraft getreten am 1. April 2016. https://www.g-ba.de/downloads/62-492-1128/RL-Reha_2015-10-15_iK-2016-04-01.pdf (Zugriffsdatum: 20.11.2017)

[487] Grund S, Roos M, Duchene W, Schuler M. Treatment in a center for geriatric traumatology – evaluation of length of hospital stay and in-hospital mortality in a prospective case series with historical controls. Dtsch Arztebl Int 2015; 112: 113–119

[488] Medizinischer Dienst des Spitzenverbandes Bund der Krankenkassen e.V (Hrsg). Grundlagen der Begutachtung – Begutachtungs-Richtlinie Vorsorge und Rehabilitation. Aktualisierung Juli 2016. Essen: Medizinischer Dienst des Spitzenverbandes Bund der Krankenkassen e. V. 2005. https://www.mds-ev.de/fileadmin/dokumente/Publikationen/GKV/Begutachtungsgrundlagen_GKV/Begutachtungsrichtlinie_Vorsorge_Reha.PDF (Zugriffsdatum: 20.11.2017)

[489] Meier-Baumgartner HP, Hain G, Oster P et al. Empfehlungen für die klinisch geriatrische Behandlung. Jena: Fischer 1998

[490] Platzköster C, van den Heuvel D, Wittrich A, Holtmann S. Strukturen, Inanspruchnahme und Versorgungsbedarf in der Geriatrie. Bundesverband Geriatrie (Hrsg). Weißbuch Geriatrie. Band I: Die Versorgung geriatrischer Patienten – Strukturen und Bedarf. 3. Auflage. Stuttgart: Kohlhammer 2016; 22–30

[491] Rothgang H, Müller R, Mundhenk R, Unger R. BARMER GEK Pflegereport 2014. Barmer GEK 2014; 187–210. https://www.barmer.de/presse/infothek/studien-und-reports/pflegereport/report-2014-39048 (Zugriffsdatum: 20.11.2017)

[492] Tümena T, Swoboda W, Gaßmann KG, GiB-DAT-Studiengruppe. Auswirkungen des Fachprogramms Akutgeriatrie auf die geriatrische Rehabilitation in Bayern. Nürnberg: Ärztliche Arbeitsgemeinschaft zur Förderung der Geriatrie in Bayern e. V. 2014. http://afgib.de/Aktuelles/AKUT_Befragung03g.pdf (Zugriffsdatum: 20.11.2017)

[493] Tümena T, Trögner J, Gaßmann KG, GiB-DAT-Studiengruppe. Nachhaltigkeit geriatrischer Rehabilitation in Bayern: GiB-DAT Follow-Up-Studie. Nürnberg: Ärztliche Arbeitsgemeinschaft zur Förderung der Geriatrie in Bayern e. V. 2011. https://www.stmgp.bayern.de/wp-content/uploads/2015/12/studienbericht_gib_dat_nachfolgestudie.pdf (Zugriffsdatum: 20.11.2017)

[494] World Health Organisation. Disability prevention and rehabilitation. Report of the WHO Expert Committee on Disability, Prevention and Rehabilitation. World Health Organisation Technical Report Series 668. Genf: WHO 1981

14 Nachbetreuung: Vermeidung von Folgefrakturen

W. Böcker, C. Kammerlander

Bei einem Großteil der betagten Patienten, die eine Fraktur bei Niedrigenergietrauma erlitten haben, ist eine Osteoporose die zugrunde liegende Ursache. Häufig wird diese Knochenerkrankung zwar vermutet, es kommt aber nicht zur Therapie der Osteoporose. Die Ursachen hierfür sind vielfältig. Ein FLS (Fracture Liaison Service) ist eine Möglichkeit, die Versorgungslücke zu schließen.

14.1 Osteoporose – eine schwere Erkrankung des betagten Menschen

Die Osteoporose ist eine nicht selten tödliche, häufig zumindest immobilisierende und jedenfalls sehr teure Erkrankung des Knochens. Vielen ist nicht bewusst, dass osteoporotische Frakturen häufiger sind als alle Fälle von Herzinfarkt, Schlaganfall und Brustkrebs zusammen. Wie einschneidend eine Fraktur der Hüfte sein kann, zeigt die Tatsache, dass 2 Drittel der Patienten mit Hüftfrakturen niemals wieder ihre frühere Unabhängigkeit erreichen. Dies betrifft im besonderen Maße den betagten Patienten. Ein Viertel der Patienten bleibt permanent körperlich eingeschränkt. Jeder Fünfte dieser häufig älteren Patienten stirbt innerhalb des ersten Jahres.

> **Merke**
>
> Eine vorangegangene Fraktur ist einer der wichtigsten Risikofaktoren für das Erleiden einer weiteren osteoporotischen Fraktur. Deshalb und weil Frakturen häufig auch das erste klinische Zeichen einer Osteoporose sind, kommt den Ärzten bei der Frakturbehandlung eine besondere Verantwortung zu. Zugleich bietet dies auch eine große Chance, die nicht ungenutzt verstreichen sollte.

14.2 Osteoporoseprävention nach erlittener Fraktur

Meistens wird die zugrunde liegende Osteoporose auch im Rahmen der operativen Frakturversorgung im Krankenhaus erkannt. Hinweise geben
- der Unfallmechanismus eines Niedrigenergietraumas in der Krankengeschichte
- die schlechte Knochenqualität während des operativen Eingriffs
- die Knochendichtemessung

Die meisten Osteoporosepatienten, die eine Fraktur erlitten haben, erhalten aber im Verlauf keine spezifische Therapie. Leider wird die Behandlungsquote auch nach multiplen erlittenen Frakturen nur marginal besser. Deshalb machen viele Patienten bedauerlicherweise eine wahre „Frakturkarriere" durch. Diese beginnt häufig mit einer distalen Radiusfraktur, dann kommt es oftmals zu Wirbelkörperfrakturen oder Oberarmbrüchen und es mündet in nicht selten tödlichen hüftgelenksnahen Frakturen.

Es gibt zahlreiche Gründe für die ausbleibende Prävention nach osteoporoseassoziierten Knochenbrüchen. Zum einem besteht in der Öffentlichkeit, bei Patienten, Haus- und Fachärzten sowie in der Politik ein mangelndes Bewusstsein über die schweren Konsequenzen der Osteoporose. Andererseits sind die Leitlinien sehr komplex und nicht jedem operativ tätigen Arzt bis ins letzte Detail vertraut. Häufig besteht die Angst vor potenziellen, aber seltenen Nebenwirkungen wie etwa der Kiefernekrose oder einer atypischen Femurfraktur. Niedergelassene Ärzte fürchten zudem Regressansprüche.

> **Merke**
>
> Es besteht heute wissenschaftlich kein Zweifel mehr an der Effektivität der medikamentösen Therapie bei der Prävention von Folgefrakturen. Mit einer adäquaten medikamentösen Therapie kann das relative Risiko einer erneute Fraktur bis zu 70 % gesenkt werden.

Dennoch muss man sich fragen: Warum wird so selten die entsprechende Therapie eingeleitet? Eine der Ursachen liegt an den Schnittstellen zwischen stationärem und niedergelassenem Sektor. Ein Austausch zwischen Klinik und Arztpraxis findet nur begrenzt statt. Auch wenn die Diagnose „Osteoporose" im Arztbrief erwähnt wird, führt dies nicht automatisch dazu, dass die spezifische Therapie im Krankenhaus, der Rehaklinik oder beim weiterbehandelnden Arzt initiiert wird. Dabei sind gerade die ersten Wochen nach dem Trauma für den Therapiebeginn besonders wichtig, da hier die Krankheitseinsicht des Patienten am größten ist. Dennoch ist es für einen Patienten mit einer osteoporoseassoziierten Fraktur immer noch sehr wahrscheinlich, dass er sowohl im Krankenhaus als auch in der Rehabilitation oder durch den niedergelassenen Kollegen keine spezifische Therapie bekommt. Auch wenn die Therapie im stationären Bereich begonnen wird, kommt es häufig vor, dass diese nicht fortgesetzt wird. Auch hier sind die Gründe vielfältig und beruhen auf mangelnder Kontrolle der Therapie und Kommunikation. Dabei steht am Anfang die einfache

Frage, wer die Federführung der Präventivtherapie übernimmt – das Krankenhaus, die Rehaklinik, der Hausarzt, der niedergelassene Orthopäde oder gar der Osteologe?

Weil häufig zwischen den Schnittstellen und Sektoren keine Abstimmung erfolgt, bleit es nicht selten dem Zufall überlassen, ob der Patient eine adäquate Therapie erhält. In englischsprachigen Regionen wurden daraufhin neue Versorgungsstrukturen aufgebaut, welche die Diagnose und Therapie der Osteoporose nach stattgehabten Frakturen auch über die Sektoren hinweg sicherstellen konnten. Diese Versorgungsmodelle bzw. Programme werden nun häufig als Fracture Liaison Service (FLS) bezeichnen. Einen allgemein anerkannten deutschsprachigen Begriff hierfür gibt es bisher nicht.

14.3 Fracture Liaison Service: neue Modelle der Frakturprävention

Als Fracture Liaison Service (FLS) wird ein Versorgungsmodell bezeichnet, welches die Lücke zwischen Krankenhaus, Hausarzt und Osteoporosespezialist zu schließen versucht. Im englischsprachigen Raum konnte für den FLS nachgewiesen werden, dass dieser Gesundheitskosten senkt, Sekundärfrakturen verhindert sowie die Qualität der Patientenbehandlung verbessert [497]; [495]; [496]. Dies führte dazu, dass FLS-Modelle auch von der Internationalen Osteoporose-Stiftung (IOF) als Zertifikat zur Verbesserung der Prävention von Folgefrakturen angeboten werden (http://www.capturethefracture.org).

FLS-Programme identifizieren zunächst Frakturpatienten mit Osteoporose. Ursprünglich wurden hierfür Fallmanager (sog. FLS-Koordinator oder Case-Manager) eingesetzt, welche die Osteoporosetherapie zwischen Krankenhaus, Hausarzt und Osteoporosespezialist koordinieren. Heutzutage wird diese Aufgabe häufig von Krankenschwestern oder verwandten Berufsgruppen durchgeführt. Obwohl der Kosten-Nutzen-Vorteil für den FLS bereits im englischsprachigen Raum nachgewiesen werden konnte, gibt es in Deutschland nur wenige solcher Modelle. Dennoch entwickeln sich hierzulande zunehmend Netzwerkstrukturen zwischen Krankenhäusern, Hausärzten und Osteoporosespezialisten, die auch als FLS genutzt werden könnten.

Wie ein FLS aufgebaut wird, hängt entscheidend von den Gegebenheiten vor Ort ab. Der FLS beginnt häufig bereits in der Klinik, weshalb er vor dort aus auch organisiert wird. Als Minimalanforderung muss der Frakturpatienten mit Osteoporose hier identifiziert und in den FLS eingeschlossen werden. Hier hängt es von den lokalen Begebenheiten bzw. Kapazitäten ab, ob noch eine sekundäre Osteoporose ausgeschlossen und sodann eine Therapie begonnen oder empfohlen wird. Nicht selten ist dies im stationären Bereich nicht mehr möglich, sodass der Patient an den niedergelassenen Bereich übergeben wird. Auch hier ist das Feld sehr heterogen. Nicht jeder Hausarzt ist mit der teilweise komplexen Osteoporosetherapie vertraut. Der Patient sollte aber einem mit der Osteoporosetherapie vertrauten Arzt zugeführt werden. Dies kann z. B. durch Netzwerke mit Osteoporosespezialisten, wie z. B. dem Osteologen-DVO, erfolgen. Der FLS-Koordinator (intersektoraler Fallmanager) kann hier unterstützend organisatorisch tätig sein.

> **Merke**
>
> Ziel des FLS ist, dass der Patient eine adäquate Osteoporosetherapie erhält.

14.4 Praktische Überlegungen zur Etablierung eines Fracture Liaison Service

Die lokalen Begebenheiten sind entscheidend für den Aufbau eines eigenen FLS. Informationsmaterial bekommt man von Organisationen wie der International Osteoporosis Foundation (IOF) mit ihrem Capture-the-Fracture-Programm. Zunächst sollte in der Klinik ein Team etabliert werden, welches entsprechende Strukturen aufbaut. Ideal wäre ein/e FLS-Koordinator/in. Patienten mit Osteoporose sollten möglichst lückenlos identifiziert und in den FLS eingeschlossen und nachverfolgt werden. Im zweiten Schritt sollten Netzwerke mit dem ambulanten Sektor aufbaut werden. Hier können integrierte Versorgungsmodelle unterstützend hilfreich sein.

Literatur

[495] Dell R. Fracture prevention in Kaiser Permanente Southern California. Osteoporos Int 2011; 22(Suppl 3): 457–460

[496] McLellan AR, Wolowacz SE, Zimovetz EA et al. Fracture liaison services for the evaluation and management of patients with osteoporotic fracture: a cost-effectiveness evaluation based on data collected over 8 years of service provision. Osteoporos Int 2011; 22: 2083–2098

[497] Newman ED. Perspectives on pre-fracture intervention strategies: the Geisinger Health System Osteoporosis Program. Osteoporos Int 2011; 22(Suppl 3): 451–455

15 Geriatrisches Assessment

C. J. Löffel

Das geriatrische Assessment dient der strukturierten Erfassung von funktionellen Defiziten, aber auch der Ressourcen geriatrischer Patienten. Es stellt damit einen elementaren Bestandteil der geriatrischen Medizin dar. Durch die Anwendung validierten Testverfahren entsteht ein objektives Gesamtbild des funktionellen Zustands des Patienten. Die Erfassung des Funktionszustands trägt neben den medizinischen Diagnosen wesentlich zum gesamtheitlichen Behandlungsansatz bei.

Es gibt eine Vielzahl von Assessmentverfahren. Die wichtigsten Bereiche, die damit abgebildet werden können sind:
- geriatrisches Screening (Ist ein Patient geriatrisch?)
- Kognition
- emotionales Assessment (Depression)
- Alltagsaktivitäten (activities of daily living [ADL])
- Mobilität
- Sturzrisiko
- Ernährung
- soziales Assessment
- Schmerz

Im multiprofessionellen und interdisziplinären Team einer alterstraumatologischen Station können die verschiedenen Testverfahren des geriatrischen Assessments berufsspezifisch zugeordnet werden. So übernehmen die Physiotherapeuten das Mobilitätsassessment, Neuropsychologen den Bereich der Kognition und das emotionale Assessment, die Pflegekräfte das Assessment der Alltagsaktivitäten sowie das Ernährungsscreening. Eine berufsspezifische Zuordnung ist jedoch nicht obligatorisch. Alle Assessmentverfahren können von einem geschulten Personal übernommen werden. In der Teambesprechung hat man mit den Assessment-Scores dann validierte Instrumente, um die funktionellen Defizite und Ressourcen der Patienten einschätzen zu können, um daraus einen geeigneten Therapieplan und -ziele festzulegen.

15.1 Geriatrisches Screening

Die Identifikation des geriatrischen Patienten stellt gerade außerhalb geriatrischer Fachabteilungen eine große Herausforderung dar. Eine eindeutige Definition des geriatrischen Patienten gibt es bis heute nicht. Eine Annäherung und für den klinischen Alltag mögliche Definition beruht auf dem Alter, der Multimorbidität sowie bestehenden oder drohenden funktionellen Defiziten. Ein geriatrischer Patient ist definiert durch
- die geriatrietypische Multimorbidität
- ein höheres Lebensalter (überwiegend 70 Jahre oder älter)

> **Merke**
>
> Die geriatrietypische Multimorbidität hat im Sinne des biologischen Alters Vorrang vor dem kalendarischen Alter.

Ein anerkanntes Verfahren für Notaufnahmen stellt das Identification-of-Seniors-at-Risk-(ISAR-)Screening dar. Beim ISAR-Screening können mit 6 einfachen Fragen verschiedene Kriterien wie Hilfsbedarf, sensorische Einschränkungen, Multimorbidität, Hospitalisation und kognitive Einschränkungen ermittelt werden. Das Screening ist positiv, wenn mindestens 2 Fragen mit Ja beantwortet wurden. Das bedeutet, man hat einen Patienten ermittelt, der eine geriatrische Versorgung benötigt. Das Screening ist ohne spezielle geriatrische Kenntnisse und zeitlich rasch durchführbar.

Neben dem ISAR stellt der Lachs-Index ein bewährtes Tool dar [505]. Hier werden im Wesentlichen alterstypische Einschränkungen abgefragt, wie z. B. sensorische Einschränkungen (Seh- und/oder Hörminderung), soziale Versorgung, Sturzneigung. Für den Geriater ist hier weniger der Gesamtscore interessant, sondern in welchen Bereichen die Probleme liegen. Daneben ist ein ausgezeichnetes Schulungstool für eine gezielte und strukturierte geriatrische Anamnese vorhanden.

Da bereits bei der Aufnahme der weitere Behandlungsprozess geplant werden muss, hat ein entsprechendes Screening – trotz der sicher manchmal schwierigen Situation – in den Notaufnahmen zu erfolgen. Nur so kann sichergestellt werden, dass geriatrische Patienten unmittelbar auf eine alterstraumatologische Station verlegt werden. Gerade bei komplexen Fällen sollte der Geriater bereits in der Notaufnahme hinzugezogen werden.

15.2 Kognition

Bei jedem älteren Traumapatienten sollte bei Aufnahme zumindest eine grobe Einschätzung der kognitiven Situation erfolgen. Validierte Testverfahren sind nur im weiteren Verlauf sinnvoll und geben immer nur die aktuelle kognitive Verfassung des Patienten wieder. Diese kann durch verschiedenste Einflüsse erhebliche Schwankungen aufweisen. Am häufigsten zur Anwendung kommen der MMST (Mini-Mental-Status-Test), der DemTect sowie das MoCA (Montreal Cognitive Assessment). Zudem gibt es auch als einfachste Variante den Uhrentest, bei dem der Patient in einen vorgegebenen Kreis eine vorgegebene Uhrzeit einzeichnen muss.

Der bekannteste und am häufigsten benutzte Test ist sicher der MMST, entwickelt von Folstein et al. [501]. Er ist auch mit Patienten mit schweren kognitiven Einschränkungen aufgrund der einfachen Aufgaben durchführbar. Der DemTect ist anspruchsvoller und deshalb für leichtere Formen der kognitiven Einschränkung geeignet.

> **Merke**
>
> Die Interpretation der Ergebnisse muss immer vor dem Gesamtbild und der aktuellen Situation erfolgen.

Dies erfordert eine entsprechende fachliche Erfahrung. Insbesondere bestehen 2 Risiken. So beschreibt ein niedriger Score im MMST lediglich die augenblickliche kognitive Leistungsfähigkeit. Er ist nicht gleichzusetzen mit der Diagnose „Demenz". Ein unauffälliger Punktewert im MMST schließt eine leichte oder beginnende Demenz nicht aus. So ist in vielen Fällen noch eine weiterführende neuropsychologische Testung erforderlich.

15.3 Emotionales Assessment: Depression

Im Bereich des emotionalen Assessments kommt am häufigsten die Geriatrische Depressionsskala (GDS) nach Yesavage et al. [522] zur Anwendung. Bei der GDS handelt es sich um ein validiertes Tool zum Screening auf Depressionen bei geriatrischen Patienten. Sie beinhaltet 15 Fragen. Einen Hinwies auf eine Depression ergibt sich ab einem Score von 5 Punkten vor.

15.4 Alltagsaktivitäten

Die Einschätzung der Selbstständigkeit und Alltagskompetenz eines Patienten ist für den geriatrischen Behandlungsansatz sowie für den weiteren Behandlungsprozess bis hin zum Entlassmanagement von entscheidender Bedeutung. Der bekannteste Score zur Messung der ADL-Fähigkeiten ist der Barthel-Index nach Mahoney und Barthel [507]. Er enthält Skalen zur Mobilität, zum Essen, zur Körperpflege, zum An- und Auskleiden und zur Toilettenbenutzung. Der Barthel-Index ist kein „Leistungstest". Er beurteilt nur, was ein Patient selbstständig ohne Anreiz oder Aufforderung macht. Für eine objektive Beurteilung ist daher in der Regel ein Zeitraum von zumindest 24 h erforderlich. Um eine einheitliche, praktisch orientierte und präzise Version des Barthel-Index zu schaffen, wurde das Hamburger Einstufungsmanual für alle geriatrischen Einrichtungen empfohlen. Hier sind Details und ein einheitlicher Standard zur Durchführung des Barthel-Assessments schriftlich niedergelegt.

Neben dem Barthel-Index finden noch weitere Scores zur Beurteilung der Alltagsaktivitäten Anwendung in der Geriatrie. Der Functional Independence Measure (FIM) lässt eine noch detailliertere Bewertung der einzelnen Fähigkeiten zu, ist aber auch wesentlich umfangreicher als der Barthel-Index. Sowohl der Barthel-Index als auch der FIM eignen sich hervorragend zur Beurteilung von Behandlungs- und Rehabilitationsverläufen.

Einen anderen Bereich deckt der IADL (Instrumentelle Aktivitäten; [506]) ab, der Fähigkeiten abfragt, die ein Maßstab für das erweiterte selbstständige Leben sind. Dazu gehört die Beurteilung, ob ein Patient selbstständig telefonieren, einkaufen, kochen, Wäsche waschen, Transportmittel benutzen, Geldgeschäfte tätigen, Medikamente selbst herrichten und seinen Haushalt regeln kann. Dies ist wichtig, um den Bedarf an Unterstützung im Rahmen des Entlassmanagements abzuschätzen. Da eine Einschätzung nur im Alltag erfolgen kann, findet dieser Score im stationären Bereich kaum eine Anwendung.

> **Merke**
>
> Die Bedeutung des Barthel-Index bzw. des erweiterten Barthel-Index (FRB) liegt neben den medizinischen Aspekten darin, dass er das Standard-Tool im deutschen Gesundheitswesen darstellt, das Krankenkassen, Pflegeversicherungen und auch der MDK als Basisinstrument zur Bewertung der (Früh)Rehabilitationsfähigkeit und Pflegeeinstufung benutzen.

15.5 Mobilität

Die Erfassung der Mobilität ist elementarer Bestandteil des geriatrischen Assessments. Es stehen verschiedene, validierte Testverfahren zur Verfügung. Die Auswahl, gerade in der Alterstraumatologie, ist sowohl abhängig vom Patienten als auch von der Erkrankungsphase (Notaufnahme vs. Rehabilitation).

Beim Timed-Up-and-Go (TUG) muss der Patient von einem Stuhl aufstehen, 3 m gehen, umdrehen und sich wieder hinsetzen. Hilfsmittel dürfen verwendet werden. Die benötigte Zeit wird in Sekunden gemessen. Wenn der Patient die Aufgabe nicht bewältigen kann, wird dies im Protokoll vermerkt. Über 30 s besteht eine starke Einschränkung der Mobilität, über 20 s ist sie abklärungsbedürftig und relevant. Der Vorteil dieses Tests ist die Einfachheit der Durchführung. Der Nachteil besteht darin, dass der Patient ohne fremde Hilfe aufstehen und gehen können muss, sonst ist dieser Test nicht durchführbar.

Der Tinetti-Test ist komplexer und differenzierter als der TUG. Er besteht aus einem Gleichgewichtsteil und einer Gehprobe. Er bezieht damit auch die Balancefähigkeit des Patienten mit ein, und erlaubt damit eine Einschätzung des Sturzrisikos. Der weitere Vorteil dieses Tests ist, dass Einzelkomponenten der Mobilität ermittelt werden und damit eine Analyse der Ursache für eine Sturzneigung möglich ist. Der Nachteil ist, dass er sehr aufwendig ist und die Durchführung und Bewertung stark vom Untersucher abhängt.

Der Chair-Rising-Test misst die Zeit, die der Patient benötigt, um 5-mal von einem Stuhl ohne Gebrauch der Arme aufzustehen. Die Vorteile liegen in der einfachen Durchführbarkeit und der objektiven Messung. Allerdings bestimmt man nur die Beinkraft und die Fähigkeit des Patienten, selbstständig aufzustehen. Rückschlüsse auf die Mobilität und die Sturzgefahr sind dadurch kaum möglich.

Der neueste Test ist der de Morton Mobility Index (DEMMI), der in Australien entwickelt wurde und dort mittlerweile zum Standardtest „aufgestiegen" ist. Dieser überprüft in 15 Übungen sehr viele Facetten der Mobilität, die im Bett, auf dem Stuhl und im Gehen durchgeführt werden. Auch Gleichgewichtsübungen beinhaltet dieser Test. Er ist ebenfalls sehr aufwendig, erlaubt aber durch die vielen Einzelkomponenten detaillierte Aufschlüsse zur Mobilität und Balancefähigkeit. Zudem zeigt er Ursachen für Mobilitäts- und Gleichgewichtsstörungen auf. Er kann bei den meisten Patienten durchgeführt werden, da er sehr einfache Übungen beinhaltet und man den Test dann beenden kann, wenn die Aufgaben für den Patienten zu schwierig werden. Erste Untersuchungen nach De Morton et al. [499] zeigen eine gute Reliabilität und Validität. Der deutschsprachige Test wurde 2015 eingeführt und muss im deutschsprachigen Raum erst noch evaluiert werden.

Handkraftmessungen mittels Dynamometer lassen Rückschlüsse auf die allgemeine Kraft des geriatrischen Patienten zu und sind insbesondere in der Sarkopeniediagnostik von Bedeutung.

An dieser Stelle sei noch die Esslinger Transferskala dargestellt, die ein wichtiges Kriterium für die Einschätzung der Selbstständigkeit und der Pflegebedürftigkeit darstellt. Sie beschreibt die benötigte Unterstützung bei Lageveränderungen (z. B. vom Liegen zum Sitz an den Bettrand bzw. vom Bett in den Rollstuhl). Es ergibt sich – je nach benötigter Hilfe – eine Einteilung in die Hilfestufen H0 bis H4 [514]:
- H0: keine personelle Hilfe erforderlich
- H1: spontane, ungeschulte Laienhilfe ist ausreichend
- H2: geschulte Laienhilfe ist erforderlich und ausreichend
- H3: ein professioneller Helfer ist erforderlich
- H4: ein professioneller Helfer ist nicht ausreichend

Die Mobilitätsassessments werden in der Regel von den Physiotherapeuten durchgeführt, die diese Tests in das Übungsprogramm einbinden können.

Von besonderer Bedeutung in der Alterstraumatologie ist der Parker Mobility Score, der rein anamnestisch erhoben wird und trotz seiner Einfachheit ein gutes Bild von der Mobilität vor dem Unfall zeichnet. Der Score ergibt sich aus 3 Fragen, nämlich:
- ob der Patient sich noch im Haus bewegen konnte
- ob er noch außerhalb des Hauses mobil war
- ob er noch einkaufen gehen oder Freunde besuchen konnte

Für jede Frage gibt es maximal 3 Punkte, wenn er dies ohne Hilfe konnte, 2 Punkte, wenn er ein Hilfsmittel benutzte, 1 Punkt, wenn er personelle Hilfe benötigte und 0 Punkte, wenn er es nicht mehr konnte. Damit ergibt sich ein Maximalscore von 9 und eine minimale Punktzahl von 0. Dieses einfache Assessment erlaubt eine gute Einschätzung über die vorbestehende Mobilität, was bei der Festlegung eines adäquaten Therapieziels enorm hilft und auch der prognostischen Einschätzung dient.

15.6 Sturzrisiko

Das Sturzrisiko ergibt sich aus vielen Faktoren. Vorerkrankungen (z. B. neurologische Erkrankungen wie M. Parkinson) können eine Rolle spielen und Medikamente oder Alkohol können eine Ursache sein. Vermehrte Stürze bzw. eine erhöhte Sturzgefahr kann aber auch durch eine unsichere Mobilität und Gleichgewichtsstörungen per se verursacht werden. Auch kognitive Störungen, Sehbehinderungen, Sarkopenie, Immobilisationen von Gliedmaßen oder ein vermehrter Harn- oder Stuhldrang (besonders mit Nykturie) führen zu einer erhöhten Sturzgefahr. Viele betagte Menschen neigen auch zu einer fehlenden Einsicht in ihre körperlichen Einschränkungen, was oft zu einem riskanten Verhalten führt.

> **Merke**
>
> Die Feststellung des Sturzrisikos und die Einleitung von geeigneten Gegenmaßnahmen spielt in der Alterstraumatologie eine wichtige Rolle: Die beste Behandlung einer Fraktur ist, diese zu verhindern.

Darum ist gerade ein Sturzscreening in der Alterstraumatologie unbedingt notwendig. Die möglichen Ursachen können natürlich auch anamnestisch abgefragt werden. Dabei ist diese Anamnese vom Untersucher abhängig und das Ergebnis schlecht objektivierbar. Trotzdem ist eine ausführliche Anamnese die Grundlage zur Bewertung des Sturzrisikos.

Das gebräuchlichste Screeningverfahren ist in diesem Bereich die Sturzrisikoskala nach Hendrich. Diese Skala berücksichtigt die meisten der o. g. Risikofaktoren und auch die Anzahl vorangegangener Stürze. Zudem spielt auch das Alter eine Rolle. Ab 4 Punkten sollten Präventionsmaßnahmen getroffen werden. Alternativen zur Hendrich-Skala sind die Morse-Fall-Skala und die STRATIFY-Skala. Diese besitzen jedoch nicht so umfangreiche Items und die Einschätzung ist stark untersucherabhängig.

Wichtig bei der Bewertung des Sturzrisikos ist jedoch die Einbeziehung der Mobilitätsassessments (s. o.), da diese Aufschluss über die Sicherheit und die Fähigkeiten

Geriatrisches Assessment

Tab. 15.1 Risikofaktoren bei Stürzen.

intrinsische Risikofaktoren	extrinsische Risikofaktoren
• hohes Alter • vorangegangene Stürze • Sarkopenie • Frailty-Syndrom • Sehbehinderung • Parkinson-Syndrom • Bewegungsmangel • Arthrose • eingeschränkte Gelenkbeweglichkeit • Angst vor Stürzen • Gleichgewichtsstörungen • Gangstörungen/unsicherer Gang • kognitive Defizite/Demenz • riskantes Verhalten • hypotone Zustände • Schwindel • Suchterkrankungen (Alkohol, Benzodiazepine)	• unebener und rutschiger Untergrund • Treppen • Stolperfallen (Schwellen, Teppich) • ungeeignete Schuhe • nicht ausreichende Beleuchtung • Einnahme von Medikamenten (mit posturaler Wirkung, Psychopharmaka)

der Mobilität des Patienten geben, die dann Rückschlüsse auf eine mögliche Sturzgefährdung zulassen. Zudem sollte das Ergebnis des Sturzrisikoassessments allenfalls Signalwirkung haben. Eine endgültige Bewertung ergibt sich gerade beim Thema „Sturzrisiko" aus den Einschätzungen der behandelnden Physiotherapeuten, des Pflegepersonals und der Ärzte. Dieses Ergebnis ist im Endeffekt wichtiger als jedes Sturzrisikoassessment, deren Bedeutung wegen der Vielschichtigkeit begrenzt ist.

Zur Einleitung einer geeigneten Sturzprophylaxe im Sinne einer Sekundärprävention empfiehlt sich die Unterscheidung der Risikofaktoren in intrinsische und extrinsische Faktoren (▶ Tab. 15.1).

Diese Einteilung hilft dabei, gezielt Risikofaktoren zu beseitigen, wobei die extrinsischen Risikofaktoren in der Regel leichter behoben werden können. Die intrinsischen Ursachen können durch Physiotherapie (Gangschulung, Krafttraining) oder medizinische Maßnahmen (medikamentöse Therapie, Hilfsmittel) in einigen Fällen abgemildert werden, aber in den meisten Fällen nicht behoben werden.

15.7 Ernährung

Eine wichtige Aufgabe stellt in der Geriatrie die Ermittlung des Ernährungszustands des älteren Patienten dar. Denn gerade der geriatrische Patient ist durch eine Vielzahl von Faktoren von Fehl- und Mangelernährung betroffen (Kap. 3). Ein gutes und einfaches Instrument ist die Ermittlung von Körpergröße und -gewicht, woraus man den Body-Mass-Index (BMI) berechnen kann. Zudem ist das Körpergewicht auch für die Dosierung von Medikamenten hilfreich. Der BMI ist das einfachste Screening für den Ernährungszustand. Das Problem liegt im klinischen Alltag aber oft darin, dass die Körpergröße schwer zu ermitteln ist, gerade wenn der Patient seine Größe nicht kennt (z. B. dementer Patient) oder das Wiegen durch fehlende Gliedmaßen (z. B. nach Amputation) oder durch Implantate, Gipsverbände oder Fixateure verfälscht wird. Alternativ gibt es deshalb für diese Fälle die Messung des Wadenumfangs, der über 31 cm liegen sollte. Aber auch hier besteht die Gefahr einer Verfälschung des Wertes bei bestehenden Beinödemen.

Sollte der BMI einen Wert von 22 kg/m² oder weniger betragen bzw. der Wadenumfang unter 31 cm liegen, muss ein umfangreicheres Screening durchgeführt werden. Das gebräuchlichste Assessment ist das Mini-Nutritional-Assessment MNA der Firma Nestlé. Hier werden Gewichtsabnahmen in letzter Zeit, psychologische Probleme, akute Erkrankungen, Mobilität und der BMI berücksichtigt. Sollte das Ergebnis bei 11 Punkten oder weniger liegen, besteht ein Risiko für eine Mangelernährung und es muss dann eine detaillierte Diagnostik auf die zugrunde liegende Ursache erfolgen.

15.8 Soziales Assessment

In der klinischen Praxis wird das soziale Umfeld, z. B. die häusliche Versorgung, unterstützende Personen, ggf. ein bestehender ambulanter Pflegedienst, die Wohnungssituation, bestehende Hilfsmittel, die familiäre Situation, ggf. eine bestehende gesetzliche Betreuung bzw. Vollmacht oder Patientenverfügung, in einem anamnestischen Gespräch durch den Geriater oder einen Sozialdienstmitarbeiter erhoben. Bei desorientierten Patienten müssen diese Informationen fremdanamnestisch über Angehörige oder den gesetzlichen Betreuer eingeholt werden. Bei akutgeriatrischen Abteilungen ist ein strukturiertes Sozialassessment nach hausinternem Standard zur Erfüllung der kassenärztlichen Abrechnungsziffer (OPS 8–98a) gefordert, das im Wesentlichen die oben aufgeführten Informationen enthalten sollte. Der Vollständigkeit wegen sei hier erwähnt, dass es auch ein soziales Assessment nach Nikolaus gibt. Auf dieses soll hier nicht näher eingegangen werden, weil es im klinischen Alltag keine herausragende Rolle spielt.

> **Merke**
>
> Ein geriatrisches Assessment dient der strukturierten Einschätzung der Gesamtsituation eines älteren Patienten. Es ergänzt den eigenen ärztlichen Eindruck von dessen Fähigkeiten und dient dem interprofessionellen Austausch der behandelnden Berufsgruppen. Die meisten Assessments stellen zudem hervorragende Instrumente zum Screening dar, weshalb sie auch im alterstraumatologischen Alltag routinemäßig bei jedem geriatrischen Patienten – soweit möglich – durchgeführt werden sollten. Außerdem liefern sie damit einen objektiven Ausgangswert für Rehabilitationsbehandlungen, die sich meistens an den akutmedizinischen Aufenthalt anschließen.

Literatur

[498] Braun T, Schulz RJ, Hoffmann M et al. Die deutsche Version des De Morton Mobility Index (DEMMI) – Erste klinische Ergebnisse aus dem Prozess der interkulturellen Adaptation eines Mobilitätstests. Z Gerontol Geriat 2015; 48: 154–163

[499] De Morton NA, Davidson M, Keating JL. The de Morton Mobility Index (DEMMI): an essential health index for an ageing world. Health Qual Life Outcomes 2008; 6: 63

[500] Deutsche Gesellschaft für Psychiatrie und Psychotherapie, Psychosomatik und Nervenheilkunde (DGPPN), Deutsche Gesellschaft für Neurologie (DGN) (Hrsg). S3-Leitlinie „Demenzen". Langversion 2016. www.awmf.org/uploads/tx_szleitlinien/038-013l_S3-Demenzen-2016-07.pdf (Zugriffsdatum: 21.11.2017)

[501] Folstein MF, Folstein SE, Mc Mugh PR. „Mini-mental state": a practical method for grading the cognitive state of patients for the clinician. J Psychiatr Res 1975; 12: 189–198

[502] Gauggel S, Birkner B. Validität und Reliabilität einer deutschen Version der Geriatrischen Depressionsskala (GDS). Z Klin Psychol Psychother 1999; 28: 18–27

[503] Hendrich A, Nyhuis A, Kippenbrock T, Soja ME. Hospital falls: development of a predictive model for clinical practice. Appl Nurs Res 1995; 8: 129–139

[504] Kessler J, Calabrese P, Kalbe E, Berger F. DemTect: A new screening method to support diagnosis of dementia. Psycho 2000; 26: 343–347

[505] Lachs MS, Feinstein AR, Cooney LM et al. A simple procedure for general screening for functional disability in elderly patients. Ann Intern Med 1990; 112: 699–706

[506] Lawton MP, Brody EM. Assessment of older people: self-maintaining and instrumental activities of daily living. Gerontologist 1969; 9: 179–186

[507] Mahoney FI, Barthel DW. Functional Evaluation. The Barthel Index. MD State Med J 1965; 14: 61–65

[508] Morse JM. Preventing patient falls. Thousand Oaks, California: SAGE Publications 1997

[509] Nikolaus T, Specht-Leible N, Bach M et al. Soziale Aspekte bei Diagnostik und Therapie hochbetagter Patienten. Erste Erfahrungen mit einem neu entwickelten Fragebogen im Rahmen des geriatrischen Assessment. Z Gerontol 1994; 27: 240–245

[510] Oliver D, Daly F, Martin FC, McMurdo ME. Risk factors and risk assessment tools for falls in hospital in-patients: a systematic review. Age Ageing 2004; 33: 122–130

[511] Parker MJ, Palmer CR. A new mobility score for predicting mortality after hip fracture. J Bone Joint Surg Br 1993; 75: 797–798

[512] Phillips NA, Bédirian VJ. The Montreal Cognitive Assessment, MoCA: a brief screening tool for mild cognitive impairment. Am Geriatr Soc 2005; 53: 695–699

[513] Podsiadlo D, Richardson S. The Timed „Up & Go": a test of basic functional mobility for frail elderly persons. J Am Geriatr Soc 1991; 39: 142–148

[514] Runge M, Rehfeld G. Geriatrische Rehabilitation im Therapeutischen Team. 2. Auflage. Stuttgart: Thieme 2001

[515] Schönle PW. Der Frühreha-Barthelindex (FRB) – eine frührehabilitationsorientierte Erweiterung des Barthelindex. Rehabilitation 1995; 34: 69–73

[516] Schwendimann R, De Geest S, Milisen K. Evaluation of the Morse Fall Scale in hospitalized patients. Age Ageing 2006; 35: 311–313

[517] Shulman K, Shedletski R, Silver I. The challenge of time: Clock-drawing and cognitive function in the elderly. Int J Gen Psychiatry 1986; 1: 135–140

[518] Tinetti ME. Performance-oriented assessment of mobility problems in elderly patients. J Am Geriatr Soc 1986; 34: 119–26.

[519] Vellas B, Villars H, Abellan G et al. Overview of MNA – its history and challenges. J Nut Health Aging 2006; 10: 456–465

[520] Warburton RN, Parke B, Church W, McCusker J. Identification of seniors at risk: process evaluation of a screening and referral program for patients aged ≥ 75 in a community hospital emergency department. Int J Health Care Qual Assur Inc Leadersh Health Serv 2004; 17: 339–348

[521] Watson YI, Arfken CL, Birge SJ. Clock completion: an objective screening test for dementia. J Am Geriatr Soc 1993; 41: 1235–1240

[522] Yesavage JA, Brink TL, Rose TL et al. Development ad validation of a geriatric depression screening scale: a preliminary report. J Psychiatr Res 1982–1983; 39: 37–49

16 Zertifizierung von Alterstraumatologiezentren

T. Friess

16.1 Hintergrund

Mit 720 000 osteoporotischen Frakturen pro Jahr in Deutschland [546] haben geriatrische Patienten bereits heute im unfallchirurgischen Krankengut einer Akutklinik einen Anteil von z. T. über 50 %. Bei allen in Deutschland stationär zu behandelnden Patienten zählt die proximale Femurfraktur (ICD-10 S 72) mit 140 000 (im Jahr 2012) zu den 10 häufigsten Hauptdiagnosen der über 65-Jährigen [533]. Betrug die Inzidenz proximaler Femurfrakturen als Indikatorfraktur 1995 noch 121,7 pro 100 000 Patienten, lag sie 2010 schon bei 156,9 pro 100 000 Patienten [536]. Bedingt durch den demografischen Wandel wird trotz einer konstanten oder sogar leicht fallenden altersadjustierten Inzidenz proximaler Femurfrakturen bis zum Jahr 2030 mindestens mit einer Verdopplung bis Verdreifachung dieser Patientenzahlen zu rechnen sein [544].

> **Merke**
>
> Die Zahlen für sich genommen unterstreichen bereits die sozioökonomische Relevanz der Alterstraumatologie. Die Zusammenhänge typischer geriatrischer Frakturen mit Osteoporose, Sarkopenie und Frailty machen die adäquate Versorgung alterstraumatologischer Patienten darüber hinaus zur Herausforderung für alle Beteiligten im Gesundheitswesen.

Gerade proximale Femurfrakturen sind als Surrogatparameter für eine Verschlechterung des Allgemeinzustandes zu sehen. 1-Jahres-Mortalitätsraten um die 30 % [535] und hohe Institutionalisierungsraten nach erlittener Fraktur untermauern dies [523]. So verschlechtern sich bei vorbestehender Pflegestufe 50 % der Patienten in der Einstufung, 40 % müssen von der ambulanten Pflege in eine stationäre Pflegeeinrichtung wechseln [540]. Neben häufigen Nebendiagnosen, wie koronaren Herzerkrankungen, Diabetes mellitus, M. Parkinson mit entsprechender Medikation und erhöhtem Narkoserisiko, liegt bei etwa der Hälfte der Patienten mindestens eine der Diagnosen Depression, Delir oder Demenz vor [527]; [534]. Als Selbstverständlichkeit wird vorausgesetzt, dass die unfallchirurgische Wiederherstellung der mechanischen Belastbarkeit des frakturierten Knochens unabdingbar für das Überleben und die Mobilität des verletzten alten Menschen ist. Die Halbierung der Krankenhausmortalität bei proximalen Femurfrakturen innerhalb der 1960er- bis 1990er-Jahre belegt dies eindrücklich.

Die Behandlungsziele sind der weitestmögliche Erhalt der Aktivitäten des täglichen Lebens und der Selbsthilfefähigkeit des alten Menschen sowie seine soziale Reintegration. Gleichwohl ist offensichtlich und unstrittig, dass angesichts von Komorbiditäten und Multimorbidität des Alterstraumapatienten über die originär unfallchirurgische Versorgung hinaus interdisziplinäre und multiprofessionelle Behandlungsansätze gefragt sind [529].

Damit werden heute in Deutschland keinesfalls maßgeblich neue Wege beschritten. Ausgehend von den 1950er-Jahren in Großbritannien [532] und über das interdisziplinäre Nottingham-Modell Ende der 1970er-Jahre [524] wurde mit dem Blue Book [525] und der National Hip Fracture Database [542] ein nationales Programm zur Behandlung von Fragilitätsfrakturen und insbesondere der proximalen Femurfrakturen implementiert, das für englische Krankenhäuser als verpflichtend anzusehen ist [541].

In einer Metaanalyse [526] war noch zu konstatieren, dass im streng wissenschaftlichen Sinn die letzte Evidenz für eine therapeutische Überlegenheit frühzeitiger interdisziplinärer Behandlungsansätze unter Einbeziehung eines Geriaters noch nicht gegeben ist. Gleichwohl bestätigen sich weiterhin die vielfachen Hinweise darauf, dass orthogeriatrische Kooperationen und Multiprofessionalität zu einer Verbesserung der Behandlungsqualität und des Outcomes insbesondere für die in diesem Zusammenhang am weitesten untersuchten proximalen Femurfrakturen führen. Ein ernsthafter Zweifel an einer Verbesserung des klinisch relevanten Outcomes durch ein frühes orthogeriatrisches Komanagement bei der Behandlung von Fragilitätsfrakturen dürfte damit heute nicht mehr bestehen. Ungeachtet nationaler Besonderheiten und differierender Rahmenbedingungen besteht Einigkeit darin, dass die interdisziplinäre und multiprofessionelle Behandlung in einem Geriatric Fracture Center zu einer Verkürzung der Zeit bis zur Operation, einer Verringerung der Komplikationsrate, einer Reduzierung der Wiederaufnahmerate und ggf. sogar zu einer Senkung der perioperativen Mortalität führen.

Abhängig von den jeweiligen Versorgungsstrukturen kann es darüber hinaus zu einer Verkürzung der Hospitalisierungszeiten und zu einer Steigerung der Kosteneffizienz kommen [539]. Ebenso gibt es aktuelle Belege für eine Verbesserung der Lebensqualität im 4- bis 6-Monats-Outcome nach einer „comprehensive care" proximaler Femurfrakturen [543]. Gerade für noch kontroverse Diskussionen wird es unabdingbar sein, diesem Outcome-Parameter der Lebensqualität zukünftig besondere Aufmerksamkeit zu widmen [531], um die Wirksamkeit eines orthogeriatrischen Komanagements auch bei der Gestaltung von Versorgungsstrukturen für alle Akteure im Gesundheitswesen überzeugend darstellen zu können [538].

Für Deutschland zeichnet sich allein schon bei der Behandlung der proximalen Femurfraktur als der typischen (und häufigsten) „Altersfraktur" ein sehr heterogenes Versorgungsbild ab. So werden proximale Femurfrakturen nicht nur in unfallchirurgischen Fachabteilungen operiert, sondern verteilen sich darüber hinaus auch auf orthopädische und allgemeinchirurgische Abteilungen mit vermutlich differierender traumalogischer Expertise [540]. Die einzige bundesweite Maßnahme zur Qualitätsüberwachung obliegt im Modul 17/1 – Hüftgelenksnahe Femurfraktur dem AQUA-Institut [545] und zukünftig dem Institut für Qualität und Transparenz im Gesundheitswesen (IQTiG). Qualitätsindikatoren mit einem Bezug auf Interdisziplinarität und Multiprofessionalität in der Behandlung werden dabei aktuell (noch) nicht berücksichtigt. Nach einer deutschlandweiten Umfrage aus dem Jahr 2014 beantworten mit 259 Kliniken 37 % von insgesamt 691 Unfallchirurgien Fragen zu unfallchirurgisch-geriatrisch interdisziplinären Kooperationen. Immerhin 70 % der antwortenden unfallchirurgischen Kliniken bestätigen formale unfallchirurgisch-geriatrische Kooperationen. 79 % schätzen den Bedarf an solcher Interdisziplinarität als hoch oder sehr hoch ein [529].

> **Merke**
>
> In der deutschen Unfallchirurgie etabliert sich das Thema interdisziplinäre Alterstraumatologie zunehmend. Flächendeckend in die Versorgungslandschaft ist es jedoch noch nicht durchgedrungen.

16.2 Projekt AltersTraumaZentrum

Die Deutsche Gesellschaft für Unfallchirurgie widmet sich dem Thema Alterstraumatologie seit 12 Jahren in vermehrtem Umfang. Naturgemäß standen zunächst besondere Frakturentitäten, die Biomechanik und Osteosynthesetechniken des alternden Knochens im Vordergrund. Mit dem ersten interdisziplinären Kongress Alterstraumatologie in Münster 2005 rückten zunehmend auch versorgungspolitische Aspekte und notwendige interdisziplinäre Lösungsansätze dieses gesundheitspolitisch stark gewichteten Themas in den Fokus der AG Alterstraumatologie der DGU.

Vor diesem Hintergrund begleitete die AG Alterstraumatologie der DGU initiativ die Idee erster, sich seit 2007 formierender interdisziplinärer Alterstraumazentren. Mit dem Ziel einer erhöhten Sicherheit und Qualität in der unfallchirurgischen Versorgung von älteren und alten Patienten entstand bereits frühzeitig die Idee einer Zertifizierung von Alterstraumazentren nach eindeutig qualitätsorientierten Kriterien.

Die Basis für die unfallchirurgische Initiative interdisziplinärer und zertifizierter Alterstraumazentren bildet ein Kriterienkatalog [530], der schließlich ab 2009/10 unter Einbindung der Deutschen Gesellschaft für Geriatrie und des Bundesverbandes Geriatrie ergänzt und unfallchirurgisch-geriatrisch konsentiert wurde. Darüber hinaus wurden gemeinsam mit Partnern aus den wissenschaftlichen geriatrischen Fachgesellschaften interdisziplinäre Anforderungen und klinische Standards zur Diagnostik und Therapie von häufigen Komorbiditäten in der Alterstraumatologie erarbeitet.

Die Auditierung von 10 Pilotzentren 2012/13 durch jeweils unfallchirurgische und geriatrische Fachexperten sowie zertifizierungserfahrene Systemauditoren diente der Evaluierung und einer ersten Überarbeitung des Kriterienkatalogs und des Auditverfahrens. Die notwendigen finanziellen Mittel und organisatorischen Voraussetzungen für die Pilotphase und die anschließende Weiterentwicklung des Verfahrens wurden durch die Akademie der Unfallchirurgie (AUC) zur Verfügung gestellt.

Mit der Deutschen Gesellschaft für Unfallchirurgie als „herausgebende Stelle" wird das Verfahren zur Zertifizierung eines AltersTraumaZentrum DGU seit 2014 von einem unabhängigen und akkreditierten Zertifizierungsunternehmen mit Expertise im Gesundheitswesen durchgeführt und verantwortet.

Der dem Zertifizierungsverfahren zugrunde liegende Kriterienkatalog AltersTraumaZentrum DGU wurde in Online-Anmelde- und Auditchecklisten umgesetzt. Zur gezielten Auditvorbereitung erhalten die Zentren eine Selbstbewertungscheckliste, die die Audittiefe und -breite noch einmal differenziert wiedergibt. Das Audit selbst wird von einem verfahrensverantwortlichen Systemauditor mit Personenakkreditierung als Qualitätsauditor gemäß EOQ-Regelwerk durchgeführt. Der das Audit begleitende Fachexperte ist ein Chef- oder Oberarzt aus der Unfallchirurgie oder Geriatrie mit Leitungsexpertise in einem interdisziplinären Alterstraumazentrum.

Das Audit folgt einerseits inhaltlich dem Kriterienkatalog AltersTraumaZentrum DGU und darüber hinaus der Qualitätsmanagementsystematik der DIN EN ISO, ohne dass eine Zertifizierung nach DIN EN ISO vorausgesetzt wird. Die hohe Akzeptanz des Vorort-Audits durch die Zentren verdankt das Verfahren insbesondere der Fachdiskussion „auf Augenhöhe" mit der Möglichkeit zu einem Lernprozess mit Motivationspotenzial für alle beteiligten Berufsgruppen.

> **Merke**
>
> Die in dem Zentrum tatsächlich umgesetzte Qualität der gelebten Interdisziplinarität mit ihrer Durchdringungstiefe sowohl bei den Patienten, wie auch bei den am Behandlungsprozess beteiligten Berufsgruppen, steht im Fokus des Auditprozesses, der mit einem Abgleich der Dokumentationsqualität in ausgewählten Patientenakten seinen Abschluss findet.

16.3 Auditierung von Kooperationsmodellen und interdisziplinären Standards

Orthogeriatrische Kooperationsmodelle implizieren immer die Integration akutgeriatrischer Behandlungskompetenz in den unfallchirurgischen Behandlungsarm und/ oder die Integration unfallchirurgischer Behandlungskompetenz in einen geriatrischen Behandlungsarm. Naheliegend werden die jeweiligen Personalressourcen zur Verfügung gestellt durch bettenführende Fachabteilungen der Unfallchirurgie bzw. Geriatrie. Idealerweise findet also die alterstraumatologische Kooperation jeweils statt zwischen Krankenhaushauptabteilungen für Unfallchirurgie und Geriatrie. Das quantitative Ungleichgewicht von unfallchirurgischen zu geriatrischen Fachabteilungen und die föderalen Unterschiede in der stationären geriatrischen Versorgung (z. B. akutgeriatrisch/geriatrisch-rehabilitativ) erfordern Flexibilität und Kreativität bei der Einrichtung von Kooperationsstrukturen. Anderenfalls würde ein möglichst flächendeckendes Angebot eines unfallchirurgisch-geriatrischen Komanagements bereits frühzeitig rationiert. In diesem Zusammenhang und als Antwort auf begrenzte (insbesondere geriatrische) Behandlungsressourcen sind auch Verbundkooperationen zu sehen.

Die zu auditierenden Kooperationsmodelle AltersTraumaZentren erstrecken sich von 2 bettenführenden Abteilungen der Unfallchirurgie/Geriatrie – ggf. auch mit gemeinsamen interdisziplinären Betten an einem oder 2 Standorten – unter gemeinsamer oder verschiedener Trägerschaft über die personale Integration geriatrischer Fachkompetenz in die Strukturen einer Unfallchirurgie bis hin zu Verbundkooperationen. Angesichts begrenzter Personalressourcen, insbesondere im akutgeriatrischen Fachgebiet, ist weniger die Vorrangigkeit definierter Strukturvorgaben zielführend als vielmehr die Definition des geriatrischen bzw. unfallchirurgischen Komanagementbedarfs in Abhängigkeit vom alterstraumatologischen Behandlungsverlauf als interdisziplinäre Mindestanforderung.

Der DRG-Logik folgend, wird in Deutschland ein Patient mit einer „Altersfraktur" regelhaft in eine unfallchirurgisch-orthopädische oder chirurgische Krankenhausabteilung aufgenommen [540]. Die primäre Intention liegt damit zunächst in der operativen oder konservativen Frakturbehandlung. Mit einem unfallchirurgisch-geriatrischen Komanagement wird darüber hinaus nach einem komplikationslosen bzw. -armen Behandlungsverlauf die frühzeitige, altersgerechte Rehabilitation mit dem Ziel eines weitestgehenden Erhalts der Patientenautonomie und seine Reintegration in sein ursprüngliches soziales Umfeld angestrebt.

Das Hinzuziehen akutgeriatrischer Fachkompetenz in die unmittelbar perioperative Behandlungsphase begründet sich in der präoperativen Eruierung akutgeriatrischer Behandlungsbedürftigkeit mit einem geeigneten Screeninginstrument (z. B. ISAR) und über eine gemeinsame unfallchirurgisch-geriatrisch-anästhesiologische Risikostratifizierung mit der Möglichkeit einer zeitnahen und komplikationsarmen Operationsdurchführung. Ebenso wie die präoperative Risikostratifizierung mit einer entsprechend optimierten Operationsvorbereitung gehören folgende Aspekte zum Komanagement in der perioperativen Behandlungsphase:
- eine altersangepasste Schmerztherapie
- das perioperative Antikoagulationsmanagement
- eine Delirprophylaxe, -erkennung und -therapie
- das frühzeitige und fachbereichsübergreifende Erkennen von sich einstellenden Komplikationen

In der ersten postoperativen Behandlungsphase stehen die unfallchirurgische Überwachung des Patienten zur Vermeidung und Beherrschung chirurgischer Komplikationen bei einem gleichzeitig möglichst frühzeitigen Rehabilitationsbeginn im Vordergrund. Hier werden z. B. in einer „geriatrisch frührehabilitativen Komplexbehandlung" (DRG-Prozedur 8.550) umfassende geriatrische Assessments zur Behandlungsplanung und die Therapie von Komorbiditäten und geriatrischer Multimorbidität mit frühzeitigen und umfänglichen physio- und ergotherapeutischen Maßnahmen zur Frühmobilisation kombiniert. Obligate Inhalte eines postoperativen unfallchirurgisch-geriatrischen Komanagements sind:
- Polypharmazie
- Behandlung von Ernährungsdefiziten
- Osteoporosediagnostik und -therapie
- Erfassung des Sturzrisikos
- Sturzprophylaxe
- regelmäßige interdisziplinäre und multiprofessionelle Teamsitzungen, einschließlich einer frühzeitigen Entlassungs- und ggf. weiteren Rehabilitationsplanung

Mit zunehmendem zeitlichem Abstand zur Operation nimmt die unfallchirurgische Behandlungsnotwendigkeit ab. Dennoch bedarf es regelmäßiger Visiten und der Teilnahme an interdisziplinären Teambesprechungen zur unfallchirurgischen Überwachung der Mobilisierungsmodalitäten und -fortschritte sowie dem unmittelbaren Management sich möglicherweise doch noch einstellender chirurgischer Komplikationen im engen unfallchirurgisch-geriatrischen Abgleich.

Der interdisziplinäre Behandlungsablauf von der präoperativen Vorbereitung über die Operation bis zur Rehabilitation einschließlich eines frühzeitigen Entlassungsmanagements weist auf eine Verschiebung des Ressourcenbedarfs von zunächst perioperativer unfallchirurgischer Kompetenz – unter möglichst frühzeitiger geriatrischer Flankierung – zum schwerpunktmäßig geriatrischen Behandlungsaufwand hin. Damit erschließt sich ein wichtiger Rahmen für die Ausgestaltung unfallchirurgisch-geriatrischer Kooperationsstrukturen.

Die eindeutige Überlegenheit eines bestimmten unfallchirurgisch-geriatrischen Kooperationsmodells konnte bislang nicht nachgewiesen werden [537]. Die Erfahrungen in den bereits durchgeführten Audits legen die Vermutung nahe, dass – abgesehen von den Vorteilen einer interdisziplinären Behandlungseinheit – der Grad der „Durchdringung" interdisziplinärer Behandlungsqualität und damit der Patientennutzen offensichtlich weitestgehend unabhängig von dem jeweiligen Kooperationsmodell zu bewerten ist.

Mit Beginn der Auditierung von AltersTraumaZentren DGU bis Mitte 2016 wurden etwa 40 Audits durchgeführt und Zertifikate „AltersTraumaZentrum DGU" vergeben. 150 Kliniken haben sich für das Verfahren registrieren lassen. Mit der Schweiz und Österreich haben sich auch ausländische Alterstraumazentren dem DGU-Verfahren angeschlossen. Als erstes ausländisches Zentrum wurde im Juli 2015 das Altersunfallzentrum am Kantonsspital Luzern als AltersTraumaZentrum DGU zertifiziert.

> **Merke**
>
> Die Erfahrungen im Zertifizierungsverfahren AltersTraumaZentrum DGU scheinen die Effizienz eines unfallchirurgisch-geriatrischen Komanagements für das Behandlungs-Outcome in der Alterstraumatologie zu bestätigen.

Dennoch kann noch keine endgültige Aussage darüber getroffen werden, ob und ggf. welche unfallchirurgisch-geriatrischen Strukturen ein verbessertes Behandlungs-Outcome besonders begünstigen [534]. Ebenso fehlt immer noch ein Konsens über die Definition praktikabel zu erhebender Outcome-Daten zur Herstellung wissenschaftlicher Evidenz auf einer breiten Datenbasis, unabhängig von nationalen Strukturunterschieden [531].

16.4 Notwendigkeit eines Alterstraumaregisters

Zur Beantwortung versorgungspolitischer Fragen und Fragen der Ressourcenallokation wird Registerforschung auch in Deutschland unerlässlich. So ergeben Registerdaten aus Großbritannien eine Verbesserung des funktionellen Outcomes durch eine interdisziplinäre Behandlung und eine weitere Verbesserung der Behandlungsqualität im zeitlichen Verlauf, allein durch die Teilnahme der Kliniken an der Registerarbeit [541]. Notwendig und folgerichtig ist somit, dass die AltersTraumaZentren DGU obligat Anbindung an ein Alterstraumaregister finden.

Mit dem TraumaRegister DGU haben DGU und AUC (auch international) anerkannte Expertise in der Registerarbeit bewiesen. Mit der Entwicklung eines AltersTraumaRegisters DGU lag es nahe, an die Expertise des TraumaRegisters DGU anzuknüpfen. Unter Nutzung der Erfahrungen mit der britischen National Hip Frakture Database und in Zusammenarbeit mit dem Fragility Fracture Network (FFN) konnte ein international konsentierter Datensatz entwickelt, in einer Pilotphase international erprobt und evaluiert werden. Dieser Registerdatensatz steht den AltersTraumaZentren DGU ab 2016 obligat zur Entwicklung des eigenen Qualitätsmanagements und Benchmarks untereinander zur Verfügung. Die in den AltersTrauma-Zentren zu erhebenden Daten lassen sich damit in international als bedeutsam angesehene Registerdaten einfügen. Dem AltersTraumaRegister DGU wird zur Kontrolle der Versorgungswirklichkeit und der Effektivität der Zentrumsbildung mittel- und langfristig auch im Rahmen des im Aufbau befindlichen DGOU-Registernetzwerks eine wesentliche Rolle zukommen.

16.5 Zertifizierung und „Networking"

Die Bewertung einer Zertifizierung muss sowohl aus der Perspektive des Patienten, der zertifizierten Klinik/Einrichtung wie auch aus Sicht der Politik und des Zertifizierungsprojekts selbst erfolgen.

Dem Patienten als potenziellem „Kunden" wird mit einem Zertifikat suggeriert, sich in der zertifizierten Behandlungseinheit einer besonders qualifizierten und „geprüften" Versorgung zu unterziehen. Unter dem Geltungsbereich reproduzierbarer Standards und Protokolle wird der Patient also zumindest eine gewisse Therapietransparenz erwarten können. Der zertifizierte Leistungsanbieter erhofft sich im Gegenzug einen Marktvorteil im Wettbewerb.

Für die Klinik/Einrichtung bedeutet eine Zertifizierung immer auch die Analyse und Gestaltung von (Behandlungs)Prozessen, die Erarbeitung und Anwendung von Standards und Protokollen und die kritische Selbstbewertung ihrer Behandlungsergebnisse und formulierten Zielvorgaben – spätestens zum Zeitpunkt der Rezertifizierung. Idealerweise kann dies zu einer (auch ökonomischen) Effizienzsteigerung und zu einem kontinuierlichen Verbesserungsprozess führen. Der Bezug zu einem umfassenden Qualitätsmanagementsystem liegt damit ebenfalls auf der Hand.

Für die Politik und die Kostenträger können Zertifizierungen durchaus Hinweise auf Behandlungstransparenz und -nachvollziehbarkeit sowie für überprüfbare Bestrebungen um eine Qualitätssteigerung liefern. Insofern ist auch die britische National Hip Fracture Database (NHFD) durchaus als ein Instrument eines „Pay for Performance" zu werten.

Für das Zertifizierungsprojekt AltersTraumaZentrum DGU ist an dieser Stelle exemplarisch eine prozessual-dynamische Intention hervorzuheben. Vorausgesetzt sei dabei, dass das nicht zufriedenstellende Outcome, z. B. bei der Versorgung proximaler Femurfrakturen, nicht allein auf die Multimorbidität der alten Patienten, sondern zumindest teilweise auch auf Versorgungsdefizite zurückzuführen ist. Dies gilt sowohl für die unmittelbaren perioperativen Ergebnisse wie auch für das mittelfristige Outcome nach 3–6 Monaten. Ebenso wissen wir jedoch um die positiven Effekte von Interdisziplinarität und Multiprofessionalität in orthogeriatrischen Kooperationen. Gleichwohl sind nationale Programme, wie z. B. die britische NHFD, die sich dieser Zusammenhänge annehmen, in Deutschland zunächst nicht zu erwarten.

So ist das Zertifizierungsprojekt AltersTraumaZentrum DGU auch als ein „Networking" mit dem Ziel einer Steigerung der Qualität der unfallchirurgischen Versorgung des Alterstraumas in einer äußerst heterogenen Versorgungslandschaft zu begreifen. Mit der Zertifizierung werden verbindliche, interdisziplinäre und multiprofessionelle Behandlungsstandards vorausgesetzt. In interdisziplinären Arbeits- und Diskussionszusammenhängen werden diese Vorgaben in einem dynamischen Prozess evaluiert und laufend weiterentwickelt. Der Abgleich zur Umsetzung dieser Standards in den AltersTraumaZentren vor Ort findet in einer Auditierung durch Fachexperten und verfahrensverantwortlichen Systemauditoren auf fachlicher Augenhöhe und in einem kollegialen Diskussionsprozess statt. Die Ergebnisse der Auditierung fließen wiederum in die inhaltliche Arbeit der Fachgesellschaften ein. Der Erhalt und die Weiterentwicklung eines zertifizierten Behandlungssystems im AltersTraumaZentrum selbst begünstigt und bedingt sich dabei mit klinischem Leadership und klinikübergreifenden Diskussions- und Arbeitszusammenhängen.

> **Merke**
>
> Eine unabdingbare Komplettierung findet dieses Netzwerk in der verpflichtenden Anbindung eines zertifizierten AltersTraumaZentrums an das AltersTraumaRegister.

Die so gesammelten Daten können Aufschluss über das Outcome geben und die Versorgungsstrukturen verbessern. Gleichzeitig triggern interne und externe Benchmarks die Weiterentwicklung im einzelnen Zentrum ebenso wie im gesamten Zertifizierungsprojekt.

Aus der übergeordneten Perspektive des Zertifizierungsprojekts insgesamt ist damit das Ziel nicht vordergründig nur in der Erlangung eines Zertifikats zu verorten. Vielmehr kann die Zertifizierung als ein Motor für eine fortschreitende Verbesserung der Versorgungsqualität in den Kliniken selbst und eine positive Entwicklung der Versorgungslandschaft zugunsten der Lebensqualität von orthogeriatrischen Patienten gelten.

Literatur

[523] Becker C, Gebhard F, Fleischer S et al. Prediction of mortality, mobility and admission to long-term care after hip fractures. Unfallchirurg 2003; 106: 32–38

[524] Boyd RV, Compton E, Hawthorne J et al. Orthogeriatric rehabilitation ward in Nottingham: a preliminary report. Br Med J (Clin Res Ed) 1982; 285: 937–938

[525] British Orthopaedic Association. The care of patiens with fragility fracture. London: BOA 2007

[526] Buecking B, Timmesfeld N, Riem S et al. Frühe geriatrische Mitbehandlung in der Alterstraumatologie. Eine systematische Literaturübersicht und Metaanalyse. Dtsch Arztebl Int 2013; 110: 255–262

[527] Buecking B, Struewer J, Waldermann A et al. What determines health-related quality of life in hip fracture patients at the end of acute care?-a prospective observational study. Osteoporos Int 2014; 25: 475–484

[528] Buecking B, Walz M, Hartwig E et al. Interdisziplinäre Behandlung in der Alterstraumatologie aus unfallchirurgischer Sicht – Ergebnisse einer deutschlandweiten Umfrage. Unfallchirurg 2015; 120: 32–39

[529] Buecking B, Schulz RJ. Zentren für Alterstraumatologie. In: Ruchholtz S, Bücking B, Schulz RJ (Hrsg). Alterstraumatologie. Stuttgart: Thieme 2016; 14–17

[530] Deutsche Gesellschaft für Unfallchirurgie. Kriterienkatalog AltersTraumaZentrum DGU. 2014. www.alterstraumazentrum-dgu.de/fileadmin/user_upload/alterstraumazentrum-dgu.de/docs/AltersTraumaZentrum_DGU_Kriterienkatalog_V1.1_01.03.2014.pdf (Zugriffsdatum: 21.11.2017)

[531] Fernandez MA, Griffin XL, Costa ML. Hip fracture surgery – improving the quality of the evidence base. Bone Joint J 2015; 97-B: 875–889

[532] Friedman SM, Mendelson DA, Kates SL et al. Geriatrie co-management of proximal femur fractures: total quality management and protocol-driven care result in better outcomes for a frail patient population. J Am Gertr Soc 2008; 56: 1349–1356

[533] Gesundheitsberichterstattung des Bundes. Diagnosedaten der Krankenhäuser ab 2000 für die 10/20/50/100 häufigsten Diagnosen (Fälle, Verweildauer, Anteile). Gliederungsmerkmale: Jahre, Behandlungsort, Alter, Geschlecht, Verweildauerklassen, ICD10. 2014. http://www.gbe-bund.de (Zugriffsdatum: 07.12.2017)

[534] Givens JL, Sanft TB, Marcantonio ER. Functional recovery after hip fracture: the combined effects of depressive symptoms, cognitive impairment, and delirium. J Am Geriatr Soc 2008; 56: 1075–1079

[535] Hu F, Jiang C, Shen J et al. Preoperative predictors for mortality following hip fracture surgery: A systematic review and meta-analysis. Injury 2012; 43: 676–685

[536] Icks A, Haastert B, Wildner M et al. Trend of hip fracture incidence in Germany 1995–2004: a population-based study. Osteoporos Int 2008; 19: 1139–1145

[537] Kammerlander C, Roth T, Friedman SM et al. Ortho-geriatric service – a literature review comparing different models. Osteoporos Int 2010; 21 (Suppl 4): 637–646

[538] Kristensen PK, Thilemann TM, Soeballe K et al. Can improved quality of care explain the success of orthogeriatric units? A population-based cohort study. Age Ageing 2016; 45: 66–71

[539] Mendelson DA, Friedman SM. Principles of comanagement and the geriatric fracture center. Clin Geriatr Med 2014; 30: 183–189

[540] Mueller-Mai CM, Schulze Raestrup US, Kostuj T et al. Einjahresverläufe nach proximalen Femurfrakturen. Poststationäre Analyse von Letalität und Pflegestufen durch Kassendaten. Unfallchirurg 2015; 118: 780–794

[541] NICE. National Institute for Health and Clinical Excellence – The management of hip fracture in adults. 2011. http://www.nice.org.uk/guidance/cg124 (Zugriffsdatum: 21.11.2017)

[542] Royal Collage of Physicians. Falls and Fragility Fracture Audit Programme (FFFAP). National Hip Fracture Database (NHFD). 2015. http://www.nhfd.co.uk (Zugriffsdatum: 21.11.2017)

[543] Prestmo A, Hagen G, Sletvold O et al. Comprehensive geriatric care for patients with hip fracture: a prospective, randomized, controlled trial. Lancet 2015; 385: 1623–1633
[544] Riem S, Hartwig E, Hartwig, J. Alterstraumatologie. Orthopädie und Unfallchirurgie up2date 2012; 7: 187–205
[545] SQG. Sektorenübergreifende Qualität im Gesundheitswesen. 17/1 – Hüftgelenksnahe Femurfraktur, Qualitätsindikatoren. 2015. www.sqg.de (Zugriffsdatum: 21.11.2017)
[546] Stroem O, Borgström F, Kanis JA et al. Osteoporosis: burden, health care provision and opportunities in the EU: a report prepared in collaboration with the International Osteoporosis Foundation (IOF) and the European Federation of Pharmaceutical Industry Associations (EFPIA). Arch Osteoporos 2011; 6: 59–155

17 Ethische Fragen in der Alterstraumatologie

G. Marckmann

Wie viele andere Industrienationen ist auch Deutschland mit einem Wandel im Altersaufbau der Bevölkerung konfrontiert. Durch die steigende Lebenserwartung und niedrige Geburtenraten wächst nicht nur die absolute Zahl älterer Menschen, sondern auch ihr relativer Anteil an der Gesamtbevölkerung. Dieser demografische Wandel führt zu Herausforderungen in verschiedenen gesellschaftlichen Bereichen, insbesondere aber im Gesundheitswesen. Zum einen wird sich der Bedarf an Behandlung und Pflege durch die wachsende Anzahl älterer Patienten mit multiplen chronischen Erkrankungen qualitativ und quantitativ verändern. Zum anderen belastet der steigende Altenquotient zunehmend die Finanzsituation der gesetzlichen Krankenversicherung in Deutschland, vor allem durch einen Einnahmerückgang aufgrund des sinkenden Anteils der Erwerbstätigen an der Gesamtbevölkerung.

> **Merke**
>
> Die große Herausforderung der Zukunft wird darin bestehen, den steigenden medizinischen und pflegerischen Versorgungsbedarf einer alternden Bevölkerung mit begrenzten oder auch abnehmenden finanziellen Ressourcen zu decken.

Mit dem demografischen Wandel wird auch die Anzahl älterer unfallverletzter Patienten steigen, die gleichzeitig an einer oder mehreren (oft chronischen) Begleiterkrankungen leiden. Die Alterstraumatologie versucht, den besonderen Herausforderungen einer angemessenen medizinischen Versorgung dieser wachsenden Patientengruppe gerecht zu werden. Grundsätzlich gelten bei unfallverletzten älteren Patienten die gleichen ethischen Grundsätze wie bei jüngeren Patienten – allerdings stellen sich einige ethische Fragen in besonderer Weise. Aufgrund der akuten oder chronischen Begleiterkrankungen ist die Nutzen-Risiko-Abwägung operativer Eingriffe erschwert. Zudem steigt mit dem Alter der Anteil an Patienten, die nur eingeschränkt oder nicht mehr einwilligungsfähig sind: Wie können die Wünsche dieser Patienten angemessen berücksichtigt werden? Was bedeutet die Ablehnung lebensverlängernder Behandlungsmaßnahmen in einer Patientenverfügung für die operative Versorgung einer Fraktur? Und: Welchen Zugang sollen unfallverletzte ältere Patienten zu aufwendigen Operationen mit längerer Intensivbehandlung und Rehabilitation bei insgesamt begrenzten Ressourcen und Kapazitäten haben?

Der vorliegende Beitrag widmet sich diesen ethischen Fragen im Kontext der Alterstraumatologie und versucht den handelnden Akteuren eine gewisse Orientierung bei der Entscheidungsfindung zu geben. Dabei werden zunächst noch einmal kurz die allgemeinen Grundlagen ethischer Entscheidungsfindung rekapituliert und dann die ethischen Fragen erörtert, die sich bei der Anwendung der Prinzipien auf individueller und gesellschaftlicher bzw. gesundheitssystemischer Ebene ergeben.

17.1 Ethische Grundlagen der Entscheidungsfindung

Allgemein kann Ethik definiert werden als die Reflexion über moralische Fragen. Die medizinische Ethik befasst sich entsprechend mit moralischen Fragen, die sich dem Gesundheitspersonal im Alltag der Patientenversorgung stellen. Gemäß der Leitfrage normativer Ethik „Was soll ich bzw. was sollen wir tun?" versucht die Medizinethik eine gut begründete Antwort auf die Frage zu geben, wie der Patient in der vorliegenden Situation am besten zu behandeln ist, d. h. welche der verfügbaren Handlungsoptionen aus ethischer Sicht zu bevorzugen ist. Zudem fragt die Medizinethik, wie begrenzt verfügbare Ressourcen gerecht auf die bedürftigen Patienten verteilt werden können.

17.1.1 Prinzipienorientierte Medizinethik

Als normative Orientierungspunkte für ethische Entscheidungen im Gesundheitswesen haben sich in den letzten Jahrzehnten 4 weithin zustimmungsfähige ethische Prinzipien etabliert, die vorgeben, wie sich die Akteure auf den verschiedenen Ebenen im Gesundheitswesen moralisch zu verhalten haben [547]; [555]:

- Das **Prinzip des Wohltuns** (engl.: beneficence) verpflichtet dazu, dem Patienten bestmöglich zu nützen, d. h. Erkrankungen und Unfälle zu behandeln oder präventiv zu vermeiden und die Beschwerden des Patienten zu lindern. Allgemein gilt es, die Lebenserwartung und die Lebensqualität des Patienten zu verbessern.
- Das **Prinzip des Nichtschadens** (engl.: nonmaleficence) verpflichtet dazu, dem Patienten mit den medizinischen Maßnahmen nach Möglichkeit keinen Schaden zuzufügen. Oft müssen Nutzen und Schaden gegeneinander abgewogen werden, da Ärzte dem Patienten nur helfen können, wenn sie ihm gleichzeitig einen Schaden zufügen (z. B. bei Operationen) oder ihn gesundheitlichen Risiken aussetzen.
- Dem **Prinzip der Achtung der Autonomie** zufolge dürfen nur diejenigen Maßnahmen durchgeführt werden, denen der Patient nach angemessener Aufklärung zugestimmt hat (sog. informed consent). Dabei verlangt das

Autonomieprinzip nicht nur die Entscheidungsfreiheit, sondern auch die Förderung der Entscheidungsfähigkeit und die Unterstützung bei der Entscheidungsfindung. Die Voraussetzungen des informed consent sind erfüllt, wenn der Patient entscheidungsfähig ist, eine ausreichende Aufklärung erhalten und diese verstanden hat, freiwillig entscheidet und schließlich seine Zustimmung zu der Maßnahme gibt.

- Das **Prinzip der Gerechtigkeit** weist über den einzelnen Patienten hinaus und fordert eine faire Verteilung von Nutzen und Lasten im Gesundheitswesen. Im Kern geht es bei der Gerechtigkeit um die Gleichbehandlung der Patienten: Gleiche Fälle sollten gleich behandelt werden, und ungleiche Fälle sollten nur insofern ungleich behandelt werden, als sie moralisch relevante Unterschiede aufweisen. Was moralisch relevante Unterschiede sind (z. B. das Alter?), wird häufig kontrovers diskutiert.

Jedes der 4 Prinzipien ist prima facie gültig, d. h. verbindlich, so lange es nicht mit gleichwertigen oder stärkeren Verpflichtungen kollidiert. Die Prinzipien bilden allgemeine ethische Orientierungspunkte, die für den Einzelfall interpretiert und im Konfliktfall gegeneinander abgewogen werden müssen.

> **Merke**
>
> 4 medizinethische Prinzipien definieren die moralischen Verpflichtungen des Gesundheitspersonals: Wohltun bzw. Nutzen, Nichtschaden, Achtung der Autonomie und Gerechtigkeit.

17.1.2 Strukturiertes Vorgehen im Einzelfall

In schwierigen ethischen Entscheidungssituationen sind schrittweise die ethischen Verpflichtungen zu prüfen, die sich aus den 4 medizinethischen Prinzipien ergeben. Diese prinzipienorientierte Falldiskussion umfasst 5 Bearbeitungsschritte [558]:

1. Analyse: medizinische Aufarbeitung des Falls
   a) Situation des Patienten (z. B. Anamnese, Befunde, Diagnosen)
   b) (Be)Handlungsstrategien mit ihren Chancen und Risiken (Prognose)
2. Bewertung I: ethische Verpflichtungen gegenüber dem Patienten
   a) Wohltun, nicht schaden
   b) Autonomie respektieren
3. Bewertung II: ethische Verpflichtungen gegenüber Dritten wie Familienangehörige, andere Patienten, Versichertengemeinschaft (Gerechtigkeit)
4. Synthese: Konvergieren oder divergieren die Verpflichtungen? Im Konfliktfall: begründete Abwägung, Planung der Umsetzung der Entscheidung
5. Kritische Reflexion:
   a) Was ist der stärkste Einwand gegen die ausgewählte Option?
   b) Wie hätte der Konflikt möglicherweise vermieden werden können?

Jede ethische Fallbesprechung muss mit einer sorgfältigen medizinischen Aufarbeitung beginnen (Schritt 1). Diese umfasst zunächst eine möglichst genaue Beschreibung der medizinischen Situation des Patienten. Anschließend ist herauszuarbeiten, welche (Be)Handlungsoptionen zur Verfügung stehen und wie jeweils der weitere Verlauf für den Patienten ist. Mit dem zweiten Bewertungsschritt beginnt die ethische Bewertung der Entscheidungssituation. Dabei sollte man mit den Prinzipien des Wohltuns und Nichtschadens beginnen: Welche der verfügbaren Handlungsoptionen ist aus der Sicht des Teams für das Wohlergehen des Patienten am besten? (Schritt 2a) Anschließend ist zu klären, welche Handlungsoption der Patient selbst nach entsprechender Aufklärung bevorzugt bzw. bevorzugen würde (Schritt 2b). Im 3. Schritt ist dann zu überlegen, welche Bedürfnisse anderer, von der Entscheidung betroffener Personen zu berücksichtigen sind (z. B. Familienangehörige oder andere Patienten). Auch Fragen des Ressourcenverbrauchs sind an dieser Stelle zu diskutieren, sofern sie für die Entscheidung eine Rolle spielen.

In der Synthese werden die Einzelbewertungen aus den Schritten 2 und 3 zu einer übergreifenden Bewertung des Falles zusammengeführt (Schritt 4). Dabei ist zu prüfen, ob die ethischen Verpflichtungen, die aus den einzelnen Prinzipien resultieren, konvergieren oder divergieren. Im ersten Fall gibt es gute ethische Gründe die entsprechende Handlungsoption zu ergreifen. Im Konfliktfall ist eine begründete Abwägung der konfligierenden Verpflichtungen erforderlich. Dabei gilt es, fallbezogene Gründe herauszuarbeiten, welche der ethischen Verpflichtungen Vorrang genießen soll. Eine Ablehnung medizinischer Maßnahmen durch einen aufgeklärten, einwilligungsfähigen Patienten ist jedoch immer zu respektieren, auch wenn am Wohlergehen orientierte Argumente für die Durchführung sprechen. Bei der abschließenden kritischen Reflexion des Falles ist zu prüfen, welches der stärkste Einwand gegen die gewählte Handlungsoption ist und wie der ethische Konflikt möglicherweise hätte vermieden werden können (Schritt 5).

Das vorgestellte Modell der prinzipienorientierten Falldiskussion kann dem einzelnen Arzt als Orientierung für die eigene Entscheidungsfindung dienen oder im Rahmen der Ethikberatung als Leitfaden für ethische Fallbesprechungen im Team genutzt werden [555]. In den folgenden Abschnitten werde ich erläutern, welche Besonderheiten sich bei den einzelnen Schritten der ethischen Entscheidungsfindung in der Alterstraumatologie ergeben und wie auf diese angemessen reagiert werden kann.

17.2 Nutzen-Risiko-Abwägungen

Bei hochbetagten Menschen mit Begleiterkrankungen lebenswichtiger Organe (z. B. des Herzens oder der Lunge) haben operative Eingriffe zur Versorgung einer Fraktur mitunter deutlich höhere Risiken als bei jüngeren, insgesamt gesünderen Patienten. Mitunter kann sich deshalb die Frage stellen, ob eine Operation angesichts der hohen Risiken tatsächlich noch ethisch vertretbar ist. Diese Frage lässt sich in der Regel nur im Lichte der verfügbaren Behandlungsalternativen entscheiden. Es ist deshalb sorgfältig herauszuarbeiten, welchen Nutzen der hochbetagte Patient von einer Operation hat, insbesondere auch im Hinblick auf die Lebensqualität, und welche Risiken mit der Operation verbunden sind. Anschließend ist zu prüfen, wie der weitere Verlauf bei einem konservativen Vorgehen für den Patienten aussehen würde: Mit welchen Einschränkungen der Lebensqualität durch reduzierte Mobilität und vermehrte Schmerzen müsste ein möglicherweise geringeres Sterblichkeitsrisiko erkauft werden? Dabei ist auch zu prüfen, ob unterschiedlich belastende bzw. risikoreiche operative Verfahren zur Verfügung stehen. Bei dieser medizinischen Aufarbeitung des Falles (vgl. Schritt 1) sollten die verfügbaren operativen und nichtoperativen Handlungsoptionen möglichst neutral mit ihren jeweiligen Chancen und Risiken beschrieben werden.

Welche der verfügbaren Behandlungsoptionen am Ende das beste Nutzen-Risiko-Verhältnis besitzt und aus diesem Grunde bevorzugt werden sollte, ist eine Wertentscheidung, die insbesondere eine Abwägung von Mortalitätsrisiken und Lebensqualität erfordert. Diese Abwägung sollte sich nach Möglichkeit an den Wertvorstellungen des betroffenen Patienten selbst orientieren. Im Idealfall entscheidet er selbst, welche Operationsrisiken er bereit ist auf sich zu nehmen, um anschließend eine bessere Mobilität und Lebensqualität zu erreichen. Dennoch sollte man auch unabhängig von ärztlicher Seite prüfen (vgl. Schritt 2b), ob ein operatives oder konservatives Vorgehen der bessere Weg für den Patienten ist. Diese Positionierung im Hinblick auf das Patientenwohl kann dazu dienen, dem Patienten eine Empfehlung für das weitere Vorgehen zu geben oder diesen in seiner eigenen Meinung herauszufordern, wenn sie von dem aus ärztlicher Sicht gebotenen Vorgehen abweicht. Letztlich ist aber die Entscheidung des aufgeklärten, einwilligungsfähigen Patienten zu respektieren, so lange dieser nicht eine aus ärztlicher Sicht klar nutzlose oder mit Blick auf das Nutzen-Risiko-Verhältnis unvertretbare Operation einfordert.

> **Merke**
>
> Sofern ein Patient eine aus ärztlicher Sicht klar vorteilhafte Operation ablehnt, ist dies zu respektieren, nachdem man sich versichert hat, dass es sich um eine wohlinformierte, stabile Entscheidung des Patienten handelt, die seinen längerfristigen Zielen und Werthaltungen entspricht.

In solchen Fällen sollte eine ausreichende palliative Care-Kompetenz für die weitere Begleitung und Versorgung des Patienten verfügbar sein.

17.3 Entscheidungen bei Patienten mit eingeschränkter oder fehlender Einwilligungsfähigkeit

17.3.1 Ethische und rechtliche Orientierungspunkte

Angesichts der unvermeidlichen Werturteile stellt die Versorgung älterer Traumapatienten, die nicht mehr selbst über die Operation entscheiden können, eine besondere Herausforderung für die ethische Entscheidungsfindung dar. Da das Selbstbestimmungsrecht der betroffenen Patienten erhalten bleibt, muss sich die stellvertretende Entscheidung durch den rechtlichen Vertreter (Bevollmächtigter oder Betreuer) so weit wie möglich an den Wünschen des Betroffenen orientieren. Hierbei ist sowohl ethisch als auch rechtlich eine klare Hierarchie von Orientierungspunkten vorgegeben [559]:

> **Merke**
>
> Hierarchie der Orientierungspunkte:
> 1. in einer Patientenverfügung schriftlich festgelegte Behandlungswünsche
> 2. früher mündlich geäußerte Behandlungswünsche
> 3. mutmaßlicher Patientenwille
> 4. Wohlergehen des Patienten/objektive Interessenabwägung

Zunächst sind die in einer Patientenverfügung schriftlich niedergelegten Behandlungswünsche des Patienten zu berücksichtigen, sofern sie auf die vorliegende Behandlungs- und Lebenssituation des Patienten zutreffen. Trotz gesetzlicher Verankerung der Patientenverfügung im Jahr 2009 im Bürgerlichen Gesetzbuch (BGB) hat nur eine Minderheit der Patienten eine Vorausverfügung erstellt oder die Verfügungen sind nicht aussagekräftig formuliert. Alternativ kann auch auf früher mündlich geäußerte

Behandlungswünsche zurückgegriffen werden. Sofern weder schriftliche noch mündliche Behandlungswünsche des Patienten vorliegen, muss sich die Entscheidung am mutmaßlichen Patientenwillen orientieren. Dabei ist auf der Grundlage früherer Äußerungen und Lebenseinstellungen des Patienten zu überlegen, wie dieser wohl in der vorliegenden medizinischen Situation für sich entscheiden würde, wenn er noch entscheidungsfähig wäre. Sofern gar keine Informationen über die krankheitsbezogenen Werthaltungen des Patienten vorliegen, bleibt nichts anderes übrig, als die Entscheidung am Wohlergehen des Patienten zu orientieren, wie es von Dritten eingeschätzt wird (vgl. Schritt 2a).

> **Praxis**
>
> Um die Gefahr einseitiger Bewertungen der Erfolgsaussichten der verfügbaren Handlungsoptionen zu verringern, sollten mehrere Personen in die Entscheidung einbezogen werden, z. B. im Rahmen einer ethischen Fallbesprechung im Team.

Behandlungsentscheidungen bei nicht einwilligungsfähigen Patienten in der Alterstraumatologie stellen insofern eine besondere Herausforderung dar, als Operationen in den gängigen Patientenverfügungsformularen nicht abgedeckt sind, sodass nicht auf im Voraus ermittelte und dokumentierte Behandlungswünsche der Betroffenen zurückgegriffen werden kann. Angesichts der Vielfalt möglicher Operationsindikationen mit jeweils ganz unterschiedlichen individuellen Ausprägungen der traumatischen Situation, erscheint es aber auch kaum realistisch, hier eine effektive Vorausplanung zu leisten. Man wird in diesen Fällen vielmehr auf die allgemeinen Festlegungen in der Patientenverfügung zurückgreifen müssen, aus denen sich – hoffentlich – ableiten lässt, ob und ggf. unter welchen Belastungen und Risiken der betroffene Patient noch lebensverlängernd behandelt werden möchte.

Dabei sollte die Frage im Vordergrund stehen, welche Zielsetzung die therapeutischen Bemühungen gemäß dem erklärten oder mutmaßlichen Patientenwillen verfolgen soll. Bei einer Ablehnung jeglicher lebensverlängernder Maßnahmen durch den Patienten dürfen operative Eingriff nur durchgeführt werden, wenn sie primär die Zielsetzung der Leidenslinderung (z. B. durch eine effektive Schmerzreduktion) oder der Lebensqualitätsverbesserung verfolgen. Sofern eine operative Vorgehensweise in palliativer Hinsicht deutlich überlegen ist, erscheint es auch bei einer zuvor erklärten oder mutmaßlichen Ablehnung lebensverlängernder Maßnahmen ethisch vertretbar, wenn – gewissermaßen als nicht intendierte Nebenfolge – das Leben des Betroffenen dadurch verlängert wird. Sofern der Zugewinn an Lebensqualität aber gegenüber einer konservativen Behandlung gering ist, sollte eher auf eine Operation verzichtet werden. In jedem Fall sind hier offene und mit Blick auf das jeweilige Behandlungsziel transparente Gespräche mit dem rechtlichen Vertreter erforderlich.

> **Merke**
>
> Sofern der rechtliche Vertreter zum Zeitpunkt des Traumas nicht erreichbar ist, sollten die ärztlich gebotenen Maßnahmen unter Berücksichtigung der verfügbaren Informationen über den erklärten oder mutmaßlichen Patientenwillen durchgeführt werden, wenn diese keinen Aufschub erlauben.

17.3.2 Vorausplanung von Behandlungsentscheidungen

Eine weitere ethische Problemkonstellation kann in der Alterstraumatologie nach einer Operation entstehen, wenn es zu Komplikationen im postoperativen Verlauf kommt. Gerade bei älteren, multimorbiden Patienten ist die Wahrscheinlichkeit für einen protrahierten Intensivverlauf nach einer Operation erhöht. Die bislang verfügbaren Patientenverfügungsformulare bieten für diese Situationen, in denen ein Spektrum unterschiedlicher Outcomes mit jeweils unterschiedlicher Eintrittswahrscheinlichkeit möglich ist, in der Regel keine Orientierung. Aktuell gibt es auch in Deutschland Bestrebungen, die Vorausplanung von Behandlungsentscheidungen durch den Ansatz des Advance Care Planning (ACP) – deutsch: Behandlung im Voraus planen (BVP) – zu verbessern [548]; [550]. Das Konzept reagiert auf die – auch international bestätigte – Erfahrung, dass mit der gesetzlichen Verankerung der Patientenverfügung allein die Selbstbestimmung einwilligungsunfähiger Patienten nicht effektiv gewahrt werden kann. Trotz aller Bemühungen sind Patientenverfügungen nach wie vor zu wenig verbreitet, bei Bedarf oft nicht zur Hand, nicht aussagekräftig formuliert, von fragwürdiger Validität und bleiben vom medizinischen Personal häufig unbeachtet.

BVP reagiert auf die Schwachstellen der konventionellen Patientenverfügung mit 2 Säulen: Zum einen erhalten die Betroffenen im Rahmen eines professionell begleiteten Gesprächsprozesses Gelegenheit, eigene Präferenzen für medizinische Behandlungen bei Verlust der Einwilligungsfähigkeit zu entwickeln und auf aussagekräftigen, regional einheitlichen Patientenverfügungen zu dokumentieren. Zum anderen werden die in den relevanten regionalen Versorgungsstrukturen tätigen Personen so geschult bzw. informiert, dass die aus dem vorgenannten Gesprächsprozess resultierenden Patientenverfügungen bei Bedarf regelmäßig verfügbar sind und zuverlässig respektiert werden. Die Inhalte der Vorausplanung umfassen allgemeine Einstellungen zum Leben und zum Einsatz medizinischer Maßnahmen bei schwerer Erkrankung, aus denen z. B. abgeleitet werden kann, welches Therapieziel bei einem schwereren Trauma im Vordergrund stehen soll und welche Belastungen und Risiken eines operativen Eingriffs der Betroffene mutmaßlich noch akzeptieren würde. Konkrete Festlegungen werden dann zu 3 verschiedenen Bereichen getroffen:

Plötzliche lebensbedrohliche Krise mit akuter Nichteinwilligungsfähigkeit Auf einem ärztlich verantworteten Notfallbogen wird dokumentiert, welche lebensverlängernden Maßnahmen in einem akuten medizinischen Notfall noch ergriffen werden sollen [551]. Insbesondere bei älteren, multimorbiden Menschen haben solche Notfallanordnungen eine große Praxisrelevanz.

Akute schwere Erkrankung mit anhaltender Nichteinwilligungsfähigkeit Akute schwere Erkrankungen, die mit einem längeren Intensivverlauf einhergehen, sind bislang in kaum einer Patientenverfügung abgedeckt. Gerade dieser Bereich dürfte aber für die Alterstraumatologie von besonderer Relevanz sein, wenn nach einer größeren Operation Komplikationen auftreten und sich die Frage stellt, wie weit die intensivmedizinischen Bemühungen auch bei ungewisser oder ungünstiger Prognose fortgeführt werden sollen. Im Rahmen des Begleitungsgesprächs wird herausgearbeitet, welche Belastungen und Risiken für dauerhafte Einschränkungen für den Betroffenen noch akzeptabel sind, sodass eine Art prognostischer Behandlungskorridor entsteht, der durch für den Betroffenen nicht akzeptable prognostische Konstellationen begrenzt wird.

Gesundheitliche Komplikationen bei permanenter Nichteinwilligungsfähigkeit In diesem Bereich werden Präferenzen für Situationen dokumentiert, in denen die Betroffenen durch eine Gehirnschädigung dauerhaft entscheidungsunfähig sind, z. B. durch eine fortschreitende Demenzerkrankung, einen schweren Schlaganfall oder eine Gehirnblutung.

Leider ist es bislang noch eine häufige Situation, vor allem in Altenpflegeeinrichtungen, dass die Bewohner nicht mehr einwilligungsfähig sind und vorab selbst keine Patientenverfügung erstellt haben. Hier erscheint es insbesondere auch mit Blick auf mögliche unfallbedingte Verletzungen sinnvoll, mit dem rechtlichen Vertreter ein Vorausplanungsgespräch zu führen und auf Grundlage früherer mündlicher Äußerungen oder des mutmaßlichen Willens des Betroffenen festzulegen, welche lebensverlängernden Behandlungsmaßnahmen bei einer akuten gesundheitlichen Krise noch ergriffen werden sollen [549]. Neben der Erstellung eines Notfallplans kann bei einem erhöhten Sturzrisiko auch schon (vor)besprochen werden, ob ggf. ein operativer Eingriff zur Frakturbehandlung (noch) im Sinne des Betroffenen ist. Eine entsprechende Vorausplanung mit dem Stellvertreter kann es auch erleichtern, die Zeit angemessen im Interesse des Patienten zu überbrücken, wenn der Betreuer bzw. Bevollmächtigte nach einem Trauma nicht gleich erreichbar ist.

Sofern ein geplanter operativer Eingriff bei einem hochbetagten, multimorbiden Patienten ansteht, kann es sinnvoll sein, in einem Gespräch vor der Operation vorauszuplanen, welche Maßnahmen bei intra- und postoperativen Krisen (z. B. ein Herz-Kreislauf-Stillstand) sowie bei einem protrahierten Intensivverlauf ergriffen werden sollten. Hier gibt es international bereits Erfahrungen mit spezifischen präoperativen ACP-Programmen [562] und Entscheidungshilfen [561]. Eine präoperative Vorausplanung kann Entscheidungskonflikte für die Patienten reduzieren und die Übereinstimmung zwischen Patient und Stellvertreter verbessern, offenbar ohne dabei eine erhöhte Angst bei den Betroffenen zu provozieren [562].

17.4 Ethische Fragen der Ressourcenallokation

Durch medizinische Innovationen und den demografischen Wandel dürfte sich die Finanzsituation der gesetzlichen Krankenkasse in den kommenden Jahren weiter verschärfen. Damit wird sich auch immer häufiger und drängender die Frage stellen, welcher Ressourceneinsatz im Gesundheitswesen an welcher Stelle (noch) gerechtfertigt ist. Aus ethischer Sicht gibt es gute Gründe, Verteilungsentscheidungen oberhalb der individuellen Arzt-Patient-Beziehung explizit zu regeln, z. B. in Form von Vorgaben durch den Gemeinsamen Bundesausschuss (G-BA) [553]. Allerdings wird es nicht möglich sein, die gesamte Versorgung mit entsprechenden Regeln und Vorgaben abzudecken, sodass es sich nicht vermeiden lassen wird, dass Ärzte im Einzelfall mehr Verantwortung für einen effizienten und gerechten Ressourceneinsatz übernehmen.

Wie ▶ Tab. 17.1 verdeutlicht, widerspricht dies nicht notwendigerweise den traditionellen ärztlich-ethischen Verpflichtungen. Im Gegenteil, die Sorge um einen vernünftigen Einsatz begrenzt verfügter Ressourcen kann und sollte Anlass sein, die ethischen Verpflichtungen gegenüber dem einzelnen Patienten verstärkt in den Vordergrund zu rücken [557]. Dazu gehören die Berücksichtigung der verfügbaren wissenschaftlichen Evidenz zu Wirksamkeit und Nutzen der Maßnahmen (Stufe 1), die konsequente Beachtung individueller Patientenpräferenzen (Stufe 2) und die Minimierung des Ressourcenverbrauchs für das Erreichen eines bestimmten Behandlungsziels (Stufe 3). Erst bei Stufe 4 erfolgt der Therapieverzicht nicht mehr aus individualethischen, sondern aus gerechtigkeitsethischen Erwägungen. Dabei sollten Ärzte am ehesten auf diejenigen Maßnahmen verzichten, die dem Patienten im Vergleich zu möglichen Alternativen nur einen geringen Nutzengewinn bei vergleichsweise hohen Kosten bieten. Aktuell fehlt den Ärzten in Deutschland aber das hierfür erforderliche gesundheitspolitische Mandat und die entsprechende rechtliche Absicherung.

Tab. 17.1 Ethisches Kostenbewusstsein: ein Stufenmodell. [556]

Stufe	Maßnahme	Ethische Begründung
1	Unterlassung ineffektiver Maßnahmen im Sinne einer evidenzbasierten Medizin	Wohltun/Nutzen, Nichtschaden
2	konsequente Berücksichtigung individueller Patientenpräferenzen	Respekt der Autonomie
3	Minimierung des diagnostischen und therapeutischen Aufwands für das Erreichen eines bestimmten Therapieziels	Nichtschaden

4	Verzicht auf teure Maßnahmen mit einem geringen/fraglichen Nutzengewinn für den Patienten
	• lokale Versorgungsstandards (→explizit)
	• im Einzelfall (→implizit)
	  ○ Berücksichtigung prozeduraler Mindeststandards
	  ○ Durchführung von Kosten-Fall-Besprechungen
	  ○ Beratung durch ein klinisches Ethikkomitee
		Gerechtigkeit

Angesichts der Tatsache, dass ältere Menschen als Gruppe mehr Gesundheitsressourcen in Anspruch nehmen als jüngere, wird immer wieder diskutiert, ob nicht der Zugang zu Gesundheitsleistungen aufgrund des Alters eingeschränkt werden sollte. Davon wäre dann auch die Alterstraumatologie betroffen. Leistungseinschränkungen nach dem Kriterium des Lebensalters wären jedoch weder ökonomisch sinnvoll noch ethisch vertretbar. Die Gesundheitsausgaben korrelieren nämlich nicht primär mit dem Alter, sondern mit der Nähe zum Tod [560]. Eine „Altersrationierung" würde deshalb auch solchen Patienten Leistungen vorenthalten, die von ihnen noch einen großen Nutzen haben würden. Die Alterstraumatologie bietet hierfür gute Beispiele, da auch hochbetagte Patienten von einer Operation erheblich profitieren können, z. B. durch eine Wiederherstellung der Mobilität oder eine verbesserte Schmerzsituation. Auch der Zugang zu den im Anschluss erforderlichen Rehabilitationsmaßnahmen sollte nicht aufgrund des Alters eingeschränkt werden, sofern die älteren Patienten davon noch profitieren können.

> **Merke**
>
> Ein durch eine geriatrische Rehabilitation verbesserter funktionaler Zustand verringert den Aufwand für die Unterstützung und Pflege der Betroffenen und kann damit an anderer Stelle wertvolle Ressourcen einsparen.

Stattdessen sollte insbesondere bei älteren Patienten verstärkt darauf geachtet werden, dass nur diejenigen Maßnahmen durchgeführt werden, die von den Betroffenen tatsächlich auch noch gewünscht werden. Empirische Studien belegen, dass z. B. mit einer verbesserten Vorausplanung von Behandlungsentscheidungen mittels ACP erhebliche Ressourcen eingespart werden können, insbesondere durch die Vermeidung unerwünschter Krankenhauseinweisungen bei hochbetagten Patienten [552]. Ressourcenbewusste Entscheidungen in der Alterstraumatologie erfordern deshalb vor allem, nur diejenigen Operationen durchzuführen, die nicht nur einen Nutzen für die betroffenen Patienten haben, sondern von diesen – nach entsprechender Aufklärung über die Chancen und Risiken, auch eines alternativen nicht-operativen Vorgehens – auch noch gewünscht werden. Bei Unklarheiten kann eine ethische Fallbesprechung im Team nach dem vorgestellten Leitfaden helfen, eine Entscheidung im besten Interesse des Patienten zu treffen (Kap. 17.2).

17.5 Zusammenfassung

In der Alterstraumatologie ergeben sich sowohl individualethische als auch gerechtigkeitsethische Fragen, die für diesen Bereich zwar nicht spezifisch, aber aufgrund der älteren, oft chronisch-multimorbiden Patienten mit Einschränkungen der Einwilligungsfähigkeit doch in erhöhtem Maße relevant sind. Ethische Orientierung bieten die 4 klassischen medizinethischen Prinzipien des Wohltuns, Nichtschadens, Achtung der Autonomie und Gerechtigkeit. Auch mit Blick auf einen angemessenen Ressourceneinsatz sollten die Interessen der Betroffenen – im Sinne einer patientenzentrierten Medizin – ganz im Vordergrund stehen. Hierzu ist eine frühzeitige Vorausplanung (Advance Care Planning) von möglichen Behandlungsentscheidungen erforderlich, um auch bei einem akuten oder chronischen Verlust der Einwilligungsfähigkeit die Wünsche des Betroffenen (be)achten zu können.

Literatur

[547] Beauchamp TL, Childress JF. Principles of Biomedical Ethics. New York, Oxford: Oxford University Press 2013

[548] Coors M, Jox RJ, in der Schmitten J (Hrsg). Advance Care Planning. Von der Patientenverfügung zur gesundheitlichen Vorausplanung Stuttgart: Kohlhammer 2015

[549] in der Schmitten J, Jox RJ, Rixen S, Marckmann G. Vorausplanung für nicht-einwilligungsfähige Personen – „Vertreterverfügungen". In: Coors M, Jox RJ, in der Schmitten J (Hrsg). Advance Care Planning. Von der Patientenverfügung zur gesundheitlichen Vorausplanung. Stuttgart: Kohlhammer 2015; 119–140

[550] in der Schmitten J, Nauck F, Marckmann G. Behandlung im Voraus planen (Advance Care Planning): ein neues Konzept zur Realisierung wirksamer Patientenverfügungen. Z Palliativmed 2016; 17: 177–195

[551] in der Schmitten J, Rothärmel S, Rixen S et al. Patientenverfügungen im Rettungsdienst (Teil 2). Neue Perspektiven durch Advance Care Planning und die „Hausärztliche Anordnung für den Notfall". Notfall Rettungsmed 2011; 14: 465–474

[552] Klingler C, in der Schmitten J, Marckmann G. Does facilitated Advance Care Planning reduce the costs of care near the end of life? Systematic review and ethical considerations. Palliat Med 2016; 30: 423–433

[553] Marckmann G. Gesundheit und Gerechtigkeit. Bundesgesundheitsblatt Gesundheitsforschung Gesundheitsschutz 2008; 51: 887–894

[554] Marckmann G. Grundlagen ethischer Entscheidungsfindung in der Medizin. In: Marckmann G (Hrsg). Praxisbuch Ethik in der Medizin. Berlin: Medizinisch Wissenschaftliche Verlagsgesellschaft 2015; 3–14

[555] Marckmann G, Brumann M, Mutschler W. Ethische Entscheidungen in der Chirurgie. Grundlagen einer prinzipienorientierten Falldiskussion. Unfallchirurg 2014; 117: 392–398

[556] Marckmann G, in der Schmitten J. Wie können Ärzte ethisch vertretbar Kostenerwägungen in ihren Behandlungsentscheidungen berücksichtigen? Ein Stufenmodell. Ethik in der Medizin 2011; 23: 303–314

[557] Marckmann G, in der Schmitten J. Kostenbewusste ärztliche Entscheidungen. Normative Orientierung im Spannungsfeld zwischen Ethik und Ökonomie. Unfallchirurg 2014; 117: 406–412

[558] Marckmann G, Mayer F. Ethische Fallbesprechungen in der Onkologie: Grundlagen einer prinzipienorientierten Falldiskussion. Der Onkologe 2009; 15: 980–988

[559] Marckmann G, Sandberger G, Wiesing U. Begrenzung lebenserhaltender Behandlungsmaßnahmen: Eine Handreichung für die Praxis auf der Grundlage der aktuellen Gesetzgebung. Dt Med Wochenschr 2010; 135: 570–674

[560] Marckmann G, Sanktjohanser AM, in der Schmitten J. Sterben im Spannungsfeld zwischen Ethik und Ökonomie. In: Bormann F-J, Borasio GD (Hrsg). Sterben. Dimensionen eines anthropologischen Grundphänomens. Berlin: Walter de Gruyter 2012; 351–367

[561] Schuster AL, Aslakson RA, Bridges JF. Creating an advance-care-planning decision aid for high-risk surgery: a qualitative study. BMC Palliat Care 2014; 13: 32

[562] Song MK, Kirchhoff KT, Douglas J et al. A randomized, controlled trial to improve advance care planning among patients undergoing cardiac surgery. Med Care 2005; 43: 1049–1053

18 Interdisziplinäre Fallbeispiele

U. C. Stumpf, W. Böcker, C. Kammerlander, M. Gosch

18.1 Fallbeispiel 1: Proximale Humerusfraktur und Delir

Ein 87-jähriger Patient wird nach einem häuslichen Sturz stationär aufgenommen. In der initialen Abklärung in der Notaufnahme wird eine subkapitale Humerusfraktur (▶ Abb. 18.1) sowie eine Fraktur des Os pubis diagnostiziert. Der Patient lebte bisher weitgehend selbstständig zu Hause, als einzige relevante Vorerkrankungen ist eine Inkontinenz bekannt.

Von unfallchirurgischer Seite wird die Indikation zur operativen Stabilisierung der Humerusfraktur gestellt und der Patient wird stationär auf die allgemeine unfallchirurgische Station aufgenommen. Die Ruhigstellung des Oberarms erfolgt mit einem Gilchrist-Verband. Zur Analgesie erhält der Patient Ibuprofen 400 mg 3-mal täglich, Pantoprazol als Magenschutz sowie eine Thromboseprophylaxe mit Enoxaparin 40 mg s.c. Aufgrund der Inkontinenz und der Beckenfraktur wird dem Patienten noch in der Notaufnahme ein Dauerkatheter gelegt.

Bereits in der ersten Nacht auf der Station entwickelt der Patient ein schweres Delir, er versucht, sich selbst zu mobilisieren, entfernt sich den Dauerkatheter und lässt keinerlei pflegerische Maßnahmen zu. Für kurze Zeit erfolgt auch eine 5-Punkt-Fixierung. Zum Ausschluss eines intrazerebralen Geschehens wird eine zerebrale CT-Untersuchung durchgeführt, diese ist ohne relevanten Befund.

Da der Patient auf der allgemeinen unfallchirurgischen Station nicht mehr führbar ist, wird der geriatrische Konsiliardienst hinzugezogen und die Übernahme auf die geriatrische Station vereinbart. Im Laborbefund zeigte sich ein CRP-Wert von 8,1 mg/dl sowie ein pathologischer Harnbefund, die Thorax-Röntgenaufnahme blieb ohne Pathologie.

Die analgetische Medikation wurde auf Hydromorphon ret 2 mg 2-mal täglich umgestellt, Ibuprofen und Pantoprazol wurden abgesetzt. Der Dauerkatheter wurde entfernt, zur Hydrierung erhielt der Patient 1000 ml Ringer-Lösung, als Laxans bei Opioidtherapie Macrogol. Der Patient wurde mit Unterstützung des Physiotherapeuten mobilisiert. Der Harnwegsinfekt wurde mit Cefuroxim 500 mg 2-mal täglich behandelt. Nachdem sich das Delir vorerst nicht besserte, erhielt der Patient abends 25 mg Quetiapin, worauf am nächsten Tag eine Somnolenz auftrat. Mit Unterstützung der Angehörigen (Tochter blieb beim Patienten) konnte auf die Gabe weiterer sedierender Medikamente verzichtet werden. Die Schmerz- und Physiotherapie wurde fortgeführt, das Delir besserte sich deutlich. Im Rahmen der interdisziplinären Visite und in Absprache mit den Angehörigen einigte man sich in der Folge auf eine konservative Therapie der Humerusfraktur. Radiologisch zeigte sich keine weitere Dislokation. Der Patient konnte am 8. Tag nach dem Trauma nach Hause entlassen werden.

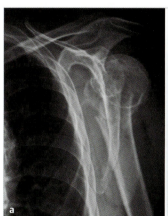 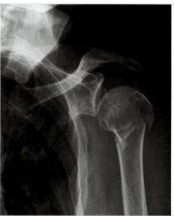 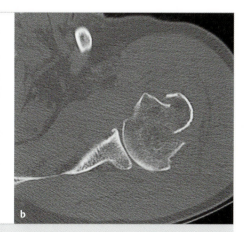

Abb. 18.1 Subkapitale Humerusfraktur.
a Konventionelle Röntgenaufnahme der linken Schulter in 2 Ebenen: dislozierte 2-Fragment-Fraktur des proximalen Humerus.
b Computertomografie des linken proximalen Humerus, axial: regelgerechte Artikulation im Schultergelenk, Frakturanteile gering disloziert, impaktiert.

18.1.1 Fragen und Antworten zum Fall

Frage 1: Wie sehen Sie die Indikation zur Operation der proximalen Humerusfraktur?
Antwort: Im Gegensatz zu einer Hüftfraktur stellen auch dislozierte Frakturen des proximalen Humerus nur eine relative Operationsindikation dar. Gerade bei geriatrischen Patienten gibt es keine eindeutige Evidenz, dass durch eine Operation ein funktionell besseres Outcome erreicht werden kann (Kap. 7.1).

Frage 2: Welche Risikofaktoren für ein Delir bestanden in diesem Fall?
Antwort: Neben dem Alter, dem akuten Trauma und der Krankenhausaufnahme finden sich bei der Patientin noch weitere Risikofaktoren für ein Delir. Zu nennen sind hier die Immobilisierung, die Anlage eines Dauerkatheters, die Schmerzen bzw. die inadäquate analgetische Therapie mit Ibuprofen und ein möglicher Harnwegsinfekt.

Frage 3: Welche präventiven Maßnahmen hätten getroffen werden können?
Antwort: Präventive Maßnahmen wären eine adäquate Schmerztherapie (evtl. Block), eine Hydrierung, die Anpassung der Umgebung, ein Screening als geriatrischer Patient – und damit Verlegung auf die alterstraumatologische Station, Orientierungshilfen, frühe Mobilisierung, Vermeiden von unnötigen Transporten, frühzeitige Einbindung der Angehörigen, frühzeitiges Hinzuziehen eines Geriaters (Kap. 5.1, Kap. 5.2).

Frage 4: War die antibiotische Behandlung des Harnwegsinfekts angezeigt?
Antwort: Eher nein, der CRP-Wert lässt sich durch das Trauma erklären und ein pathologischer Harnbefund (insbesondere nach Anlage eines Dauerkatheters) stellt bei geriatrischen Patienten noch keine Indikation für eine Antibiose dar. Andererseits ist die klinische Symptomatik eines Harnwegsinfekts im Alter unspezifisch, sodass auch ein Delir die klinische Manifestation darstellen kann. Vor dem Hintergrund dieser Überlegung wäre die Antibiose gerechtfertigt gewesen (Kap. 5.2, Kap. 5.3).

Frage 5: Welche Maßnahmen waren entscheidend für die Besserung des Delirs?
Antwort: Die entscheidenden Maßnahmen waren die Unterstützung durch die Familie, die interdisziplinäre Betreuung, die adäquate Schmerztherapie und die Mobilisierung (Kap. 5.2).

18.2 Fallbeispiel 2: Beckenfraktur und Fracture Liaison Service

Eine 75-jährige Patientin mit seit mehreren Jahren bekannter Osteoporose stellt sich nach einem häuslichen Stolpersturz aus Körperhöhe vor 2 Tagen in der Notaufnahme vor. Die Schmerzen werden als progredient und auch zunehmend immobilisierend angegeben. Die Patientin lebt allein zu Hause, im 3. Stock eines Altbaus ohne Aufzug, versorgt sich noch selbstständig. Zur Behandlung der bekannten Osteoporose wird seit 9 Jahren ein orales Bisphosphonat (Risedronat 35 mg/Woche) eingenommen, die Basistherapie erfolgt mit 1000 IE Vitamin D pro Tag sowie ausreichender Kalziumaufnahme über die Nahrung. Die Indikation für die Applikation des oralen Bisphosphonats war die deutlich erniedrigte Knochenmineraldichte (DXA LWS: T-Score −3,6, DXA proximaler Femurhals: T-Score −3,4). In den alle 2 Jahre erfolgten DXA-Messungen zeigt sich keine wesentliche Befundänderung.

Bei der klinischen Untersuchung in der Notaufnahme zeigt sich die Patientin nicht mehr gehfähig, sie hat Schmerzen im Bereich der linken Hüfte sowie des Beckens, einen Kompressionsschmerz des Beckens sowie einen Druckschmerz über dem linksseitigen ISG. Als initiale Diagnostik werden konventionelle Röntgenaufnahmen des Beckens (Beckenübersicht) sowie der linken Hüfte lateral durchgeführt (▶ Abb. 18.2).

Bei der konventionellen Röntgendiagnostik zeigt sich der Verdacht auf eine hintere Beckenringfraktur, sodass der nächste diagnostische Schritt die Schnittbildgebung ist. Es wird eine Computertomografie des Beckens mit der Fragestellung einer hinteren Beckenringfraktur durchgeführt (▶ Abb. 18.3).

Es erfolgt die stationäre Aufnahme, zunächst zur konservativen Therapie, Schmerztherapie und Mobilisierung. Nachdem die Patientin trotz adäquater Analgesie nur kurze Strecken mit Gehhilfen bewältigt, erfolgt die Indikationsstellung zur operativen Stabilisierung bei instabiler

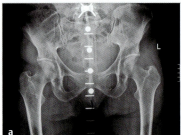
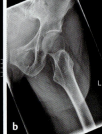

Abb. 18.2 Röntgendiagnostik. Es zeigen sich Frakturen des oberen und unteren Schambeinastes.
a Beckenübersicht.
b Linke Hüfte lateral.

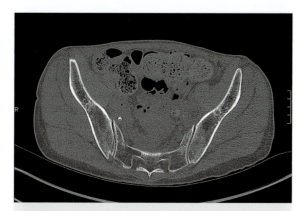

Abb. 18.3 Bei klinischem Verdacht auf eine hintere Beckenringfraktur wird eine CT des Beckens durchgeführt. Es zeigt sich eine Fraktur mit geringer kortikaler Stufenbildung der linken Massa lateralis ossis sacri ventrolateral. Somit kann die Diagnose einer instabilen Beckenringfraktur links gestellt werden.

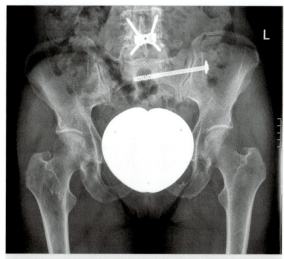

Abb. 18.4 Postoperative Kontrolle der Schraubenosteosynthese.

Beckenringfraktur. Weiterhin wird gemäß des klinikinternen Algorithmus zur Osteoporosediagnostik ein Basislaboruntersuchung (gemäß Leitlinien DVO von 2017) zur Abklärung des Knochenstoffwechsels vorgenommen.

Der Spiegel des 25-OH-Vitamin D liegt mit 24,5 ng/ml noch nicht im angestrebten Bereich von 30–40 ng/ml [565]. Deshalb erfolgt eine Höherdosierung auf 2000 IE/Tag. Das orale Bisphosphonat wird abgesetzt.

Die operative Stabilisierung der hinteren Beckenringfraktur verläuft intra- sowie postoperativ kompikationslos (▶ Abb. 18.4), die Patientin darf schmerzadaptiert voll belasten und ist zunächst mit Gehhilfen auf Stationsebene mobil.

Aufgrund der Lebens- und Wohnsituation erfolgt die Verlegung der Patientin in eine geriatrische Rehabilitationseinrichtung. Einen bereits avisierten Termin in der klinikeigenen Sprechstunde (Alterstraumatologie und Osteoporose) nimmt die Patientin nicht wahr.

Im Rahmen der Nachverfolgung von Frakturpatienten mit Osteoporose nimmt die Osteoporosekoordinatorin (Krankenschwester für den FLS) telefonisch Kontakt mit der Patientin sowie der Hausärztin auf. Nach der Entlassung aus der geriatrischen Rehabilitation ist die Patientin nicht schmerzfrei geworden, sie ist immer noch beim Gehen eingeschränkt und benötigt weiterhin Gehhilfen. Sie verlässt die Wohnung kaum mehr, da 3 Stockwerke nur sehr schwer für sie zu bewältigen sind. Über Nachbarschaftshilfe erfolgt das Einkaufen, die Hausärztin kümmert sich um eine Einstufung hinsichtlich einer Pflegestufe. Die Empfehlung einer osteoanabolen Therapie mit Teriparatid 20 μg/Tag, wie im Verlegungsbrief in die geriatrische Rehabilitation empfohlen, wurde nicht umgesetzt. Auch die Fortführung der höheren Dosierung des Vitamin D erfolgte nicht.

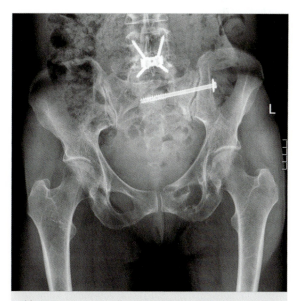

Abb. 18.5 Konventionelles Röntgenbild – Beckenübersicht: Verlaufskontrolle nach 3 Monaten. Es zeigt sich die regelrechte Osteosyntheselage dorsal sowie die sekundäre Dislokation im Bereich des oberen Schambeinastes.

Die FLS-Krankenschwester konnte gemeinsam mit der Hausärztin die Vorstellung in der klinikeigenen Sprechstunde organisieren. Im radiologischen Befund zeigt sich eine sekundäre Dislokation im Bereich des oberen Schambeinastes (▶ Abb. 18.5). In den laborchemischen Kontrollen zeigt sich nun ein Vitamin-D-Spiegel von 20 ng/ml.

18.2.1 Fragen und Antworten zum Fall

Frage 1: Wie sehen Sie die Indikation zur Operation?
Antwort: Bei instabiler Beckenringfraktur sowie bekannter Osteoporose unter Vorbehandlung mit oralen Bisphosphonaten kommt es nach einem niedrigenergetischen Trauma zu mehreren Frakturen im Bereich des Beckens, die in der Zusammenschau eine instabile Beckenringfraktur linksseitig ergeben. Beim bisherigen Verlauf (Progredienz bis hin zu Immobilisierung) und in der aktuellen Situation (Patientin lebt alleine und versorgt sich noch selbstständig) ist das vorrangige Ziel die schnelle Mobilisierung und die Rückkehr in das häusliche Umfeld und der Erhalt der Selbstständigkeit. Aus der Zusammenschau der radiologischen Befunde mit dem klinischen Beschwerdebild (anhaltende Schmerzen, zunehmende Immobilisierung) ergibt sich eine Indikation zur operativen Stabilisierung (Kap. 9).

Frage 2: Ist bei erniedrigtem Vitamin-D-Spiegel initial eine höhere Dosierung angezeigt?
Antwort: Im Rahmen des stationären Aufenthalts und bei den vorliegenden Laborwerten (Kreatinin und Serum-Kalzium im Normbereich) kann eine höhere Dosis von z. B. 20 000 IE Vitamin D/Woche kurzzeitig gegeben werden, dies hätte in der geriatrischen Rehabilitation auch fortgeführt werden können. Hochdosistherapien mit Einmalgaben von 500 000 IE Vitamin D sind mit einem erhöhten Sturz- und Frakturrisiko vergesellschaftet [564]; [567] (Kap. 5.5).

Frage 3: Ist die Indikation für Teriparatid hier gerechtfertigt?
Antwort: Die Kriterien für eine osteoanabole Therapie mit Teriparatid sind vor allem der schwere Verlauf einer manifesten Osteoporose oder mehrere Frakturen unter Bisphosphonattherapie. Diese Aspekte können im vorliegenden Fall sicherlich kontrovers diskutiert werden. Eine Besonderheit ist die langjährige Bisphosphonattherapie, die einen weiteren Grund für das Absetzen des oralen Bisphosphonats darstellt. Ein Diskussionspunkt kann sein, ab wann man von einem „treatment failure" eines oralen Bisphosphonats ausgehen kann. Die gängige Literatur beschreibt hier eine Fraktur nach 1 Jahr unter oraler Bisphosphonattherapie [566]. Zu berücksichtigen ist auch, dass streng genommen zwar nur ein Frakturereignis vorliegt, dieses aber mit Frakturen an 3 verschiedenen Lokalisationen einhergeht. Aufgrund der Zusammenschau der langjährigen Bisphosphonattherapie sowie der vorliegenden Frakturen würden wir hier die Indikation zur osteoanabolen Therapie sehen. Selbstverständlich dürfen keine Kontraindikationen gegen die Gabe von Teriparatid vorliegen (Hypokalzämie, M. Paget, Niereninsuffizienz, Radiatio des Skeletts, maligne Skeletterkrankungen und Knochenmetastasen, rezente Tumorerkrankungen) und die Patientin sollte nach entsprechender Schulung in der Lage sein, die Therapie zu Hause fortzuführen. Des weiteren gibt es klinische Studien, die Hinweise auf einen positiven Einfluss auf die Frakturheilung zeigen konnten [563] (Kap. 5.5).

Literatur

[563] Aspenberg P, Johansson T. Teriparatide improves early callus formation in distal radial fractures. Acta orthopaedica 2010; 81: 234–236

[564] Bacon CJ, Gamble GD, Horne AM et al. High-dose oral vitamin D3 supplementation in the elderly. Osteoporos Int 2009; 20: 1407–1415

[565] Bischoff-Ferrari HA. Optimal serum 25-hydroxyvitamin D levels for multiple health outcomes. Adv Exp Med Biol 2014; 810: 500–525

[566] Carey JJ. What is a 'failure' of bisphosphonate therapy for osteoporosis? Cleve Clin J Med 2005; 72: 1033–1039

[567] Sanders KM, Stuart AL, Williamson EJ et al. Annual high-dose oral vitamin D and falls and fractures in older women: a randomized controlled trial. JAMA 2010; 303: 1815–1822

18.3 Fallbeispiel 3: Beckenverletzung und Osteoporose

Eine 75-jährige Patientin wurde nach einem Sturz kurz nach der Entlassung aus einer Rehabilitationsklinik mit immobilisierenden Schmerzen in die chirurgische Notaufnahme eingeliefert. Erst vor knapp 4 Wochen war sie aus selbiger Klinik nach operativer Versorgung einer proximalen Femurfraktur linksseitig entlassen worden. Das initiale Röntgenbild einer Beckenübersicht zeigt eine einliegende Duokopfprothese links, einen proximalen Femurnagel rechts und frische Frakturen des oberen und unteren Schambeinastes rechts. Die operative Versorgung bei pertrochantärer Femurfraktur mittels PFNA war bereits 2 Jahre zuvor an einer anderen Klinik erfolgt. Anamnestisch gibt die Patientin auch an, bereits vor Jahren eine distale Radiusfraktur rechtsseitig erlitten zu haben. Es gab dabei auch einen Behandlungsversuch mit einem oralen Bisphosphonat, welcher aber nach knapp 6 Wochen aufgrund von Magenschmerzen nach der Einnahme von der Patientin selbst abgebrochen wurde. Eine Therapieumstellung war dann nicht weiter erfolgt.

Bei der Durchsicht der Befunde und des Entlassbriefs wurde deutlich, dass beim letzten stationären Aufenthalt ein Vitamin-D-Mangel bestand, der mit 20 000 IE/Tag Vitamin D initial substituiert wurde. Auf Nachfrage gab die Patientin an, dass dies in der Rehabilitationsklinik fortgeführt wurde. Während des weiteren stationären Aufenthalts wurde der Vitamin-D-Spiegel kontrolliert, mit 32 ng/ml war er im angestrebten Zielbereich von 30–40 ng/ml.

Im vorliegenden Fall wurde während des stationären Aufenthalts eine osteoanabole Therapie mit Teriparatid eingeleitet. Des weiteren konnte die Patientin gut mobilisiert und deutlich schmerzgemindert zurück in das häusliche Umfeld entlassen werden. Ein Jahr später, unter

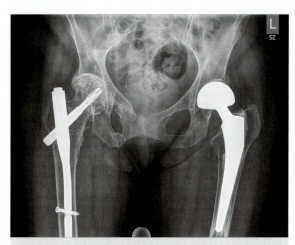

Abb. 18.6 Konventionelles Röntgenbild – Beckenübersicht: ausgeheilte Fraktur, Verlaufskontrolle nach 1 Jahr osteoanaboler Therapie.

einer konservativen und osteoanabolen Therapie, zeigte sich dann eine knöchern konsolidierte Fraktur des vorderen Beckenrings (▶ Abb. 18.6).

18.3.1 Fragen und Antworten zum Fall

Frage 1: Ist die Indikation zur stationären Aufnahme gegeben?
Antwort: Aufgrund der immobilisierenden Schmerzen erfolgt eine stationäre Aufnahme, mit adäquater Analgesie für einen geriatrischen Patienten (z. B. Tilidin/Naloxon 50/4 mg 1-0-1) sowie Mobilisierung unter physiotherapeutischer Anleitung. Der Verlauf der Schmerzsituation sollte regelmäßig mittels VAS (visueller Analogskala) überprüft werden. Bei persistierenden Schmerzen muss auch an eine hintere Beckenfraktur gedacht werden, weshalb frühzeitig eine weitere Diagnostik mittels Computertomografie durchgeführt werden sollte (Kap. 5.1, Kap. 9).

Frage 2: Ist die Diagnose einer Osteoporose ausreichend gesichert?
Antwort: In der Zusammenschau von Anamnese und aktuellen radiologischen Befunden hat die Patientin in den letzten Jahren insgesamt 4 Frakturen erlitten, beginnend mit einer distalen Radiusfraktur als Indikatorfraktur. Dies ist eine mögliche und in der Realität auch immer wieder sichtbare „Frakturhistorie" eines Patienten mit einer unbehandelten manifesten Osteoporose. Nach der distalen Radiusfraktur wäre eine Diagnostik und Abklärung hinsichtlich einer Osteoporose indiziert gewesen. Dazu gehört eine ausführliche Anamnese, Abfragen der Risikofaktoren für eine Osteoporose, die körperliche Untersuchung, Labordiagnostik (Basislabor DVO) sowie die Durchführung einer DXA.

Unter Anwendung der DVO-Leitlinie 2017 und des Algorithmus zur Diagnostik ist im vorliegenden Fall aktuell die Diagnose einer manifesten Osteoporose (und nach dem Vorliegen von 2 proximalen Femurfrakturen auch ohne Durchführung einer DXA) zu stellen (Kap. 5.5).

Frage 3: Welche Möglichkeiten der Therapieumstellung hätte es bei Unverträglichkeit eines oralen Bisphosphonats gegeben?
Antwort: Eine Möglichkeit ist ein Behandlungsversuch mit einem Bisphosphonat i. v., z. B. 3 mg Ibandronat alle 3 Monate oder 5 mg. Zoledronat 1 × pro Jahr. Allerdings würde man dies erst nach 6 Wochen postoperativ geben. Auch Denosumab 60 mg s. c. alle 6 Monate wäre eine Option gewesen (Vorteil hier: Die Gabe ist unabhängig von der Nierenfunktion möglich) (Kap. 5.5).

Frage 4: Wie sehen Sie die Indikation für eine osteoanabole Therapie mit Teriparatid in diesem Fall?
Antwort: Hier ist von einem schweren Verlauf einer manifesten Osteoporose auszugehen. Bei behobenem Vitamin-D-Mangel und wenn keine Kontraindikationen vorliegen, die Patientin dazu in der Lage und einverstanden ist, ist hier eine osteoanabole Therapie mit Teriparatid durchaus indiziert. (Kontraindikationen Kap. 5.5). Unter der Therapie sind regelmäßig Nierenwerte (Kreatinin, Kreatinin-Clearance) zu kontrollieren. Bei normwertigen Nierenwerten ist auch eine Therapie mit einem i. v.-Bisphosphonat möglich. Sollte eine Niereninsuffizienz (GFR < 30 ml/min) vorliegen, ist eine Therapie mit Denosumab s. c. (alle 6 Monate) möglich. Insgesamt sollte aber unbedingt eine adäquate Bewegungstherapie mit Training von Gleichgewicht und Koordination erfolgen und langfristig fortgeführt werden (Kap. 5.5).

18.4 Fallbeispiel 4: Proximale Femurfraktur und Demenz

Ein 88-jähriger Patient, der aufgrund seiner zunehmenden Demenz seit 2 Jahren gemeinsam mit seiner Ehefrau im betreuten Wohnen in einem Pflegeheim lebt, fällt am frühen Freitagmorgen gegen 4:00 Uhr aus dem Bett und kann aufgrund starker Schmerzen nicht mehr aufstehen. Über den Hausnotruf kann er sofort den Krankenwagen rufen und in die chirurgische Notaufnahme der nächstgelegenen Klinik gebracht werden. Die Röntgendiagnostik zeigt eine mediale Schenkelhalsfraktur, Typ Garden III. Es erfolgt die präoperative Vorbereitung, der Patient ist nicht vollständig orientiert: Zur Person und zum Ort kann er Angaben machen, zur Zeit jedoch nicht. Die begleitende Ehefrau sagt, dass dies dem normalen Zustand ihres Mannes entspricht. Gegen 8:00 Uhr erfolgt die chirurgische Aufklärung, der Patient sowie die begleitende Ehefrau sind mit dem Eingriff einverstanden (Implantation einer Duokopfprothese). Bei der anästhesiologischen Aufklärung sagt der Anästhesist, dass der Patient nicht orientiert sei und nach seinem Dafürhalten nicht aufklärungsfähig ist. Er fordert eine betreuende Person. Bislang wurde noch keine gesetzliche Betreuung für den Patienten eingerichtet. Um 15:00 Uhr ist der Patient noch nüchtern auf der unfallchirurgischen Normalstation und der Stationsarzt muss sich nun um die Betreuungsfrage kümmern. Daher wird der Patient vom Operationsplan des aktuellen Tages (Freitag) heruntergenommen.

Eine Betreuung im Eilverfahren ist für den Patienten bis zum Samstagmorgen nicht zu erreichen gewesen. Am Samstagmorgen bleibt der Patient erneut nüchtern.

Der diensthabende Chirurg erklärt den Eingriff nun zum Notfall, mit Hinweis auf die zunehmende Mortalität bei mehr als 24 Stunden nicht versorgter proximaler Femurfraktur. Gegen Mittag beginnt die Operation in Allgemeinnarkose. Die Implantation der zementierten Duokopfprothese erfolgt komplikationslos, der Patient wird postoperativ prophylaktisch auf die Intermediate Care Unit (IMC) genommen. Hier entwickelt der Patient ein Delir. Nach mehreren Tagen kann der Patient auf die Normalstation verlegt werden. Der Patient kann im weiteren postoperativen Verlauf am Rollator voll mobilisiert werden und wird auf eigenen Wunsch zurück in die vertraute Umgebung des betreuten Wohnens im Pflegeheim transferiert.

18.4.1 Fragen und Antworten zum Fall

Frage 1: Welches sind die dringendsten Maßnahmen, die der Stationsarzt initial hätte ergreifen müssen?
Antwort: Seit dem Sturzereignis sind mittlerweile 11 Stunden vergangen. Er benötigt dringend Flüssigkeit sowie eine adäquate Schmerztherapie. Des Weiteren braucht er seine Medikamente. Der Patient mit Demenz befand sich zudem in einer fremden Umgebung. Eine vertraute Bezugsperson vor Ort kann hierbei die Entwicklung eines Delirs verhindern. Hüftgelenksnahe Frakturen sind als Notfälle zu behandeln. Daher ist die Einholung einer Betreuung für die operative Stabilisierung nicht notwendig. Eine Abstimmung mit erreichbaren Angehörigen ist zu empfehlen (Kap. 2.3, Kap. 4.4, Kap. 10).

Frage 2: Wie beurteilen Sie die Verlegung auf die IMC?
Antwort: Die Verlegung auf die IMC bringt nicht nur Vorteile mit sich. Zwar kann hier eine bessere Überwachung des Patienten gewährleistet werden, andererseits fördert der Wechsel auf eine erneut ungewohnte Umgebung die Entstehung eines Delirs. Auch hier muss also eine individuelle Risiko-Nutzen-Abwägung erfolgen (Kap. 5.2).

Frage 3: Wie beurteilen Sie die Verlegung des Patienten direkt zurück in das betreute Wohnen?
Antwort: Der Entlassungsort ist immer individuell zu entscheiden. Im aktuellen Fall erfolgte unter Abwägung des Risikos für eine erneute Entwicklung eines Delirs die Entlassung in die gewohnte Umgebung, um einen weiteren Ortswechsel zu vermeiden. Sofern die Rehabilitationsfähigkeit gegeben ist, profitieren auch Patienten mit Demenz von einer geriatrischen Rehabilitation (Kap. 13).

18.5 Fallbeispiel 5: Pertrochantäre Femurfraktur und Dreifachantikoagulation und Stent-Implantation bei Vorhofflimmern

Eine 75-jährige Patientin wird nach einem Sturz auf Glatteis in die Notaufnahme eingeliefert. Die rechte untere Extremität ist verkürzt und außenrotiert. Die initiale radiologische Diagnostik ergibt eine pertrochantäre Femurfraktur, die Indikation zur Operation wird gestellt (▶ Abb. 18.7).

In der Anamnese gibt die Patientin an, unter Vorhofflimmern zu leiden und erst vor 4 Wochen einen medikamentenfreisetzenden Stent implantiert bekommen zu haben. Sie ist momentan unter dreifacher Antikoagulation mit ASS 100 mg, Clopidogrel 75 mg und Phenprocoumon (nach INR). Die INR beträgt 2,3, der Quick-Wert 22 %.

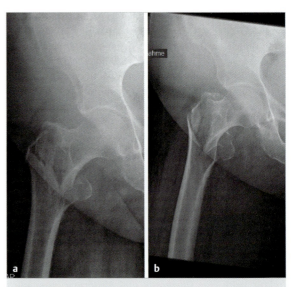

Abb. 18.7 Röntgenbild der rechten Hüfte mit einer pertrochantären Femurfraktur.
a Röntgen Hüfte links, a. p.-Aufnahme.
b Röntgen Hüfte links, seitliche Aufnahme.

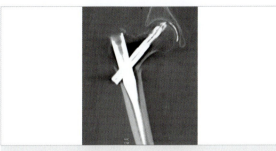

Abb. 18.8 Intraoperativer Zementaustritt in den Gelenkspalt, postoperative Kontrolle mittels CT.

Für die Operation wird präoperativ die Gerinnung optimiert, es erfolgt das Absetzen von Clopidogrel und Phenprocoumon sowie präoperativ die Gabe einer Ampulle Vitamin K 10 mg. Bei einer INR von 1,5 präoperativ kommt die Patientin am nächsten Tag (26 h nach Aufnahme) in den OP.

Als operatives Verfahren wurde ein zementaugmentierter pertrochantärer Femurnagel (PFNA) gewählt. Intraoperativ wurde keine Testung mit Kontrastmittel auf Integrität des Hüftkopfs durchgeführt und es zeigte sich ein Austritt des applizierten Zements in den Gelenkspalt.

Postoperativ erfolgte eine computertomografische Kontrolle der rechten Hüfte, in der sich die intraartikuläre Lage des Zements bestätigte (▶ Abb. 18.8). Da die Patientin postoperativ unter Vollbelastung gut zu mobilisieren war und keine starken Schmerzen im Bereich der rechten Hüfte hatte, wurde auf ein weiteres operatives Vorgehen verzichtet. Die Medikation mit ASS 100 mg wurde während des gesamten Aufenthalts fortgeführt, die orale Antikoagulation wurde am 7. postoperativen Tag begonnen, bis zum 7. postoperativen Tag erhielt die Patientin Enoxaparin 40 mg s. c. Nach 10 Tagen stationärem Aufenthalt konnte die Patientin in eine geriatrische Rehabilitationseinrichtung verlegt werden.

18.5.1 Fragen und Antworten zum Fall

Frage 1: Wie beurteilen Sie das Gerinnungsmanagement?
Antwort: Prinzipiell besteht bei dieser Patientin die Indikation für eine Triple-Therapie (Vorhofflimmern und medikamentenfreisetzender Stent vor 4 Wochen). 4 Wochen nach Stentimplantation kann die Triple-Therapie beendet werden. Unmittelbar für die Operation spielt dies keine Rolle. Die Entscheidung, ASS 100 mg beizubehalten, ist sicherlich korrekt. Unabhängig davon muss man realistisch davon ausgehen, dass aufgrund der Irreversibilität der Thrombozytenaggregationshemmung beider Substanzen zum Zeitpunkt der Operation weiterhin eine vollständigen Thrombozytenaggregationshemmung besteht. Eventuell wäre es in diesen Fällen sinnvoll, Thrombozytenkonzentrate bereitstellen zu lassen. Die Gabe von Vitamin K bei laufender Therapie mit Vitamin-K-Antagonisten wird empfohlen, allgemein reicht jedoch eine geringere Dosis Vitamin K aus (5 mg, u. U. auch oral). Eine Bridging-Therapie wird heute bei Patienten mit Vorhofflimmern nicht mehr empfohlen. Postoperativ sollte so rasch als möglich wieder eine Antikoagulation begonnen werden. Bis zur Freigabe von unfallchirurgischer Seite empfiehlt sich hier die Gabe von niedermolekularem Heparin in therapeutischen Dosen. Die Herausforderung der oralen Antikoagulation stellt sich immer für das gesamte Team und sollte auch interdisziplinär angegangen werden, eventuell auch unter Hinzuziehung weiterer Fachrichtungen wie der Kardiologie (Kap. 4.3).

Frage 2: Welches operative Verfahren ist zu wählen?
Antwort: Die Operation ist innerhalb von 24 h anzustreben, da ansonsten das Mortalitätsrisiko signifikant steigt. Im vorliegenden Fall wird eine osteosynthetische Versorgung mittels proximalem Femurnagel gewählt. Das Verfahren ist minimalinvasiv und damit weichteilschonend, von kurzer Operationsdauer und bei einem osteoporotischen Knochen ist mit der PFNA-Klinge eine gute Verankerung im Hüftkopf möglich. Zudem besteht bei diesem Implantat die Möglichkeit der Zementaugmentation, die im vorliegenden Fall auch angestrebt wurde. Postoperativ ist die sofortige Mobilisation und Vollbelastung der unteren Extremität an Gehhilfen und unter physiotherapeutischer Anleitung das Ziel (Kap. 10).

Frage 3: Was ist bei zementaugmentierten Verfahren am Hüftgelenk intraoperativ zu beachten?
Antwort: Intraoperativ ist die Darstellung mit einer geringen Menge Kontrastmittel eine gute Möglichkeit, die sichere extraartikuläre Lage der Klinge des PFNA bzw. die unverletzte Kortikalis des Hüftkopfs (wenn es z. B. intraoperativ zu einem etwas zu tief eingebrachten Kirschner-Draht gekommen ist) darzustellen. Durch die asphärische Konfiguration des Femurkopfs kann die alleinige radiologische Darstellung in 2 Ebenen dazu nicht ausreichen. Wenn dabei kein Kontrastmittel in das Gelenk injiziert wird, kann die Applikation des Zementes sicher erfolgen. Intraartikulärer Zementaustritt bei augmentierten Verfahren ist eine seltene Komplikation, die aber durch die initiale Kontrastmitteldarstellung verringert werden kann (Kap. 10).

18.6 Fallbeispiel 6: Pertrochantäre Femurfraktur und Harnwegsinfekt

Ein 82-jähriger Patient wird mit starken Schmerzen in der rechten Hüfte nach einem häuslichen Sturz um 22:00 Uhr in die Notaufnahme eingeliefert. Die radiologische Abklärung zeigt eine instabile pertrochantäre Femurfraktur (Typ A3)(▶ Abb. 18.9a). Der Patient war bisher ohne

Fallbeispiele

Hilfsmittel mobil, er lebt allein in einer Wohnung im ersten Stock in einem Mehrfamilienhaus. Als relevante Vorerkrankungen gibt der Patient eine Herzschwäche sowie eine Herzrhythmusstörung an. Die Medikamentenliste lautet wie folgt: Ramipril 2,5 mg 1-0-0, Hydrochlorothiazid 12,5 mg 1-0-0, Bisoprolol 5 mg 1-0-0, Rivaroxaban 15 mg 1-0-0, Citalopram 20 mg 1-0-0. Die Laborwerte waren bis auf eine geringe Leukozytose und eine Hyponatriämie (128 mmol/l) unauffällig. In der Notaufnahme erhält der Patient 7,5 mg Piritramid s. c. sowie 1 g Metamizol i. v. Zusätzlich wird er mit einem Dauerkatheter versorgt. Als weitere Maßnahme wird Rivaroxaban abgesetzt und für den nächsten Tag ein kardiologisches Konsil vereinbart. Es erfolgte die stationäre Aufnahme auf die unfallchirurgische Station.

Das kardiologische Konsil erfolgt am Nachmittag des nächsten Tages, bezüglich der oralen Antikoagulation mit Rivaroxaban erhält der Patient die Operationsfreigabe, allerdings möchte der Kardiologie präoperativ eine transthorakale Echokardiografie durchführen. Diese wird für den nächsten Tag vereinbart. Die Echokardiografie ergibt eine gute linksventrikuläre Funktion sowie keine relevanten Vitien, allerdings zeigt sich bei normofrequentem Vorhofflimmern ein vergrößerter linker Vorhof. Die Operation wird für den nächsten Tag geplant. Als perioperative Thromboseprophylaxe erhält der Patient 40 mg Enoxaparin s. c.

In der Nacht wird der Patient auf der unfallchirurgischen Station unruhig, er ist zeitlich und örtlich nicht mehr orientiert. Die Vitalzeichen ergeben eine Körpertemperatur von 38,8 °C, eine Pulsfrequenz von 123/min und der Blutdruck liegt bei 80/40 mmHg. Der Harn ist konzentriert, flockig und trüb, der Urinstatus ist pathologisch. Der Patient wird daraufhin mit V.a. beginnende Urosepsis auf die IMC übernommen. Die geplante Operation wird abgesagt. Auf der IMC kann der Patient unter einer antibiotischen Therapie mit Piperacillin/Tazobactam rasch stabilisiert werden. Nach 2 Tagen ist der Patient afebril, Herz sowie Kreislauf sind stabil und vonseiten des Delirs ist die Symptomatik eher progredient. Vom psychiatrischen Konsil wird eine Therapie mit Haloperidol 3-mal 1 mg täglich empfohlen.

Am 7. stationären Tag kommt der Patient dann in den OP. Es erfolgt eine problemlose Versorgung der Fraktur mit einem zementaugmentierten proximalen Femurnagel (▶ Abb. 18.9b). Nach der Operation wird der Patient direkt auf die unfallchirurgische Normalstation überstellt.

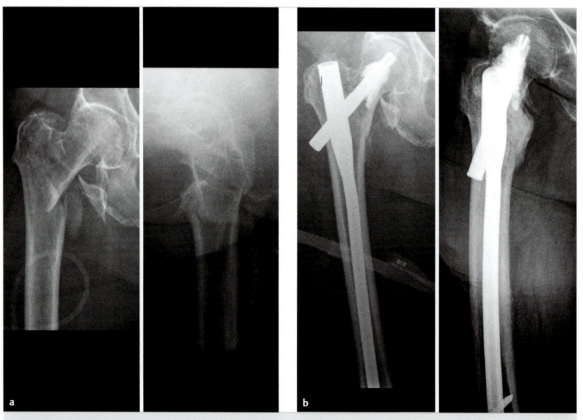

Abb. 18.9 Röngtenbilder.
a Konventionelles Röntgenbild des rechten Oberschenkels mit Hüftgelenk a.-p. und seitlich: dislozierte, instabile pertrochantäre Femurfraktur rechts (Typ A3).
b Konventionelles Röntgenbild des rechten Oberschenkels mit Hüftgelenk a.-p. und seitlich nach operativer Versorgung mittels zementaugmentierten proximalen Femurnagels.

Die Antibiose wird für eine Woche fortgeführt. Am 3. Tag auf Normalstation kommt es zum Auftreten von massiven Durchfällen. Der primäre Verdacht auf Clostridien bestätigt sich in der Testung, die antibiotische Therapie wird um Metronidazol 400 mg erweitert.

Das Delir besteht weiterhin, eine gezielte krankengymnastische Therapie ist nicht möglich. Nach weiteren 7 Tagen bessert sich der Zustand des Patienten langsam, die Durchfälle sistieren und auch die delirante Symptomatik nimmt in der Schwere deutlich ab, sodass der Patient schließlich mit liegendem Dauerkatheter in die geriatrische Rehabilitation entlassen wird. Als Thromboseprophylaxe erhält der Patient weiter 40 mg Enoxaparin, die vorbestehende Medikation wird beibehalten.

18.6.1 Fragen und Antworten zum Fall

Frage 1: Was waren Ihrer Meinung nach die Gründe für die verzögerte Operation? Was hätte man hier anders gestalten können?
Antwort: Es bestand keine Indikation für eine Verzögerung der Operation. Die letzte Einnahme von Rivaroxaban lag ca. 14 h zurück, sodass im Hinblick auf die Antikoagulation die Operation für den nächsten Morgen hätte geplant werden können (Operation innerhalb von 24 h). Auch eine Echokardiografie hat in diesem Fall keinen Einfluss auf das Outcome bzw. das Management des Patienten (Kap. 4.1).

Frage 2: Was waren die Auslöser für das Delir?
Antwort: Der Auslöser des Delirs ist in diesem Fall sicherlich die beginnende Urosepsis, hervorgerufen durch einen Harnwegsinfekt als Folge des liegenden Urinkatheters. Harnwegsinfekte sind die häufigsten nosokomialen Infektionen. Die Anlage eines Urinkatheters erhöht sowohl indirekt über die mögliche Infektion als auch direkt das Risiko für die Entwicklung eines Delirs um den Faktor 3 (Kap. 5.2, Kap. 5.3).

Frage 3: Hätte man die Clostridieninfektion verhindern können?
Antwort: Die Clostridieninfektion ist als Folge der antibiotischen Therapie anzusehen, welche für sich wiederum eine Folge des Urinkatheters ist (Kap. 5.3).

Frage 4: Welche medizinischen Aufgaben ergeben sich noch für die Rehabilitation?
Antwort: Die orale Antikoagulation hätte schon auf der unfallchirurgischen Station begonnen werden sollen. Des Weiteren muss noch eine Abklärung der Hyponatriämie erfolgen. Die Hyponatriämie ist ein Risikofaktor für Stürze und Frakturen. Eine Abklärung bzw. Therapie der Osteoporose hat noch zu erfolgen. Nicht vergessen werden darf auch die möglich rasche Beendigung der Therapie mit Haloperidol sowie eine Prüfung der antidepressiven Therapie (Kap. 4.3, Kap. 5.5).

18.7 Fallbeispiel 7: Beckenverletzung und Niereninsuffizienz

Eine 82-jährige Patientin lebt alleine und ist im häuslichen Umfeld und außerhalb weitestgehend selbstständig mobil, nur außerhäusig und für längere Gehstrecken nimmt sie den Rollator hinzu. Sie ist mit einem Pflegedienst 3-mal die Woche versorgt. Bei einem Stolpersturz zieht sie sich eine gering dislozierte vordere Beckenringfraktur zu (oberer und unterer Schambeinast). Bei zunehmend immobilisierenden Schmerzen erfolgt die kurzzeitige stationäre Aufnahme zur Mobilisierung und Analgesie sowie die baldige Verlegung in eine Rehabilitationsklinik mit dem Ziel der weiteren Mobilisierung und dem Ziel des Erhalts der Selbstständigkeit. Aufgrund einer leichten Inkontinenz ist der Patientin in der Klinik ein Dauerkatheter angelegt worden, der vor der Verlegung in die Rehabilitation entfernt wurde.

In der Rehabilitationsklinik (AHB) erhält die Patientin zunächst Ibuprofen 600 mg 1-1-1-1 und Pantoprazol 40 mg 1-0-0. Die regelmäßig durchgeführten Kontrollen des Serumkreatinins und der Retentionsparameter zeigen folgenden Verlauf (▶ Tab. 18.1).

Als Reaktion auf den Anstieg des Serumkreatininwerts wurde Ibuprofen abgesetzt und die Schmerztherapie auf Metamizol 40 Tropfen 1-1-1-1 umgestellt. Nach 2 Wochen ist der Serumkreatininwert noch weiter angestiegen. Nun wird auch eine Untersuchung des Urins durchgeführt. Es ergibt sich folgender Befund: Urinstix Nitrit-positiv, Erythrozyten positiv, Sediment mit massenhaft Bakterien. Aufgrund der vorliegenden Befunde erfolgt ein geriatrisches Konsil mit der Fragestellung der Analgesie und Behandlung des Harnwegsinfekts.

Tab. 18.1 Verlaufskontrollen Serumkreatinin und Retentionsparameter.

Zeit	Aufnahme	1 Woche	2 Wochen	3 Wochen
Serumkreatinin (mg/dl)	1,1	1,9	2,5	1,5
Urinstix	–	–	durchgeführt	durchgeführt
Urinsediment	–	–	Bakterien stark positiv	Bakterien schwach positiv

Als Ergebnis des Konsils wird die Analgesie mit Metamizol sofort abgesetzt und durch Tilidin/Naloxon 50/4 mg 1–1–1 ersetzt. Des Weiteren wird eine Antibiose mit Sulfamethoxazol 400 mg und Trimethoprim 80 mg 1–0–1 angesetzt. So sind die prä- und postrenalen Ursachen der progredienten Niereninsuffizienz behandelt. Zusätzlich wird auf eine ausreichende Flüssigkeitszufuhr geachtet.

Im weiteren Verlauf ist die Patientin zum einen adäquat analgesiert und zunehmend auch alleine auf Stationsebene mobil. Die Serumkreatininwerte fallen.

18.7.1 Fragen und Antworten zum Fall

Frage 1: Hätte die initiale Schmerztherapie anders gewählt werden sollen?
Antwort: Ja, denn bei geriatrischen Patienten ist auf nierenschädigende Medikamente zu verzichten. Des Weiteren war die Schmerztherapie insuffizient. Bei Beckenfrakturen ist initial eine adäquate Analgesie anzustreben (Kap. 5.1, Kap. 9).

Frage 2: War die Umstellung der Schmerztherapie nach der ersten Woche sinnvoll?
Antwort: Das Absetzen des Ibuprofens war selbstverständlich indiziert. Allerdings wurde die eine nierenschädliche Substanz durch eine andere Nieren schädigende Substanz ersetzt. Des Weiteren war die Schmerztherapie insuffizient. Hier hätte man schon früher auf z. B. Tilidin/Naloxon 50/4 mg umsteigen sollen (oder Oxycodon/Naloxon 10/5 mg 1–0-1 in Kombination mit Oxycodon 5 mg akut) (Kap. 5.1).

Frage 3: Was ist bei der Dosierung des Antibiotikums zu beachten?
Antwort: Überprüfung der Indikation. Reduzierte Dosis der Antibiose bei bestehender Niereninsuffizienz, deshalb erfolgt die Gabe von Sulfamethoxazol 400 mg/Trimethoprim 80 mg (statt Sulfamethoxazol 800 mg/Trimethoprim 160 mg) (Kap. 5.1).

18.8 Fallbeispiel 8: Palliative Therapie

Eine 96-jährige Patientin wird nach einem häuslichen Sturz eingeliefert. Aufgrund einer fortgeschrittenen Demenz ist eine Anamneseerhebung mit der Patientin selbst nicht möglich. Ersichtlich ist lediglich, dass sie starke Schmerzen im Bereich der rechten Hüfte hat. Radiologisch zeigt sich eine pertrochantäre Fraktur. Im Rahmen der klinischen Untersuchungen ergibt sich der dringende Verdacht auf ein exulzeriertes Mammakarzinom.

An Medikamenten erhält die Patientin nur Risperidon 1 mg abends sowie ASS 100 mg. Versorgt wird die Patientin zu Hause im Rahmen einer 24-h-Pflege. Laut deren Auskunft war die Patientin seit längerer Zeit bereits immobil. Der einzige Sohn und gesetzliche Betreuer weilt im Ausland und ist telefonisch nicht erreichbar.

Im Labor wird eine chronische Anämie (Hb 8,1 g/dl) festgestellt sowie als weiterer relevanter Befund ein CRP von 7 mg/dl. Radiologisch zeigte sich eine „glasige Trübung" der rechten Lunge sowie ein suspektes Infiltrat im Oberfeld.

Nach der unfallchirurgischen Abklärung in der Notaufnahme wird die Patientin dem Geriater mit der Fragestellung der präoperativen Optimierung vorgestellt. Vom Geriater wird die Indikation für eine palliative Therapie gestellt und ein Teammeeting mit Unfallchirurgen und Anästhesisten einberufen. Nach eingehender Diskussion entscheidet man sich für eine umgehende Operation im Sinne einer optimalen Schmerztherapie und Pflegestabilität. Präoperativ wird noch eine Antibiose mit Cefuroxim 3-mal 1,5 g i. v. eingeleitet. Präoperativ erfolgt die Verabreichung von 2 Erythrozytenkonzentraten zur Anhebung des Hb-Wertes auf > 10 g/dl. Des Weiteren wird eine Therapiebegrenzung (Verzicht auf kardiopulmonale Reanimation, postoperative Verlegung auf ICU) beschlossen. Als Anästhesieverfahren wurde eine Allgemeinnarkose gewählt.

Die Operation verläuft problemlos, die weitere Betreuung der Patientin kann auf der Normalstation erfolgen. Am darauffolgenden Tag erfolgt der Kontakt zum Sohn, welcher über den bisherigen Verlauf und die Prognose informiert wird. Der Sohn ist mit den bisherigen medizinischen Entscheidungen einverstanden. Eine weitere onkologische Abklärung und Therapie wird vom Sohn abgelehnt. Am 8. postoperativen Tag kann die Patientin zur weiteren palliativen Therapie in ihre häusliche Umgebung entlassen werden.

18.8.1 Fragen und Antworten zum Fall

Frage 1: Wie beurteilen Sie die Indikation zur Operation?
Antwort: Die Indikation zur Operation der pertrochantären Fraktur besteht vor allem im Hinblick auf eine Schmerzlinderung und Pflegestabilisierung. Die Begründung einer Mortalitätssenkung kann hier eher nicht herangezogen werden. Allerdings stellen unter ethischen Gesichtspunkten auch starke Schmerzen über einen längeren Zeitraum eine dringliche Operationsindikation dar. Anders würde sich der Fall darstellen, wenn der Sterbeprozess bereits begonnen hätte. In diesem Fall wäre eine palliative Analgosedierung die Methode der Wahl (Kap. 5.1, Kap. 17).

Frage 2: Wie beurteilen Sie die rechtliche Situation?
Antwort: Aufgrund der fehlenden Einwilligung (Patientin dement, Sohn als Betreuer nicht erreichbar) ist das gewählte Vorgehen rechtlich problematisch. Argumentativ könnte man den mutmaßlichen Patientenwillen einer Schmerzlinderung anführen. Das interdisziplinäre Vorgehen, verbunden mit einer entsprechenden Dokumentation legt zumindest eine umfassende Sorgfaltspflicht in der Entscheidung dar (Kap. 4.4).

Frage 3: Hätten Sie eine Form der Regionalanästhesie gewählt?
Antwort: Bei dementen und eventuell unruhigen Patienten ist in den meisten Fällen eine Allgemeinnarkose gegenüber regionalen Verfahren zur bevorzugen. Aktuell fehlt die Evidenz, dass ein Verfahren eindeutige Vorteile hat, somit sollte die letzte Entscheidung primär der Anästhesie überlassen werden (Kap. 4.5).

Frage 4: Erachten Sie die präoperative Diagnostik und Therapie als ausreichend?
Antwort: In Anbetracht der klinischen Konstellation ja, da weitere klinische Befunde (Tumorstaging, CT) das Vorgehen nicht entscheidend beeinflusst hätten. Selbst eine mittels CT nachgewiesene leichte Pneumonie hätte in diesem Fall keine Kontraindikation für den operativen Eingriff ergeben. Die präoperative Optimierung durch die Gabe von Erythrozytenkonzentraten war sicherlich sinnvoll. Weitere Möglichkeiten bestanden nicht (Kap. 4.1).

Frage 5: Welche Verbesserungsvorschläge hätten Sie?
Antwort: Neben der interdisziplinären Teamentscheidung wäre es aus rechtlicher Sicht sinnvoll gewesen, das Vormundschaftsgericht zu informieren und eine formale rechtliche Zustimmung einzuholen. Zusätzlich sollten in die Entscheidung auch die weiteren Berufsgruppen (Pflege, Therapie) mit eingebunden werden (Kap. 4.4).

Sachverzeichnis

A

Alterstraumaregister 193
– TraumaRegister DGU 193
Alterstraumatologiezentren 190
– Zertifizierung 193
AltersTraumaZentrum 191, 193
– Auditierung 193
– Kooperationsmodelle, orthogeriatrische 192
– Zertifizierung 191
Anämie 25
– Hämoglobinwert 25
Anästhesieformen 55
– Allgemeinanästhesie 56
– Komorbiditäten 55
– Lokalanästhesie 56
– Regionalanästhesie 56
– Risikoeinschätzung 55
– Vor- und Nachteile 56
Antikoagulanzientherapie 48
– Antidota 50
– Blutungen, intraoperativ 51
– Erkrankungen, typische 48
– Therapiepausen 49
Arteriosklerose 22
Assessment, geriatrisches 19
– Alltagsaktivitäten 186
– Depression 186
– Ernährung 188
– Kognition 185
– Mobilität 186
– Sturzrisiko 187
– Verfahren 185
Assessment, soziales 188
Aufklärungspflicht 53

B

Beckenverletzungen 126
– Augmentation 135
– Azetabulumfrakturen 131
– Burch-Schneider-Ring 132
– Diagnostik 126
– Epidemiologie 126
– Gull-Sign 132
– Implantatversagen 136
– Klassifikation 126–127, 133–134
– Plattenosteosynthese 131
– Sakroplastie 135
– Schraubenosteosynthesen 129
– Therapie 128
– Zementapplikation 135
Behandlungsprinzipien, unfallchirurgische 17
Body-Mass-Index 188
Bridging-Therapie 51
Brustwirbelsäulenverletzungen 80

C

Charlson Comorbidity Score 20

D

Dekubitus 69
– Ernährungstherapie 69
– Lokalisationen 69
– Norton-, Braden-Skala 69
– Pflegefehler 69
– Risikofaktoren 69
– Stadien 69
– Wundauflagen 70
– Wundbehandlung 69
Delir 62
– CAM-ICU (Confusion Assessment Method for the Intensiv Care Unit) 63
– Demenz 65
– Diagnostik 63
– Formen 62
– Medikamente 67
– Mortalitätsrate 62
– Opioide 61
– Prophylaxe 62
– RASS (Richmond Agitation-Sedation Scale) 63
– Therapie 66
– Ursachen 65
Demenz 25, 33
– Betreuungsverfahren 35
– Definition 33
– Delir 25
– Delirprophylaxe 35
– Diagnostik 33–34
– Einteilung 34
– Epidemiologie 34
– Ergotherapie 36
– Essstörungen 36
– Geschäfts- und Einwilligungsfähigkeit 35
– Gesprächsrunden 36
– kognitive Störung 34
– Leitlinie 33
– Medikamente 36
– Orientierungshilfen 36
– Physiotherapie 36
– Rehabilitationsbehandlung 36
– Risikofaktoren 34
– Sensitivität 34
– Tests 34
– Typen 34
– Umgang im klinischen Alltag 35
Depression 186
Diabetes mellitus 24
– Blutglukoseeinstellung 24
– Management 24
– Typ-2-Diabetes 24
Dual-Röntgen-Absorptiometrie 73

E

Einwilligungsfähigkeit 53, 198
– Betreuungsgericht 54
– Beurteilung 54
– Patientenverfügung 54
Ellenbogengelenkverletzungen 101
– Luxationsfrakturen 106
– Olekranonfrakturen 106
Ellenbogenverletzungen, periprothetische 167
Endoprothese 17
Ernährung 38, 188
– Assessment 39
– Body-Mass-Index 38
– Ernährungszustand 38
– Körpergewicht 38
– Leitlinie für klinische Ernährung in der Geriatrie 41
– Mangelernährung 38
– Mini Nutritional Assessment 38
– Tellerprotokolle 39–40
– Trinknahrung 41
– Wadenumfang 38
Ernährungszustand 188
Ethik 196, 199
– Ressourcenallokation 200

F

Fallbeispiele, interdisziplinäre 203
– Oberarmverletzung 203
– Beckenverletzung 204, 206, 211
– Oberschenkelverletzung 207–209
Fracture Liaison Service 184
Frakturbehandlung
– Phase, postoperative 17
– Prinzipien 16
– Sekundärprophylaxe 17
Frakturen, periprothetische 164
Frühkomplexbehandlung, geriatrische 180
– Team, therapeutisches 180

H

Halswirbelsäulenverletzungen 80
Handgelenkverletzungen 110
– Diagnostik 110
– Epidemiologie 110
– Extensionsfraktur 110
– Fixateur externe 116, 120, 122
– Flexionsfraktur 110
– Implantatversagen 118
– Kirschner-Drahtosteosynthese 116
– Klassifikation 111–112
– Plattenosteosynthese 113–114, 122, 124
– Therapie 112, 117
Harndauerkatheter 68
Harninkontinenz 68
Harnverhalt 68
Harnwegsinfekt 68
Herzinsuffizienz 21
– Dekompensation 21
– Kompensation 22
– N-terminales pro brain natriuretic peptide 21
– New York Heart Association-Klassifikation 21
Hüftgelenkverletzungen, periprothetische 171
– Diagnostik 171
– Epidemiologie 171
– Klassifikation 171
– Therapie 172
Hypertonie, arterielle 22

I

Ischämierisiko 89

K

Kathetermanagement 68
Kniegelenkverletzungen, periprothetische 172
– Diagnostik 173
– Epidemiologie 172
– Klassifikation 173
– Komplikationen 174
– Megaprothesen 174
– Nagelung 174
– Plattenosteosynthese 174
– Revisionsendoprothetik 174
– Therapie 173–174
Knochen- und Muskelschwund 27
– Osteoporose 27
– Osteosarkopenie 30
– Sarkopenie 28
Knochenmineraldichtemessung 73
Kognition 185
– Tests 185
Komanagement, orthogeriatrisches 16
– Kernelemente 16
– Standard Operating Procedures 16
– Teambildung 16
Komorbiditäten 16, 18
– Scores 20
Krankenhausmortalität 21
Krankheitskomplexität 18
– Comorbidity Construct 18
– Indexerkrankung 18
– Multimorbiditäten 18
Krankheitslast 18

L

Lendenwirbelsäulenverletzungen 80
Lungenerkrankungen, chronische 23

M

Mallampati-Klassifizierung 47
Mangelernährung
– Konsequenzen 38
– Maßnahmen 41
– Risiken 38
– Ursachen 38–39
Medizinethik 196
Metamizol 59
Mobilität, Tests 186
Modified Cumulative Illness Rating Scale 20
Mortalitätsraten 16

Sachverzeichnis

Multimorbiditäten 18
- Anämie 25
- Antikoagulanzientherapie 48
- Arteriosklerose 22
- Demenz 25
- Diabetes mellitus 24
- Herzinsuffizienz 23
- Hypertonie, arterielle 22
- Myokardinfarkt 22
- Niereninsuffizienz, chronische 24
- Pneumonie 23
- Thromboembolien 23
- Tumorerkrankungen 24
- Vorhofflimmern 23
Myokardinfarkt 22
- Standarduntersuchungen 22

N

N-terminales pro brain natriuretic peptide 21
Nachbetreuung 183
New York Heart Association-Klassifikation 21
Niereninsuffizienz, chronische 24
- Cockcroft-Gault-Formel 24
- Cystatin C 24
- Kreatinin-Clearance 24
- MDRD-Formel 24
- Serumkreatinin 24
Norton-, Braden-Skala 69
NSAR (Nicht steroidale Antirheumatika) 58
- Metamizol 59
- Opioide 60
- Paracetamol 59

O

Oberarmschaftverletzungen 96
- Diagnostik 96
- Epidemiologie 96
- Fixateur externe 101
- Klassifikation 96
- Marknagelosteosynthese 99
- N.-radialis-Läsionen 101
- Plattenosteosynthese 98
- Therapie 96
Oberarmverletzungen, distale 101
- Bag-of-bones-Prinzip 102
- Diagnostik 102
- Ellbogenprothese 104
- Epidemiologie 101
- Klassifikation 102
- N.-ulnaris-Affektionen 104
- Osteosynthese 102
- Therapie 102
Oberarmverletzungen, proximale 88
- Blutversorgung 88
- Codman-Klassifikation, 89
- Diagnostik 89
- Epidemiologie 88
- Frakturendoprothetik, primäre 94
- Implantate 92
- Klassifikation 89
- Knochendichte 88

- Marknagelosteosynthese 93
- Plattenosteosynthese 92
- Therapie 90
Oberschenkelverletzungen, hüftnahe 139
- Behandlungsalgorithmus 143
- Diagnostik 141
- Duokopfprothese 149
- Epidemiologie 139
- Hüftschraube, dynamische 145
- Implantatversagen 151
- Klassifikation 141–142
- Marknagelosteosynthese 145
- Osteosyntheseverfahren 144
- Prothesen 149
- Schraubenosteosynthese 145
- Therapie 142, 150
- Totalendoprothese 149
Oberschenkelverletzungen, periprothetische 168
- Diagnostik 169
- Epidemiologie 168
- Klassifikation 169
- Osteosynthese 170
- Revisionsendoprothetik 170
- Therapie 169
One-Face-Strategie 62
Operabilität 46
- Leitlinien 46
Operationsindikation 50
Operationsvorbereitung 44
- Untersuchungen, apparative 45
- Anamnese 44
- Anästhesierisiko 46
- Basismaßnahmen 45
- Bridging-Therapie 51
- Echokardiografie 45
- Einwilligungsfähigkeit 53
- Laboruntersuchungen 45
- Medikamentenpausen 47
- Nüchternheitsgebot 47
- Point-of-care-Analyse 50
- Untersuchungen, körperliche 44
- Vitalparameter 44
Opioide 60
- Delir 61
- Tilidin 60
- Tramadol 60
Osteoporose 27, 70, 183
- Alterungsprozess 27
- Behandlungsbedürftigkeit 27
- Denosumab 77
- Diagnostik, klinisch-radiologische 72
- Diagnostikalgorithmus 70
- Dual-Röntgen-Absorptiometrie 73
- DVO-Leitlinie 70
- Epidemiologie 70
- Ernährung 28
- Fracture Liaison Service 77, 184
- Glukokortikoide 73
- Kalzium 28
- Kalziumsupplementierung 75
- Knochenmineraldichtemessung 73
- Kraftsport 28
- Labordiagnostik 72
- Medikamente 75–77

- Oberschenkelverletzungen 73
- Osteopenie 27
- Prävention 183
- Protein 28
- Risiken 27
- T-Score 72
- Teriparatid 76
- Therapie 28
- Therapiealgorithmus 73
- Vitamin-D-Mangel 28, 73
- Vorgehen 27
Osteosarkopenie 30
Osteosynthese 17

P

Paracetamol 59
Patientenverfügung 54, 198
Pneumonie 23
Point-of-care-Analyse 50
Polypharmazie 20
Potentially-inappropriate-medication-Listen (PIM) 20

R

Rehabilitation 177
- Gesetzgebung 178
- Internationale Klassifikation der Funktionsfähigkeit, Behinderung und Gesundheit 178
- Konzepte, regionale 179
- Kostenübernahme 179
- Österreich 182
- Schweiz 182
- stationäre, geriatrische 181
Ressourcenallokation 200
Revised Cardiac Risk Index 47
Revisionsprothese 17
Ringer-Lösung 44
Risiko 46
Rotationsthrombelastometrie 50

S

Sarkopenie 28
- Beeinträchtigungen 29
- Definition 29
- Diagnostik 30
- Kraft- und Gleichgewichtstraining 30
- Leucin 30
- Protein 30
- sarcopenic obesity 29
- Therapie 30
- Ursachen 30
- Vitamin-D 30
Schmerzerfassung 58
- Dolo-plus 58
- Numeric Rating Scale 58
- PAINAD 58
- Verbal Rating Scale 58
- Visual Analog Scale 58
Schmerztherapie 58
- Arzneimittelwirkung, unerwünschte 58
- Interaktionen, Medikamente 58
- WHO-Stufenschema 58

Schulterverletzungen, periprothetische 164
- Diagnostik 164
- Epidemiologie 164
- Klassifikation 165
- Therapie 165
Screening, geriatrisches 185
Sekundärprävention 177
Sprunggelenkverletzungen 154
- Arthrodese 162
- Diagnostik 155
- Epidemiologie 154
- Fixateur externe 156
- Klassifikation 155
- Osteosynthese 156
- Risikofaktoren 155
- Therapie 155–156, 163
Sturzrisiko 187
Sturzscreening 187

T

Therapieziel 19
- Priorisierung 20
- Teilziele 20
Thromboembolien 23
- Thromboseprophylaxe 24
Tumorerkrankungen 24

U

Unterarmverletzungen 110

V

Vorhofflimmern 23
- normofrequentes 23

W

Wirbelsäulenverletzungen 79
- Brustwirbelsäule 83
- Computertomografie 80
- Densfrakturen 80
- Diagnostik 80
- Epidemiologie 79
- Fixierung 81
- Halo-Fixateur 81
- Halswirbelsäule 81
- Halswirbelsäulenorthese 81
- Implantatversagen 86
- Instrumentation 85
- Klassifikation 80
- Komorbiditäten 79
- Korsagen, 83
- Kyphoplastie 83
- Lendenwirbelsäule 83
- Magnetresonanztomografie 80
- Spondylarthropathien, ankylosierende 82
- Therapie 81
- Vertebroplastie 83
- Zementaugmentation 85
- Zervikalstützen 81

215